Uma abordagem psicológica para o diagnóstico com base na CID-11

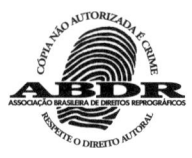 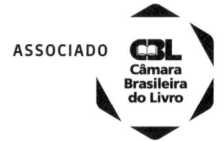

```
A154   Uma abordagem psicológica para o diagnóstico com base na
          CID-11 / Organizadores, Geoffrey M. Reed, Pierre L.-J.
          Ritchie, Andreas Maercker, organizadora associada Tahilia J.
          Rebello ; tradução : Marcos Vinícius Martim da Silva;
          revisão técnica : Thaís Zerbini. – Porto Alegre : Artmed,
          2025.
          xviii, 430 p. : il. ; 25 cm.

          ISBN 978-65-5882-326-1

          1. Saúde mental. 2. Diagnóstico. I. Reed, Geoffrey M.
       II. Ritchie, Pierre L.-Jean. III. Maercker, Andreas. IV. Rebello,
       Tahilia J. V. Título.

                                                         CDU 616.89
```

Catalogação na publicação: Karin Lorien Menoncin – CRB 10/2147

Uma abordagem psicológica para o diagnóstico com base na CID-11

Organizadores

Geoffrey M. Reed
Pierre L.-J. Ritchie
Andreas Maercker

Organizadora associada

Tahilia J. Rebello

Tradução:
Marcos Vinícius Martim da Silva

Revisão técnica:
Thaís Zerbini
Psicóloga. Professora associada 2 do Departamento de Psicologia da Faculdade de Filosofia, Ciências e Letras de Ribeirão Preto da Universidade de São Paulo (FFCLRP-USP). Livre-docente pela USP. Mestra e Doutora em Psicologia pela Universidade de Brasília (UnB).

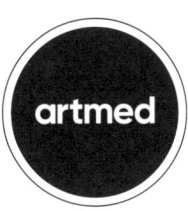

Porto Alegre
2025

Obra originalmente publicada sob o título *A Psychological Approach to Diagnosis: Using the ICD-11 as a Framework*, 1st Edition
ISBN 9781433832680

This Work was originally published in English under the title of: *A Psychological Approach to Diagnosis: Using the ICD-11 as a Framework* as publication of the American Psychological Association in the United States of America.

Copyright © 2024 by the American Psychological Association (APA).

The Work has been translated and republished in the Portuguese language by permission of the APA. This translation cannot be republished or reproduced by any third party in any form without express written permission of the APA. No part of this publication may be reproduced or distributed in any form or by any means or stored in any database or retrieval system without prior permission of the APA.

Gerente editorial: *Alberto Schwanke*

Coordenadora editorial: *Cláudia Bittencourt*

Capa sobre arte original: *Kaéle Finalizando Ideias*

Preparação de original e leitura final: *Caroline Castilhos Melo*

Editoração: *Matriz Visual*

Reservados todos os direitos de publicação, em língua portuguesa, ao
GA EDUCAÇÃO LTDA.
(Artmed é um selo editorial do GA EDUCAÇÃO LTDA.)
Rua Ernesto Alves, 150 – Bairro Floresta
90220-190 – Porto Alegre – RS
Fone: (51) 3027-7000

SAC 0800 703 3444 – www.grupoa.com.br

É proibida a duplicação ou reprodução deste volume, no todo ou em parte, sob quaisquer formas ou por quaisquer meios (eletrônico, mecânico, gravação, fotocópia, distribuição na Web e outros), sem permissão expressa da Editora.

IMPRESSO NO BRASIL
PRINTED IN BRAZIL

AUTORES

Geoffrey M. Reed (Org.), PhD, é professor de Psicologia Médica e diretor do Centro Colaborador da Organização Mundial da Saúde (OMS) para Capacitação e Treinamento em Saúde Mental Global, no departamento de psiquiatria da Vagelos College of Physicians and Surgeons da Columbia University. Ele também é consultor do Departamento de Saúde Mental e Uso de Substâncias da OMS e trabalha em estreita colaboração com o Instituto Nacional de Psiquiatría Ramón de la Fuente Muñiz, no México, onde foi fundador do Centro de Pesquisa em Saúde Mental Global. É membro nível 3 (nível mais alto) do Sistema Nacional de Pesquisadores do Conselho Nacional de Ciência e Tecnologia do México.

Reed trabalhou na sede da OMS em Genebra entre 2008 e 2016, onde foi o oficial sênior de projeto para o desenvolvimento da classificação de transtornos mentais, comportamentais ou do neurodesenvolvimento para a 11ª revisão da *Classificação internacional de doenças (CID-11)* da OMS. A base do processo de revisão foi um rigoroso programa de estudos de campo internacionais envolvendo milhares de clínicos em todo o mundo e produzindo centenas de artigos de pesquisa em importantes revistas científicas. A CID-11 foi aprovada pela World Health Assembly em 2019 e entrou em vigor em todo o mundo em 2022.

O professor Reed foi copresidente da Força-tarefa Presidencial de 2021 da American Psychological Association sobre Psicologia e Equidade em Saúde. Seus numerosos prêmios incluem o Prêmio Memorial Robert L. Spitzer, MD, por Contribuições Excepcionais à Nosologia e ao Diagnóstico, do Departamento de Psiquiatria do Centro Médico da Columbia University, e o Prêmio de 2021 da American Psychological Association por Contribuições Excepcionais ao Longo da Vida para a Psicologia.

Pierre L.-J. Ritchie (Org.), PhD, é Professor Emérito da Escola de Psicologia da University of Ottawa. Anteriormente, era responsável pelo treinamento clínico no programa de doutorado em Psicologia Clínica dessa escola e também atuou como diretor do Centro de Pesquisa e Serviços Psicológicos. Ele atuou como o principal representante da psicologia na OMS de 1997 a 2016. Nesse papel, esteve intimamente envolvido na concepção e na implementação do plano de revisão da classificação de transtornos mentais, comportamentais ou do neurodesenvolvimento para a *CID-11* da OMS.

O professor Ritchie tem vasta experiência de liderança na governança e na gestão de organizações nacionais e internacionais, bem como em políticas de saúde. Ele foi CEO da Canadian Psychological Association e diretor executivo do Canadian Register of Health Service Psychologists, além de membro do Conselho de Representantes da American Psychological Association. Foi o secretário-geral mais longevo da International Union of Psychological Science (1996-2012). No International Council for Science, foi membro do Comitê de Planejamento e Revisão Científica, onde contribuiu para a criação de seu Plano de Ciência e foi fundamental no estabelecimento do Programa Multidisciplinar de Saúde e Bem-estar Urbano, tendo sido membro e presidente de seu Comitê Científico.

Andreas Maercker (Org.), PhD, MD, é professor de Psicopatologia e Intervenção Clínica e codiretor dos serviços clínicos ambulatoriais do Departamento de Psicologia da University of Zurich, na Suíça. Realizou sua formação acadêmica em Psicologia e Medicina na Alemanha Oriental e, após a queda do Muro de Berlim, na Alemanha reunificada. O professor Maercker é particularmente conhecido no campo de estudos nacionais e internacionais em pesquisa de estresse traumático. Foi presidente da German-speaking Society for Traumatic Stress Studies e posteriormente ocupou posições de liderança na International Society for Traumatic Stress Studies e na European Society for Traumatic Stress Studies. Ele presidiu vários comitês e seções sobre ética em pesquisa e psicologia clínica na German Psychological Society, na Swiss Psychological Society e na European Association of Clinical Psychology and Psychological Treatment, que ele cofundou em 2017. Seus interesses de pesquisa incluem intervenções de saúde mental digital e psicologia clínica cultural.

De 2011 a 2019, o professor Maercker presidiu o Grupo de Trabalho da OMS responsável por desenvolver propostas para a revisão dos transtornos relacionados ao trauma e ao estresse na *CID-11*. Ele é membro-líder do comitê internacional responsável pela tradução da *CID-11* para a língua alemã. Foi agraciado com o Prêmio Suíço de Psicologia Antropológica e Humanista e o Prêmio Wolter de Loos por Contribuição Distinta à Psicotraumatologia na Europa pela European Society for Traumatic Stress Studies.

Tahilia J. Rebello (Org.), PhD, é professora assistente de Psicologia Médica Clínica e Pesquisa, gerente de programa do Centro Colaborador da OMS para Capacitação e Treinamento em Saúde Mental Global, vinculado ao Departamento de Psiquiatria do Vagelos College of Physicians and Surgeons da Columbia University. Também atuou como consultora do Departamento de Saúde Mental e Uso de Substâncias da OMS de 2013 a 2018.

Por mais de uma década, a Dra. Rebello gerenciou a implementação do programa sistemático de mais de 20 estudos de campo multilíngues baseados na internet que testaram e fortaleceram a confiabilidade, a utilidade clínica e a aplicabilidade global da classificação de transtornos mentais, comportamentais ou do neurodesenvolvimento da *CID-11*. Ela também gerenciou a expansão e o engajamento da Rede Global de Prática Clínica da OMS, que agora consiste em mais de 18.000 profissionais de saúde mental e atenção primária de 164 países, que colaboraram diretamente com a *CID-11* participando desses estudos. Outras responsabilidades da Dra. Rebello incluíram contribuir para o desenvolvimento da infraestrutura de coleta de dados, protocolos e treinamentos, e gerenciar sua implementação para os estudos de campo de confiabilidade e utilidade baseados em clínicas, que foram realizados com sucesso em 14 países representando todas as regiões globais. Ela desempenhou um papel de liderança no *design* e no desenvolvimento de um programa abrangente de treinamento *on-line* para clínicos globais, visando facilitar a integração da *CID-11* na prática clínica em todo o mundo (https://gmhacademy.dialogedu.com/icd11).

Akin Ojagbemi, MD, PhD, University of Ibadan, Ibadan, Nigeria

Alexander Moreira-Almeida, MD, PhD, Universidade Federal de Juiz de Fora, Juiz de Fora, Minas Gerais, Brazil

Alireza Farnam, MD, Tabriz University of Medical Sciences, Tabriz, Iran

Almudena Carneiro-Barrera, PhD, Universidad Loyola Andalucía, Seville, Spain

Amy M. Smith Slep, PhD, New York University, New York, NY, United States

Amy Y. M. Chow, PhD, The University of Hong Kong, Hong Kong SAR, PR China

Ana Fresán, PhD, Instituto Nacional de Psiquiatría Ramón de la Fuente Muñiz, Mexico City, Mexico

Andreas Maercker, PhD, MD, University of Zurich, Zurich, Switzerland

Andrew Moskowitz, PhD, George Washington University, Washington, DC, United States

Antonio E. Puente, PhD, University of North Carolina Wilmington, Wilmington, NC, United States

Ashok Roy, MBBS, Coventry and Warwickshire Partnership NHS Trust, Birmingham, England

Brigitte Khoury, PhD, American University of Beirut Medical Center, Beirut, Lebanon

Cary S. Kogan, PhD, University of Ottawa, Ottawa, Ontario, Canada

Chee-Wing Wong, PsychD, The University of Hong Kong, Hong Kong SAR, PR China

Chris R. Brewin, PhD, University College London, London, England

Christine Lochner, PhD, Stellenbosch University, Cape Town, South Africa

Claudia García-Moreno, MD, MSc, World Health Organization, Geneva, Switzerland

Dan J. Stein, MD, PhD, University of Cape Town, Cape Town, South Africa

Daniel L. King, PhD, Flinders University, Adelaide, Australia

David Skuse, MD, University College London, London, England

Elham Atallah, MD, Ibn Al-Nafaees Hospital, Manama, Kingdom of Bahrain

Ellert Nijenhuis, PhD, Psychiatrische Klinik, Littenheid, Switzerland

Francisco R. de la Peña, MD, Instituto Nacional de Psiquiatría Ramón de la Fuente Muñiz, Mexico City, Mexico

Geoffrey M. Reed, PhD, Columbia University Vagelos College of Physicians and Surgeons, New York, NY, United States

Gillian Baird, MD, Guy's and St Thomas' NHS Foundation Trust and King's Health Partners, London, England

Graccielle Rodrigues da Cunha, MD, Universidade Federal de São Paulo, São Paulo, Brazil

Gualberto Buela-Casal, PhD, Universidad de Granada, Granada, Spain

Hans-Jürgen Rumpf, PhD, University of Lübeck, Lübeck, Germany

Iván Arango-de Montis, MD, Instituto Nacional de Psiquiatría Ramón de la Fuente Muñiz, Mexico City, Mexico

Janna Glozman, PhD, Moscow State University, Moscow, Russian Federation

Jason P. Connor, PhD, The University of Queensland, Brisbane, Australia

Joël Billieux, PhD, University of Lausanne and Centre for Excessive Gambling, Lausanne University Hospitals, Lausanne, Switzerland

John B. Saunders, MD, The University of Queensland, Brisbane, Australia

John E. Lochman, PhD, University of Alabama, Tuscaloosa, AL, United States

José Luis Ayuso-Mateos, PhD, MD, Universidad Autónoma de Madrid, CIBERSAM, Madrid, Spain

Kathleen M. Pike, PhD, Columbia University Vagelos College of Physicians and Surgeons, New York, NY, United States

Katie Moraes de Almondes, PhD, Federal University of Rio Grande do Norte, Natal, Rio Grande do Norte, Brazil

Kirstin Greaves-Lord, PhD, University of Groningen and Lentis Psychiatric Institute, Groningen, The Netherlands

Lee Anna Clark, PhD, University of Notre Dame, Notre Dame, IN, United States

Marylène Cloitre, PhD, National Center for PTSD Dissemination and Training Division and Stanford University, Palo Alto, CA, United States

Michael B. First, MD, Columbia University Vagelos College of Physicians and Surgeons, New York, NY, United States

Michaela A. Swales, PhD, Bangor University, Bangor, Wales

Miguel Pérez-García, PhD, Universidad de Granada, Granada, Spain

Naomi A. Fineberg, MBBS, University of Hertfordshire, Hatfield, Hertfordshire, England; Hertfordshire Partnership University NHS Trust, Welwyn Garden City, England

Oye Gureje, MD, DSc, University of Ibadan, Ibadan, Nigeria

Paul French, PhD, Pennine Care NHS Foundation Trust, Manchester Metropolitan University, Manchester, England

Paul M. G. Emmelkamp, PhD, University of Amsterdam, Amsterdam, The Netherlands

Paulomi M. Sudhir, PhD, National Institute of Mental Health and Neurosciences, Bengaluru, Karnataka, India

Pierre L.-J. Ritchie, PhD, University of Ottawa, Ottawa, Ontario, Canada (emeritus) and International Union of Psychological Science (past secretary general)

Rachel Bryant-Waugh, PhD, South London and Maudsley NHS Foundation Trust, London, England

Rebeca Robles, PhD, Instituto Nacional de Psiquiatría Ramón de la Fuente Muñiz, Mexico City, Mexico

Richard E. Heyman, PhD, New York University, New York, NY, United States

Roberto Lewis-Fernández, MD, Columbia University Vagelos College of Physicians and Surgeons, New York, NY, United States

Robyn Sysko, PhD, Icahn School of Medicine at Mount Sinai, New York, NY, United States

Sharon J. Parish, MD, Weill Cornell Medical College, New York, NY, United States

Spencer C. Evans, PhD, University of Miami, Coral Gables, FL, United States

Steven H. Jones, PhD, Lancaster University, Lancaster, England

Tahilia J. Rebello, PhD, Columbia University Vagelos College of Physicians and Surgeons, New York, NY, United States

Tania Lincoln, PhD, Universität Hamburg, Hamburg, Germany

Tania Perich, PhD, Western Sydney University, Sydney, Australia

Tatia M. C. Lee, PhD, The University of Hong Kong, Hong Kong SAR, PR China

Theophilus Lazarus, PhD, Neuropsychology Practice, Durban, South Africa and Emory University, Atlanta, GA, United States

Thomas D. Meyer, PhD, University of Texas Health Science Center, Houston, TX, United States

Walter Matthys, MD, PhD, Utrecht University, Utrecht, The Netherlands

Os organizadores e os autores deste livro representam apenas uma pequena parcela das centenas de especialistas e milhares de clínicos ao redor do mundo em cujas contribuições esta obra se baseia e aos quais é dedicada. Reconhecimento especial é dado a Suzanne Bennett Johnson, Shekhar Saxena e Ann D. Watts. Sua visão estratégica, sua perspicácia política, bem como seu compromisso, sua colaboração e seu apoio permanente possibilitaram a concretização deste livro e todo o trabalho por trás dele.

APRESENTAÇÃO

É amplamente reconhecido que a publicação da 3ª edição do *Manual diagnóstico e estatístico de transtornos mentais* (*DSM-III*) pela American Psychiatric Association (1980) marcou uma mudança de paradigma na classificação dos transtornos mentais. Um elemento principal dessa mudança foi a adoção de uma abordagem descritiva para os critérios diagnósticos, na qual os transtornos eram definidos estritamente em termos de suas apresentações sintomáticas. Os critérios diagnósticos se concentravam no que podia ser visivelmente observado ou relatado pelo paciente e evitavam incorporar teorias sobre causalidade nas definições. (Foi apontado que essa abordagem não é verdadeiramente "ateórica", dado que ela própria constitui uma teoria.) Por volta da mesma época, houve também um movimento em direção a definições descritivas objetivas de transtornos mentais relacionado à *Classificação internacional de doenças* (*CID*), da Organização Mundial da Saúde (OMS), mas estes foram muito mais plenamente realizados no *DSM-III*.

Apesar das diferenças consideráveis entre a *CID* e o *DSM* (First et al., 2021), essa abordagem descritiva continua a caracterizar a versão mais recente dos manuais diagnósticos para ambos os sistemas: as *Descrições Clínicas e Requisitos Diagnósticos para Transtornos Mentais, Comportamentais ou do Neurodesenvolvimento da CID-11* (CDDR, do inglês *Clinical Descriptions and Diagnostic Requirements*; World Health Organization, 2024) e o texto revisado da 5ª edição do *DSM* (*DSM-5-TR*; American Psychiatric Association, 2022). Nas CDDR da *CID-11*, para cada transtorno, a seção sobre características essenciais (obrigatórias) define o transtorno de maneira descritiva em termos de como ele se apresenta sintomaticamente. Além disso, em todas as seções adicionais que fornecem informações sobre cada transtorno nas CDDR – características clínicas adicionais, limite com a normalidade (limiar), características do processo, características do desenvolvimento, características relacionadas à cultura, características relacionadas ao sexo e/ou gênero e limites com outros transtornos e condições –, foi feito um esforço consciente para limitar o material diagnóstico a informações relevantes para o processo de fazer o diagnóstico e para não incluir informações sobre fatores etiológicos hipotéticos ou sobre a seleção do tratamento.

No entanto, embora fazer um diagnóstico preciso seja um componente necessário e essencial no manejo dos transtornos mentais, ele é apenas o primeiro passo. O que geralmente é de maior importância para os clínicos é a seleção e a implementação do tratamento com maior probabilidade de reduzir o sofrimento do paciente e, consequentemente, melhorar seu funcionamento psicossocial e sua qualidade de vida. Da mesma forma, as características diagnósticas essenciais não são, por si só, uma base adequada para a conceitualização de caso. De fato, o Grupo Consultivo Internacional da OMS para os transtornos mentais, comportamentais ou do neurodesenvolvimento da *CID-11*

> assumiu a posição de que a classificação diagnóstica é apenas *uma parte* da avaliação do paciente e que o sistema de classificação não deve tentar funcionar como um guia para o atendimento ao paciente ou um livro didático abrangente de psiquiatria. O foco da *CID* está na classificação dos *transtornos*, e não na avaliação e tratamento das *pessoas*... Informações adicionais além das categorias e descrições diagnósticas são claramente necessárias para melhorar a qualidade do atendimento e o impacto dos serviços para transtornos mentais e comportamentais. (International Advisory Group for the Revision of *ICD-10* Mental and Behavioural Disorders, 2011, p. 91, itálico no original).

Este livro ajuda a preencher a lacuna entre o diagnóstico e o tratamento, concentrando-se nos mecanismos psicológicos associados aos transtornos mentais e comportamentais apresentados na *CID-11*. Conforme observado no Capítulo 1, "Uma abordagem psicológica para o diagnóstico foca mecanismos e princípios psicológicos como um aspecto da prática diagnóstica e da formulação de casos, independentemente da disciplina profissional. Ela considera os fatores psicológicos – incluindo cognições, emoções e comportamentos – envolvidos no desenvolvimento e na manutenção de cada grande grupo de transtornos mentais e sua ligação com as considerações de tratamento". Por exemplo, as características essenciais nas *CDDR* da *CID-11* para transtornos obsessivo-compulsivos ou relacionados (TOCRs) se concentram em suas apresentações sintomáticas (i.e., presença de obsessões e/ou compulsões persistentes no transtorno obsessivo-compulsivo; preocupação persistente com um ou mais defeitos ou falhas percebidos na aparência no transtorno dismórfico corporal; preocupação persistente sobre emitir um odor desagradável ou ofensivo no transtorno de referência olfativa; preocupação ou medo persistente sobre a possibilidade de ter uma ou mais doenças graves, progressivas ou potencialmente fatais na hipocondria; e acúmulo de posses que resulta em espaços de vida que se tornam desordenados a ponto de seu uso ou segurança serem comprometidos no transtorno de acumulação).

Em contrapartida, no Capítulo 9 deste livro, a seção intitulada "Uma abordagem psicológica para os transtornos obsessivo-compulsivos ou relacionados" vai além das manifestações sintomáticas superficiais e foca os mecanismos psicológicos subjacentes. O capítulo observa que os modelos cognitivo-comportamentais enfatizam o papel das avaliações errôneas e crenças disfuncionais no desenvolvimento e na manutenção dos TOCRs. Em particular, as avaliações equivocadas do significado de pensamentos intrusivos – como informativos, importantes, perigosos ou preditivos de dano – levam ao aumento da ansiedade e da angústia e à realização de comportamentos que visam reduzir essas emoções ou a probabilidade percebida de ocorrência de consequências catastróficas, preservando os sintomas por meio de reforço negativo. Da mesma forma, o Capítulo 16, "Transtornos devidos a comportamentos aditivos e transtornos do controle de impulsos", descreve o modelo de impulsividade urgência-premeditação-perseverança-busca de sensações (UPPS, do inglês *urgency-premeditation-perseverance-sensation seeking*) como uma estrutura particularmente útil para a compreensão desses transtornos.

Os capítulos deste livro têm como objetivo fornecer aos clínicos ferramentas que vão além da fenomenologia e ajudam a conceituar os mecanismos psicológicos subjacentes para diferentes grupos de transtornos. Essa informação é diretamente relevante para a provisão de tratamento psicológico eficaz. No Capítulo 1, os organizadores do livro enfatizam que a articulação dos mecanismos psicológicos não pretende sugerir que eles representam as causas necessárias e suficientes dos transtornos descritos. Ao mesmo tempo, eles se baseiam em evidências científicas sobre como os transtornos e os sintomas específicos se desenvolvem, como se relacionam entre si e como são mantidos ao longo do tempo. Eles fazem uma contribuição importante para a conceitualização de casos e sinalizam caminhos para a intervenção psicológica. Isso será útil tanto para estudantes quanto para clínicos, dado que muitas das intervenções clínicas conhecidas por serem eficazes para transtornos mentais são baseadas em métodos de tratamento psicológico, isoladamente ou em combinação com tratamento farmacológico.

A maior prioridade na construção das *CDDR* da *CID-11* foi maximizar a utilidade clínica. Como tal, essas descrições evitam pontos de corte arbitrários e requisitos excessivamente precisos relacionados à contagem e à duração dos sintomas, a menos que estes tenham sido empiricamente estabelecidos ou haja outra razão convincente para incluí-los. Essa abordagem pretende estar em conformidade com a maneira como os clínicos realmente fazem diagnósticos, com o exercício flexível do julgamento clínico, e aumentar a utilidade clínica, permitindo variações individuais e culturais na apresentação. Isso coloca uma maior ênfase na compreensão da natureza da expressão clínica das características essenciais, em oposição à imposição de regras precisas, e é compatível com uma compreensão mais profunda dos mecanismos subjacentes aos sintomas apresentados.

Este livro é um suplemento inestimável às *CDDR* da *CID-11* que pode ser altamente recomendado tanto para clínicos experientes como iniciantes envolvidos no tratamento de indivíduos com transtornos mentais, independentemente da área. Seu foco em adotar uma abordagem psicológica para o diagnóstico da *CID-11* ajudará o profissional a selecionar os tratamentos psicológicos com maior probabilidade de serem eficazes para um determinado paciente, além de aumentar a possibilidade de desenvolver uma aliança terapêutica bem-sucedida.

—*Michael B. First*
Departamento de Psiquiatria,
Vagelos College of Physicians and Surgeons, da Columbia University

REFERÊNCIAS

American Psychiatric Association. (1980). *Diagnostic and statistical manual of mental disorders* (3rd ed.).

American Psychiatric Association. (2022). *Diagnostic and statistical manual of mental disorders* (5th ed., text rev.).

First, M. B., Gaebel, W., Maj, M., Stein, D. J., Kogan, C. S., Saunders, J. B., Poznyak, V. B., Gureje, O., Lewis-Fernández, R., Maercker, A., Brewin, C. R., Cloitre, M., Claudino, A., Pike, K. M., Baird, G., Skuse, D., Krueger, R. B., Briken, P., Burke, J. D., . . . Reed, G. M. (2021). An organization and category-level comparison of diagnostic requirements for mental disorders in ICD-11 and DSM-5. *World Psychiatry, 20*(1), 34–51. https://doi.org/10.1002/wps.20825

International Advisory Group for the Revision of ICD-10 Mental and Behavioural Disorders. (2011). A conceptual framework for the revision of the ICD-10 classification of mental and behavioural disorders. *World Psychiatry, 10*(2), 86–92. https://doi.org/10.1002/j.2051-5545.2011.tb00022.x

World Health Organization. (2024). *Clinical descriptions and diagnostic requirements for ICD-11 mental, behavioural and neurodevelopmental disorders*. https://www.who.int/publications/i/item/9789240077263

SUMÁRIO

1. **Uma abordagem psicológica para o diagnóstico** — 3
   Andreas Maercker, Tahilia J. Rebello, Pierre L.-J. Ritchie e Geoffrey M. Reed
2. **Uma abordagem global para o diagnóstico** — 23
   Geoffrey M. Reed

I. DIAGNÓSTICO DE TRANSTORNOS MENTAIS E COMPORTAMENTAIS — 39

3. **Transtornos do desenvolvimento intelectual e transtorno do desenvolvimento da aprendizagem** — 41
   Ashok Roy e Cary S. Kogan
4. **Transtorno do espectro autista** — 61
   David Skuse, Kirstin Greaves-Lord, Graccielle Rodrigues da Cunha e Gillian Baird
5. **Esquizofrenia e outros transtornos psicóticos primários** — 79
   Tania Lincoln e Paul French
6. **Transtornos depressivos** — 97
   Rebeca Robles, Ana Fresán e José Luis Ayuso-Mateos
7. **Transtorno bipolar ou transtornos relacionados** — 117
   Thomas D. Meyer, Tania Perich, Steven H. Jones e Tatia M. C. Lee
8. **Transtornos de ansiedade ou relacionados ao medo** — 137
   Cary S. Kogan, Chee-Wing Wong e Paul M. G. Emmelkamp
9. **Transtornos obsessivo-compulsivos ou relacionados** — 157
   Christine Lochner, Paulomi M. Sudhir e Dan J. Stein
10. **Transtornos associados especificamente ao estresse** — 177
    Chris R. Brewin, Marylène Cloitre, Amy Y. M. Chow e Andreas Maercker
11. **Transtornos dissociativos** — 195
    Andrew Moskowitz, Ellert Nijenhuis, Alexander Moreira-Almeida e Roberto Lewis-Fernández
12. **Transtornos alimentares ou da alimentação** — 215
    Kathleen M. Pike, Robyn Sysko e Rachel Bryant-Waugh

13. **Transtorno de sofrimento corporal** — 233
Oye Gureje e Akin Ojagbemi

14. **Transtornos de comportamento disruptivo ou dissocial e transtorno de déficit de atenção e hiperatividade** — 253
Spencer C. Evans, Francisco R. de la Peña, Walter Matthys e John E. Lochman

15. **Transtornos decorrentes do uso de substâncias** — 271
Jason P. Connor e John B. Saunders

16. **Transtornos devidos a comportamentos aditivos e transtornos do controle de impulsos** — 291
Joël Billieux, Naomi A. Fineberg, Daniel L. King e Hans-Jürgen Rumpf

17. **Transtorno de personalidade** — 313
Michaela A. Swales, Lee Anna Clark e Alireza Farnam

18. **Transtornos neurocognitivos** — 329
Antonio E. Puente, Theophilus Lazarus, Miguel Pérez-García e Janna Glozman

II. DIAGNÓSTICOS IMPORTANTES ALÉM DOS TRANSTORNOS MENTAIS OU COMPORTAMENTAIS — 349

19. **Disfunções sexuais e transtornos dolorosos associados à relação sexual** — 351
Brigitte Khoury, Elham Atallah, Iván Arango-de Montis e Sharon J. Parish

20. **Transtornos de sono-vigília** — 369
Gualberto Buela-Casal, Almudena Carneiro-Barrera e Katie Moraes de Almondes

21. **Problemas de relacionamento e maus-tratos** — 387
Richard E. Heyman, Amy M. Smith Slep e Claudia García-Moreno

Índice — 405

Uma Abordagem Psicológica Para o Diagnóstico com Base na CID-11

1

Uma abordagem psicológica para o diagnóstico

Andreas Maercker, Tahilia J. Rebello, Pierre L.-J. Ritchie e Geoffrey M. Reed

Este livro é um recurso essencial para profissionais de saúde mental e educadores em todo o mundo que implementarão as *Descrições Clínicas e Requisitos Diagnósticos para Transtornos Mentais, Comportamentais ou do Neurodesenvolvimento* (CDDR) da 11ª revisão da *Classificação internacional de doenças* (CID-11) da Organização Mundial da Saúde (OMS) (World Health Organization [WHO], 2024) em sua prática clínica, ensino e treinamento. Este livro não substitui as *CDDR* e não duplica seu texto. Pelo contrário, é uma ferramenta importante a ser usada juntamente com as *CDDR* para facilitar a compreensão, bem como a implementação precisa e habilidosa da *CID-11* para transtornos mentais, comportamentais ou do neurodesenvolvimento em ambientes de saúde e outras configurações clínicas.

Uma abordagem psicológica para o diagnóstico com base na CID-11 oferece uma abordagem estruturada para implementar as *CDDR* na prática clínica, vital não apenas para profissionais e *trainees* em psicologia, mas também para profissionais de saúde mental que atuam em psiquiatria, enfermagem, serviço social e outras áreas que visam fornecer cuidados de saúde mental de alta qualidade e informados empiricamente. Uma abordagem psicológica para o diagnóstico foca mecanismos e princípios psicológicos como um aspecto da prática diagnóstica e da formulação de casos, independentemente da disciplina profissional. Ela considera os fatores psicológicos – incluindo cognições, emoções e comportamentos – envolvidos no desenvolvimento e na manutenção de cada grande grupo de transtornos mentais e sua ligação com as considerações de tratamento.

---

https://doi.org/10.1037/0000392-001

A Psychological Approach to Diagnosis: Using the ICD-11 as a Framework, G. M. Reed, P. L.-J. Ritchie, and A. Maercker (Editors)

Copyright © 2024 by the American Psychological Association and the International Union of Psychological Science. All rights reserved.

As etiologias dos transtornos mentais, comportamentais ou do neurodesenvolvimento são complexas e, na maioria dos casos, não são claramente compreendidas. Existem algumas exceções, como síndromes genéticas específicas associadas a certos transtornos do neurodesenvolvimento (ver Capítulo 3). A classificação de transtornos neurocognitivos inclui formas específicas de demência atribuíveis a processos de doença subjacentes identificados (Capítulo 18), e o uso de substâncias psicoativas tem mostrado causar uma variedade de transtornos mentais induzidos por substâncias (Capítulo 15). Mesmo nesses casos, em que a etiologia é considerada estabelecida, há um amplo espectro de expressão de sintomas e transtornos concomitantes que variam entre os indivíduos de maneira imprevisível.

Para a maioria dos transtornos, não há uma relação um para um entre uma etiologia particular e uma síndrome particular. Uma variedade de fatores genéticos, epigenéticos, familiares, neuroquímicos e neurofisiológicos, emocionais, psicológicos, sociais e ambientais foram identificados como fatores de risco e de proteção no desenvolvimento, na expressão sintomática e no curso dos transtornos mentais, comportamentais ou do neurodesenvolvimento. Mesmo no transtorno de estresse pós-traumático (TEPT), que geralmente se acredita ter uma etiologia clara por se desenvolver em resposta a um evento ou situação de natureza extremamente ameaçadora ou horrível, outros fatores são claramente relevantes. Muitas pessoas que vivenciam esses eventos não desenvolvem um transtorno mental, enquanto outras não desenvolvem TEPT, mas sim outros transtornos, como transtornos de ansiedade, transtornos depressivos ou transtornos decorrentes do uso de substâncias (ver Capítulo 10).

Um dos motivos para enfatizar as questões relacionadas à etiologia é que nem os editores nem qualquer um dos autores deste livro pretendem comunicar que os mecanismos psicológicos descritos para um transtorno ou conjunto de transtornos representam a causa necessária e suficiente do transtorno. Pelo contrário, as evidências descritas nos capítulos sugerem que esses mecanismos psicológicos podem ser relevantes para como os transtornos e sintomas específicos se desenvolvem, como se relacionam entre si e como são mantidos ao longo do tempo. Eles representam uma base importante para a conceitualização de casos e sinalizam caminhos importantes para a intervenção psicológica. Embora uma discussão detalhada de intervenções psicológicas específicas para transtornos esteja além do escopo deste livro, um grande corpo de evidências indica que as intervenções mais eficazes para uma ampla gama de transtornos são as psicológicas (Nathan & Gorman, 2015). Para outros transtornos, as intervenções psicológicas são frequentemente combinadas com intervenções farmacológicas, e esse tratamento combinado geralmente tem-se mostrado mais eficaz do que qualquer um isoladamente (Leichsenring et al., 2022).

Este livro foi escrito para ser útil a profissionais, residentes, estagiários, professores e estudantes em psicologia e para ser responsivo ao contexto único da prática psicológica. Além disso, a compreensão dos mecanismos e dos princípios psicológicos em relação ao diagnóstico de transtornos mentais também tem um lugar no corpo único de conhecimento e treinamento de uma variedade de disciplinas de saúde mental e disciplinas de saúde. Assim, embora muitos dos autores dos capítulos sejam psicólogos renomados de todo o mundo, especialistas em psiquiatria e outras disciplinas também são contribuintes importantes para este livro.

ESTRUTURA E CONTEÚDO DESTE LIVRO

O primeiro capítulo deste livro estabelece a base conceitual para a abordagem psicológica do diagnóstico, servindo como uma perspectiva unificadora ao longo do texto. O segundo capítulo foca a abordagem global da *CID-11*, destacando seu desenvolvimento, suas características e sua implementação. O maior bloco de capítulos, do Capítulo 3, sobre transtornos do desenvolvimento intelectual e transtorno de aprendizagem, até o Capítulo 18, sobre transtornos neurocognitivos, cobre os principais agrupamentos de transtornos mentais, comportamentais ou do neurodesenvolvimento da *CID-11*. Cada um desses capítulos explora como a compreensão dos mecanismos e dos princípios psicológicos contribui para o diagnóstico e a conceitualização de casos em cada área de transtorno.

Na maioria dos casos, o conteúdo desses capítulos corresponde aos principais agrupamentos de transtornos na *CID-11*, como esquizofrenia e outros transtornos psicóticos primários (Capítulo 5), transtornos de ansiedade ou relacionados ao medo (Capítulo 8) e transtornos de personalidade e traços relacionados (Capítulo 17). A ordem dos capítulos neste livro corresponde à ordem dos agrupamentos na *CID-11*, com a intenção de aproximar uma perspectiva desenvolvimental da psicopatologia baseada nos estágios da vida em que seu início é mais típico, embora a *CID-11* não siga perfeitamente esse princípio. Uma exceção à correspondência entre os capítulos deste livro e os agrupamentos da *CID-11* são os transtornos do neurodesenvolvimento, que constituem a seção mais longa nas *CDDR*. Componentes específicos dos transtornos do neurodesenvolvimento são altamente relevantes para a prática psicológica, por isso foram divididos entre o Capítulo 3, que cobre transtornos do desenvolvimento intelectual e transtorno de aprendizagem; o Capítulo 4, que aborda o transtorno do espectro autista; e o Capítulo 14, que cobre o transtorno de déficit de atenção e hiperatividade (TDAH; um transtorno do neurodesenvolvimento) juntamente com o agrupamento da *CID-11* de transtorno de comportamento disruptivo e dissocial devido às suas apresentações sobrepostas e alta taxa de concomitância. De forma semelhante, o agrupamento abrangente de transtornos de humor da *CID-11* é abordado pelo Capítulo 6, sobre transtornos depressivos, e pelo Capítulo 7, sobre transtorno bipolar ou transtornos relacionados. O tratamento deste livro do agrupamento da *CID-11* de transtornos decorrentes do uso de substâncias e transtornos devidos a comportamentos aditivos, que contém mais categorias do que qualquer outro agrupamento de transtornos mentais, também é dividido entre o Capítulo 15, sobre transtornos decorrentes do uso de substâncias, e o Capítulo 16, sobre transtornos devidos a comportamentos aditivos. Embora os transtornos decorrentes do uso de substâncias e os transtornos devidos a comportamentos aditivos tenham sintomas, mecanismos psicológicos e estratégias de avaliação sobrepostos, também existem diferenças importantes. O Capítulo 16 inclui, ainda, uma discussão sobre o transtorno do comportamento sexual compulsivo, que compartilha a característica de desregulação comportamental, mas não é classificado como uma adição, mas sim como um transtorno do controle de impulsos.

Três capítulos adicionais cobrem áreas que, embora não classificadas como transtornos mentais, são diretamente relevantes para a prática psicológica e com as quais é importante que psicólogos e outros profissionais de saúde mental estejam familiarizados. O primeiro é sobre disfunções sexuais e transtornos dolorosos associados à relação sexual (Capítulo 19), e o segundo é sobre transtornos de sono-vigília (Capítulo 20). A classificação de ambas as áreas na *CID-10* (WHO, 1992a, 1992b) baseava-se em sua agora obsoleta divisão em transtornos orgânicos e não orgânicos. O termo *orgânico* implicava que um transtorno tinha alguma base no cérebro ou alguma causação médica "real", enquanto *não orgânico* denotava que era "funcional" ou puramente psicológico (i.e., a possibilidade de etiologia médica havia sido descartada). Desejamos enfatizar que isso não é, de forma alguma, como o termo *psicológico* é usado neste livro.

O estado atual das evidências demonstra claramente que a maioria das disfunções sexuais e transtornos de sono-vigília, assim como a maioria dos transtornos mentais, envolvem componentes fisiológicos e psicológicos/comportamentais que ainda são influenciados por uma variedade de fatores ambientais e outros contextuais (American Academy of Sleep Medicine, 2014; Reed et al., 2016). Uma inovação importante na *CID-11* foi a introdução de dois novos capítulos sobre condições relacionadas à saúde sexual e sobre transtornos de sono-vigília, respectivamente, os quais reúnem categorias que compreendem esses dois conjuntos de transtornos que anteriormente estavam distribuídos por vários capítulos na *CID-10*. Essas inovações refletem mais precisamente o conhecimento científico atual sobre esses dois grupos de transtornos, eliminam a divisão "mente-corpo" sobre a qual sua classificação anterior era baseada, e fornecem aos clínicos um guia integrado e preciso que serve para aprimorar a compreensão e melhorar a precisão diagnóstica (Reed et al., 2019).

O capítulo final do livro (Capítulo 21) foca problemas de relacionamento e maus-tratos. Este capítulo parte da definição de saúde da OMS de 1946 como "um estado de completo bem-estar físico, mental e social e não meramente a ausência de doença ou enfermidade" (WHO, 2020, p. 1). O capítulo observa que o bem-estar social depende da saúde dos relacionamentos que os indivíduos formam, mais notavelmente aqueles com pais (ou outros cuidadores primários), parceiros íntimos, filhos e outros membros da família, que afetam fortemente a saúde mental e física e o bem-estar dos indivíduos. Às vezes, os comportamentos que ocorrem dentro desses relacionamentos são perturbadores o suficiente para constituir maus-tratos ou abuso. Isso pode criar obrigações legais e éticas específicas para psicólogos e outros profissionais de saúde mental protegerem as partes vulneráveis.

Cada um desses capítulos contém um conjunto de elementos comuns. Eles começam descrevendo a lógica abrangente para o arranjo classificatório dos transtornos discutidos no capítulo. O arranjo das categorias de transtornos mentais dentro da *CID-11* foi, em parte, baseado em estudos conduzidos para esta revisão sobre como os clínicos pensam sobre transtornos mentais e sua relação uns com os outros (Reed et al., 2013; Roberts et al., 2012). Cada capítulo também fornece uma discussão dos elementos de uma abordagem psicológica para esse conjunto de transtornos, incluindo modelos psicológicos para conceitualizar seus sintomas e recomendações para avaliação psicológica. Os capítulos também discutem apresentações e padrões de sintomas para os transtornos abordados, especificadores e subtipos, limites com a normalidade, diagnósticos diferenciais, transtornos concomitantes, curso de desenvolvimento, considerações culturais e contextuais, e características relacionadas ao gênero. Esse material paraleliza e suplementa as *CDDR* para o mesmo conjunto de transtornos.

Em conjunto, esses capítulos abrangem a maioria das condições com as quais as pessoas provavelmente se apresentarão na prática clínica de psicólogos e outros profissionais de saúde mental. No entanto, sua cobertura dos transtornos mentais, comportamentais ou do neurodesenvolvimento da *CID-11* não é completamente abrangente. A prática em certas áreas, como transtornos da eliminação, transtornos parafílicos e transtornos factícios, não é abordada neste livro e exigirá recursos mais especializados.

Outra grande mudança na *CID-11*, que tem implicações importantes para a prática psicológica, é que a identidade transgênero não é mais considerada um transtorno mental (Reed et al., 2016, 2019). O capítulo da *CID-10* sobre transtornos mentais e comportamentais incluía um agrupamento denominado transtornos da identidade de gênero. Duas das categorias desse agrupamento foram renomeadas e reconceitualizadas na *CID-11* e foram transferidas do capítulo de transtornos mentais para o novo capítulo sobre condições relacionadas à saúde sexual. As novas categorias são incongruência de gênero na adolescência e idade adulta e incongruência de gênero na infância; outras categorias do agrupamento de transtornos da identidade de gênero da *CID-10* foram eliminadas. A *CID-11* afirma explicitamente que o comportamento e as preferências variantes de gênero, por si só, não são suficientes para um diagnóstico de incongruência de gênero (WHO, 2023). A incongruência de gênero não foi proposta para eliminação na *CID-11* porque, em muitos países, é necessário um diagnóstico qualificado para acessar os serviços de saúde. A nova conceitualização da incongruência de gênero e sua remoção do capítulo da *CID-11* sobre transtornos mentais foram apoiadas por um grande estudo com pessoas transgênero na Cidade do México (Robles et al., 2016), bem como por replicações em outros cinco países (Robles et al., 2022).

Psicólogos e outros profissionais de saúde mental devem adotar uma postura clínica consistente com a política da OMS de que ser transgênero não é um transtorno mental. Eles devem reconhecer a vulnerabilidade particular dessa população à estigmatização e à violência, bem como a história difícil e as experiências negativas que muitos indivíduos transgênero tiveram com o sistema de saúde (Robles et al., 2016; WHO, 2015). Todos os profissionais de saúde mental devem estar preparados para avaliar e fornecer serviços equitativos e não estigmatizantes que respondam às necessidades de saúde mental dos indivíduos transgênero. Ao mesmo tempo, o diagnóstico de incongruência de gênero *per se* é uma área em rápida evolução e controversa, e o clínico interessado é encaminhado a recursos mais especializados para obter mais informações (Coleman et al., 2022).

Em todas as áreas, espera-se que psicólogos e outros profissionais de saúde mental "prestem serviços, ensinem e conduzam pesquisas com populações e em áreas somente dentro dos limites de sua competência, com base em sua educação, treinamento, experiência supervisionada, consulta, estudo ou experiência profissional" (American Psychological Association, 2017). Este livro, juntamente com as *CDDR*, fornece um passo fundamental em direção à prática diagnóstica competente usando a *CID-11*.

DEFININDO UMA ABORDAGEM PSICOLÓGICA PARA A PSICOPATOLOGIA

A ciência da psicopatologia consiste, em grande parte, na descrição sistemática dos transtornos mentais, seus correlatos e substratos, começando pela identificação de emoções, pensamentos e comportamentos característicos desses transtornos, bem como das perturbações nos processos psicológicos subjacentes a eles. Quando essas experiências e comportamentos atingem um limiar determinado de gravidade, disfunção ou sofrimento, podem ser caracterizados como sintomas. Nesse sentido, o processo diagnóstico procede a partir da compreensão da psicopatologia.

Uma abordagem psicológica para a psicopatologia fundamenta-se no entendimento de como as pessoas pensam, sentem e agem, tanto individualmente quanto no contexto de suas relações íntimas e outras relações próximas, além de seu contexto social e ambiental mais amplo. Embora a abordagem psicológica seja centrada na pessoa, as emoções, os pensamentos e as ações são mais frequentemente vivenciados subjetivamente por meio de interações com os outros e com o ambiente. Trata-se de uma estratégia distinta e cientificamente embasada, ancorada na investigação de processos cognitivos, emocionais, motivacionais, interpessoais e outros processos psicológicos relevantes.

Os capítulos deste livro descrevem modelos psicológicos relevantes para a conceitualização da expressão dos transtornos em um indivíduo específico. Por exemplo, o Capítulo 5, sobre esquizofrenia e outros transtornos psicóticos primários, revisa evidências de um componente genético muito forte na esquizofrenia, mas também indica que o que parece ser herdado é uma vulnerabilidade à esquizofrenia e transtornos relacionados, e não o transtorno em si. A probabilidade de essa vulnerabilidade se expressar em um transtorno diagnosticável é aumentada por fatores que têm um impacto psicológico, como exposição a traumas na infância, migração e discriminação. Os fatores associados à expressão e à manutenção dos sintomas também variam entre os sintomas. Por exemplo, os sintomas negativos podem estar ligados ao isolamento social, e a fala incoerente, ao estresse interpessoal. Portanto, a *CID-11* fornece um modelo inerentemente mais psicológico dos sintomas psicóticos, que substituiu o sistema de subtipos de esquizofrenia da *CID-10* (p. ex., paranoide, hebefrênico), o qual se mostrou carecer de validade, por avaliações de domínios específicos de sintomas (p. ex., sintomas positivos, sintomas negativos, sintomas cognitivos) conforme são atualmente vivenciados. Esses domínios de sintomas fornecem uma base mais sólida para conceitualizar as intervenções atualmente necessárias e podem ser usados para avaliar mudanças e melhorias ao longo do tempo, tornando-os mais compatíveis com uma abordagem baseada na recuperação.

A discussão sobre os mecanismos psicológicos no transtorno obsessivo-compulsivo (TOC) no Capítulo 9 enfatiza fatores cognitivos, incluindo avaliações errôneas de pensamentos intrusivos como informativos, importantes, perigosos ou preditivos de danos, levando a um aumento da ansiedade e do sofrimento. Por sua vez, as compulsões visam reduzir essas emoções ou a probabilidade da temida consequência catastrófica, fortalecendo e mantendo o sintoma por meio de reforço negativo. Crenças disfuncionais, como um senso inflado de responsabilidade, perfeccionismo ou a crença de que pensamentos são equivalentes a ações, podem aumentar a probabilidade de avaliações errôneas. Embora não haja dúvida de que características neuroanatômicas, neuroquímicas e genéticas importantes são etiologicamente relevantes no TOC, a compreensão dos processos psicológicos nesse transtorno é importante para conceitualizar o desenvolvimento e a manutenção das obsessões e das compulsões, além de sugerir caminhos para intervenção. Esse modelo se relaciona diretamente com o fornecimento de especificadores na *CID-11* para o nível de *insight* associado ao TOC e transtornos relacionados. O uso de estratégias de intervenção cognitiva seria apropriado para indivíduos com *insight* razoável a bom, permitindo-lhes considerar, pelo menos em alguns momentos, que seus pensamentos podem não ser verdadeiros e possivelmente aceitar uma explicação alternativa. Para pessoas com *insight* ruim a ausente, estratégias mais puramente comportamentais, como exposição e prevenção de resposta, têm mais probabilidade de serem eficazes.

O Capítulo 16, sobre transtornos devidos a comportamentos aditivos e transtornos do controle de impulsos, aplica o modelo de impulsividade urgência-premeditação-perseverança-busca de sensações (UPPS, do inglês *urgency–premeditation–perseverance–sensation-seeking*) a esses transtornos. O componente de *urgência* do modelo UPPS abrange a impulsividade relacionada à emoção e o controle inibitório reduzido; o componente de (falta de) *premeditação* está relacionado à incapacidade de adiar recompensas, à tomada de decisões deficiente e à resolução de problemas deficiente; o componente de (falta de) *perseverança* relaciona-se à dificuldade de permanecer focado em tarefas que são entediantes ou cognitivamente exigentes, aumentando a probabilidade de intrusões de memória que promovem estados subjetivos de desejo ou fissura; e o componente de *busca de sensações* é um fator de risco para o início de vários comportamentos problemáticos (p. ex., uso de drogas, atos delinquentes, jogo, comportamentos sexuais de risco), embora outros aspectos do modelo pareçam ser mais importantes em sua manutenção.

Uma abordagem psicológica promove uma compreensão abrangente do transtorno ou disfunção, considerando a experiência subjetiva da pessoa, se ela está aflita com isso e se impacta negativamente a vida de outras pessoas, especialmente aquelas em seu contexto interpessoal próximo. Essa abordagem leva a uma conceitualização de caso mais informada e profunda, independentemente da presumida etiologia do transtorno, fortalecendo a coerência intelectual e apoiando a aplicação clínica das *CDDR*. Além disso, muitas das intervenções clínicas eficazes para transtornos mentais, isoladamente ou em combinação com outras terapias (p. ex., farmacoterapia), são baseadas em métodos de tratamento psicológico (Norcross et al., 2016). Este livro concentra-se no diagnóstico, e, portanto, uma discussão detalhada das intervenções está além de seu escopo. No entanto, os exemplos precedentes deixam claro que uma abordagem psicológica para o diagnóstico informa intervenções clínicas para melhorar a saúde mental e o funcionamento da pessoa que está vivenciando um transtorno mental.

COMO AS *CDDR* APOIAM UMA ABORDAGEM PSICOLÓGICA?

As *CDDR* se baseiam em achados clínicos e de pesquisa em psicologia em sua descrição dos transtornos abordados neste livro. Elas orientam os clínicos na realização de um diagnóstico por meio de descrições baseadas em evidências das apresentações e dos padrões de sintomas, além de outro material diagnóstico, de maneira consistente em todas as categorias diagnósticas do capítulo sobre transtornos mentais, comportamentais ou do neurodesenvolvimento da *CID-11* (First et al., 2015). Esses elementos, mostrados no Quadro 1.1, apoiam os clínicos na realização de um diagnóstico diferencial e no desenvolvimento de uma formulação de caso com base em uma abordagem psicológica. O teste de campo multilíngue das *CDDR* por meio de estudos pela internet e em clínicas, envolvendo milhares de profissionais de saúde mental de todo o mundo, também permitiu a validação e melhorias baseadas em evidências na utilidade clínica, na aplicabilidade global e na confiabilidade das *CDDR* para avaliação

QUADRO 1.1	INFORMAÇÕES FORNECIDAS PARA AS PRINCIPAIS CATEGORIAS DE TRANSTORNOS NAS *DESCRIÇÕES CLÍNICAS E REQUISITOS DIAGNÓSTICOS PARA TRANSTORNOS MENTAIS, COMPORTAMENTAIS OU DO NEURODESENVOLVIMENTO* (CDDR) DA *CID-11*

Características essenciais (obrigatórias)
Características clínicas adicionais
Limite com a normalidade (limiar)
Características do processo
Características do desenvolvimento
Características relacionadas à cultura
Características relacionadas ao sexo e/ou gênero
Limites com outros transtornos e condições (diagnóstico diferencial)

Nota. CID-11 = Classificação internacional de doenças – 11ª revisão.

e diagnóstico (Keeley et al., 2016; Reed et al., 2019). Quando utilizadas por clínicos bem-treinados, as *CDDR* fornecem aprimoramentos consideráveis que aumentam a probabilidade de diagnósticos precisos. Elas fornecem meios práticos para coletar informações úteis e permitem que os clínicos façam avaliações baseadas em evidências do funcionamento e do comprometimento por meio de descrições detalhadas e exemplos de impacto funcional para transtornos, em diferentes níveis de gravidade, em uma variedade de domínios. O uso de avaliações e perfis multidimensionais no diagnóstico e no manejo é uma característica fundamental da abordagem psicológica. O uso de testes psicológicos e outras formas de avaliação psicométrica é parte integrante dessa prática.

Uma abordagem dimensional para a psicopatologia

Uma das mudanças mais profundas na classificação dos transtornos mentais, comportamentais ou do neurodesenvolvimento da *CID-11* é que as inovações estruturais na classificação, agora totalmente digital, possibilitaram criar vínculos entre categorias e integrar avaliações dimensionais no contexto do sistema de classificação categórica (Reed et al., 2019). Como mencionado anteriormente, esse é o caso da esquizofrenia e outros transtornos psicóticos primários, em que a gravidade e o impacto funcional podem ser especificados como nenhum, leve, moderado ou grave para seis classes de sintomas: sintomas positivos, sintomas negativos, humor deprimido, humor maníaco, sintomas psicomotores e cognição (ver Capítulo 5). As *CDDR* incluem orientações detalhadas para atribuir essas classificações a fim de gerar um perfil detalhado e individualizado dos sintomas e do impacto funcional em um determinado momento. Também consistente com uma abordagem psicológica, a melhora nesses domínios de sintomas pode ser um desfecho crítico do tratamento, que pode ser mais direcionado para melhorar o funcionamento e a qualidade de vida do que para curar ou eliminar o transtorno subjacente. Isso contrasta marcadamente com o processo de atribuição de um rótulo na *CID-10* (p. ex., esquizofrenia paranoide, esquizofrenia indiferenciada), que supostamente representava um tipo de esquizofrenia com a implicação de que esse padrão seria durável ao longo do tempo.

Da mesma forma, nos transtornos do desenvolvimento intelectual, o diagnóstico e a avaliação são apoiados pela inclusão nas *CDDR* de indicadores comportamentais por faixa etária (primeira infância, infância e adolescência, idade adulta) para capturar o funcionamento intelectual de uma pessoa, bem como seu funcionamento comportamental adaptativo nos domínios de habilidades conceituais, sociais e práticas (ver Capítulo 3). O comprometimento ou as limitações em cada área vivenciada pelo indivíduo avaliado podem ser classificados como leves, moderados, graves ou profundos, e esses escores são integrados para formar uma classificação geral da gravidade do transtorno. Essas classificações mostram áreas específicas em que as pessoas com transtornos do desenvolvimento intelectual precisam de apoio, bem como o que são capazes de fazer por conta própria, consistente com uma abordagem psicológica.

Para dar outro exemplo, os diagnósticos sindrômicos de demência (ver Capítulo 18) são classificados quanto à gravidade (leve, moderada, grave) e estão vinculados ao diagnóstico da causa subjacente, se conhecida (p. ex., doença de Alzheimer, doença cerebrovascular, uso crônico de álcool, doença de Parkinson, HIV). Além disso, especificadores para distúrbios comportamentais ou psicológicos na demência (sintomas psicóticos, sintomas de humor, sintomas de ansiedade, apatia, agitação ou agressividade, desinibição e perambulação) podem ser acrescentados ao diagnóstico. Muitos desses especificadores podem ser usados conforme necessário para descrever necessidades específicas de intervenção para o indivíduo que está sendo avaliado.

A área dos transtornos de personalidade também passou por uma profunda mudança em direção a um modelo dimensional e à integração de uma abordagem psicológica, conforme descrito no Capítulo 17. Na *CID-10*, havia requisitos diagnósticos gerais para transtorno de personalidade, seguidos por nove transtornos de personalidade específicos (p. ex., transtorno de personalidade paranoide, transtorno de personalidade dissocial, transtorno de personalidade emocionalmente instável, tipo *borderline*), além de categorias adicionais para transtornos de personalidade "outros" e "não especificados". A *CID-11* manteve os requisitos diagnósticos gerais atualizados para transtorno de personalidade. Se estes forem atendidos, a gravidade do transtorno é classificada com base: (a) no grau e na difusão do transtorno nos relacionamentos da pessoa e em seu senso de si mesma; (b) na intensidade e na amplitude das manifestações emocionais, cognitivas e comportamentais da disfunção da personalidade; (c) na extensão em que esses padrões e problemas causam sofrimento ou prejuízo psicossocial; e (d) no nível de risco de danos a si mesmo e a outros. Essa abordagem claramente situa o transtorno de personalidade ao longo de um *continuum* com o funcionamento normal. A classificação baseada na gravidade é importante porque a gravidade é um determinante fundamental da necessidade de tratamentos complexos em comparação com tratamentos mais simples. Ela também se destina a ser útil em ambientes não especializados e a auxiliar no acompanhamento das mudanças na gravidade do transtorno ao longo do tempo.

O transtorno de personalidade também pode ser caracterizado por cinco especificadores de domínio de traços, baseados em extensa pesquisa psicológica (ver Capítulo 17) e contínuos com traços de personalidade em indivíduos que não têm transtornos de personalidade. Esses domínios de traços são afetividade negativa, distanciamento, personalidade dissocial, desinibição e anancastia. Múltiplos especificadores podem ser aplicados, conforme necessário, para descrever as características do transtorno de personalidade em um caso individual. Os especificadores de domínio de traços não são categorias diagnósticas; em vez disso, representam um conjunto de dimensões que correspondem à estrutura subjacente da personalidade de um indivíduo. O modelo fornecido pela *CID-11* de como os traços interagem na expressão da personalidade é especificamente psicológico. Para operacionalizar totalmente e implementar, de forma confiável, um modelo dimensional mais complexo e individualizado em comparação com um categórico, o desenvolvimento de testes psicológicos confiáveis e válidos será importante e, de fato, está bem encaminhado (p. ex., Bach et al., 2021; Clark et al., 2021; Oltmanns & Widiger, 2021).

Uma abordagem desenvolvimental

Em consonância com a perspectiva da psicologia do desenvolvimento, a *CID-11* adotou uma abordagem de ciclo vital para a classificação e a descrição dos transtornos mentais, refletida no material fornecido nas *CDDR* e neste livro. Essa abordagem enfatiza a continuidade das expressões de sofrimento psicológico e condições de saúde mental entre crianças, adolescentes e adultos, incluindo idosos. Na *CID-11*, os agrupamentos de transtornos específicos da infância e adolescência foram eliminados e distribuídos em categorias correspondentes. Por exemplo, o transtorno de ansiedade de separação foi movido para o grupo de transtornos de ansiedade ou relacionados ao medo, com descrições específicas de apresentações em adultos. Para as principais categorias de transtornos, as *CDDR* fornecem informações sobre variações na apresentação entre crianças, adolescentes e idosos, quando disponíveis. Embora o diagnóstico de transtornos do neurodesenvolvimento requeira início durante o período de desenvolvimento (antes dos 18 anos), as apresentações em adultos também são descritas. Exemplos importantes incluem transtornos do desenvolvimento intelectual (ver Capítulo 3), transtorno do espectro autista (ver Capítulo 4) e TDAH (ver Capítulo 14). Formas adultas de comportamento disruptivo e transtornos dissociais também são consideradas (ver Capítulo 14).

Schmidt e Petermann (2009) descrevem as manifestações do TDAH ao longo do ciclo vital. Desde tenra idade, indivíduos posteriormente diagnosticados com TDAH já apresentam maior nível de atividade motora e aumento da emotividade negativa. Na idade pré-escolar, desenvolvem-se problemas de atenção e dificuldade em seguir instruções. Se o transtorno for reconhecido e tratado nesse estágio inicial, os sintomas podem diminuir; caso contrário, tendem a se intensificar. Na idade escolar, os sintomas do TDAH tornam-se notáveis, podendo ser acompanhados por manifestações de outras condições, como dislexia ou discalculia. A intervenção nessa fase do desenvolvimento pode mitigar os efeitos do transtorno e produzir resultados positivos em casa, na escola e na vida social. Se o TDAH persistir ou se agravar na adolescência e na idade adulta, os sintomas centrais podem se expandir, incluindo desorganização, reatividade emocional e maior risco de transtornos concomitantes, como aqueles decorrentes do uso de substâncias, depressivos e de ansiedade ou relacionados ao medo. As *CDDR* apoiam a detecção precoce e o monitoramento consistente do TDAH, descrevendo suas manifestações ao longo da vida. Igualmente, incluem seções intituladas "Características do Processo" e "Características do Desenvolvimento" que fornecem orientação clínica acerca do início típico e da história natural de cada transtorno.

Outro aspecto dessa perspectiva desenvolvimental relaciona-se ao curso longitudinal dos transtornos. Muitos transtornos mentais são crônicos, mas a maioria também é episódica, de modo que fases de adaptação, desadaptação e mudanças positivas podem se alternar várias vezes ao longo da vida de uma pessoa. Por exemplo, uma criança pode desenvolver episódios depressivos que remitem durante a adolescência e reaparecem na idade adulta. O indivíduo pode se recuperar novamente e retomar um senso estável de bem-estar que pode durar até a velhice, ou pode continuar a sofrer episódios depressivos recorrentes pelo resto da vida. Essas trajetórias, seus determinantes e seus resultados têm sido estudados para uma variedade de transtornos mentais (p. ex., Hoffmann et al., 2021; Veldman et al., 2015). A *CID-11* fornece vários mecanismos para especificar o curso dos transtornos mentais em um caso particular (p. ex., esquizofrenia, primeiro episódio, atualmente sintomático; transtorno psicótico agudo e transitório, episódios múltiplos, em remissão parcial; transtorno depressivo recorrente, episódio atual grave, sem sintomas psicóticos, com padrão sazonal; transtorno bipolar tipo I, episódio atual maníaco, com sintomas psicóticos). Esses especificadores fornecem uma quantidade substancial de informações valiosas sobre a trajetória clínica de uma pessoa, com implicações importantes para o tratamento.

UMA ABORDAGEM PSICOLÓGICA PARA A AVALIAÇÃO DIAGNÓSTICA

A avaliação diagnóstica é comumente motivada quando um indivíduo busca atendimento devido a: (a) sofrimento subjetivo, prejuízo ou disfunção relacionada que reduz seu bem-estar psicológico, físico ou interpessoal; ou (b) iniciativa de alguém próximo que está aflito, preocupado ou afetado pelo comportamento da pessoa (p. ex., cônjuge, parceiro, pais, filhos ou gestor no trabalho). Avaliações diagnósticas também podem ser solicitadas com base na interação do indivíduo com o sistema jurídico, o que suscita questões complexas relacionadas à prática forense, tema que está além do escopo deste livro.

Existem diversas metodologias para avaliar sintomas psicopatológicos, processos psicológicos perturbados e sofrimento mental e interpessoal relacionado. Grande parte das informações sobre sintomas vivenciados como angustiantes pode ser obtida por autorrelato, auxiliado por medidas validadas e adequadamente normatizadas. Todos os capítulos deste livro que abordam grupos específicos de transtornos contêm informações sobre instrumentos relevantes para sua avaliação, priorizando aqueles disponíveis gratuitamente em múltiplos idiomas.

Em alguns casos, informações necessárias para o diagnóstico devem ser coletadas diretamente pelo clínico por meio de observação ou testes psicológicos administrados por ele. Por exemplo, essa é considerada a abordagem ideal para diagnosticar transtornos do desenvolvimento intelectual e transtorno do desenvolvimento da aprendizagem (conforme descrito no Capítulo 3), bem como transtornos neurocognitivos (conforme descrito no Capítulo 18). Entrevistas clínicas estruturadas também estão sendo desenvolvidas para a *CID-11*, visando coletar sistematicamente informações sobre sintomas e diagnósticos diferenciais. Entrevistas com outros informantes (p. ex., pais, cuidadores, professores) são geralmente importantes para crianças ou adolescentes, bem como para adultos com certos tipos de problemas. Por exemplo, durante algumas fases de determinados transtornos, o indivíduo pode não estar ciente da disfunção associada aos seus sintomas (p. ex., humor eufórico durante um episódio maníaco, alucinações durante um episódio de esquizofrenia, comportamento de acumulação).

Estabelecer um diagnóstico é um passo fundamental para desenvolver um plano de tratamento. O diagnóstico é feito com base em uma avaliação integrativa dos achados coletados de todas as fontes de informação disponíveis. Dependendo dos problemas apresentados, isso pode incluir um resumo dos sintomas, avaliações funcionais, entrevistas clínicas e histórico do caso, abrangendo aspectos pessoais, educacionais/vocacionais, familiares, médicos e sociais, além de resultados de testes psicológicos e outros. É crucial que o clínico esteja ciente de que o processo diagnóstico pode ser propenso a erros, particularmente aqueles decorrentes de vieses ou padrões habituais de prática (Kildahl et al., 2023; Liu et al., 2022). O uso de múltiplos métodos de avaliação e fontes de informação reduz o risco de o clínico saltar prematuramente de uma impressão clínica inicial para um diagnóstico sem avaliar adequadamente informações pertinentes e potencialmente contraditórias.

Uma estratégia fundamental para reduzir o impacto do viés é a consideração sistemática e objetiva de diagnósticos diferenciais quando a avaliação revela elementos indicativos de mais de um diagnóstico. Todas as características essenciais incluídas nas *CDDR* para os transtornos considerados no diagnóstico diferencial devem ser cuidadosamente avaliadas. O indivíduo avaliado também pode estar experimentando transtornos concomitantes, e múltiplos diagnósticos podem ser justificados. Os clínicos devem estar cientes do potencial de os sintomas de um transtorno (p. ex., um transtorno decorrente do uso de substâncias) mascararem os de outro (p. ex., um transtorno depressivo). As *CDDR* fornecem informações extensas sobre diagnósticos diferenciais para cada transtorno. Da mesma forma, explicações alternativas para os achados observados (p. ex., uma condição médica, os efeitos de uma substância ou uma medicação, ansiedade intensa na situação de aplicação de uma avaliação) devem ser consideradas.

As *CDDR* também fornecem informações sobre como distinguir cada transtorno da variação normal ou apresentações subclínicas. A mera presença de sintomas não justifica necessariamente um diagnóstico. Por exemplo, sintomas significativos de luto que impactam o funcionamento em resposta à perda recente de um cônjuge ou parceiro não seriam considerados um transtorno. No entanto, quando a natureza, a gravidade e a duração desses sintomas excedem marcadamente as normas sociais, culturais ou religiosas para a cultura e o contexto do indivíduo e resultam em prejuízo significativo nas áreas pessoal, familiar, social, educacional, ocupacional ou outras áreas importantes de funcionamento, um diagnóstico de transtorno de luto prolongado pode ser justificado.

Uma abordagem psicológica considera os indivíduos em seu contexto social e ambiental. Quando variações significativas no afeto, no comportamento e no pensamento atendem a requisitos estabelecidos, um diagnóstico pode ser feito. No entanto, profissionais competentes exercerão julgamento clínico informado para determinar se um diagnóstico é justificado. Esse julgamento não é a expressão de crenças individuais ou ideologia externa, mas uma consideração criteriosa de fatores (como cultura e comportamentos adaptativos aprendidos) que podem explicar variações comportamentais. Por exemplo, expressões de pensamentos incomuns podem causar desconforto em outros, mas não são inerentemente manifestação de um transtorno psicótico. A ausência de choro em resposta a uma perda importante, quando culturalmente normativo, geralmente não se deve à falta de empatia ou à evitação do luto. Contudo, em ambos os casos, o indivíduo ou pessoas em seu ambiente podem se preocupar com comportamentos atípicos ou ausência de expressões socialmente esperadas. Quando o clínico conclui que não há transtorno diagnosticável, pode ser importante auxiliar o indivíduo a reconhecer que sua experiência e expressão individuais não são inerentemente problemáticas, mesmo que divirjam das normas de sua comunidade, cultura ou família. Os clínicos também podem ajudar pessoas próximas ao paciente identificado a compreender, aceitar ou, ao menos, tolerar comportamentos considerados incomuns.

As características essenciais da maioria dos transtornos mentais, comportamentais ou do neurodesenvolvimento na CID-11 incluem prejuízo significativo nas áreas de funcionamento pessoal, familiar, social, educacional, ocupacional ou outras áreas importantes. A avaliação sistemática dessas áreas, considerando como cada uma é afetada pelos sintomas apresentados, proporciona uma compreensão mais abrangente do indivíduo. O impacto funcional dos transtornos mentais é frequentemente cumulativo e interage com os sintomas ao longo do tempo; episódios anteriores podem afetar comportamentos, escolhas e oportunidades que conferem maior vulnerabilidade a episódios posteriores. Além disso, o mesmo transtorno tem impactos diferentes no funcionamento psicossocial das pessoas afetadas, produzindo formas distintas de sofrimento subjetivo e graus variados de prejuízo. Às vezes, pessoas que experimentam sofrimento emocional e psicológico substancial podem evitar mostrar disfunção evidente, como ruptura de relacionamentos ou problemas no desempenho ocupacional, por meio de esforço adicional significativo. No entanto, ter que despender esse grau de esforço pode ser considerado um tipo de prejuízo funcional. Por exemplo, as CDDR descrevem como alguns indivíduos com transtorno do espectro autista podem funcionar adequadamente em muitos contextos por meio de esforço excepcional, de modo que seus déficits não sejam aparentes para os outros. Um diagnóstico de transtorno do espectro autista ainda é apropriado nesses casos quando outros requisitos diagnósticos são atendidos. Frequentemente, o prejuízo funcional emerge ao longo do tempo – por exemplo, à medida que crianças em desenvolvimento enfrentam demandas sociais crescentes que eventualmente excedem sua capacidade de compensação.

Histórico individual

A anamnese também integra a avaliação diagnóstica, pois auxilia a compreender o impacto do transtorno do indivíduo em termos de fatores de risco, precursores, início e curso ao longo da vida, bem como as experiências, vulnerabilidades, pontos fortes e recursos que podem afetar a conceitualização do caso e o tratamento. O histórico pode ser coletado de maneira não estruturada, semiestruturada (p. ex., abrangendo áreas específicas prescritas) ou totalmente estruturada (p. ex., uma entrevista padronizada). Embora existam características genéricas comuns, o processo de anamnese varia ao longo da vida, exigindo diferentes metodologias, *expertise* e experiência.

Como ilustração, informações-chave coletadas durante a anamnese por meio de uma entrevista clínica detalhada com adultos podem incluir:

- Sociodemográficas: idade, gênero, escolaridade, ocupação, religião, estado civil e dados de contato; informações biográficas e familiares, como características da infância, relação emocional com a família nuclear, relacionamentos com pares, desenvolvimento psicossexual, eventos de vida não normativos como abuso, eventos traumáticos ou questões legais.

- Sociointerpessoais: relacionamentos na vida adulta, histórico ocupacional prévio, composição familiar, circunstâncias financeiras e transições notáveis, como filhos saindo de casa ou aposentadoria.

- Transtornos mentais: episódios anteriores da queixa atual, bem como quaisquer outros problemas de saúde mental pregressos ou atuais; histórico familiar pertinente, como a presença de transtornos mentais na família nuclear e extensa nas duas gerações anteriores.

- Médico-biológicas: doenças atuais e anteriores (p. ex., cardiovasculares, respiratórias, endócrinas, ginecológicas, renais) e sistêmicas (p. ex., autoimunes, infecciosas, cânceres, intoxicações); medicações atuais e anteriores.

Os componentes sociointerpessoais e psicológicos da anamnese fornecem informações importantes para a conceitualização do caso, incluindo fatores relacionados ao desenvolvimento e à manutenção do(s) transtorno(s) mental(is) atual(is), bem como pontos de partida para intervenções. É igualmente importante avaliar o ambiente social atual do paciente (p. ex., para permitir o planejamento de medidas de apoio social para pessoas isoladas com transtornos mentais graves). Além de sua importância diagnóstica, o componente médico-biológico facilita a integração do cuidado e a coordenação entre profissionais de saúde que tratam concomitantemente condições médicas comórbidas.

Conceitualização de caso

A conceitualização de caso, também conhecida como formulação de caso ou formulação do problema, frequentemente representa um produto importante de uma abordagem psicológica para avaliação. Ela consolida diferentes fontes de informação diagnóstica e contextual sobre o indivíduo, baseando-se em uma estrutura biopsicossociocultural abrangente que sustenta uma compreensão integral da pessoa. Elementos dessa estrutura são apresentados no Quadro 1.2, que é ilustrativo e não inclui todos os fatores que podem merecer investigação detalhada em um caso individual.

O uso isolado de diagnósticos de transtornos mentais tem sido criticado por ser excessivamente medicalizado, pouco informativo quanto à etiologia e inútil para intervenção (Macneil et al., 2012). A atribuição de um diagnóstico também tem sido contrastada com

QUADRO 1.2 | **EXEMPLO DOS ELEMENTOS DE UM MODELO BIOPSICOSSOCIOCULTURAL COMO BASE PARA A CONCEITUALIZAÇÃO DE CASO**

Elementos biológicos

Há indícios de influências genéticas, metabólicas, neurológicas, autoimunes ou outras sobre o transtorno?

Sabe-se se algum parente de primeiro grau teve transtorno mental grave, como transtorno bipolar, demência ou esquizofrenia?

Elementos psicológicos

Quais são as características afetivas, cognitivas, motivacionais, valorativas e outras importantes que possibilitam o enfrentamento e a resiliência?

Existem experiências individuais, familiares ou outras, como problemas de desenvolvimento, questões financeiras, autonomia pessoal ou correlatos, ou questões ligadas à orientação sexual ou à identidade de gênero?

Elementos sociais

Qual é a situação social da pessoa – seus relacionamentos sociais, ocupacionais e outros?

Há outros fatores socioambientais? Podem incluir pobreza, desemprego, conflito social ou exposição a conflito civil ou guerra.

Elementos culturais

Qual é o papel da religião ou da espiritualidade na vida da pessoa? Como fatores culturais básicos (p. ex., valores individualistas vs. coletivistas) podem ser relevantes para a experiência da pessoa e sua expressão de sofrimento e sintomas?

Há diferenças de papéis de gênero culturalmente determinadas (p. ex., normas ou regras sobre contato com o sexo oposto ou cuidados infantis e trabalho fora de casa) ou afiliações formadoras de identidade com grupos étnicos específicos ou subculturas (p. ex., atividades/ programas para reforçar a identidade étnica)?

abordagens de conceitualização de caso e baseadas na recuperação (British Psychological Society, 2011). Na verdade, elas não são incompatíveis. Em sua revisão sistemática sobre as perspectivas de usuários de serviços, clínicos e cuidadores sobre o diagnóstico em saúde mental, Perkins et al. (2018) apontaram que muitos clínicos que valorizam o diagnóstico apoiam abordagens baseadas na recuperação. Concluíram que a experiência do diagnóstico pode ser aprimorada integrando princípios da conceitualização psicológica de caso, incluindo "o desenvolvimento colaborativo de uma compreensão holística das dificuldades da pessoa que aborde a etiologia, e então usar o diagnóstico como ferramenta para orientar o tratamento e a recuperação" (p. 761).

Dawson e Moghaddam (2015) desenvolveram critérios de avaliação para promover a coerência e a qualidade da conceitualização de casos. Esses critérios são: (a) clareza e parcimônia: os conceitos-chave são utilizados de forma específica e não redundante; (b) precisão e testabilidade: os componentes da conceitualização do caso são potencialmente mensuráveis e/ou conduzem a hipóteses verificáveis, relevantes para o diagnóstico, o tratamento e os resultados; (c) abrangência e relativa generalidade: a conceitualização do caso é aplicável a diversas situações e fenômenos clínicos; (d) utilidade: facilita o compartilhamento de significados entre profissionais, bem como entre o clínico e o paciente; e (e) valor aplicado: relaciona-se à eficácia das intervenções baseadas na conceitualização.

Uma conceitualização de caso sólida facilita a seleção de tratamentos do amplo espectro de intervenções psicológicas baseadas em evidências disponíveis para transtornos mentais. Outras formas de intervenção, como a farmacoterapia e intervenções socioambientais (p. ex., emprego assistido para indivíduos com esquizofrenia), também podem ser indicadas. A conceitualização deve fornecer uma integração coerente de múltiplos métodos de intervenção baseada na combinação individual de fatores cognitivos, desenvolvimentais, de personalidade, relacionais, sociais e outros, em conjunto com as características de um ou mais transtornos mentais. Para garantir que os diversos métodos sejam coordenados de maneira orientada a objetivos, cada tratamento deve ter um foco e objetivos específicos para orientar as contribuições de múltiplos clínicos. Como Perkins et al. (2018) concluíram, uma abordagem de formulação de caso "poderia permitir que o processo diagnóstico fosse implementado de forma concordante com os princípios de recuperação. Isso apoia particularmente a colaboração, o cuidado centrado na pessoa e a autonomia e empoderamento do usuário do serviço, refletindo recomendações sobre a participação do usuário" (p. 761).

Consistente com uma abordagem de conceitualização de caso, um componente importante do processo diagnóstico é a comunicação eficaz dos resultados da avaliação à pessoa avaliada. A comunicação cuidadosamente preparada é uma responsabilidade fundamental dos clínicos. Quando apropriado e com o consentimento do paciente, o *feedback* também pode ser dado a pessoas próximas. É importante que o clínico esteja ciente dos aspectos da formulação diagnóstica que têm potencial de serem experimentados como confusos ou até estigmatizantes, conforme documentado em estudos de campo da *CID-11* conduzidos com usuários de serviços (Askevis-Leherpeux et al., 2022; Hackmann et al., 2019).

Como a discussão anterior sugere, a abordagem psicológica é colaborativa, enfatizando a tomada de decisão compartilhada baseada nos princípios de autonomia e autodeterminação (Joosten et al., 2008). Esses princípios podem ser operacionalizados por vários componentes: (a) acordo entre o clínico e o paciente de que os resultados da avaliação e diagnósticos serão comunicados; (b) fornecimento de informações abrangentes sobre o transtorno e opções de tratamento, incluindo evidências e alternativas; (c) determinação das preferências do paciente e explicitação das recomendações do clínico; (d) encorajamento da compreensão das opções e questionamento sobre alternativas; e (e) no caso de transtornos mentais graves, quando aplicável, adesão total ao arcabouço legal para tomada de decisão substituta durante uma responsabilidade assumida temporariamente pelo clínico ou pela pessoa designada, frequentemente um parceiro ou membro da família.

A tomada de decisão participativa geralmente tem efeitos benéficos na adesão (p. ex., menos interrupções prematuras do tratamento, maior adesão aos protocolos terapêuticos), no sucesso do tratamento e na satisfação do paciente (Joosten et al., 2008; Thompson & McCabe, 2012). Naturalmente, esses princípios também devem ser implementados de forma congruente com a necessidade do paciente de uma avaliação diagnóstica conduzida por um clínico-especialista competente. Ao fornecer informações diagnósticas, conclusões e recomendações, o desafio do clínico é ser assertivo sem ser controlador ou autoritário.

CONCLUSÕES

O desenvolvimento do capítulo sobre transtornos mentais, comportamentais ou do neurodesenvolvimento da *CID-11*, bem como das *CDDR*, incluiu um grau sem precedentes de liderança e participação de psicólogos na elaboração da classificação e da orientação diagnóstica, além da participação de milhares de profissionais da área em testes de campo das diretrizes propostas antes de sua finalização e publicação. Simultaneamente, é fundamental enfatizar que todo o processo foi de natureza multidisciplinar, incorporando o conhecimento mais atual e as melhores práticas da psiquiatria e de outras áreas. Ao nos referirmos a uma abordagem psicológica, não pretendemos uma exclusividade ou propriedade da disciplina de psicologia. Pelo contrário, essa abordagem concentra-se em mecanismos e princípios psicológicos como aspectos da prática diagnóstica e formulação de casos, independentemente da disciplina profissional.

Cada capítulo específico sobre transtornos neste livro destaca as formas pelas quais as *CDDR* promovem a aplicação dos princípios fundamentais de uma abordagem psicológica. Juntamente com as *CDDR*, esta obra equipa os clínicos para compreenderem os aspectos centrais dos fenômenos clínicos relevantes, bem como para usar seu julgamento clínico e sua compreensão do indivíduo (p. ex., estágio de desenvolvimento, ambiente social e cultural) ao considerar se um determinado paciente atende aos requisitos diagnósticos para um dado diagnóstico. As *CDDR* são intencionalmente flexíveis para permitir o julgamento clínico e a variabilidade cultural; essa flexibilidade demonstrou melhorar a utilidade clínica sem sacrificar a confiabilidade (Reed et al., 2018, 2019). Os elementos dimensionais da *CID-11* e das *CDDR* permitem um acompanhamento mais detalhado do curso clínico do paciente, o que pode ser valioso na avaliação da responsividade aos tratamentos (p. ex., a transição de um transtorno de personalidade grave para moderado após uma intervenção) e na avaliação de trajetórias clínicas e prognósticos. Uma gama de especificadores é fornecida, permitindo um diagnóstico mais detalhado e a incorporação de informações atuais e da história.

Em resumo, as *CDDR* alinham-se fortemente com os princípios psicológicos fundamentais, e sua implementação é ainda orientada por este livro. Juntas, esta obra e as *CDDR* fornecem aos profissionais de saúde mental, clínicos de atenção primária, educadores e estagiários ferramentas essenciais para a prática competente do diagnóstico usando a *CID-11* como estrutura. Como editores deste livro, nossa intenção é facilitar a implementação da *CID-11* em todo o mundo, contribuindo para reduzir a carga global de doenças dos transtornos mentais, ajudando a preencher a lacuna entre aqueles que necessitam de serviços psicologicamente competentes e aqueles que os recebem.

REFERÊNCIAS

American Academy of Sleep Medicine. (2014). *International classification of sleep disorders* (3rd ed.). American Academy of Sleep Medicine.

American Psychological Association. (2017). *Ethical principles of psychologists and code of conduct* (2002, amended effective June 1, 2010 and January 1, 2017). https://www.apa.org/ethics/code/

Askevis-Leherpeux, F., Hazo, J. B., Agoub, M., Baleige, A., Barikova, V., Benmessaoud, D., Brunet, F., Carta, M. G., Castelpietra, G., Crepaz-Keay, D., Daumerie, N., Demassiet, V., Fontaine, A., Grigutyte, N., Guernut, M., Kishore, J., Kiss, M., Koenig, M., Laporta, M., . . . Roelandt, J. L. (2022). Accessibility of psychiatric vocabulary: An international study about schizophrenia essential features. *Schizophrenia Research*, 243(6), 463–464. https://doi.org/10.1016/j.schres.2022.03.001

Bach, B., Brown, T. A., Mulder, R. T., Newton-Howes, G., Simonsen, E., & Sellbom, M. (2021). Development and initial evaluation of the *ICD-11* personality disorder severity scale: PDS-ICD-11. *Personality and Mental Health*, 15(3), 223–236. https://doi.org/10.1002/pmh.1510

British Psychological Society. (2011). *Good practice guidelines on the use of psychological formulation*. https://doi.org/10.53841/bpsrep.2011.rep100

Clark, L. A., Corona-Espinosa, A., Khoo, S., Kotelnikova, Y., Levin-Aspenson, H. F., SerapioGarcía, G., & Watson, D. (2021). Preliminary scales for *ICD-11* personality disorder: Self and interpersonal dysfunction plus five personality disorder trait domains. *Frontiers in Psychology*, 12, Article 668724. https://doi.org/10.3389/fpsyg.2021.668724

Coleman, E., Radix, A. E., Bouman, W. P., Brown, G. R., de Vries, A. L. C., Deutsch, M. B., Ettner, R., Fraser, L., Goodman, M., Green, J., Hancock, A. B., Johnson, T. W., Karasic, D. H., Knudson, G. A., Leibowitz, S. F., Meyer-Bahlburg, H. F. L., Monstrey, S. J., Motmans, J., Nahata, L., . . . Arcelus, J. (2022). Standards of care for the health of transgender and gender diverse people, version 8. *International Journal of Transgender Health*, 23(Suppl. 1), S1–S259. https://doi.org/10.1080/26895269.2022.2100644

Dawson, D., & Moghaddam, N. (2015). *Formulation in action: Applying psychological theory to clinical practice*. de Gruyter Open. https://doi.org/10.1515/9783110471014

First, M. B., Reed, G. M., Hyman, S. E., & Saxena, S. (2015). The development of the *ICD-11* clinical descriptions and diagnostic guidelines for mental and behavioural disorders. *World Psychiatry*, 14(1), 82–90. https://doi.org/10.1002/wps.20189

Hackmann, C., Balhara, Y. P. S., Clayman, K., Nemec, P. B., Notley, C., Pike, K., Reed, M., Sharan, P., Rana, M. S., Silver, J., Swarbrick, M., Wilson, J., Zeilig, H., & Shakespeare, T. (2019). Perspectives on *ICD-11* to understand and improve mental health diagnosis using expertise by experience (INCLUDE study): An international qualitative study. *The Lancet Psychiatry*, 6(9), 778–785. https://doi.org/10.1016/ S2215-0366(19)30093-8

Hoffmann, M. S., McDaid, D., Salum, G. A., Silva-Ribeiro, W., Ziebold, C., King, D., Gadelha, A., Miguel, E. C., Mari, J. J., Rohde, L. A., Pan, P. M., Bressan, R. A., Mojtabai, R., & Evans-Lacko, S. (2021). The impact of child psychiatric conditions on future educational outcomes among a community cohort in Brazil. *Epidemiology and Psychiatric Sciences*, 30, e69. https://doi.org/10.1017/S2045796021000561

Joosten, E. A., DeFuentes-Merillas, L., de Weert, G. H., Sensky, T., van der Staak, P. F., & de Jong, C. A. (2008). Systematic review of the effects of shared decisionmaking on patient satisfaction, treatment adherence and health status. *Psychotherapy and Psychosomatics*, 77(4), 219–226. https://doi.org/10.1159/000126073

Keeley, J. W., Reed, G. M., Roberts, M. C., Evans, S. C., Medina-Mora, M. E., Robles, R., Rebello, T., Sharan, P., Gureje, O., First, M. B., Andrews, H. F., Ayuso-Mateos, J. L., Gaebel, W., Zielasek, J., &

Saxena, S. (2016). Developing a science of clinical utility in diagnostic classification systems field study strategies for *ICD-11* mental and behavioral disorders. *American Psychologist, 71*(1), 3–16. https://doi.org/10.1037/ a0039972

Kildahl, A. N., Oddli, H. W., & Helverschou, S. B. (2023). Bias in assessment of cooccurring mental disorder in individuals with intellectual disabilities: Theoretical perspectives and implications for clinical practice. *Journal of Intellectual Disabili- ties*, 17446295231154119. https://doi.org/10.1177/17446295231154119

Leichsenring, F., Steinert, C., Rabung, S., & Ioannidis, J. P. A. (2022). The efficacy of psychotherapies and pharmacotherapies for mental disorders in adults: An umbrella review and meta-analytic evaluation of recent meta-analyses. *World Psychiatry, 21*(1), 133–145. https://doi.org/10.1002/wps.20941

Liu, F. F., Coifman, J., McRee, E., Stone, J., Law, A., Gaias, L., Reyes, R., Lai, C. K., Blair, I. V., Yu, C. L., Cook, H., & Lyon, A. R. (2022). A brief online implicit bias intervention for school mental health clinicians. *International Journal of Environmental Research and Public Health, 19*(2), 679. https://doi.org/10.3390/ijerph19020679

Macneil, C. A., Hasty, M. K., Conus, P., & Berk, M. (2012). Is diagnosis enough to guide interventions in mental health? Using case formulation in clinical practice. *BMC Medicine, 10*(1), 111. https://doi.org/10.1186/1741-7015-10-111

Nathan, P., & Gorman, J. M. (Eds.). (2015). *A guide to treatments that work* (4th ed.). Oxford University Press.

Norcross, J. C., VandenBos, G. R., Freedheim, D. K., & Krishnamurthy, R. E. (Eds.). (2016). *APA handbook of clinical psychology: Vol. 3. Applications and methods*. American Psychological Association. https://doi.org/10.1037/14861-000

Oltmanns, J. R., & Widiger, T. A. (2021). The self- and informant-personality inventories for *ICD-11*: Agreement, structure, and relations with health, social, and satisfaction variables in older adults. *Psychological Assessment, 33*(4), 300–310. https://doi.org/10.1037/pas0000982

Perkins, A., Ridler, J., Browes, D., Peryer, G., Notley, C., & Hackmann, C. (2018). Experiencing mental health diagnosis: A systematic review of service user, clinician, and carer perspectives across clinical settings. *The Lancet Psychiatry, 5*(9), 747–764. https://doi.org/10.1016/S2215-0366(18)30095-6

Reed, G. M., Drescher, J., Krueger, R. B., Atalla, E., Cochran, S. D., First, M. B., Cohen-Kettenis, P. T., Arango-de Montis, I., Parish, S. J., Cottler, S., Briken, P., & Saxena, S. (2016). Disorders related to sexuality and gender identity in the *ICD-11*: Revising the *ICD-10* classification based on current scientific evidence, best clinical practices, and human rights considerations. *World Psychiatry, 15*(3), 205–221. https://doi.org/10.1002/wps.20354

Reed, G. M., First, M. B., Kogan, C. S., Hyman, S. E., Gureje, O., Gaebel, W., Maj, M., Stein, D. J., Maercker, A., Tyrer, P., Claudino, A., Garralda, E., Salvador-Carulla, L., Ray, R., Saunders, J. B., Dua, T., Poznyak, V., Medina-Mora, M. E., Pike, K. M., . . . Saxena, S. (2019). Innovations and changes in the *ICD-11* classification of mental, behavioural and neurodevelopmental disorders. *World Psychiatry, 18*(1), 3–19. https://doi.org/10.1002/wps.20611

Reed, G. M., Roberts, M. C., Keeley, J., Hooppell, C., Matsumoto, C., Sharan, P., Robles, R., Carvalho, H., Wu, C., Gureje, O., Leal-Leturia, I., Flanagan, E. H., Correia, J. M., Maruta, T., Ayuso-Mateos, J. L., de Jesus Mari, J., Xiao, Z., Evans, S. C., Saxena, S., & Medina-Mora, M. E. (2013). Mental health professionals' natural taxonomies of mental disorders: Implications for the clinical utility of the *ICD-11* and the *DSM-5*. *Journal of Clinical Psychology, 69*(12), 1191–1212. https://doi.org/10.1002/jclp.22031

Reed, G. M., Sharan, P., Rebello, T. J., Keeley, J. W., Medina-Mora, M. E., Gureje, O., Ayuso-Mateos, J. L., Kanba, S., Khoury, B., Kogan, C. S., Krasnov, V. N., Maj, M., de Jesus Mari, J., Stein, D. J., Zhao, M., Akiyama, T., Andrews, H. F., Asevedo, E., Cheour, M., . . . Pike, K. M. (2018). The *ICD-11* developmental field study of reliability of diagnoses of high-burden mental disorders: Results among adult patients in mental health settings of 13 countries. *World Psychiatry*, 17(2), 174–186. https://doi.org/ 10.1002/wps.20524

Roberts, M. C., Reed, G. M., Medina-Mora, M. E., Keeley, J. W., Sharan, P., Johnson, K., de Jesus Mari, J., Ayuso-Mateos, J. L., Gureje, O., Xiao, Z., Maruta, T., Khoury, B., Robles, R., & Saxena, S. (2012). A global clinicians' map of mental disorders to improve *ICD-11*: Analysing meta-structure to enhance clinical utility. *International Review of Psychiatry*, 24(6), 578–590. https://doi.org/10.3109/09540261. 2012.736368

Robles, R., Fresán, A., Vega-Ramírez, H., Cruz-Islas, J., Rodríguez-Pérez, V., Domínguez- Martínez, T., & Reed, G. M. (2016). Removing transgender identity from the classi- fication of mental disorders: A Mexican field study for *ICD-11*. *The Lancet Psychiatry*, 3(9), 850–859. https://doi.org/10.1016/S2215-0366(16)30165-1

Robles, R., Keeley, J. W., Vega-Ramírez, H., Cruz-Islas, J., Rodríguez-Pérez, V., Sharan, P., Purnima, S., Rao, R., Rodrigues-Lobato, M. I., Soll, B., Askevis-Leherpeux, F., Roelandt, J. L., Campbell, M., Grobler, G., Stein, D. J., Khoury, B., Khoury, J. E., Fresán, A., Medina-Mora, M. E., & Reed, G. M. (2022). Validity of categories related to gender identity in *ICD-11* and *DSM-5* among transgender individuals who seek gender-affirming medical procedures. *International Journal of Clinical and Health Psy- chology*, 22(1), Article 100281. https://doi.org/10.1016/j.ijchp.2021.100281

Schmidt, S., & Petermann, F. (2009). Developmental psychopathology: Attention deficit hyperactivity disorder (ADHD). *BMC Psychiatry*, 9(1), 58. https://doi.org/10.1186/ 1471-244X-9-58

Thompson, L., & McCabe, R. (2012). The effect of clinician-patient alliance and com- munication on treatment adherence in mental health care: A systematic review. *BMC Psychiatry*, 12, Article 87. https://doi.org/10.1186/1471-244X-12-87

Veldman, K., Reijneveld, S. A., Ortiz, J. A., Verhulst, F. C., & Bültmann, U. (2015). Mental health trajectories from childhood to young adulthood affect the educa- tional and employment status of young adults: Results from the TRAILS study. *Jour- nal of Epidemiology and Community Health*, 69(6), 588–593. https://doi.org/10.1136/ jech-2014-204421

World Health Organization. (1992a). *The ICD-10 classification of mental and behavioural dis- orders: Clinical descriptions and diagnostic guidelines*. https://www.who.int/publications/i/item/9241544228

World Health Organization. (1992b). *International statistical classification of diseases and related health problems* (10th rev.).

World Health Organization. (2015). *Sexual health, human rights and the law*. https://apps. who.int/iris/handle/10665/175556

World Health Organization. (2020). *Basic documents* (49th ed., amended effective May 31, 2019). https://apps.who.int/gb/bd/

World Health Organization. (2023). *ICD-11 for mortality and morbidity statistics* (Version: 01/2023). https://icd.who.int/browse11/l-m/en#/

World Health Organization. (2024). *Clinical descriptions and diagnostic requirements for ICD-11 mental, behavioural and neurodevelopmental disorders*. https://www.who.int/publications/ i/item/9789240077263

2
Uma abordagem global para o diagnóstico

Geoffrey M. Reed

A Organização Mundial da Saúde (OMS) é uma agência especializada e autônoma das Nações Unidas e a principal autoridade mundial em saúde pública. Fundada em 1948, fornece liderança e assistência técnica em questões relacionadas à saúde para seus 194 Estados-membros, incluindo esforços globais para expandir a cobertura de saúde, dirigir e coordenar a resposta mundial a emergências de saúde pública e promover o mais alto nível possível de saúde para todas as pessoas por meio de políticas e programas baseados em evidências científicas. A Constituição da OMS de 1946 define saúde como "um estado de completo bem-estar físico, mental e social e não meramente a ausência de doença ou enfermidade" (World Health Organization [WHO], 2020, p. 2). Portanto, desde sua fundação, a saúde mental tem sido parte integrante da missão da OMS. Além disso, o direito à cobertura universal de saúde mental está fundamentado na Constituição da OMS: "O gozo do mais alto padrão de saúde atingível é um dos direitos fundamentais de todo ser humano, sem distinção de raça, religião, crença política, condição econômica ou social" e "é fundamental para a consecução da paz e da segurança e depende da mais plena cooperação dos indivíduos e dos Estados" (p. 2).

A 11ª revisão da *Classificação internacional de doenças* (*CID-11*) da OMS foi aprovada pela Assembleia Mundial da Saúde em 25 de maio de 2019 (WHO, 2019). A Assembleia Mundial da Saúde é o órgão diretivo da OMS, composto pelos ministros/secretários de saúde de todos os Estados-membros. A *CID* é uma função constitucional essencial da OMS. Dois dos propósitos explicitamente identificados para os quais a OMS foi estabelecida são "estabelecer e

---

https://doi.org/10.1037/0000392-002

A Psychological Approach to Diagnosis: Using the ICD-11 as a Framework, G. M. Reed, P. L.-J. Ritchie, and A. Maercker (Editors)

Copyright © 2024 by the American Psychological Association and the International Union of Psychological Science. All rights reserved.

revisar, conforme necessário, nomenclaturas internacionais de doenças, causas de morte e práticas de saúde pública" e "padronizar procedimentos diagnósticos conforme necessário" (WHO, 2020, p. 3). A *CID-11* abrange todas as áreas da saúde e foi projetada para ser utilizada na classificação tanto de causas de morte (mortalidade) quanto de doenças, transtornos, lesões e outras condições de saúde (morbidade). A Constituição da OMS de 1946 (ver WHO, 2020) também define as obrigações de seus 194 Estados-membros, que incluem o uso da *CID* como estrutura para o relato de informações de saúde à OMS. O relato global de estatísticas de saúde baseado na *CID* fornece uma parte crítica da base para monitorar epidemias e outras ameaças à saúde pública, calcular a carga global de doenças, identificar populações vulneráveis e em risco e criar responsabilidade pelo alcance de objetivos de saúde pública pelos Estados-membros. A *CID-11* substituiu a 10ª revisão (*CID-10*) como padrão de relato para estatísticas de mortalidade e morbidade em 1º de janeiro de 2022 (WHO, 2022).

Para a maioria dos países, a classificação diagnóstica baseada na *CID* também fornece grande parte da estrutura para definir as obrigações do governo de fornecer assistência médica gratuita ou subsidiada, serviços sociais e benefícios por incapacidade aos seus cidadãos (International Advisory Group for the Revision of *ICD-10* Mental and Behavioural Disorders, 2011). Em geral, um diagnóstico particular determina a gama de tratamentos e serviços que um indivíduo está elegível para receber. Implementada como parte dos sistemas de saúde, a linguagem comum da *CID* facilita o acesso a serviços de saúde apropriados, fornece uma base para desenvolver e implementar diretrizes clínicas e padrões de prática, e apoia a pesquisa de estratégias de prevenção e tratamento mais eficazes.

A *CID-11* está organizada em 26 capítulos, frequentemente baseados no sistema orgânico afetado (p. ex., doenças do sistema imune; doenças do sistema respiratório) ou em classes de etiologia (p. ex., neoplasias; algumas doenças infecciosas ou parasitárias). O Capítulo 6 da *CID-11* abrange transtornos mentais, comportamentais ou do neurodesenvolvimento e é o foco principal deste livro. O Departamento de Saúde Mental e Uso de Substâncias da OMS liderou o desenvolvimento da versão do Capítulo 6 utilizada para estatísticas globais de saúde, chamada *CID-11* para Estatísticas de Mortalidade e Morbidade (MMS, do inglês *Mortality and Morbidity Statistics*; WHO, 2023). O Departamento também desenvolveu o manual diagnóstico da *CID-11* para uso em ambientes clínicos – as *Descrições Clínicas e Requisitos Diagnósticos para Transtornos Mentais, Comportamentais ou do Neurodesenvolvimento da CID-11* (CDDR; WHO, 2024). Este livro se destina a aprofundar e expandir o material das *CDDR* e compreende capítulos organizados em torno dos principais agrupamentos diagnósticos da *CID-11*, como transtornos depressivos (Capítulo 6), transtornos associados especificamente ao estresse (Capítulo 10) e transtornos de comportamento disruptivo ou dissocial (Capítulo 14).

A *CID* é o sistema diagnóstico para transtornos mentais mais amplamente utilizado por profissionais de saúde mental em todo o mundo em sua prática clínica diária (Evans et al., 2013; First et al., 2018; Reed et al., 2011). Na perspectiva do Departamento de Saúde Mental e Uso de Substâncias da OMS, o objetivo mais importante na produção de uma nova versão da *CID* era fornecer uma ferramenta melhor para reduzir a carga global de transtornos mentais (GBD 2019 Mental Disorders Collaborators, 2022; Rehm & Shield, 2019). Como extensão desse objetivo, o Departamento adotou um foco explícito na utilidade clínica e na aplicabilidade global no desenvolvimento das *CDDR* (Reed, 2010). A ideia era que um sistema diagnóstico experimentado por clínicos em todo o mundo como mais útil seria implementado com maior fidelidade, levando a uma identificação melhor e mais precoce dos transtornos mentais e a um tratamento mais eficaz (International Advisory Group for the Revision of ICD-10 Mental and Behavioural Disorders, 2011). Um sistema mais clinicamente útil e globalmente aplicável também ajudaria a melhorar a qualidade e a validade dos dados baseados em encontros clínicos agregados que são usados como base para tomar decisões importantes de política e recursos no nível do sistema de saúde, de cada país e do mundo (Reed et al., 2013), resultando, por sua vez, em melhorias adicionais em um círculo virtuoso.

PARTICIPAÇÃO GLOBAL NO DESENVOLVIMENTO E NA TESTAGEM DAS *CDDR* DA *CID-11*

Os objetivos de saúde pública e clínicos anteriormente delineados informaram diretamente o compromisso do Departamento com um processo de desenvolvimento das *CDDR* que fosse global, multilíngue e multidisciplinar em todos os níveis. Por mais de uma década, o Departamento de Saúde Mental e Uso de Substâncias da OMS coordenou um processo internacional intensivo e sistemático que envolveu uma ampla gama de grupos de partes interessadas, incluindo especialistas científicos e de saúde pública, clínicos, usuários de serviços e seus cuidadores, representantes dos Estados-membros da OMS, sociedades científicas e profissionais, e outras organizações não governamentais. Em 2007, o Departamento nomeou o Grupo Consultivo Internacional para a Revisão dos Transtornos Mentais e Comportamentais da CID-10 (em inglês, *International Advisory Group for the Revision of ICD-10 Mental and Behavioural Disorders*). A principal responsabilidade do Grupo Consultivo era fornecer supervisão científica para o desenvolvimento da classificação de transtornos mentais da *CID-11*, incluindo: aconselhamento ao Departamento sobre princípios orientadores, objetivos e etapas envolvidas na revisão; identificação de outros grupos de consultores e partes interessadas relevantes; e facilitação da implementação de estudos de campo globais para avaliar e aprimorar a *CID-11* e as *CDDR*.

O departamento especificou que o grupo deveria incluir especialistas científicos de todas as regiões globais designadas pela OMS: região da África, região das Américas (subdividida em América Latina/Caribe e América do Norte), região do Mediterrâneo Oriental, região da Europa, região do Sudeste Asiático e região do Pacífico Ocidental (subdividida em Ásia e Oceania), com representação substancial de países de baixa e média rendas. O Grupo Consultivo também incluiu representantes das principais sociedades profissionais internacionais de psicologia (a International Union of Psychological Science), psiquiatria, serviço social, enfermagem e atenção primária. O Grupo Consultivo também aconselhou o Departamento na nomeação de mais de uma dúzia de grupos de trabalho responsáveis por revisar as evidências relevantes e fazer propostas de mudanças na estrutura e no conteúdo da classificação de transtornos mentais, comportamentais ou do neurodesenvolvimento da *CID-10*. Os grupos de trabalho também incluíram especialistas de todas as regiões globais da OMS, com representação aprimorada de países de baixa e média rendas. Esses grupos desenvolveram o material central tanto para as MMS quanto para as *CDDR*. (Para uma descrição detalhada desse processo, ver First et al., 2015.) Muitos dos autores dos capítulos deste livro foram membros de grupos de trabalho ou tiveram outros papéis significativos no desenvolvimento da *CID-11* e das *CDDR*.

Os rascunhos das *CDDR* foram testados em um programa sistemático e inovador de estudos de campo, incorporando novos desenhos de estudo e metodologias psicológicas (Evans et al., 2015; Keeley, Reed, Roberts, Evans, Medina-Mora, et al., 2016; Reed et al., 2019). A participação global foi uma característica definidora desses estudos, que foram conduzidos em múltiplos idiomas e envolveram clínicos multidisciplinares trabalhando em diversos contextos ao redor do mundo. A supervisão científica dos estudos de campo foi fornecida pelo Grupo de Coordenação de Estudos de Campo (FSCG, do inglês *Field Studies Coordination Group*; Guler et al., 2018), composto por líderes globais em atendimento clínico, pesquisa científica e saúde pública, com composição regional e de nível de renda dos países similar a outros grupos. Os membros do FSCG emprestaram sua *expertise* para o desenho, a análise e a interpretação dos estudos de campo, mas também foram essenciais para facilitar o envolvimento de clínicos de todo o mundo nos estudos de campo da *CID-11*. Muitos membros dirigiram Centros Internacionais de Estudos de Campo, que testaram as *CDDR* em ambientes clínicos de rotina com pacientes reais (ver Reed, Sharan, Rebello, Keeley, Gureje, et al., 2018; Reed, Sharan, Rebello, Keeley, Medina-Mora, et al., 2018). Com base nos resultados dos estudos de campo, o FSCG trabalhou com grupos de trabalho relevantes para propor mudanças e refinamentos às *CDDR* (Keeley, Reed, Roberts, Evans, Medina-Mora, et al., 2016; Keeley, Reed, Roberts, Evans, Robles, et al., 2016).

Foram realizados dois tipos principais de estudos de campo das *CDDR*: estudos de caso--controle (baseados na internet) e estudos de implementação ecológica (baseados em clínicas). Os participantes dos estudos de campo de caso-controle eram membros da Rede Global de Prática Clínica da OMS, que agora consiste em mais de 18.500 profissionais de saúde mental de 163 países (ver https://gcp.network/) que se juntaram à rede especificamente para contribuir com o desenvolvimento da *CID-11* (Reed et al., 2015). A maioria dos estudos de caso-controle comparou a precisão e a consistência da formulação diagnóstica dos clínicos usando as *CDDR* propostas em comparação com as diretrizes diagnósticas da *CID-10* para uma determinada área diagnóstica, usando uma metodologia baseada em vinhetas cientificamente rigorosa (p. ex., Claudino et al., 2019; Keeley, Reed, Roberts, Evans, Robles, et al., 2016; Kogan et al., 2020). Todos os estudos de campo de caso-controle foram conduzidos em pelo menos três e até seis dos seguintes idiomas: chinês, inglês, francês, japonês, russo e espanhol; alguns estudos adicionais foram conduzidos em alemão. No geral, os estudos de campo de caso-controle constataram que as *CDDR* da *CID-11* eram superiores às diretrizes diagnósticas da *CID-10* (WHO, 1992) em termos de precisão diagnóstica e utilidade clínica, dependendo do agrupamento de transtornos. Análises de aplicabilidade global também foram conduzidas comparando resultados entre regiões globais, níveis de renda dos países e idiomas, encontrando poucas diferenças sistemáticas ou significativas.

O primeiro estudo de campo de implementação ecológica (baseado em clínicas) testou o material diagnóstico proposto pelas *CDDR* quando aplicado por clínicos praticantes a pacientes adultos recebendo cuidados nos tipos de ambientes clínicos nos quais as *CDDR* seriam implementadas (Reed, Sharan, Rebello, Keeley, Gureje, et al., 2018; Reed, Sharan,

Rebello, Keeley, Medina-Mora, et al., 2018). O estudo foi conduzido em 14 países – Brasil, Canadá, China, Egito, Índia, Itália, Japão, Líbano, México, Nigéria, Rússia, África do Sul, Espanha e Tunísia – por meio de uma rede de Centros Internacionais de Estudos de Campo. O estudo avaliou a confiabilidade e utilidade clínica das *CDDR* para transtornos que representam a maior porcentagem da carga global de doenças e uso de serviços em ambientes clínicos de saúde mental para adultos: esquizofrenia e outros transtornos psicóticos, transtornos do humor, transtornos de ansiedade ou relacionados ao medo, e transtornos associados especificamente ao estresse.

Os clínicos participantes receberam um nível de treinamento sobre as *CDDR* semelhante ao que poderia ser realisticamente esperado em ambientes clínicos de rotina durante a implementação da *CID-11* (uma sessão de 4 horas). Os clínicos não receberam instruções sobre como conduzir suas entrevistas diagnósticas, além de avaliar as áreas requeridas pelo protocolo do estudo. Este empregou um desenho de avaliador conjunto usando pares de clínicos, com um designado aleatoriamente para entrevistar o paciente e outro para observar, cada um registrando separadamente sua formulação diagnóstica e respondendo a questões sobre utilidade clínica. A confiabilidade das *CDDR* da *CID-11* se mostrou superior à anteriormente relatada para diretrizes diagnósticas equivalentes da *CID-10*, com coeficientes *kappa* intraclasse para diagnósticos ponderados por local e prevalência do estudo variando de 0,45 (transtorno distímico, que foi difícil para os clínicos diferenciarem do transtorno depressivo recorrente) a 0,88 (transtorno de ansiedade social). As avaliações dos clínicos sobre a utilidade clínica das *CDDR* da *CID-11* foram altamente positivas. As *CDDR* foram percebidas como fáceis de usar, refletindo com precisão as apresentações dos pacientes (i.e., boa adequação), claras e compreensíveis, e levando aproximadamente o mesmo tempo ou até menos que a prática-padrão dos clínicos.

Um estudo separado de diagnósticos comuns em crianças e adolescentes foi conduzido em quatro países – China, Índia, Japão e México – com indivíduos de 6 a 18 anos (Medina-Mora et al., 2019). O estudo focou no transtorno de déficit de atenção e hiperatividade, transtornos de comportamento disruptivo ou dissocial, transtornos do humor, transtornos de ansiedade ou relacionados ao medo e transtornos associados especificamente ao estresse, usando um desenho análogo ao do estudo com adultos. As estimativas *kappa* indicaram concordância substancial para a maioria das categorias, com concordância moderada para transtorno de ansiedade generalizada e transtorno de adaptação. Não foram encontradas diferenças entre grupos etários mais jovens (6-11 anos) e mais velhos (12-18 anos) ou entre amostras ambulatoriais e internadas. As avaliações de utilidade clínica foram positivas e consistentes em todos os domínios avaliados, embora um pouco mais baixas para o transtorno de adaptação. Em conjunto, os resultados da implementação ecológica apoiaram a implementação das *CDDR* da *CID-11* em ambientes clínicos e sugeriram que os resultados dos estudos de caso-controle eram generalizáveis para esses contextos.

Outro estudo conduzido na Itália, na Índia e no Sri Lanka avaliou a confiabilidade e a utilidade clínica de indicadores comportamentais (ICs) para avaliar a gravidade dos prejuízos de funcionamento intelectual e adaptativo entre indivíduos com transtornos do desenvolvimento intelectual (Lemay et al., 2022). Os ICs visam fornecer uma base para fazer um diagnóstico válido quando testes padronizados e adequadamente normatizados de funcionamento intelectual e adaptativo não estão disponíveis, como é o caso em muitos contextos e partes do mundo (ver Capítulo 3). Os ICs demonstraram excelente confiabilidade entre avaliadores (correlações intraclasse variando de 0,91 a 0,97) e validade concorrente boa a excelente (correlações intraclasse variando de 0,66 a 0,82) entre os locais. Os ICs foram avaliados como rápidos e fáceis de usar e aplicáveis em diferentes gravidades; claros e compreensíveis; e úteis para seleção de tratamento, avaliações de prognóstico, comunicação com outros profissionais de saúde e esforços educacionais.

Um programa separado de estudos de campo para testar a seção das CDDR da CID-11 sobre transtornos decorrentes do uso de substâncias e transtornos devidos a comportamentos aditivos envolveu centros de teste de campo em 11 países: Austrália, Brasil, China, França, Índia, Indonésia, Irã, Malásia, México, Suíça e Tailândia. O principal objetivo dos estudos era explorar a utilidade e a viabilidade em saúde pública e clínica das CDDR propostas para transtornos devidos ao uso de substâncias psicoativas (Capítulo 15), bem como o subgrupo recém-designado de transtornos devidos a comportamentos aditivos (transtorno do jogo e transtorno do jogo eletrônico; ver Capítulo 16). Esses estudos de métodos mistos envolveram mais de 1.000 profissionais de saúde e incluíram pesquisas e entrevistas com informantes-chave, grupos focais e conferências de consenso em cada local de estudo. No geral, essa seção da CID-11 foi considerada um grande avanço em comparação com a CID-10 em termos de utilidade para atender às necessidades clínicas e de saúde pública e sua viabilidade de implementação. Ao mesmo tempo, notou-se a necessidade de treinamento aprimorado devido ao aumento da complexidade dessa parte da classificação. Os estudos de campo também produziram sugestões específicas para melhorar o material nas CDDR (p. ex., melhor delineamento dos limites entre algumas categorias diagnósticas; descrições aprimoradas de novas categorias).

O desenvolvimento das CDDR também incluiu o envolvimento de usuários de serviços de saúde mental por meio de dois estudos em 15 países representando diversos contextos clínicos em múltiplas regiões globais (Askevis-Leherpeux et al., 2022; Hackmann et al., 2019). Esses estudos foram a primeira instância de um programa de pesquisa sistemático estudando as perspectivas dos usuários de serviços de saúde mental durante a revisão de um importante sistema de classificação diagnóstica. Os estudos empregaram metodologias de pesquisa participativa para examinar as perspectivas dos usuários de serviços sobre diagnósticos-chave das CDDR, incluindo esquizofrenia, episódio depressivo, transtorno bipolar tipo I, transtorno de ansiedade generalizada e transtorno de personalidade. Os achados desses estudos forneceram uma compreensão de como os usuários de serviços de saúde mental responderam ao conteúdo diagnóstico das CDDR. Eles serviram como base para recomendações à OMS sobre possíveis aprimoramentos do material diagnóstico das CDDR que poderiam aumentar sua utilidade clínica (p. ex., utilidade na comunicação com usuários de serviços) e mitigar potenciais consequências negativas não intencionais do material diagnóstico, incluindo a estigmatização de indivíduos diagnosticados. Também forneceram perspectivas importantes sobre como o processo diagnóstico nos sistemas de saúde poderia ser reformado para melhorar a experiência e os resultados dos usuários de serviços como parte da implementação da CID-11.

FATORES CULTURAIS NAS *CDDR*

O desenvolvimento e o teste das *CDDR* da *CID-11* constituíram "o processo de revisão mais global, multilíngue, multidisciplinar e participativo já implementado para uma classificação de transtornos mentais" (Reed et al., 2019, p. 4). Com base nessa metodologia, é apropriado afirmar que uma ampla gama de perspectivas regionais, linguísticas e culturais é intrínseca às *CDDR*, pois foram substancialmente representadas ao longo do processo e como parte da estrutura de autoridade responsável por tomar decisões e recomendações. Isso também se reflete na autoria amplamente internacional dos capítulos deste livro.

Conforme discutido, o desenvolvimento das *CDDR* enfatizou o princípio da aplicabilidade global – a necessidade de o manual diagnóstico funcionar bem em todas as regiões, países e idiomas. Os requisitos diagnósticos da *CID-11* não foram projetados para enfatizar as particularidades de diferentes contextos culturais, mas sim suas semelhanças, que se mostraram substanciais. Por exemplo, um estudo de campo inicial da *CID-11* examinou como clínicos em oito países (Brasil, China, Índia, Japão, México, Nigéria, Espanha e Estados Unidos) conceituavam a estrutura taxonômica dos transtornos mentais, com o objetivo de informar a estrutura da classificação de transtornos mentais da *CID-11* (Reed et al., 2013). Uma descoberta do estudo foi que as correlações entre as estruturas de "taxonomias naturais" de transtornos mentais produzidas por clínicos em diferentes países eram extremamente altas (todas > 0,90) e muito superiores à correlação entre as estruturas da *CID-10* e da 4ª edição do *Manual diagnóstico e estatístico de transtornos mentais* (DSM-IV).

Embora o propósito essencial de um sistema de classificação internacional seja transmitir informações por meio de diversas fronteiras, também foi importante incorporar material localmente relevante sobre variações culturais clinicamente importantes na apresentação (Gureje et al., 2019) para aprimorar a utilidade clínica e a aplicabilidade global das *CDDR*. A cultura é parte fundamental das conceituações do que constitui normalidade e desvio desta; influencia o enfrentamento e a busca por ajuda, bem como a apresentação e o curso dos transtornos mentais (Gureje et al., 2020). Fatores culturais também influenciam políticas sociais que mitigam ou exacerbam riscos para transtornos mentais e afetam o acesso ao cuidado e onde e de quem as pessoas o buscam. Informações que tornam o sistema diagnóstico mais relevante e aceitável para clínicos e usuários de serviços em todo o mundo podem aprimorar a utilidade das *CDDR* como ferramenta para identificar aqueles que necessitam de cuidados e conectá-los aos serviços.

O Departamento de Saúde Mental e Uso de Substâncias da OMS nomeou um Grupo de Trabalho sobre Considerações Culturais da *CID-11*. Esse grupo formulou uma série de questões para orientar sua investigação e eventualmente fornecer uma estrutura para o material sobre considerações culturais nas *CDDR*:

- Há evidências de que a cultura exerce forte influência na apresentação do transtorno? Por exemplo, há notável variação transcultural? Conhece-se um mecanismo de como a cultura pode influenciar os sintomas ou a apresentação do transtorno?
- Há evidências de que a prevalência do transtorno é particularmente alta ou baixa em populações específicas? Quais ressalvas devem ser consideradas na interpretação desses

dados (p. ex., atribuição errônea de sintomas por clínicos não familiarizados com expressões culturais de sofrimento)? É possível vincular a variação de prevalência a informações sobre mecanismos (p. ex., dados disponíveis sugerindo que a prevalência de anorexia nervosa é maior em sociedades onde a magreza é idealizada)?

- Quais são os conceitos culturais de sofrimento (expressões idiomáticas, síndromes, explicações/causas) identificados em vários grupos culturais que estão relacionados ao transtorno? (Gureje et al., 2019, p. 357)

Para abordar essas questões, o Grupo de Trabalho revisou sistematicamente a literatura sobre influências culturais no diagnóstico e na psicopatologia para cada categoria diagnóstica, bem como material relevante sobre cultura da *CID-10* e do *DSM-5*. Também realizou extensas consultas com especialistas de todo o mundo. Com base nisso, o Grupo desenvolveu uma seção intitulada "Características Relacionadas à Cultura" para todas as categorias diagnósticas nas *CDDR* para as quais havia evidências suficientes disponíveis. O foco do Grupo de Trabalho foi fornecer material pragmático e acionável para auxiliar os clínicos no uso das *CDDR* para avaliar pacientes de maneira culturalmente informada e reduzir vieses na tomada de decisão clínica. A orientação sobre características relacionadas à cultura foi destinada a ter uso prático no engajamento, no diagnóstico, na avaliação e na seleção de tratamento. Ela apoia decisões mais informadas, provavelmente fomentando um cuidado mais contextualmente aplicável e centrado no paciente, sensível ao contexto cultural e social do encontro clínico (Gureje et al., 2019, 2020). Os autores dos capítulos deste livro foram solicitados a não replicar informações das *CDDR*, mas muitos capítulos fornecem informações adicionais substanciais sobre fatores culturais na apresentação, na avaliação e no diagnóstico.

AS *CDDR* E A SAÚDE MENTAL GLOBAL

A saúde mental global "visa aliviar o sofrimento mental por meio da prevenção, do cuidado e do tratamento de transtornos mentais e por uso de substâncias, além de promover e sustentar a saúde mental de indivíduos e comunidades ao redor do mundo" (Collins, 2020, p. 265). Como campo, prioriza a equidade, focando particularmente nas "disparidades na provisão de cuidados e respeito aos direitos humanos das pessoas com transtornos mentais entre países ricos e pobres" (Patel & Prince, 2010, p. 1976). A saúde mental global é um campo interdisciplinar que abrange o trabalho de muitos psicólogos em prevenção, tratamento, pesquisa e políticas. O *advocacy* é um elemento central, especialmente na tradução de evidências em políticas e planos acionáveis e escaláveis para comunidades, sistemas de saúde e formuladores de políticas (Collins, 2020).

Essa abordagem sobre a saúde mental global alinha-se completamente com a estratégia de saúde mental pública da OMS, da qual a *CID-11* e as *CDDR* são partes importantes. As *CDDR* facilitam o diagnóstico precoce e preciso de transtornos mentais, ajudando a reduzir a ainda enorme lacuna entre o número de pessoas que necessitam de tratamento e as que o recebem (Alonso et al., 2018; Degenhardt et al., 2017; Kohn et al., 2004; Thornicroft et al.,

2017). Ao descrever as bases conceituais para o desenvolvimento da classificação de transtornos mentais, comportamentais ou do neurodesenvolvimento da *CID-11*, o International Advisory Group (2011) afirmou: "As pessoas só terão acesso aos serviços de saúde mental mais apropriados quando as condições que definem elegibilidade e seleção de tratamento forem apoiadas por um sistema de classificação preciso, válido e clinicamente útil" (p. 89).

O *Plano de Ação Abrangente para Saúde Mental* da OMS (WHO, 2021), recentemente atualizado e estendido até 2030, identifica os serviços de saúde mental como componente essencial dos cuidados de saúde e da cobertura universal de saúde. O plano se refere especificamente aos transtornos mentais conforme definidos e descritos nas *CDDR* como foco dos serviços que devem ser cobertos, juntamente com intervenções baseadas em evidências para prevenir ou mitigar a progressão de transtornos incipientes (p. ex., para demência, transtornos decorrentes do uso de substâncias e suicídio). Além disso, o plano aborda a saúde mental "conceituada como um estado de bem-estar no qual o indivíduo realiza suas próprias habilidades, pode lidar com os estresses normais da vida, pode trabalhar produtiva e frutiferamente, e é capaz de contribuir para sua comunidade" (p. 1). Por fim, menciona especificamente "fatores sociais, culturais, econômicos, políticos e ambientais como políticas nacionais, proteção social, padrões de vida, condições de trabalho e apoios sociais comunitários" (p. 1) como determinantes da saúde mental, chamando atenção particular para a exposição à adversidade em idade precoce como fator de risco evitável estabelecido. O *Plano de Ação* tem quatro objetivos, todos alinhados com as *CDDR*: fortalecer liderança e governança; fornecer cuidados de saúde mental e sociais integrados baseados na comunidade; implementar estratégias de promoção e prevenção; e fortalecer sistemas de informação, evidências e pesquisa. O escopo do *Plano de Ação* deixa claro que, embora as *CDDR* não abordem toda a gama de necessidades de saúde mental da população, elas são extremamente importantes como estrutura para aqueles que necessitam de tratamento para transtornos mentais.

O *Plano de Ação* também identifica seis princípios e abordagens transversais intrínsecos, cada um podendo ser vinculado às inovações e às melhorias nas *CDDR* (Reed et al., 2019):

1. As *CDDR* da *CID-11* apoiam a *cobertura universal de saúde* ao definir e descrever objetiva e replicavelmente as condições que determinam elegibilidade e seleção de tratamento para transtornos mentais.

2. As *CDDR* da *CID-11* apoiam os *direitos humanos* por meio da adoção de novas abordagens, como a eliminação de categorias de transtornos relacionadas à orientação sexual remanescentes da *CID-10* (Cochran et al., 2014) e a não definição da identidade transgênero como transtorno mental (Reed et al., 2016). Os especificadores diagnósticos para esquizofrenia e outros transtornos psicóticos primários enfatizam o estado atual e as necessidades de tratamento de maneira mais consistente com abordagens baseadas na recuperação (Gaebel, 2012).

3. As *CDDR* da *CID-11* incorporam avanços substanciais na *prática baseada em evidências*, com base em extensas revisões realizadas pelos grupos de trabalho, conforme descrito anteriormente neste capítulo, e considerando aspectos culturais (Gureje et al., 2019, 2020).

4. As *CDDR* da *CID-11* adotam uma *abordagem de curso de vida* para o diagnóstico de transtornos mentais. O material fornecido para cada categoria de transtorno – na medida do possível, com base nas evidências disponíveis – descreve suas manifestações na primeira e média infância, adolescência e idade adulta avançada. São também fornecidas informações sobre apresentações em adultos de categorias anteriormente caracterizadas como transtornos da infância (p. ex., transtorno de déficit de atenção e hiperatividade; transtorno de ansiedade de separação).

5. O Departamento de Saúde Mental e Uso de Substâncias da OMS adotou uma *abordagem multissetorial* para o desenvolvimento das *CDDR* da *CID-11*, como descrito anteriormente neste capítulo.

6. As *CDDR* da *CID-11* apoiam o *empoderamento de pessoas com transtornos mentais e deficiências psicossociais*, incorporando sistematicamente, pela primeira vez, perspectivas de usuários de serviços no desenvolvimento de uma classificação importante de transtornos mentais (Askevis-Leherpeux et al., 2022; Hackmann et al., 2019).

A IMPORTÂNCIA DE UMA ABORDAGEM GLOBAL PARA A PRÁTICA PSICOLÓGICA

A psicologia é central para o movimento global de saúde mental. De acordo com as *Diretrizes do Programa de Ação Global para Lacunas em Saúde Mental* da OMS (WHO, 2016), os tratamentos psicológicos são recomendados como primeira linha para a maioria dos transtornos mentais e decorrentes do uso de substâncias, sendo para muitos o único tratamento indicado. Ao resumir as evidências desses tratamentos psicológicos, Vikram Patel (2019) escreveu que há

> evidências impressionantes de sua aceitabilidade e eficácia para uma gama de problemas de saúde mental ao longo da vida e em diversos contextos, atendendo a vários objetivos, desde promoção e prevenção até o tratamento de fases agudas da doença, reabilitação e recuperação. Os tamanhos de efeito de várias metanálises dessas intervenções frequentemente variam de moderados a grandes, e a ocorrência de efeitos colaterais é rara (p. xv).

Na maioria dos países, entretanto, o acesso a esses tratamentos é limitado, cobrindo menos de 10% da população. É crucial que os psicólogos conheçam esses tratamentos, não apenas para aplicá-los pessoalmente quando possível, mas também para treinar e supervisionar provedores menos especializados na sua implementação por meio de arranjos de compartilhamento de tarefas. Uma descrição das abordagens psicoterápicas está além do escopo deste livro; no entanto, sua aplicação sofisticada depende, em parte, da compreensão do arcabouço diagnóstico, incluindo as características psicológicas e mecanismos de transtornos específicos e grupos de transtornos descritos nos capítulos subsequentes, bem como do entendimento dos fatores comuns em seu tratamento eficaz (Wampold, 2015).

Outra razão pela qual uma abordagem global é essencial relaciona-se aos aumentos constantes na migração internacional global nas últimas duas décadas (United Nations, 2021). O deslocamento forçado por fronteiras internacionais de pessoas fugindo de conflitos, perseguição, violência ou violações de direitos humanos também continuou a aumentar. Embora a maioria dos refugiados seja acolhida em países de baixa e média rendas, os migrantes internacionais constituíam 15% da população dos países de alta renda em 2020. Embora o padrão de migração varie substancialmente por região e nível de renda do país, os profissionais de saúde mental devem ter habilidades para avaliar, diagnosticar e tratar indivíduos com origens nacionais, étnicas e linguísticas diferentes das suas.

Nesse contexto, uma abordagem global, combinada com humildade cultural, é essencial para avaliação, diagnóstico, conceitualização de caso e tratamento. Embora isso tenha sido evidente há muito tempo para pessoas em muitas regiões do mundo, a American Psychological Association (APA) também afirmou uma perspectiva internacional como requisito básico para a prática psicológica competente. Uma das diretrizes centrais das diretrizes multiculturais da APA (2017) afirma: "Os psicólogos se esforçam para examinar as suposições e práticas da profissão em um contexto internacional, seja em âmbito doméstico ou internacional, e considerar como essa globalização impacta a autodefinição, propósito, papel e função do psicólogo" (p. 5). Uma abordagem global também tem sido cada vez mais discutida, embora ainda não totalmente implementada, na educação e treinamento em psicologia (Khoury & De Castro Pecanha, 2023; Silbereisen et al., 2014).

CONCLUSÕES

Os capítulos deste livro expõem como a classificação da *CID-11* de transtornos mentais, comportamentais ou do neurodesenvolvimento e seu manual acompanhante para implementação por profissionais de saúde mental em ambientes clínicos – as *CDDR* – atendem ao momento como um sistema de classificação global consistente com uma abordagem psicológica. Foram desenvolvidas pela principal agência de saúde pública do mundo como um bem público global por meio de um processo multidisciplinar e multilíngue que envolveu centenas de especialistas e milhares de clínicos de todo o mundo. Foram aprovadas por um órgão governante composto pelos ministros/secretários de saúde de 194 Estados-membros da OMS.

As *CDDR* foram desenvolvidas e testadas em campo com o objetivo de fornecer aos profissionais de saúde mental um guia abrangente e clinicamente útil para a implementação da classificação da *CID-11* de transtornos mentais, comportamentais ou do neurodesenvolvimento, que é mais amigável ao clínico, menos concretamente algorítmico e menos pseudopreciso em suas operacionalizações, com o objetivo explícito de deixar espaço para variação cultural e julgamento clínico no contexto de necessidades individuais e circunstâncias locais. Alguns autores expressaram preocupação de que, devido a essa abordagem, as *CDDR* sejam inerentemente menos confiáveis (ver Stein et al., 2020), mas os resultados de confiabilidade de nossos estudos de campo baseados em clínicas desafiam essa afirmação (Reed, Sharan, Rebello, Keeley, Medina-Mora, et al., 2018). Em vez de continuar dedicando atenção e recursos à introdução de maior precisão na operacionalização como parte de refinamentos sucessivos nos critérios diagnósticos, sugerimos que ganhos adicionais na confiabilidade entre clínicos poderiam ser mais bem obtidos focando maior atenção no treinamento apropriado em conceitos diagnósticos, habilidades e técnicas de entrevista. Acreditamos que este volume ajudará a avançar o campo na direção desse objetivo.

REFERÊNCIAS

Alonso, J., Liu, Z., Evans-Lacko, S., Sadikova, E., Sampson, N., Chatterji, S., Abdulmalik, J., Aguilar-Gaxiola, S., Al-Hamzawi, A., Andrade, L. H., Bruffaerts, R., Cardoso, G., Cia, A., Florescu, S., de Girolamo, G., Gureje, O., Haro, J. M., He, Y., de Jonge, P., . . . the WHO World Mental Health Survey Collaborators. (2018). Treatment gap for anxiety disorders is global: Results of the World Mental Health Surveys in 21 countries. *Depression and Anxiety*, *35*(3), 195–208. https://doi.org/10.1002/da.22711

American Psychological Association. (2017). *Multicultural guidelines: An ecological approach to context, identity, and intersectionality*. https://www.apa.org/about/policy/multicultural-guidelines.pdf

Askevis-Leherpeux, F., Hazo, J. B., Agoub, M., Baleige, A., Barikova, V., Benmessaoud, D., Brunet, F., Carta, M. G., Castelpietra, G., Crepaz-Keay, D., Daumerie, N., Demassiet, V., Fontaine, A., Grigutyte, N., Guernut, M., Kishore, J., Kiss, M., Koenig, M., Laporta, M., . . . Roelandt, J. L. (2022). Accessibility of psychiatric vocabulary: An international study about schizophrenia essential features. *Schizophrenia Research*, *243*, 463–464. https://doi.org/10.1016/j.schres.2022.03.001

Claudino, A. M., Pike, K. M., Hay, P., Keeley, J. W., Evans, S. C., Rebello, T. J., Bryant-Waugh, R., Dai, Y., Zhao, M., Matsumoto, C., Herscovici, C. R., Mellor-Marsá, B., Stona, A. C., Kogan, C. S., Andrews, H. F., Monteleone, P., Pilon, D. J., Thiels, C., Sharan, P., . . . Reed, G. M. (2019). The classification of feeding and eating disorders in the ICD-11: Results of a field study comparing proposed ICD-11 guidelines with existing ICD-10 guidelines. *BMC Medicine*, *17*(1), 93. https://doi.org/10.1186/s12916-019-1327-4

Cochran, S. D., Drescher, J., Kismödi, E., Giami, A., García-Moreno, C., Atalla, E., Marais, A., Vieira, E. M., & Reed, G. M. (2014). Proposed declassification of disease categories related to sexual orientation in the *International Statistical Classification of Diseases and Related Health Problems (ICD-11)*. *Bulletin of the World Health Organization*, *92*, 672–679. https://doi.org/10.2471/BLT.14.135541

Collins, P. Y. (2020). What is global mental health? *World Psychiatry*, *19*(3), 265–266. https://doi.org/10.1002/wps.20728

Degenhardt, L., Glantz, M., Evans-Lacko, S., Sadikova, E., Sampson, N., Thornicroft, G., Aguilar-Gaxiola, S., Al-Hamzawi, A., Alonso, J., Andrade, L. H., Bruffaerts, R., Bunting, B., Bromet, E. J., Caldas de Almeida, J. M., de Girolamo, G., Florescu, S., Gureje, O., Maria Haro, J., Huang, Y., . . . the World Health Organization's World Mental Health Surveys Collaborators. (2017). Estimating treatment coverage for people with substance use disorders: An analysis of data from the World Mental Health Surveys. *World Psychiatry*, *16*(3), 299–307. https://doi.org/10.1002/wps.20457

Evans, S. C., Reed, G. M., Roberts, M. C., Esparza, P., Watts, A. D., Correia, J. M., Ritchie, P., Maj, M., & Saxena, S. (2013). Psychologists' perspectives on the diagnostic classification of mental disorders: Results from the WHO-IUPsyS global survey. *International Journal of Psychology*, *48*(3), 177–193. https://doi.org/10.1080/00207594.2013.804189

Evans, S. C., Roberts, M. C., Keeley, J. W., Blossom, J. B., Amaro, C. M., Garcia, A. M., Stough, C. O., Canter, K. S., Robles, R., & Reed, G. M. (2015). Vignette methodologies for studying clinicians' decision-making: Validity, utility, and application in ICD-11 field studies. *International Journal of Clinical and Health Psychology*, *15*(2), 160–170. https://doi.org/10.1016/j.ijchp.2014.12.001

First, M. B., Rebello, T. J., Keeley, J. W., Bhargava, R., Dai, Y., Kulygina, M., Matsumoto, C., Robles, R., Stona, A.-C., & Reed, G. M. (2018). Do mental health professionals use diagnostic classifications the way we think they do? A global survey. *World Psychiatry*, *17*(2), 187–195. https://doi.org/10.1002/wps.20525

First, M. B., Reed, G. M., Hyman, S. E., & Saxena, S. (2015). The development of the *ICD-11* clinical descriptions and diagnostic guidelines for mental and behavioural disorders. *World Psychiatry*, 14(1), 82–90. https://doi.org/10.1002/wps.20189

Gaebel, W. (2012). Status of psychotic disorders in the *ICD-11*. *Schizophrenia Bulletin*, 38(5), 895–898. https://doi.org/10.1093/schbul/sbs104

GBD 2019 Mental Disorders Collaborators. (2022). Global, regional, and national burden of 12 mental disorders in 204 countries and territories, 1990–2019: A systematic analysis for the Global Burden of Disease Study 2019. *The Lancet Psychiatry*, 9(2), 137–150. https://doi.org/10.1016/S2215-0366(21)00395-3

Guler, J., Roberts, M. C., Medina-Mora, M. E., Robles, R., Gureje, O., Keeley, J. W., Kogan, C., Sharan, P., Khoury, B., Pike, K. M., Kulygina, M., Krasnov, V. N., Matsumoto, C., Stein, D., Min, Z., Maruta, T., & Reed, G. M. (2018). Global collaborative team performance for the revision of the *International Classification of Diseases*: A case study of the World Health Organization Field Studies Coordination Group. *International Journal of Clinical and Health Psychology*, 18(3), 189–200. https://doi.org/10.1016/j.ijchp.2018.07.001

Gureje, O., Lewis-Fernandez, R., Hall, B. J., & Reed, G. M. (2019). Systematic inclusion of culture-related information in *ICD-11*. *World Psychiatry*, 18(3), 357–358. https://doi.org/10.1002/wps.20676

Gureje, O., Lewis-Fernandez, R., Hall, B. J., & Reed, G. M. (2020). Cultural considerations in the classification of mental disorders: Why and how in *ICD-11*. *BMC Medicine*, 18(1), 25. https://doi.org/10.1186/s12916-020-1493-4

Hackmann, C., Balhara, Y. P. S., Clayman, K., Nemec, P. B., Notley, C., Pike, K., Reed, G. M., Sharan, P., Rana, M. S., Silver, J., Swarbrick, M., Wilson, J., Zeilig, H., & Shakespeare, T. (2019). Perspectives on *ICD-11* to understand and improve mental health diagnosis using expertise by experience (INCLUDE Study): An international qualitative study. *The Lancet Psychiatry*, 6(9), 778–785. https://doi.org/10.1016/S2215-0366(19)30093-8

International Advisory Group for the Revision of *ICD-10* Mental and Behavioural Disorders. (2011). A conceptual framework for the revision of the *ICD-10* classification of mental and behavioural disorders. *World Psychiatry*, 10(2), 86–92. https://doi.org/10.1002/j.2051-5545.2011.tb00022.x

Keeley, J. W., Reed, G. M., Roberts, M. C., Evans, S. C., Medina-Mora, M. E., Robles, R., Rebello, T., Sharan, P., Gureje, O., First, M. B., Andrews, H. F., Ayuso-Mateos, J. L., Gaebel, W., Zielasek, J., & Saxena, S. (2016). Developing a science of clinical utility in diagnostic classification systems field study strategies for *ICD-11* mental and behavioral disorders. *American Psychologist*, 71(1), 3–16. https://doi.org/10.1037/a0039972

Keeley, J. W., Reed, G. M., Roberts, M. C., Evans, S. C., Robles, R., Matsumoto, C., Brewin, C. R., Cloitre, M., Perkonigg, A., Rousseau, C., Gureje, O., Lovell, A. M., Sharan, P., & Maercker, A. (2016). Disorders specifically associated with stress: A case-controlled field study for *ICD-11* mental and behavioural disorders. *International Jour- nal of Clinical and Health Psychology*, 16(2), 109–127. https://doi.org/10.1016/j.ijchp.2015.09.002

Khoury, B., & De Castro Pecanha, V. (2023). Transforming psychology education to include global mental health. Cambridge Prisms. *Global Mental Health*, 10, e17. https://doi.org/10.1017/gmh.2023.11

Kogan, C. S., Stein, D. J., Rebello, T. J., Keeley, J. W., Chan, K. J., Fineberg, N. A., Fontenelle, L. F., Grant, J. E., Matsunaga, H., Simpson, H. B., Thomsen, P. H., van den Heuvel, O. A., Veale, D., Grenier, J., Kulygina, M., Matsumoto, C., Domínguez-Martínez, T., Stona, A. C., Wang, Z., & Reed, G. M. (2020). Accuracy of diagnostic judgments using *ICD-11* vs. *ICD-10* diagnostic guidelines for obsessive-compulsive and related disorders. *Journal of Affective Disorders, 273*, 328–340. https://doi.org/10.1016/j.jad.2020.03.103

Kohn, R., Saxena, S., Levav, I., & Saraceno, B. (2004). The treatment gap in mental health care. *Bulletin of the World Health Organization, 82*(11), 858–866.

Lemay, K. R., Kogan, C. S., Rebello, T. J., Keeley, J. W., Bhargava, R., Sharan, P., Sharma, M., Kommu, J. V. S., Kishore, M. T., de Jesus Mari, J., Ginige, P., Buono, S., Recupero, M., Zingale, M., Zagaria, T., Cooray, S., Roy, A., & Reed, G. M. (2022). An international field study of the *ICD-11* behavioural indicators for disorders of intellectual development. *Journal of Intellectual Disability Research, 66*(4), 376–391. https://doi.org/10.1111/jir.12924

Medina-Mora, M. E., Robles, R., Rebello, T. J., Domínguez, T., Martínez, N., Juárez, F., Sharan, P., & Reed, G. M. (2019). *ICD-11* guidelines for psychotic, mood, anxiety and stress-related disorders in Mexico: Clinical utility and reliability. *International Journal of Clinical and Health Psychology, 19*(1), 1–11. https://doi.org/10.1016/j.ijchp.2018.09.003

Patel, V. (2019). Foreword. In D. J. Stein, J. K. Bass, & S. G. Hofmann (Eds.), *Global mental health and psychotherapy: Adapting psychotherapy for low- and middle-income countries* (pp. xv–xvii). Academic Press. https://doi.org/10.1016/B978-0-12-814932-4.09999-7

Patel, V., & Prince, M. (2010). Global mental health: A new global health field comes of age. *JAMA, 303*, 1976–1977. https://doi.org/10.1001/jama.2010.616

Reed, G. M. (2010). Toward *ICD-11*: Improving the clinical utility of WHO's International Classification of mental disorders. *Professional Psychology, Research and Practice, 41*(6), 457–464. https://doi.org/10.1037/a0021701

Reed, G. M., Drescher, J., Krueger, R. B., Atalla, E., Cochran, S. D., First, M. B., Cohen-Kettenis, P. T., Arango-de Montis, I., Parish, S. J., Cottler, S., Briken, P., & Saxena, S. (2016). Disorders related to sexuality and gender identity in the *ICD-11*: Revising the *ICD-10* classification based on current scientific evidence, best clinical practices, and human rights considerations. *World Psychiatry, 15*(3), 205–221. https://doi.org/10.1002/wps.20354

Reed, G. M., First, M. B., Kogan, C. S., Hyman, S. E., Gureje, O., Gaebel, W., Maj, M., Stein, D. J., Maercker, A., Tyrer, P., Claudino, A., Garralda, E., Salvador-Carulla, L., Ray, R., Saunders, J. B., Dua, T., Poznyak, V., Medina-Mora, M. E., Pike, K. M., . . . Saxena, S. (2019). Innovations and changes in the *ICD-11* classification of mental, behavioural and neurodevelopmental disorders. *World Psychiatry, 18*(1), 3–19. https://doi.org/10.1002/wps.20611

Reed, G. M., Mendonça Correia, J., Esparza, P., Saxena, S., & Maj, M. (2011). The WPA-WHO global survey of psychiatrists' attitudes towards mental disorders classification. *World Psychiatry, 10*(2), 118–131. https://doi.org/10.1002/j.2051-5545.2011.tb00034.x

Reed, G. M., Rebello, T. J., Pike, K. M., Medina-Mora, M. E., Gureje, O., Zhao, M., Dai, Y., Roberts, M. C., Maruta, T., Matsumoto, C., Krasnov, V. N., Kulygina, M., Lovell, A. M., Stona, A. C., Sharan, P., Robles, R., Gaebel, W., Zielasek, J., Khoury, B., . . . Saxena, S. (2015). WHO's Global Clinical Practice Network for mental health. *The Lancet Psychiatry, 2*(5), 379–380. https://doi.org/10.1016/S2215-0366(15)00183-2

Reed, G. M., Roberts, M. C., Keeley, J., Hooppell, C., Matsumoto, C., Sharan, P., Robles, R., Carvalho, H., Wu, C., Gureje, O., Leal-Leturia, I., Flanagan, E. H., Correia, J. M., Maruta, T., Ayuso-Mateos, J. L., de Jesus Mari, J., Xiao, Z., Evans, S. C., Saxena, S., & Medina-Mora, M. E. (2013). Mental health professionals' natural taxonomies of mental disorders: Implications for the clinical utility of the *ICD-11* and the *DSM-5*. *Journal of Clinical Psychology, 69*(12), 1191–1212. https://doi.org/10.1002/jclp.22031

Reed, G. M., Sharan, P., Rebello, T. J., Keeley, J. W., Gureje, O., Ayuso-Mateos, J. L., Kanba, S., Khoury, B., Kogan, C. S., Krasnov, V. N., Maj, M., de Jesus Mari, J., Stein, D. S., Zhao, M., Akiyama, T.,

Andrews, H. F., Asevedo, E., Cheour, M., Domínguez-Martínez, T., . . . Medina-Mora, M. E. (2018). Clinical utility of ICD-11 diagnostic guidelines for high-burden mental disorders: Results from mental health settings in 13 countries. *World Psychiatry*, *17*(3), 306–315. https://doi.org/10.1002/wps.20581

Reed, G. M., Sharan, P., Rebello, T. J., Keeley, J. W., Medina-Mora, M. E., Gureje, O., Ayuso-Mateos, J. L., Kanba, S., Khoury, B., Kogan, C. S., Krasnov, V. N., Maj, M., de Jesus Mari, J., Stein, D. J., Zhao, M., Akiyama, T., Andrews, H. F., Asevedo, E., Cheour, M., . . . Pike, K. M. (2018). The ICD-11 developmental field study of reliability of diagnoses of high-burden mental disorders: Results among adult patients in mental health settings of 13 countries. *World Psychiatry*, *17*(2), 174–186. https://doi.org/10.1002/wps.20524

Rehm, J., & Shield, K. D. (2019). Global burden of disease and the impact of mental and addictive disorders. *Current Psychiatry Reports*, *21*(2), 10. https://doi.org/10.1007/s11920-019-0997-0

Silbereisen, R. K., Ritchie, P. L.-J., & Pandey, J. (Eds.). (2014). *Psychology education and training: A global perspective*. Psychology Press/Routledge. https://doi.org/10.4324/9781315851532

Stein, D. J., Szatmari, P., Gaebel, W., Berk, M., Vieta, E., Maj, M., de Vries, Y. A., Roest, A. M., de Jonge, P., Maercker, A., Brewin, C. R., Pike, K. M., Grilo, C. M., Fineberg, N. A., Briken, P., Cohen-Kettenis, P. T., & Reed, G. M. (2020). Mental, behavioral and neurodevelopmental disorders in the ICD-11: An international perspective on key changes and controversies. *BMC Medicine*, *18*(1), 21. https://doi.org/10.1186/s12916-020-1495-2

Thornicroft, G., Chatterji, S., Evans-Lacko, S., Gruber, M., Sampson, N., Aguilar-Gaxiola, S., Al-Hamzawi, A., Alonso, J., Andrade, L., Borges, G., Bruffaerts, R., Bunting, B., de Almeida, J. M., Florescu, S., de Girolamo, G., Gureje, O., Haro, J. M., He, Y., Hinkov, H., . . . Kessler, R. C. (2017). Undertreatment of people with major depressive disorder in 21 countries. *The British Journal of Psychiatry*, *210*(2), 119–124. https://doi.org/10.1192/bjp.bp.116.188078

United Nations. (2021). *International migration 2020 highlights*. https://www.un.org/development/desa/pd/content/international-migration-2020-highlights

Wampold, B. E. (2015). How important are the common factors in psychotherapy? An update. *World Psychiatry*, *14*(3), 270–277. https://doi.org/10.1002/wps.20238

World Health Organization. (1992). *The ICD-10 classification of mental and behavioural disorders: Clinical descriptions and diagnostic guidelines*. https://www.who.int/publications/i/item/9241544228

World Health Organization. (2016). *mhGAP intervention guide for mental, neurological and substance use disorders in non-specialized health settings: Mental health Gap Action Programme (mhGAP)—version 2.0*. https://www.who.int/publications/i/item/9789241549790

World Health Organization. (2019, May 25). *World Health Assembly update* [Press release]. https://www.who.int/news/item/25-05-2019-world-health-assembly-update

World Health Organization. (2020). *Basic documents* (49th ed., amended effective May 31, 2019). https://apps.who.int/gb/bd/

World Health Organization. (2021). *Comprehensive mental health action plan: 2013–2030*. https://www.who.int/publications/i/item/9789240031029

World Health Organization. (2022). *International statistical classification of diseases and related health problems (ICD)*. https://www.who.int/standards/classifications/classification-of-diseases

World Health Organization. (2023). *ICD-11 for mortality and morbidity statistics* (Version: 01/2023). https://icd.who.int/browse11/l-m/en#/

World Health Organization. (2024). *Clinical descriptions and diagnostic requirements for ICD-11 mental, behavioural and neurodevelopmental disorders*. https://www.who.int/publications/i/item/9789240077263

I

DIAGNÓSTICO DE TRANSTORNOS MENTAIS E COMPORTAMENTAIS

3

Transtornos do desenvolvimento intelectual e transtorno do desenvolvimento da aprendizagem

Ashok Roy e Cary S. Kogan

LÓGICA ABRANGENTE

O agrupamento de transtornos do neurodesenvolvimento da 11ª revisão da *Classificação internacional de doenças* (CID-11; World Health Organization [WHO], 2023) abrange transtornos comportamentais e cognitivos que iniciam durante o período de desenvolvimento e envolvem dificuldades significativas na aquisição e na execução de habilidades intelectuais, motoras, linguísticas ou sociais específicas. Na 10ª revisão da *CID* (CID-10; WHO, 1992), esses transtornos eram classificados em diversos agrupamentos. Este capítulo foca duas categorias de transtornos comumente diagnosticadas, incluídas no agrupamento de transtornos do neurodesenvolvimento da *CID-11*: transtornos do desenvolvimento intelectual e transtorno do desenvolvimento da aprendizagem. Esses transtornos são tratados juntos em um único capítulo deste livro porque ambos dependem da análise e da síntese de achados de medidas padronizadas, como testes de inteligência, para seu diagnóstico. Este é um aspecto importante da prática da psicologia.

Os transtornos do desenvolvimento intelectual na *CID-11* substituem o retardo mental na *CID-10*. A mudança na terminologia reflete a visão de que retardo mental é um termo inaceitavelmente estigmatizante (Salvador-Carulla et al., 2011). Em contrapartida à *CID-10*, na qual o retardo mental era definido com base no funcionamento intelectual e principalmente avaliado por meio do uso de testes de inteligência padronizados (quociente de inteligência [QI]), na *CID-11* os transtornos do desenvolvimento intelectual são caracterizados por prejuízos significativos tanto no funcionamento intelectual quanto no comportamento adaptativo. Ou seja, são definidos não apenas por limitações significativas no funcionamento intelectual em vários domínios (p. ex., raciocínio perceptual, memória de trabalho, velocidade de processamento e compreensão verbal), mas também requerem que igual peso seja dado ao comportamento adaptativo, que se refere ao conjunto de habilidades *conceituais*, *sociais* e *práticas* desempenhadas pelas pessoas em suas vidas cotidianas.

O transtorno do desenvolvimento da aprendizagem é caracterizado por limitações na aquisição de habilidades acadêmicas – geralmente de leitura, escrita ou aritmética – que resultam em um nível de habilidade marcadamente abaixo do esperado para a idade da pessoa, apesar de oportunidades de instrução acadêmica apropriada. Essas dificuldades de aprendizagem não são explicadas por um transtorno do desenvolvimento intelectual, outro transtorno do neurodesenvolvimento ou outra condição, como um transtorno motor ou um transtorno sensorial da visão ou da audição. Podem afetar as habilidades acadêmicas de forma restrita (p. ex., incapacidade de dominar a matemática básica ou de decodificar palavras isoladas com precisão e fluência) ou podem afetar todas as áreas de leitura, escrita e aritmética. Na *CID-10*, esses transtornos eram chamados de transtornos específicos do desenvolvimento das habilidades escolares. A mudança conceitual mais importante da *CID-10* para a *CID-11* é que, em vez de descrever cada tipo de dificuldade de aprendizagem como um transtorno distinto, a *CID-11* reconhece que prejuízos em vários processos psicológicos subjacentes são presumivelmente responsáveis pela dificuldade de uma criança em aprender habilidades acadêmicas. No entanto, a relação precisa entre esses processos psicológicos e os resultados relacionados à capacidade de aprendizagem ainda não é suficientemente compreendida para formar a base de uma classificação clinicamente útil. Áreas específicas de dificuldade acadêmica (p. ex., leitura, matemática, expressão escrita) representam manifestações dos processos psicológicos subjacentes, em vez de transtornos discretos. Essas áreas específicas são, portanto, tratadas como especificadores na *CID-11*, e tantas quanto forem necessárias podem ser incluídas para caracterizar a apresentação do indivíduo.

As etiologias presumidas para os transtornos do desenvolvimento intelectual e para o transtorno do desenvolvimento da aprendizagem são complexas e variadas. Ambas as condições são presumivelmente devidas principalmente a fatores genéticos ou outros fatores presentes desde o nascimento. Os transtornos do desenvolvimento intelectual também podem surgir de lesão, doença ou outro insulto ao sistema nervoso central quando isso ocorre durante o período de desenvolvimento. No entanto, em muitos casos individuais, a etiologia é desconhecida; os transtornos do desenvolvimento intelectual e o transtorno do desenvolvimento da aprendizagem da *CID-11* ainda são diagnosticados nesses casos. De fato, esses diagnósticos são frequentemente necessários para elegibilidade a numerosos serviços educacionais, sociais e de saúde. Se conhecida, a condição causadora presumida também deve ser diagnosticada (p. ex., síndrome do X frágil). As seções seguintes abordam primeiro os transtornos do desenvolvimento intelectual, seguidos pelo transtorno do desenvolvimento da aprendizagem.

UMA ABORDAGEM PSICOLÓGICA PARA OS TRANSTORNOS DO DESENVOLVIMENTO INTELECTUAL

Conforme mencionado, o diagnóstico dos transtornos do desenvolvimento intelectual se baseia na consideração equitativa do funcionamento intelectual e adaptativo. O *funcionamento adaptativo* se refere ao conjunto de habilidades que um indivíduo adquire para negociar seu ambiente com sucesso, incluindo seus relacionamentos. O funcionamento adaptativo é operacionalizado em três amplas categorias: habilidades conceituais, sociais e práticas. Esse modelo oferece uma abordagem mais individualizada e psicológica a um grupo relativamente heterogêneo de pessoas com necessidades variadas, incentivando os clínicos a considerarem pontos fortes e fracos no contexto do ambiente do indivíduo como base para determinar os suportes necessários e intervenções apropriadas (Salvador-Carulla et al., 2011; WHO, 2024). A consideração de fatores contextuais que podem facilitar ou impedir o funcionamento de um indivíduo enfatiza a inclusão e a participação na sociedade para as pessoas afetadas. Isso também é consistente com a Convenção das Nações Unidas sobre os Direitos das Pessoas com Deficiência, que reconhece "o direito igual de todas as pessoas com deficiência de viver na comunidade, com escolhas iguais às outras, e tomará medidas efetivas e apropriadas para facilitar o pleno gozo desse direito pelas pessoas com deficiência e sua plena inclusão e participação na comunidade" (UN General Assembly, 2007).

A *CID-11* também inclui considerações sobre as implicações de um diagnóstico em relação à elegibilidade para serviços, com base na abordagem individualizada articulada anteriormente. Os transtornos do desenvolvimento intelectual são classificados de acordo com sua gravidade (leve, moderada, grave, profunda). Ao atribuir um nível de gravidade, o clínico equilibra a consideração do funcionamento intelectual e adaptativo de acordo com a natureza e o propósito da avaliação, bem como a importância das áreas específicas de avaliação em relação ao funcionamento geral do indivíduo (WHO, 2024). Em consonância com a abordagem da *CID-11*, a American Association on Intellectual and Developmental Disabilities (AAIDD) desenvolveu um modelo teórico multidimensional no qual os transtornos do desenvolvimento intelectual são colocados em um *continuum* dentro do espectro completo do funcionamento humano (Luckasson & Schalock, 2013). O modelo inclui saúde, participação e contexto em relação ao funcionamento intelectual e comportamento adaptativo, em um esforço para melhorar a caracterização ideográfica das necessidades individuais e a provisão de suportes apropriados para maximizar a inclusão e a participação. As *Descrições Clínicas e Requisitos Diagnósticos para Transtornos Mentais, Comportamentais ou do Neurodesenvolvimento da CID-11* (*CDDR*; WHO, 2024) incorporam princípios do modelo AAIDD para melhorar a correspondência entre necessidades e recursos para indivíduos afetados.

Na *CID-10*, a gravidade do retardo mental era definida com base apenas no funcionamento intelectual, avaliado principalmente por meio de testes de inteligência padronizados. Quando o foco único do diagnóstico é o funcionamento intelectual, alguns indivíduos com maiores déficits no funcionamento adaptativo provavelmente terão negado o acesso a serviços regulares e especializados, incluindo benefícios educacionais, empregatícios e financeiros. Além disso, tipos específicos de problemas comportamentais (p. ex., agressão, comportamento autolesivo, comportamento sexualmente inadequado) são o motivo mais comum de encaminhamento para serviços de saúde para pessoas com transtornos do desenvolvimento intelectual, e muitos recebem prescrição de medicamentos psicoativos para controlá-los (Cooray et al., 2015). A consideração das habilidades e das limitações do comportamento adaptativo pode ajudar a identificar fatores contextuais nos problemas comportamentais e desenvolver intervenções psicossociais personalizadas que podem reduzir a dependência de farmacoterapia e seu potencial de efeitos adversos (Alexander et al., 2016; Tyrer et al., 2014).

A *CID-11* enfatiza a importância de usar testes padronizados e adequadamente normatizados para avaliar tanto o funcionamento intelectual quanto o comportamento adaptativo. No entanto, em alguns contextos, essas medidas não estão disponíveis – por exemplo, devido à falta de recursos ou pessoal adequadamente treinado para administrá-las ou devido a questões linguísticas. Nessas circunstâncias, os clínicos podem usar um conjunto de indicadores comportamentais incluídos na *CID-11* para avaliar a gravidade do funcionamento intelectual e do comportamento adaptativo (Lemay et al., 2022; Tassé et al., 2019; WHO, 2024). As tabelas de indicadores comportamentais são organizadas por estágio de desenvolvimento (i.e., primeira infância, infância/adolescência e idade adulta) e descrevem as manifestações comportamentais de diferentes níveis de funcionamento intelectual, bem como habilidades conceituais, sociais e práticas mais comumente observadas em diferentes culturas. Os psicólogos têm treinamento e *expertise* particulares em avaliação psicológica, observação comportamental e na compreensão da relação entre fatores ambientais e comportamento, o que pode fornecer a base para fazer contribuições significativas para a saúde e o bem-estar de pessoas com transtornos do desenvolvimento intelectual.

ESPECIFICADORES DE GRAVIDADE NOS TRANSTORNOS DO DESENVOLVIMENTO INTELECTUAL

Os clínicos devem atribuir o nível de gravidade de um transtorno do desenvolvimento intelectual (i.e., leve, moderado, grave, profundo) de acordo com o nível em que se enquadra a maioria dos domínios da capacidade intelectual e das habilidades de comportamento adaptativo do indivíduo. A *CID-11* define um transtorno do desenvolvimento intelectual leve como aquele em que a preponderância do funcionamento intelectual e adaptativo cai entre 2 e 3 desvios-padrão da média; moderado, entre 3 e 4 desvios-padrão; e grave e profundo, como 4 ou mais desvios-padrão abaixo da média. A diferenciação entre transtornos do desenvolvimento intelectual graves e profundos baseia-se unicamente no funcionamento do comportamento adaptativo, pois os testes de funcionamento intelectual não são suficientemente sensíveis na extremidade inferior da distribuição para fazer essa distinção. Uma categoria provisória também está disponível quando a avaliação confiável da gravidade não é possível devido à idade (i.e., menor que 4 anos) ou por outras razões (p. ex., deficiências sensoriais/motoras).

Além dos escores dos testes, o clínico deve considerar a natureza e o propósito da avaliação, bem como a importância de áreas específicas em relação ao funcionamento geral do indivíduo ao atribuir a gravidade. Por exemplo, pode ser apropriado dar maior ênfase a um domínio de habilidades de comportamento adaptativo se essa habilidade for crítica para determinar a elegibilidade de serviços para melhorar o funcionamento ocupacional. Isso pode ocorrer em um indivíduo com histórico de transtorno do desenvolvimento intelectual que, com suportes, desenvolveu habilidades práticas e conceituais na faixa média, mas continua a ter prejuízos significativos no funcionamento social.

AVALIAÇÃO DOS TRANSTORNOS DO DESENVOLVIMENTO INTELECTUAL

A avaliação abrangente inclui considerar informações de testes genéticos (se disponíveis), exame físico e entrevistas com o paciente, familiares e outros cuidadores, bem como profissionais envolvidos no cuidado e no tratamento. Quaisquer problemas comportamentais presentes podem ter várias funções, como chamar atenção ou evitar uma tarefa, ou podem ser uma resposta a um ambiente barulhento, dor ou humor deprimido. Uma avaliação comportamental funcional que examine a relação entre fatores antecedentes, comportamentos desafiadores e consequências pode ajudar na formulação de estratégias de manejo eficazes e fornecer uma base racional para o planejamento do tratamento. A formulação e a implementação de um plano de tratamento, mesmo que visem reduzir ou eliminar comportamentos disruptivos, devem ser realizadas com o objetivo de melhorar a qualidade de vida dos indivíduos afetados. Idealmente, o funcionamento intelectual deve ser avaliado usando testes padronizados e normatizados apropriadamente, administrados em um ambiente que garanta uma reflexão precisa das verdadeiras habilidades. A avaliação do funcionamento do comportamento adaptativo também deve ser realizada com instrumentos padronizados e normatizados, complementados com relatos de cuidadores e observação clínica.

Onde testes padronizados e normatizados apropriadamente não estiverem disponíveis, o diagnóstico de transtornos do desenvolvimento intelectual requer maior confiança no julgamento clínico baseado em evidências apropriadas e avaliação de indicadores comportamentais. As tabelas de indicadores comportamentais foram desenvolvidas principalmente para auxiliar não especialistas a determinar o nível de gravidade de um transtorno do desenvolvimento intelectual, bem como para ajudar a diferenciar níveis de gravidade severos e profundos (Lemay et al., 2022; Tassé et al., 2019). Na prática, as tabelas de indicadores comportamentais podem orientar a entrevista clínica com um informante confiável (pai/mãe, cuidador ou professor) na determinação de qual nível de funcionamento melhor se adequa ao perfil do indivíduo. Isso permite uma avaliação e julgamento equilibrados e individualizados que podem ser revisados longitudinalmente e com o subsequente desenvolvimento de novas habilidades e resposta à intervenção.

A avaliação clínica também deve incluir a determinação da presença de quaisquer condições mentais concomitantes e condições médicas comórbidas, bem como informações sobre estressores psicossociais atuais e problemas comportamentais. Juntamente com a gravidade e etiologia (se conhecida), essas informações adicionais são importantes como base para o plano de tratamento e manejo. Problemas comportamentais que podem ser relevantes para uma avaliação de saúde mental incluem agressão contra outros, comportamento autolesivo, destruição de propriedade e comportamento estereotipado. Esses problemas podem ter intensidade e gravidade suficientes para ter um impacto negativo no desempenho social e acadêmico, bem como no trabalho.

Dependendo do ambiente, a avaliação pode envolver coordenação de serviços entre múltiplas disciplinas, incluindo psicologia, psiquiatria, terapia ocupacional, fonoaudiologia e enfermagem. Essa abordagem é aprimorada trabalhando em parceria com pais, professores, supervisores e outros cuidadores para obter uma compreensão do funcionamento do indivíduo em uma ampla gama de ambientes e do impacto das intervenções. A modificação do ambiente do indivíduo deve ser considerada e pode ter um grande impacto positivo no comportamento problemático.

TRIAGEM PARA TRANSTORNOS DO DESENVOLVIMENTO INTELECTUAL

A identificação de pessoas com transtornos do desenvolvimento intelectual usando ferramentas de triagem populacional pode ser dispendiosa e demorada. Lakhan e Mawson (2016) demonstraram uma alta correlação entre casos identificados por meio de entrevistas em grupos focais nas comunidades onde os jovens viviam e casos detectados usando uma pesquisa padronizada. Eles sugerem que o envolvimento precoce das comunidades tende a acelerar a aceitação do suporte subsequente. Em uma revisão sistemática, Fischer et al. (2014) constataram que ferramentas de triagem desenvolvidas localmente eram viáveis na identificação precoce de deficiências do desenvolvimento em países de baixa e média rendas. Essas ferramentas apresentavam sensibilidade e especificidade aceitáveis e eram viáveis em termos de custo, acesso e tempo necessário de treinamento e uso diário pelos profissionais de saúde. Espera-se que o foco da *CID-11* no funcionamento intelectual e adaptativo, com tabelas de indicadores comportamentais de apoio, melhore a identificação e a classificação apropriada da gravidade.

DIAGNÓSTICO DIFERENCIAL NOS TRANSTORNOS DO DESENVOLVIMENTO INTELECTUAL

Deve-se ter especial cuidado ao diferenciar transtornos do desenvolvimento intelectual da normalidade ao avaliar pessoas com deficiências de comunicação, sensoriais ou motoras, bem como aquelas que apresentam distúrbios comportamentais; imigrantes que ainda não dominaram o idioma local; pessoas com baixos níveis de alfabetização; pessoas com outros transtornos mentais; pessoas em tratamentos de saúde (p. ex., fármacos quimioterápicos); e pessoas que sofreram grave privação social ou sensorial. Se não forem adequadamente abordados durante a avaliação, esses fatores podem reduzir a validade dos escores obtidos em medidas padronizadas ou comportamentais de funcionamento intelectual e adaptativo. O funcionamento sensorial deve ser avaliado por um profissional qualificado para garantir que um déficit na aquisição de habilidades não seja devido a qualquer limitação sensorial (p. ex., acuidade visual ou auditiva prejudicada).

Outro diagnóstico diferencial importante é com o transtorno do desenvolvimento da aprendizagem, que se distingue dos transtornos do desenvolvimento intelectual pela presença de funcionamento intelectual normal ou quase normal ao lado de áreas seletivas e específicas de baixo desempenho acadêmico (ver seção subsequente sobre transtorno do desenvolvimento da aprendizagem). Diferentemente dos transtornos do desenvolvimento intelectual, os prejuízos observados no transtorno do desenvolvimento da aprendizagem não são generalizados em todas as áreas de realização. Pessoas com transtorno do espectro autista também são, às vezes, identificadas erroneamente como tendo um transtorno do desenvolvimento intelectual com base em prejuízos significativos no funcionamento social, incluindo linguagem pragmática. A linguagem pragmática se refere à compreensão e ao uso da linguagem em contextos sociais – por exemplo, fazer inferências, entender humor verbal e resolver significados ambíguos. A diferenciação entre esses dois transtornos pode ser auxiliada pelo uso de testes de funcionamento intelectual que não dependam de habilidades diretamente afetadas pelo transtorno do espectro autista (p. ex., testes não verbais em comparação com verbais). Para fazer essa distinção, também é importante considerar se as características centrais do transtorno do espectro autista (déficits persistentes na comunicação social e interação social; e padrões repetitivos e estereotipados de comportamentos e interesses) estão presentes em múltiplos contextos. Os transtornos do desenvolvimento da fala e da linguagem podem ocorrer concomitantemente a transtornos do desenvolvimento intelectual, mas só devem ser diagnosticados se as habilidades de fala e linguagem estiverem significativamente abaixo do que seria esperado com base no nível de funcionamento intelectual e adaptativo do indivíduo.

TRANSTORNOS CONCOMITANTES NOS TRANSTORNOS DO DESENVOLVIMENTO INTELECTUAL

A concomitância de outros transtornos mentais é frequentemente subdetectada em indivíduos com transtornos do desenvolvimento intelectual. Quando se suspeita de transtornos mentais nessa população, geralmente é porque o indivíduo está exibindo mudanças no comportamento, particularmente comportamento disruptivo. No entanto, em muitos casos, as mudanças no comportamento podem ser devidas a doenças físicas, dificuldades de comunicação ou, mudanças ambientais, ou podem ser uma reação a circunstâncias estressantes ou frustração, em vez de um transtorno mental concomitante.

Indivíduos com transtorno do espectro autista frequentemente apresentam limitações no funcionamento intelectual e adaptativo e, quando os requisitos diagnósticos são atendidos, atribui-se um diagnóstico de transtorno do desenvolvimento intelectual no nível correspondente de gravidade, juntamente com um diagnóstico de transtorno do espectro autista. Nessas circunstâncias, as *CDDR* da *CID-11* indicam que a determinação do nível de gravidade do transtorno do desenvolvimento intelectual deve basear-se mais nos domínios conceitual e prático do funcionamento adaptativo, dando menos peso às habilidades sociais, porque os déficits de comunicação social são uma característica do transtorno do espectro autista (WHO, 2024). As taxas de transtorno de déficit de atenção e hiperatividade (TDAH) concomitante em indivíduos com diagnóstico de transtorno do desenvolvimento intelectual são significativamente mais altas do que na população geral. Quando a desatenção e/ou hiperatividade-impulsividade estão significativamente além do que seria esperado com base na idade e no nível de funcionamento intelectual em um indivíduo com transtorno do desenvolvimento intelectual, um diagnóstico concomitante de TDAH pode ser considerado.

Sabe-se que uma variedade de outros transtornos mentais ocorre em taxas mais altas entre indivíduos afetados por transtornos do desenvolvimento intelectual em comparação com a população geral (p. ex., transtornos de ansiedade ou relacionados ao medo, transtornos depressivos, esquizofrenia e outros transtornos psicóticos primários, transtornos do controle de impulsos, demência). A esquizofrenia, por exemplo, é três vezes mais comum entre pessoas com transtorno do desenvolvimento intelectual em comparação com a população geral (Morgan et al., 2008). As CDDR da CID-11 enfatizam que as avaliações devem ser conduzidas com métodos apropriados ao nível de funcionamento intelectual do indivíduo. O autorrelato pode ser menos confiável entre os indivíduos afetados, pois pode levar à subnotificação de sintomas de outros transtornos mentais. Portanto, sinais observáveis ou relatos de cuidadores ou pessoas próximas à pessoa avaliada podem fornecer uma compreensão mais precisa.

Condições médicas que ocorrem com mais frequência em pessoas com transtorno do desenvolvimento intelectual do que na população geral incluem problemas relacionados à má higiene dentária e oral, epilepsia, problemas gastrintestinais, doenças respiratórias, deficiências sensoriais e motoras e problemas de alimentação. Os clínicos que avaliam e gerenciam transtornos mentais em pessoas com transtornos do desenvolvimento intelectual devem proteger-se contra o ofuscamento diagnóstico, em que sintomas e sinais de outros transtornos mentais ou condições médicas são erroneamente atribuídos ao transtorno do desenvolvimento intelectual, em vez de a uma condição separada. Isso pode privar o indivíduo afetado de tratamento eficaz e, às vezes, vital.

PREVALÊNCIA DOS TRANSTORNOS DO DESENVOLVIMENTO INTELECTUAL

Maulik et al. (2011) estimaram que a prevalência global dos transtornos do desenvolvimento intelectual varia entre 0,9% e 1%. A prevalência em países de baixa e média rendas é quase o dobro da observada em países de alta renda, embora alguns dados de prevalência possam não ser confiáveis. A maior prevalência em países de baixa e média rendas provavelmente se deve à exposição a maiores adversidades e menos recursos para prevenir ou tratar condições de saúde perinatais que podem estar associadas aos transtornos do desenvolvimento intelectual.

QUESTÕES CULTURAIS E OUTROS ASPECTOS CONTEXTUAIS NOS TRANSTORNOS DO DESENVOLVIMENTO INTELECTUAL

A mudança na terminologia usada para descrever os transtornos do desenvolvimento intelectual ao longo do tempo resultou em identificação inconsistente daqueles que atendem aos requisitos diagnósticos em diferentes contextos e países (Maulik et al., 2011). O diagnóstico desses transtornos em ambientes com poucos recursos é influenciado por características como acessibilidade a oportunidades educacionais e diferenças culturais que afetam a mensuração do funcionamento intelectual e do comportamento adaptativo. Fatores socioambientais influenciam a capacidade adaptativa das pessoas, tornando particularmente desafiadora a avaliação de indivíduos com transtorno do desenvolvimento intelectual leve e moderado (Odiyoor & Jaydeokar, 2019). Isso ocorre porque o acesso limitado a recursos na forma de suportes educacionais, psicológicos e médicos contribui para maior gravidade do transtorno. Ao avaliar o funcionamento adaptativo – isto é, as habilidades conceituais, sociais e práticas do indivíduo –, devem-se considerar as expectativas da cultura e do ambiente social em que ele está inserido.

A adequação cultural dos testes e normas utilizados para avaliar esses elementos diagnósticos fundamentais deve ser considerada para cada pessoa avaliada. Demonstrou-se que vieses culturais na construção dos itens dos testes afetam o desempenho em testes de inteligência e funcionamento do comportamento adaptativo (p. ex., referência em itens de teste a terminologia ou objetos não comuns a uma cultura ou grupo minoritário dentro da população). Além disso, a tradução de medidas padronizadas sem normas apropriadas limita a validade dos resultados dos testes. Por fim, a proficiência do indivíduo no idioma do teste deve ser considerada ao interpretar os resultados, tanto em termos de compreensão das instruções quanto de seu impacto no desempenho verbal. As tabelas de indicadores comportamentais incluídas na *CID-11* foram desenvolvidas considerando essas limitações e visam reduzir a carga cultural dos itens para aplicabilidade universal em casos nos quais testes padronizados e normatizados não estão disponíveis.

DIFERENÇAS ENTRE O TRANSTORNO DO DESENVOLVIMENTO INTELECTUAL DA *CID-11* E A DEFICIÊNCIA INTELECTUAL DO *DSM-5*

Kishore et al. (2019) produziram diretrizes de prática clínica que descrevem as principais diferenças entre os principais sistemas diagnósticos, incluindo a 5ª edição do *Manual diagnóstico e estatístico de transtornos mentais* (*DSM-5*) e a *CID-11*. A categoria deficiência intelectual do *DSM-5* é equivalente aos transtornos do desenvolvimento intelectual na *CID-11*. Uma diferença criticamente importante entre a *CID-11* e o *DSM-5* refere-se à forma como o nível de gravidade é determinado. Especificamente, enquanto a *CID-11* incorpora informações sobre o funcionamento intelectual e o comportamento adaptativo, o *DSM-5* se baseia unicamente no funcionamento do comportamento adaptativo. Isso pode resultar em certos indivíduos com funcionamento intelectual médio recebendo inadequadamente um diagnóstico de deficiência intelectual sob o *DSM-5*. Além disso, a *CID-11* fornece tabelas de indicadores comportamentais separadas de acordo com a idade do indivíduo. Essas tabelas também oferecem muito mais detalhes do que a tabela incluída no *DSM-5* para determinar a gravidade. As tabelas da *CID-11* fornecem informações consistentes sobre os comportamentos esperados a serem observados em diferentes estágios de desenvolvimento para cada um dos quatro níveis de gravidade, enquanto a tabela do *DSM-5* fornece apenas orientações gerais para alguns níveis de gravidade. As tabelas de indicadores comportamentais da *CID-11* demonstraram ter um alto nível de utilidade clínica, bem como excelentes propriedades psicométricas (Lemay et al., 2022).

UMA ABORDAGEM PSICOLÓGICA PARA O TRANSTORNO DO DESENVOLVIMENTO DA APRENDIZAGEM

Conforme mencionado na visão geral do capítulo, o transtorno do desenvolvimento da aprendizagem é definido por limitações significativas e persistentes na aprendizagem de habilidades acadêmicas que surgem durante o período de desenvolvimento, apesar de oportunidades adequadas para adquirir essas habilidades. A identificação precoce desse transtorno é essencial para fornecer suportes apropriados às crianças e às suas famílias, visando melhorar as trajetórias de aprendizagem e o bem-estar socioemocional. No entanto, alguns indivíduos com esse transtorno são capazes de superar essas limitações por meio de esforço adicional significativo e, como resultado, podem ser identificados apenas mais tarde na vida, quando as demandas excedem sua capacidade de compensação.

Na *CID-11*, o transtorno do desenvolvimento da aprendizagem é conceitualizado como um único transtorno, no qual as áreas específicas de habilidades acadêmicas afetadas são descritas usando um ou mais especificadores possíveis (i.e., leitura, matemática, expressão escrita, outros especificados; ver seção de especificadores subsequente). Na *CID-10*, categorias de transtornos separadas estavam disponíveis para cada habilidade acadêmica afetada, o que sugeria patologias subjacentes distintas. A justificativa para consolidar múltiplos transtornos da *CID-10* sob um único construto abrangente baseia-se em evidências de altas taxas de concomitância de áreas de habilidades afetadas, especialmente quando rastreadas ao longo do desenvolvimento (Tannock, 2013), bem como estudos genéticos demonstrando variância compartilhada de subtipos baseados em habilidades (p. ex., Willcutt et al., 2010). A conceitualização do transtorno do desenvolvimento da aprendizagem como um único transtorno com manifestações sobrepostas influenciadas por um conjunto compartilhado subjacente de processos psicológicos é mais consistente com as evidências disponíveis. Além disso, enfatizar a manifestação atual do transtorno no momento da avaliação usando especificadores confere maior utilidade clínica para o planejamento de intervenções imediatas, pois intervenções direcionadas para habilidades acadêmicas específicas parecem produzir melhores resultados do que abordagens gerais (ver Tannock, 2013).

Historicamente, os transtornos de aprendizagem têm sido diagnosticados com base na presença de uma discrepância entre a capacidade, por um lado, medida por testes de inteligência, e o desempenho, por outro, baseado em testes de habilidades escolares ou realização acadêmica. No entanto, demonstrou-se que essa abordagem tem baixa validade diagnóstica (Stanovich, 2005). Discrepâncias entre capacidade e desempenho são preditores fracos de prejuízo (Lovett et al., 2009) e de resultados de aprendizagem (Flowers et al., 2001). Existem também limites práticos, estatísticos e psicométricos para medir a lacuna entre capacidade e desempenho, o que resulta em altos níveis de falsos-positivos e falsos-negativos (Cotton et al., 2005; Francis et al., 2005). Discrepâncias entre capacidade e desempenho estão sujeitas à variabilidade normal nos escores dos testes, regressão à média e erro de medição ao longo do desenvolvimento, levando a uma diferenciação deficiente entre indivíduos com desenvolvimento típico e aqueles com transtorno do desenvolvimento da aprendizagem (Brooks, 2011). Por fim, não há base empírica estabelecida para definir um limiar específico para a magnitude da discrepância.

Outra característica anteriormente considerada importante no diagnóstico era se uma criança havia falhado em responder a intervenções educacionais direcionadas às lacunas de desempenho. A justificativa era que crianças que melhoravam com a intervenção provavelmente não estavam recebendo instrução educacional apropriada, em vez de serem afetadas por um transtorno do desenvolvimento da aprendizagem, enquanto aquelas que não respondiam eram os verdadeiros casos. No entanto, não há consenso sobre o conteúdo específico de programas instrucionais baseados em evidências para o transtorno do desenvolvimento da aprendizagem que constituiriam um ensaio de intervenção adequado, e esses programas não estão universalmente disponíveis. Além disso, a falha em responder à intervenção resulta em taxas inaceitavelmente altas de falsos-positivos, porque fatores além do transtorno do desenvolvimento da aprendizagem potencialmente explicam dificuldades contínuas na aquisição de habilidades acadêmicas (p. ex., problemas de atenção, intervenção inadequada, relatados em Fuchs & Vaughn, 2012). Finalmente, há falta de evidências sobre o que constitui uma resposta suficiente à intervenção instrucional que permitiria excluir um diagnóstico de transtorno do desenvolvimento da aprendizagem.

Portanto, embora as *CDDR* da *CID-11* indiquem que o transtorno do desenvolvimento da aprendizagem só deve ser diagnosticado se oportunidades adequadas para adquirir habilidades acadêmicas tiverem sido fornecidas, os requisitos diagnósticos se concentram em limitações significativas e persistentes na aquisição de habilidades, resultando em um nível de habilidade marcadamente abaixo do esperado para a idade. Isso fornece um ponto de partida clinicamente útil para desenvolver uma formulação de caso psicológico individualizado abrangente. Em geral, um indivíduo chama a atenção clínica devido ao desempenho repetidamente abaixo do esperado em uma disciplina específica na escola (p. ex., notas reprovativas em matemática), com desempenho médio em outras disciplinas. Os requisitos da *CID-11* visam garantir que o baixo desempenho não se limite a um contexto particular (p. ex., um determinado professor). O exame dos registros escolares pode auxiliar na determinação da persistência das dificuldades na aquisição de habilidades.

A existência de limitações significativas nas habilidades acadêmicas é determinada usando medidas padronizadas e normatizadas de desempenho acadêmico (p. ex., o Teste de Desempenho Individual de Wechsler). A seção de "Características Clínicas Adicionais" das *CDDR* da *CID-11* reconhece que processos psicológicos (p. ex., consciência fonológica, funções executivas, integração perceptivo-motora) provavelmente subjazem aos déficits observados nas habilidades acadêmicas. No entanto, as evidências atuais ainda não permitem uma classificação precisa e clinicamente útil do transtorno do desenvolvimento da aprendizagem com base nesses processos (Tannock, 2013). Portanto, aconselha-se cautela para não assumir uma correspondência um para um entre processos psicológicos e qualquer déficit de aprendizagem. Por exemplo, em indivíduos com dificuldades de leitura, a presença ou ausência de déficits de processamento cognitivo (i.e., consciência fonológica, habilidade linguística e velocidade de processamento ou nomeação) pode não ser preditiva de déficits de leitura (Pennington et al., 2012). Além disso, prejuízos em processos psicológicos (p. ex., cognitivos) são frequentemente compartilhados com outros transtornos do neurodesenvolvimento (p. ex., déficits de velocidade de processamento também são observados no TDAH, relatados em Willcutt et al., 2005). Medidas válidas destinadas a avaliar uma habilidade cognitiva específica frequentemente dependem do funcionamento intacto em outros processos psicológicos, tornando difícil inferir a natureza exata do déficit com base nos escores dos testes.

Mesmo que os mecanismos precisos pelos quais os processos psicológicos subjacentes estão ligados às dificuldades de aprendizagem não sejam totalmente compreendidos, em muitos contextos, a avaliação desses processos é importante para desenvolver formulações de caso individualizadas para aqueles diagnosticados com transtorno do desenvolvimento da aprendizagem (ver Hale et al., 2010). Compreender quais processos psicológicos são afetados pode auxiliar na seleção de intervenções eficazes, estratégias de aprendizagem e acomodações. Exemplos de processos psicológicos que podem estar subjacentes a diferentes subtipos de transtorno do desenvolvimento da aprendizagem são fornecidos no Quadro 3.1.

QUADRO 3.1 Mecanismos psicológicos e prejuízos acadêmicos associados aos três especificadores para o transtorno do desenvolvimento da aprendizagem

Especificador	Mecanismos psicológicos presumivelmente afetados	Prejuízos nas habilidades acadêmicas
Com prejuízo na leitura (dislexia)	Processamento auditivo/linguístico (p. ex., compreensão auditiva), processamento fonológico (p. ex., segmentação de palavras em sílabas ou sons individuais), dificuldades com sons da fala e memória de trabalho auditiva	Reconhecimento de palavras, fluência na leitura, compreensão de leitura, bem como entendimento e seguimento de instruções escritas; os indivíduos também podem manifestar dificuldades em outras áreas de aprendizagem acadêmica em que a leitura é necessária
Com prejuízo na matemática (discalculia)	Memória de trabalho, processamento espacial, processamento sequencial, integração visual-espacial--motora, raciocínio numérico, senso numérico, representação de magnitude numérica, recuperação de fatos da memória de longo prazo, fluência geral de processamento e velocidade de processamento	Competência matemática, incluindo facilidade numérica, raciocínio matemático e compreensão de conceitos relacionados a números, como tempo, velocidade, distância, medição e geometria
Com prejuízo na expressão escrita (disgrafia)	Recuperação e produção de letras do alfabeto, codificação ortográfica, capacidade de formar representações mentais de palavras escritas, planejamento grafomotor para movimentos sequenciais dos dedos, caligrafia, codificação fonológica e ortográfica, conhecimento de vocabulário, memória de trabalho, velocidade de processamento e funções executivas Dificuldades subjacentes com o processamento da linguagem que afetam o conteúdo da linguagem escrita podem estar presentes	Caligrafia, ortografia, composição, organização e produção de tarefas, e conclusão de testes dentro de um prazo determinado

APRESENTAÇÕES E PADRÕES DE SINTOMAS

O transtorno do desenvolvimento da aprendizagem geralmente afeta uma ou mais habilidades acadêmicas de leitura, matemática ou expressão escrita, mas também pode impactar a aquisição de outras habilidades acadêmicas que dependem dessas capacidades básicas (p. ex., história, ciências). A expressão dos sintomas e o funcionamento – ou seja, o desempenho em tarefas acadêmicas – variam ao longo do tempo de acordo com numerosos fatores, como demandas externas sobre habilidades deficientes, gravidade do prejuízo, transtornos concomitantes (p. ex., TDAH) e, importante, as intervenções, estratégias de aprendizagem e acomodações fornecidas ao indivíduo. Em alguns casos, um transtorno do desenvolvimento da aprendizagem pode tornar-se evidente apenas mais tarde durante a trajetória acadêmica de uma pessoa, quando os esforços para compensar as limitações são sobrecarregados pelas demandas acadêmicas.

A amplitude do prejuízo dentro de uma área de habilidade pode variar significativamente entre os indivíduos afetados. Por exemplo, o prejuízo na leitura pode ser restrito a déficits de consciência fonológica ou ser mais generalizado, afetando, por exemplo, consciência fonológica, memória fonológica, linguagem oral e compreensão auditiva. Em todos estes últimos casos, o transtorno do desenvolvimento da aprendizagem é especificado como "com comprometimento da leitura". A maioria dos indivíduos com dificuldades de aprendizagem exibe déficits persistentes, apesar dos esforços para fornecer suporte pedagógico adicional na área relevante.

O transtorno do desenvolvimento da aprendizagem pode ser precedido por dificuldades de atenção ou prejuízos na fala e na linguagem antes da escolarização formal. Em geral, esse transtorno também persiste na idade adulta, presumivelmente porque os processos psicológicos subjacentes afetados permanecem prejudicados mesmo com intervenção adequada.

ESPECIFICADORES DO TRANSTORNO DO DESENVOLVIMENTO DA APRENDIZAGEM

Os especificadores para o transtorno do desenvolvimento da aprendizagem são usados para descrever a(s) área(s) acadêmica(s) atualmente afetada(s), o que é importante para planejar intervenções, estratégias e acomodações apropriadas. Essas áreas incluem leitura, matemática e expressão escrita e podem ser aplicadas independentemente ou em combinação. O especificador "com outra deficiência especificada de aprendizagem" também pode ser aplicado para capturar prejuízos significativos na aprendizagem de outras matérias (p. ex., ciências). Esses especificadores são úteis para direcionar o clínico a desenvolver hipóteses sobre quais processos psicológicos podem apresentar fraquezas, bem como selecionar medidas de avaliação psicoeducacional ou neuropsicológica apropriadas. Ver Quadro 3.1 para uma breve descrição dos processos psicológicos e habilidades que podem fazer parte de uma avaliação abrangente do transtorno do desenvolvimento da aprendizagem.

AVALIAÇÃO DO TRANSTORNO DO DESENVOLVIMENTO DA APRENDIZAGEM

A avaliação do transtorno do desenvolvimento da aprendizagem é mais bem compreendida como um processo de múltiplas etapas (Ontario Psychological Association, 2018). Indivíduos suspeitos de ter esse transtorno têm um histórico de prejuízo acadêmico em uma ou mais áreas de habilidades acadêmicas. Os clínicos devem determinar se há evidências da presença de fatores de risco conhecidos por estarem associados a dificuldades de aprendizagem, incluindo fatores desenvolvimentais, médicos, educacionais ou contextuais (p. ex., culturais ou linguísticos). Em seguida, o desempenho acadêmico e os processos psicológicos devem ser avaliados com base nos resultados de testes apropriadamente normatizados, validados e padronizados. Pelo menos 1 desvio-padrão abaixo da média em testes de desempenho é uma aproximação razoável de limitação no desempenho, desde que outros requisitos diagnósticos sejam atendidos, embora diferentes pontos de corte possam ser apropriados dada a situação clínica (p. ex., se um indivíduo vem de uma comunidade marginalizada onde o acesso a oportunidades educacionais é limitado, um ponto de corte mais baixo pode ser mais apropriado).

As *CDDR* também consideram a importância da aplicabilidade global das orientações diagnósticas em contextos nos quais testes válidos no idioma local podem não estar disponíveis. Nessas circunstâncias, prevê-se que o julgamento clínico será exercido, baseando-se similarmente em uma abordagem abrangente que inclui um histórico completo de problemas acadêmicos e integração de informações obtidas por meio de entrevista clínica com pais/cuidadores e educadores, relatórios escolares e observação do comportamento da criança ao lidar com materiais acadêmicos. As limitações de desempenho acadêmico podem precisar ser estimadas por indicadores indiretos, como notas consistentemente baixas na escola, necessidade de esforço excessivo para manter o desempenho em comparação com pares da mesma idade, histórico de serviços de reforço ou prejuízos notáveis em áreas específicas de desempenho (p. ex., incapacidade de completar tarefas de casa ou tomar notas adequadas).

Então, perfis cognitivos e acadêmicos sugestivos de um transtorno do desenvolvimento da aprendizagem precisam ser diferenciados de outros transtornos e fatores, como esforço insuficiente ou não conformidade (ver seção sobre "Diagnóstico Diferencial"). Além disso, a presença de dificuldades socioemocionais (p. ex., baixa autoestima) ou transtornos mentais concomitantes (p. ex., um transtorno depressivo, TDAH) deve ser identificada e incluída na formulação do caso.

DIAGNÓSTICO DIFERENCIAL PARA O TRANSTORNO DO DESENVOLVIMENTO DA APRENDIZAGEM

O diagnóstico diferencial para o transtorno do desenvolvimento da aprendizagem deve começar com a determinação de se o esforço inadequado ou a baixa conformidade no ambiente acadêmico podem explicar melhor o baixo desempenho. A falta de esforço ou a não conformidade devem ser formalmente avaliadas (p. ex., por meio de observação em sala de aula ou relatos adicionais de professores e pais/cuidadores, relatado em DeRight & Carone, 2015), pois esses fatores também afetarão a validade dos resultados das medidas psicológicas usadas para diagnosticar e caracterizar um transtorno do desenvolvimento da aprendizagem. A validade do desempenho pode ser avaliada de várias maneiras, incluindo medidas independentes (p. ex., Teste de Simulação de Memória, relatado em Silver et al., 2011) ou medidas incorporadas em testes administrados para avaliar processos cognitivos ou outros processos psicológicos (p. ex., subteste de amplitude de dígitos confiável da Escala Wechsler de Inteligência para Crianças). As conclusões sobre a influência do esforço ou da não conformidade também devem considerar informações convergentes de outras fontes, como relatórios de professores e pais/cuidadores.

Deficiências sensoriais, como as que afetam a visão e a audição, impactam a aprendizagem e devem ser descartadas com avaliação apropriada em cuidados primários ou especializados (p. ex., exame audiológico). Da mesma forma, transtornos do desenvolvimento da fala ou da linguagem podem afetar a capacidade de decodificar ou produzir linguagem, mas não afetam diretamente a capacidade de aprender habilidades acadêmicas. O histórico de lesão cerebral traumática e, se positivo, a relação temporal do surgimento das dificuldades de aprendizagem com a lesão também devem ser avaliados.

Em geral, perfis de pontos fortes e fracos em instrumentos padronizados e normatizados de funcionamento cognitivo e de desempenho auxiliam na diferenciação do transtorno do desenvolvimento da aprendizagem de outros transtornos do neurodesenvolvimento que comumente também afetam a aprendizagem. Por exemplo, o transtorno do desenvolvimento da aprendizagem não é uma consequência de déficits intelectuais generalizados, que é característico de um transtorno do desenvolvimento intelectual. Embora muitas crianças com transtorno do desenvolvimento da aprendizagem exibam perfis desiguais em testes de funcionamento intelectual, globalmente, o funcionamento intelectual é geralmente encontrado na faixa média. No entanto, a *CID-11* permite o diagnóstico concomitante de um transtorno do desenvolvimento da aprendizagem e um transtorno do desenvolvimento intelectual quando um desempenho acadêmico abaixo do esperado é observado no contexto de um funcionamento intelectual significativamente abaixo da faixa média.

O TDAH comumente coocorre em pessoas com transtorno do desenvolvimento da aprendizagem (DuPaul et al., 2013). A diferenciação pode ser desafiadora porque os transtornos compartilham prejuízos no funcionamento executivo (p. ex., falta de foco). No entanto, no TDAH, os prejuízos no funcionamento executivo afetam a capacidade de focar em diversos contextos, não apenas naqueles relacionados à aquisição de habilidades acadêmicas. Além disso, em circunstâncias em que uma pessoa com TDAH é capaz de se concentrar em material acadêmico, ela geralmente é capaz de adquirir novas habilidades acadêmicas. Em contrapartida, pessoas com transtorno do desenvolvimento da aprendizagem demonstram dificuldades consistentes na aquisição de habilidades acadêmicas específicas, presumivelmente devido ao processamento ineficiente em mecanismos psicológicos seletivos (p. ex., consciência fonológica). Medidas formais de avaliação da atenção, além de medidas cognitivas padrão, podem ajudar a diferenciar o TDAH do transtorno do desenvolvimento da aprendizagem. É importante identificar o TDAH concomitante porque frequentemente sugere maior gravidade do prejuízo e requer intervenções separadas.

Transtornos do humor e transtornos de ansiedade ou relacionados ao medo podem afetar o funcionamento cognitivo e a motivação que interrompem a aprendizagem, o que deve ser diferenciado do transtorno do desenvolvimento da aprendizagem. No entanto, o desempenho persistentemente abaixo do esperado, característico do transtorno do desenvolvimento da aprendizagem, frequentemente leva a reduções na autoestima entre os indivíduos afetados e é um alvo auxiliar de estratégias de intervenção.

QUESTÕES CULTURAIS E OUTROS ASPECTOS CONTEXTUAIS

Dada a importância dos testes psicoeducacionais ou neuropsicológicos formais no diagnóstico e na caracterização do transtorno do desenvolvimento da aprendizagem, é imperativo que as habilidades culturais, linguísticas e de alfabetização sejam levadas em conta. O desempenho em muitas medidas de funcionamento intelectual é afetado por fatores culturais e linguísticos (Geva & Wiener, 2015). O baixo desempenho acadêmico também pode ser influenciado pelo desempoderamento de certas comunidades (frequentemente minoritárias).

As medidas administradas para avaliar o transtorno do desenvolvimento da aprendizagem devem ser culturalmente apropriadas, no idioma do indivíduo a quem são aplicadas (seja como originalmente desenvolvidas ou como uma tradução validada; em geral, no idioma predominante da escolarização da criança), e qualquer padronização (p. ex., escores t, pontos de corte clínicos) deve ser adequadamente normatizada para a população local à qual a criança pertence. Quando essas condições não são atendidas, os resultados dos testes devem ser interpretados com cautela. Além disso, um diagnóstico de transtorno do desenvolvimento da aprendizagem não deve ser feito com base em qualquer resultado de teste único, mas sim com base em uma integração de múltiplas fontes de dados.

PONTOS-CHAVE

- Os transtornos do desenvolvimento intelectual e o transtorno do desenvolvimento da aprendizagem são transtornos do neurodesenvolvimento comuns. Esses transtornos são tratados conjuntamente neste capítulo porque ambos dependem da análise e da síntese de achados de medidas padronizadas para seu diagnóstico.
- Pessoas com transtornos do desenvolvimento intelectual apresentam limitações significativas no funcionamento intelectual e no comportamento adaptativo. Idealmente, essas limitações são avaliadas com medidas padronizadas e adequadamente normatizadas. A *CID-11* também inclui tabelas de indicadores comportamentais para casos em que essas medidas não estão disponíveis.
- A avaliação dos transtornos do desenvolvimento intelectual deve considerar os suportes existentes e compreender a natureza dos problemas comportamentais associados, transtornos mentais concomitantes e condições de saúde comórbidas para obter um quadro holístico.
- Essa abordagem holística do diagnóstico reflete maior individualização para um grupo relativamente heterogêneo de pessoas com necessidades variadas. Em consonância com a Convenção das Nações Unidas sobre os Direitos das Pessoas com Deficiência

(UN General Assembly, 2007), a consideração da *CID-11* sobre fatores contextuais que podem facilitar ou impedir o funcionamento de um indivíduo enfatiza a inclusão e a participação na sociedade.

- O transtorno do desenvolvimento da aprendizagem é caracterizado por prejuízo consistente na aquisição de habilidades acadêmicas que emerge durante o período de desenvolvimento. A *CID-11* fornece especificadores que permitem a descrição das dificuldades atuais, incluindo leitura, matemática, expressão escrita e outras áreas de prejuízo. Para descrever a apresentação clínica, podem ser aplicados tantos especificadores quantos forem necessários.

- A avaliação do transtorno do desenvolvimento da aprendizagem inclui estabelecer a presença de baixo desempenho – idealmente usando medidas padronizadas e normatizadas –, mas também deve focar em uma formulação abrangente e individualizada que diferencie o baixo desempenho dos transtornos do desenvolvimento intelectual, deficiências sensoriais ou motoras, falta de acesso a oportunidades educacionais adequadas, fatores socioculturais e proficiência linguística. A identificação de prejuízos nos mecanismos psicológicos subjacentes que se relacionam logicamente com o prejuízo observado no desempenho é crucial para formular uma conceituação de caso individualizada e coerente.

REFERÊNCIAS

Alexander, R., Devapriam, J., Branford, D., Roy, A., Sheehan, R., Anand, E., Mccarthy, J., & Bhaumik, S. (2016). *Psychotropic drug prescribing for people with intellectual disability, mental health problems and/or behaviours that challenge: Practice guidelines*. Royal College of Psychiatrists. https://www.rcpsych.ac.uk/docs/default-source/members/faculties/intellectual-disability/id-faculty-report-id-09.pdf?sfvrsn=55b66f2c_6

Brooks, B. L. (2011). A study of low scores in Canadian children and adolescents on the Wechsler Intelligence Scale for Children, Fourth Edition (WISC-IV). *Child Neuropsychology*, 17(3), 281–289.

Cooray, S. E., Bhaumik, S., Roy, A., Devapriam, J., Rai, R., & Alexander, R. (2015). Intellectual disability and the *ICD-11*: Towards clinical utility? *Advances in Mental Health and Intellectual Disabilities*, 9(1), 3–8. https://doi.org/10.1108/AMHID-10-2014-0036

Cotton, S. M., Crewther, D. P., & Crewther, S. G. (2005). Measurement error: Implications for diagnosis and discrepancy models of developmental dyslexia. *Dyslexia*, 11(3), 186–202. https://doi.org/10.1002/dys.298

DeRight, J., & Carone, D. A. (2015). Assessment of effort in children: A systematic review. *Child Neuropsychology*, 21(1), 1–24. https://doi.org/10.1080/09297049.2013.864383

DuPaul, G. J., Gormley, M. J., & Laracy, S. D. (2013). Comorbidity of LD and ADHD: Implications of *DSM-5* for assessment and treatment. *Journal of Learning Disabilities*, 46(1), 43–51. https://doi.org/10.1177/0022219412464351

Fischer, V. J., Morris, J., & Martines, J. (2014). Developmental screening tools: Feasibility of use at primary healthcare level in low- and middle-income settings. *Journal of Health, Population and Nutrition*, 32(2), 314–326.

Flowers, L., Meyer, M., Lovato, J., Wood, F., & Felton, R. (2001). Does third grade dis- crepancy status predict the course of reading development? *Annals of Dyslexia, 51*(1), 49–71. https://doi.org/10.1007/s11881-001-0005-2

Francis, D. J., Fletcher, J. M., Stuebing, K. K., Lyon, G. R., Shaywitz, B. A., & Shaywitz, S. E. (2005). Psychometric approaches to the identification of LD: IQ and achievement scores are not sufficient. *Journal of Learning Disabilities, 38*(2), 98–108. https://doi.org/10.1177/00222194050380020101

Fuchs, L. S., & Vaughn, S. (2012). Responsiveness-to-intervention: A decade later. *Journal of Learning Disabilities, 45*(3), 195–203. https://doi.org/10.1177/0022219412442150

Geva, E., & Wiener, J. (2015). *Psychological assessment of culturally and linguistically diverse children and adolescents: A practitioner's guide*. Springer Publishing Company.

Hale, J., Alfonso, V., Berninger, V., Bracken, B., Christo, C., Clark, E., Cohen, M., Davis, A., Decker, S., Denckla, M., Dumont, R., Elliott, C., Feifer, S., Fiorello, C., Flanagan, D., Fletcher-Janzen, E., Geary, D., Gerber, M., Gerner, M., . . . Yalof, J. (2010). Critical issues in response-to-intervention, comprehensive evaluation, and specific learning disabilities identification and intervention: An expert white paper consensus. *Learning Disability Quarterly, 33*(3), 223–236. https://doi.org/10.1177/073194871003300310

Kishore, M. T., Udipi, G. A., & Seshadri, S. P. (2019). Clinical practice guidelines for assessment and management of intellectual disability. *Indian Journal of Psychiatry, 61*(8, Suppl. 2), 194–210. https://doi.org/10.4103/psychiatry.IndianJPsychiatry_507_18

Lakhan, R., & Mawson, A. R. (2016). Identifying children with intellectual disabilities in the tribal population of Barwani district in state of Madhya Pradesh, India. *Journal of Applied Research in Intellectual Disabilities, 29*(3), 211–219. https://doi.org/10.1111/jar.12171

Lemay, K. R., Kogan, C. S., Rebello, T. J., Keeley, J. W., Bhargava, R., Sharan, P., Sharma, M., Kommu, J. V. S., Kishore, M. T., de Jesus Mari, J., Ginige, P., Buono, S., Recupero, M., Zingale, M., Zagaria, T., Cooray, S., Roy, A., & Reed, G. M. (2022). An international field study of the ICD-11 behavioural indicators for disorders of intellectual development. *Journal of Intellectual Disability Research, 66*(4), 376–391. https://doi.org/10.1111/jir.12924

Lovett, B. J., Gordon, M., & Lewandowski, L. J. (2009). Measuring impairment in a legal context: Practical considerations in the evaluation of psychiatric and learning disabilities. In J. Naglieri & S. Goldstein (Eds.), *Assessing impairment* (pp. 93–103). Springer US. https://doi.org/10.1007/978-1-387-87542-2_8

Luckasson, R., & Schalock, R. L. (2013). Defining and applying a functionality approach to intellectual disability. *Journal of Intellectual Disability Research, 57*(7), 657–668. https://doi.org/10.1111/j.1365-2788.2012.01575.x

Maulik, P. K., Mascarenhas, M. N., Mathers, C. D., Dua, T., & Saxena, S. (2011). Prevalence of intellectual disability: A meta-analysis of population-based studies. *Research in Developmental Disabilities, 32*(2), 419–436. https://doi.org/10.1016/j.ridd.2010.12.018

Morgan, V. A., Leonard, H., Bourke, J., & Jablensky, A. (2008). Intellectual disability co-occurring with schizophrenia and other psychiatric illness: Population-based study. *The British Journal of Psychiatry, 193*(5), 364–372. https://doi.org/10.1192/bjp.bp.107.044461

Odiyoor, M. M., & Jaydeokar, S. (2019). Intellectual disability in rural backgrounds: Challenges and solutions. In S. Chaturvedi (Ed.), *Mental health and illness in rural world* (pp. 1–21). Springer. https://doi.org/10.1007/978-981-10-0751-4_28-1

Ontario Psychological Association. (2018). *Ontario Psychological Association guidelines for diagnosis and assessment of children, adolescents, and adults with learning disabilities: Consensus statement and supporting documents*.

Pennington, B. F., Santerre-Lemmon, L., Rosenberg, J., MacDonald, B., Boada, R., Friend, A., Leopold, D. R., Samuelsson, S., Byrne, B., Willcutt, E. G., & Olson, R. K. (2012). Individual prediction of dyslexia by single versus multiple deficit models. *Journal of Abnormal Psychology, 121*(1), 212–224. https://doi.org/10.1037/a0025823

Salvador-Carulla, L., Reed, G. M., Vaez-Azizi, L. M., Cooper, S.-A., Martinez-Leal, R., Bertelli, M., Adnams, C., Cooray, S., Deb, S., Akoury-Dirani, L., Girimaji, S. C., Katz, G., Kwok, H., Luckasson, R., Simeonsson, R., Walsh, C., Munir, K., & Saxena, S. (2011). Intellectual developmental disorders: Towards a new name, definition and framework for "mental retardation/intellectual disability" in *ICD-11*. *World Psychiatry, 10*(3), 175–180. https://doi.org/10.1002/j.2051-5545.2011.tb00045.x

Silver, J. M., McAllister, T. W., & Yudofsky, S. C. (Eds.). (2011). *Textbook of traumatic brain injury* (2nd ed.). American Psychiatric Publishing. https://doi.org/10.1176/appi.books.9781585624201

Stanovich, K. E. (2005). The future of a mistake: Will discrepancy measurement continue to make the learning disabilities field a pseudoscience? *Learning Disability Quarterly, 28*(2), 103–106. https://doi.org/10.2307/1593604

Tannock, R. (2013). Rethinking ADHD and LD in *DSM-5*: Proposed changes in diagnostic criteria. *Journal of Learning Disabilities, 46*(1), 5–25. https://doi.org/10.1177/0022219412464341

Tassé, M. J., Balboni, G., Navas, P., Luckasson, R., Nygren, M. A., Belacchi, C., Bonichini, S., Reed, G. M., & Kogan, C. S. (2019). Developing behavioural indicators for intellectual functioning and adaptive behaviour for *ICD-11* disorders of intellectual development. *Journal of Intellectual Disability Research, 63*(5), 386–407. https://doi.org/10.1111/jir.1258

Tyrer, P., Cooper, S.-A., & Hassiotis, A. (2014). Drug treatments in people with intellectual disability and challenging behaviour. *BMJ, 349*, g4323. https://doi.org/10.1136/bmj.g4323

UN General Assembly. (2007, January 24). *Convention on the Rights of Persons with Disabilities: Resolution adopted by the General Assembly* (A/RES/61/106). https://www.refworld.org/docid/45f973632.html

Willcutt, E. G., Pennington, B. F., Duncan, L., Smith, S. D., Keenan, J. M., Wadsworth, S., Defries, J. C., & Olson, R. K. (2010). Understanding the complex etiologies of developmental disorders: Behavioral and molecular genetic approaches. *Journal of Developmental and Behavioral Pediatrics, 31*(7), 533–544. https://doi.org/10.1097/DBP.0b013e3181ef42a1

Willcutt, E. G., Pennington, B. F., Olson, R. K., Chhabildas, N., & Hulslander, J. (2005). Neuropsychological analyses of comorbidity between reading disability and attention deficit hyperactivity disorder: In search of the common deficit. *Developmental Neuropsychology, 27*(1), 35–78. https://doi.org/10.1207/s15326942dn2701_3

World Health Organization. (1992). *International statistical classification of diseases and related health problems* (10th rev.).

World Health Organization. (2023). *ICD-11 for mortality and morbidity statistics* (Version: 01/2023). https://icd.who.int/browse11/l-m/en#/

World Health Organization. (2024). *Clinical descriptions and diagnostic requirements for ICD-11 mental, behavioural and neurodevelopmental disorders*. https://www.who.int/publications/i/item/9789240077263

4

Transtorno do espectro autista

David Skuse, Kirstin Greaves-Lord, Graccielle Rodrigues da Cunha e Gillian Baird

LÓGICA ABRANGENTE

O transtorno do espectro autista (TEA) é caracterizado por déficits na comunicação e na interação social, juntamente com padrões de comportamento restritivos, repetitivos e inflexíveis, incluindo rotinas, rituais e interesses excessivamente focados, sensibilidades sensoriais e estereotipias motoras (p. ex., agitar as mãos quando animado ou ansioso). Até poucos anos atrás, acreditava-se que o indivíduo prototípico com autismo era um homem com deficiência intelectual. Atualmente, reconhecemos que características incapacitantes – embora menos explícitas – caracterizam muitas crianças e adultos com TEA com quociente de inteligência (QI) normal a alto. Infelizmente, a maioria dos métodos padronizados de diagnóstico do TEA ainda está sujeita a viés diagnóstico contra a identificação de indivíduos de alto funcionamento, especialmente mulheres. A prevalência aparente do TEA varia mundialmente, mas é maior em países com maior experiência em diagnosticar a condição. Na Europa e na América do Norte, a proporção de crianças com diagnóstico é de pelo menos 1,5% (Fombonne, 2020).

O TEA é classificado na 11ª revisão da *Classificação internacional de doenças* (CID-11; World Health Organization [WHO], 2023) como um transtorno do neurodesenvolvimento, pois resulta da desregulação do desenvolvimento cerebral. O uso do termo *espectro* baseia-se em evidências crescentes de que o substrato biológico da condição é altamente variável e suas características são heterogêneas (Robinson et al., 2016), refletindo, em parte, o gênero e a idade de apresentação, bem como a gravidade de qualquer transtorno do desenvolvimento intelectual associado. O TEA não é uma condição adquirida, exceto em circunstâncias muito raras, como exposição pré-natal a toxinas, prematuridade extrema ou infecções pós-natais do cérebro. Não é causado por poluentes ambientais, parentalidade ou vacinas.

---

https://doi.org/10.1037/0000392-004

A Psychological Approach to Diagnosis: Using the ICD-11 as a Framework, G. M. Reed, P. L.-J. Ritchie, and A. Maercker (Editors)

Copyright © 2024 by the American Psychological Association and the International Union of Psychological Science. All rights reserved.

A causa precisa das condições permanece desconhecida na grande maioria dos casos, mas certamente têm uma base biológica/genética forte, porém complexa (Lord et al., 2018). A multimorbidade com outros transtornos do neurodesenvolvimento é comum, e há evidências crescentes de que a suscetibilidade biológica a uma gama de transtornos do neurodesenvolvimento é compartilhada. Por essa razão, a maioria dos indivíduos com TEA também exibe características de outras condições (Gillberg, 2010).

UMA ABORDAGEM PSICOLÓGICA PARA O TRANSTORNO DO ESPECTRO AUTISTA

Conforme descrito nas *Descrições Clínicas e Requisitos Diagnósticos para Transtornos Mentais, Comportamentais ou do Neurodesenvolvimento da CID-11* (CDDR; WHO, 2024), uma característica central do TEA é a falha em reconhecer as pistas sociais de outra pessoa e responder apropriadamente. Os clínicos costumavam acreditar que as pessoas com TEA caracteristicamente não tinham interesse em ter amizades próximas, mas isso está errado. Muitos desejam ter relações sociais com seus pares, mas são incapazes de construir essas relações com sucesso. Pessoas com TEA carecem de competência social devido à cognição social anormal, e essa deficiência não pode ser explicada por prejuízo geral no funcionamento intelectual. Uma relativa falta de competência social também pode estar associada a uma série de outras condições (p. ex., cegueira, surdez, transtorno de déficit de atenção e hiperatividade [TDAH]), mas, nesses casos, comportamentos compensatórios frequentemente se desenvolvem ao longo do tempo e as habilidades para construir relações sociais não estão fundamentalmente ausentes – apenas levam mais tempo para se desenvolver. Embora o TEA tenha um substrato biológico claro, em grande parte genético (Taylor et al., 2020), os tratamentos disponíveis são quase exclusivamente comportamentais e psicológicos. Portanto, uma avaliação detalhada de suas manifestações psicológicas e comportamentais em um caso individual é essencial para o planejamento do tratamento.

APRESENTAÇÕES E PADRÕES DE SINTOMAS

Criança em idade pré-escolar (0-5 anos)

A maioria das crianças com TEA não apresenta anormalidades comportamentais marcantes no primeiro ano de vida, embora os pais frequentemente relatem algum atraso no sorriso, foco de olhar deficiente em rostos e sofrimento provocado por mudanças de estado ou de lugar. Bebês posteriormente identificados com TEA às vezes são excepcionalmente quietos e raramente balbuciam; podem parecer bebês "bons" e pouco exigentes. O monitoramento social pelo bebê é frequentemente ausente ou reduzido, e as habilidades de comunicação não verbal podem ser atrasadas ou até ausentes; eles usam poucas ou nenhuma gesticulação não verbal espontânea, como acenar adeus ou apontar para expressar interesse compartilhado. A compreensão pode ser restrita a palavras isoladas ou frases simples, mas um início tardio da linguagem falada não é necessário para fazer o diagnóstico; distinguir entre os déficits de linguagem do TEA e os prejuízos de linguagem devido a um transtorno do desenvolvimento intelectual ou um transtorno do desenvolvimento da fala ou da linguagem requer a avaliação de outras habilidades de desenvolvimento (p. ex., aquisição de habilidades motoras grossas, como sentar, engatinhar e andar). Diferentemente daquelas com TEA, crianças com um transtorno primário de linguagem não mostram brincadeiras prejudicadas, desinteresse na interação social ou habilidades de comunicação não verbal limitadas; elas geralmente tentam compensar sua falha em fazer suas necessidades conhecidas verbalmente usando meios não verbais de comunicação.

Alguns bebês posteriormente diagnosticados com TEA evitam contato visual, não gostam de ser segurados e, se segurados, podem exigir ficar de costas. Eles não espelham expressões faciais e raramente se envolvem ativamente em jogos sociais como "bate palminhas" ou "cadê o bebê?" (embora possam se divertir passivamente com eles). Eles não exploram o rosto dos pais/cuidadores com os olhos ou as mãos. O contato visual em interações sociais (especialmente com pessoas desconhecidas) é geralmente transitório ou ausente. Eles têm interesse limitado em contato físico (especialmente abraços), exceto quando o iniciam. Podem persistentemente ignorar seu nome sendo chamado, mas têm audição normal (o que deve ser confirmado por audiometria). No entanto, a triagem de traços de TEA na infância deve ser realizada com cautela devido ao perigo de achados falso-positivos, que podem ser prejudiciais às relações cuidadores-filho em longo prazo.

Crianças pequenas com TEA geralmente não buscam a atenção ou elogios dos pais/cuidadores por suas realizações, nem se envolvem em perguntas persistentes típicas da idade (p. ex., falta de perguntas "por quê?"). Em ambientes de grupo pré-escolar, envolvem-se em pouca ou nenhuma brincadeira social, e as abordagens amigáveis de outras crianças evocam desinteresse ou aversão. Regras sociais em brincadeiras em grupo (p. ex., revezamento, compartilhamento) não são seguidas. Elas podem se isolar de seus pares, há pouca ou nenhuma "conversa social", e crianças pré-escolares com TEA raramente compartilham interesses ou buscam elogios de um adulto. Identificar diferenças na brincadeira pode ser difícil porque muitas crianças pré-escolares têm acesso a mídias eletrônicas como telefones e *tablets*, que atraem tanto crianças com desenvolvimento típico quanto aquelas com TEA. A brincadeira com objetos é frequentemente estereotipada e carece de elemento social; por exemplo, uma criança com TEA pode gostar de acariciar brinquedos macios, mas não fala com eles nem os nomeia. O alinhamento persistente de objetos comumente substitui outras brincadeiras; crianças com desenvolvimento típico também podem fazer isso, mas geralmente toleram que sejam movidos. Brinquedos de construção são usados por meninos e meninas com TEA, mas montagens novas, além da criação de objetos descritos nas instruções fornecidas com o brinquedo, raramente são observadas. Raramente, há interesses incomuns em números ou letras desde cedo.

Dificuldades na amamentação (incapacidade de sugar eficientemente), resistência à introdução de sólidos e aumento da sensibilidade a texturas de alimentos (frequentemente com engasgo) são características da primeira infância, embora crianças com outros transtornos do neurodesenvolvimento possam ter dificuldades alimentares devido a movimentos imaturos ou descoordenados dos lábios, da língua e da deglutição. Algumas crianças com TEA desenvolvem preferências alimentares excepcionalmente fortes – por exemplo, baseadas em marca, cor ou outro aspecto da aparência ou textura. Ocasionalmente, essas preferências são persistentes e graves o suficiente para causar perda de peso ou falha em ganhar peso ou ter algum outro impacto na saúde física ou prejuízo funcional relacionado; o transtorno alimentar restritivo evitativo também pode ser diagnosticado. Embora muitas crianças com TEA aprendam o controle da bexiga e do intestino na mesma idade que crianças com desenvolvimento típico, algumas têm dificuldade em reconhecer e responder adequadamente às sensações internas de plenitude da bexiga ou do intestino ou exibem problemas comportamentais relacionados ao uso do banheiro (p. ex., insistência em usar fraldas para evacuações ou recusa em usar instalações sanitárias fora de casa).

Pode haver respostas tanto negativas quanto positivas a experiências sensoriais. Sofrimento causado por sensações específicas é comum, mais frequentemente sons altos ou incomuns. Crianças típicas nessa idade não gostam de barulhos altos como fogos de artifício, mas crianças com TEA têm reações mais extremas. Outros sons de que não gostam podem ser idiossincráticos, e elas não desenvolvem tolerância a eles. Aquelas com fortes sensibilidades sensoriais experimentam ansiedade extrema na antecipação do som desencadeador. Algumas crianças pré-escolares com TEA ficam preocupadas com sensações favoritas, como cheiros, texturas ou estímulos visuais.

Durante os anos pré-escolares, há o início de rotinas rígidas, como a insistência em seguir rotinas familiares. A resistência à mudança começa nessa idade, com sofrimento diante de eventos não antecipados, mesmo que sejam prazerosos. A antecipação de um evento novo aumenta a ansiedade, e essa ansiedade pode se manifestar como raiva. Embora birras não sejam inesperadas em crianças pré-escolares, elas podem ser excepcionalmente graves e prolongadas em crianças com TEA.

Mesmo sem tratamento específico, traços e comportamentos não se estabilizam até pelo menos 6 anos de idade, e a melhora é comum à medida que as crianças se desenvolvem. Não há evidência convincente para apoiar a visão de que o tratamento muito precoce pode retificar uma trajetória de desenvolvimento anormal (Paynter et al., 2020). Embora o tratamento psicológico possa modificar a expressão manifesta da condição, não pode reverter o processo de neurodesenvolvimento atípico subjacente.

Em uma pequena proporção de crianças com TEA (entre 5 e 20%), pais ou cuidadores relatam que um período de desenvolvimento normal (geralmente cerca de 18 meses, mas às vezes muito mais longo) foi seguido pela perda de habilidades previamente adquiridas, incluindo linguagem. A regressão de habilidades pode ser gradual ou súbita (p. ex., dentro de algumas semanas). Os pais/cuidadores frequentemente atribuem a causa a um evento externo, como uma vacinação, nascimento de um novo bebê ou mudança de casa, por exemplo, embora não haja evidência dessa conexão causal. Embora esse padrão de desenvolvimento seja um marcador para possível TEA, algumas crianças se recuperam completamente. Raramente, a regressão de habilidades (funções verbais, sociais e adaptativas, incluindo controle intestinal/vesical e sofrimento emocional) ocorre na infância tardia, caso em que a recuperação é improvável (Pearson et al., 2018).

Infância intermediária

Muitas crianças em idade escolar com TEA exibem persistente dificuldade em fazer contato visual apropriado e uso limitado de gestos espontâneos, como acenar ou gesticular para atrair atenção. Há expressões faciais espontâneas limitadas, especialmente emoções mais sutis como culpa ou constrangimento. A redução do sorriso social é proeminente; por exemplo, a criança pode não sorrir ao cumprimentar pessoas conhecidas. Crianças com TEA nessa idade evitarão ou não reconhecerão indivíduos que conhecem bem (p. ex., professores, amigos) quando os veem fora de contexto (p. ex., no *shopping*). Há movimentos de cabeça não verbais reduzidos ou ausentes na conversa (como assentir para concordar ou reconhecer revezamento, balançar a cabeça para discordar). Conversas raramente são iniciadas ou sustentadas; crianças com TEA responderão a perguntas diretas, mas tendem a redirecionar a conversa social para seus próprios interesses ou necessidades. A ecolalia (repetição de palavras ou frases faladas por outras pessoas) é rara em crianças sem concomitância de transtornos do desenvolvimento intelectual, mas, se presente, pode ser imediata ou tardia. Algumas crianças com TEA continuam a usar pronomes incorretamente. Sua interpretação literal da linguagem pode ser um grande problema, e expressões idiomáticas comuns são frequentemente mal compreendidas. Diferentemente de pares da mesma idade com inteligência verbal equivalente, há frequentemente uma falha em seguir dicas, entender piadas ou lidar com sarcasmo ou provocações.

Crianças com TEA na infância intermediária geralmente não desenvolvem amizades próximas. Na escola, podem ser frequentemente observadas no parquinho ficando na periferia dos grupos, ou podem evitar completamente situações sociais não estruturadas e se recusar a brincar ao ar livre. Algumas são intolerantes à invasão de seu espaço pessoal, mas não têm consciência do espaço pessoal dos outros, fazendo abordagens excessivamente amigáveis. Meninas com TEA em escolas regulares frequentemente se tornam hábeis em fingir engajamento social. Muitas crianças com TEA resistem a participar de eventos sociais como festas de aniversário infantis, e a maioria não gosta de compartilhar, às vezes demonstrando possessividade extrema. Embora frequentemente se diga que crianças com TEA carecem de empatia, esta geralmente não é uma descrição apropriada (Fletcher-Watson & Bird, 2020). A maioria das crianças afetadas não é insensível, mas não respondem de maneira apropriada quando confrontadas com o sofrimento emocional de outra pessoa. Isso ocorre em parte porque, quando outras pessoas expressam altos níveis de emoção negativa, jovens com TEA experimentam ansiedade intensa, o que pode desencadear comportamento irritável e birras. Lidar com emoções não reguladas pode levá-los a responder aos estados emocionais negativos de outras pessoas de forma inadequada, como rir do sofrimento, ignorá-lo ou ficar com raiva.

O desenvolvimento social e emocional é menos maduro do que outras áreas do desenvolvimento. Os pais/cuidadores podem descrever uma ingenuidade excessiva e falta de bom senso, expressando preocupação de que a criança seja menos independente que seus pares da mesma idade. Durante esse período de desenvolvimento, muitas crianças com TEA preferem brincar com crianças mais novas para controlar as interações sociais (p. ex., as regras de um jogo). Elas podem sustentar conversas mais facilmente com adultos desconhecidos que aceitam o estilo egocêntrico da criança. Muitas meninas com TEA que têm QI normal ou alto praticam *scripts* sociais e podem "agir normalmente" por períodos limitados de tempo (Dean et al., 2017). O brincar funcional em vez de simbólico é típico, mas difere substancialmente por gênero. Uma preocupação com brinquedos de construção é mais típica de meninos, embora construções novas não sejam usuais. Meninas podem se concentrar em coleções de figuras, incluindo bonecas, mas não encenam cenários sociais com esses brinquedos. Geralmente há pouca ou nenhuma brincadeira imaginativa, social ou de interpretação de papéis, a menos que seja liderada por outras crianças, com a criança com TEA atuando como participante passiva.

Preocupações e aversões sensoriais podem se tornar mais aparentes durante a infância intermediária. Isso inclui o desejo de usar as mesmas roupas, ou tipo de material, todos os dias. Hipersensibilidade ao toque pode significar que etiquetas devem ser removidas de todas as roupas. A sensibilidade a sons pode persistir, e algumas crianças usam tampões de ouvido na escola porque o ruído de fundo em uma sala de aula é muito angustiante para elas. Um alto limiar de dor é comumente associado à autoconsciência limitada de sensações internas, como sentir fome, saciedade, calor, frio ou sede. A sensibilidade contínua a texturas mistas nos alimentos é comum, e muitas crianças exigem que os alimentos sejam separados no prato, para que não se toquem ou se misturem. Crianças com TEA podem ter um interesse obsessivo em observar objetos que giram.

Interesses restritos se tornam cada vez mais aparentes durante a infância intermediária. Há dificuldades em distinguir isso do comportamento típico se envolver mídia como jogos de computador. Muitas crianças com TEA fazem coleções de objetos, frequentemente sem valor. Elas tendem a resistir a novas experiências para as quais não foram preparadas, mesmo que sejam prazerosas, e isso pode ter um grande impacto na vida familiar e na educação. A rigidez cognitiva também pode levar à insistência em rotinas e rituais (p. ex., tomar o mesmo caminho para a escola e exigir sair de casa no mesmo horário todos os dias), com grande sofrimento se uma rotina for alterada. Birras evidentes, que podem incluir agressão ou violência, são uma resposta comum aos desafios à sua resistência à mudança. Outra manifestação da rigidez cognitiva é a insistência na justiça e no cumprimento de regras, que são mais frequentemente aplicadas aos outros do que a si mesmos, com falta de flexibilidade e nenhuma capacidade de comprometer-se ou mudar uma decisão uma vez tomada.

Muitas crianças com TEA na infância intermediária têm controle prejudicado tanto das habilidades motoras grossas (p. ex., corrida desajeitada, coordenação mão-olho deficiente) quanto das habilidades motoras finas (p. ex., caligrafia excepcionalmente lenta e desleixada). A dispraxia – a incapacidade de realizar uma tarefa motora planejada coordenada com facilidade – também é comum (p. ex., dificuldades em amarrar cadarços, abotoar botões). Clinicamente, problemas no planejamento motor são frequentemente negligenciados, mas podem ter consequências sociais e funcionais de longo alcance, afetando o progresso educacional e a aceitação social pelos pares (Gowen & Hamilton, 2013). Algumas realizações, como competência em leitura ou habilidades de vocabulário, podem ser avançadas para a idade cronológica ou mental da criança, mas dificuldades específicas de aprendizagem em alfabetização e matemática podem se apresentar de forma concomitante e frequentemente não são identificadas. Muitas crianças com TEA acham difícil lembrar mais de uma instrução por vez, mesmo que tenham QI acima da média, tornando difícil para elas acompanharem as aulas eficientemente; a velocidade de processamento lenta, juntamente com memória de trabalho verbal deficiente, pode levar ao baixo desempenho educacional.

Adolescência

Embora todas as crianças desenvolvam novas habilidades de comunicação social durante a adolescência, especialmente após a puberdade, a lacuna entre indivíduos com TEA e seus pares com desenvolvimento típico tende a se ampliar nesse período. Em alguns casos, principalmente em meninas, as crescentes demandas sociais da adolescência podem revelar dificuldades anteriormente ocultas. Sintomas que refletem habilidades sociais limitadas podem emergir nessa fase, mesmo que o TEA não tenha sido diagnosticado previamente; uma investigação cuidadosa provavelmente revelará um histórico de características comportamentais autistas remontando à primeira infância.

Adolescentes no espectro autista sem concomitância de transtornos do desenvolvimento intelectual podem aparentar boa comunicação superficial, com vocabulário extenso e sem erros gramaticais, mas o padrão de entonação e ênfase em sua linguagem é frequentemente monótono, pedante ou exagerado. Muitas adolescentes com TEA falam baixo, e sua fala é excessivamente rápida ou lenta. Alguns adolescentes com boas habilidades linguísticas formais não utilizam gestos enfáticos associados ao falar, parecendo rígidos e desajeitados. Essas diferenças comunicativas podem contribuir para um crescente isolamento social em relação aos pares.

Adolescentes com TEA geralmente encontram dificuldades para se ajustar a um mundo social cada vez mais complexo, no qual a compreensão das motivações alheias, dos significados ocultos nas comunicações e das respostas apropriadas às hierarquias sociais é necessária para a aceitação social, especialmente no contexto escolar. Meninos com TDAH concomitante frequentemente exibem comportamentos disruptivos impulsivos e correm o risco de serem manipulados por pares socialmente mais habilidosos que se aproveitam de sua ingenuidade. Comportamentos disruptivos podem levar à exclusão escolar, muitas vezes sem o reconhecimento do transtorno subjacente (Kaat & Lecavalier, 2013). Meninas também são vulneráveis devido à ingenuidade social, especialmente em termos de relacionamentos sexuais. Nessa idade, dificuldades de comunicação social raramente são a razão proximal para apresentação aos serviços clínicos. Em vez disso, o TEA subjacente pode ser mascarado por atos de autolesão, transtornos alimentares, abuso de drogas e álcool e sintomas depressivos. Devido ao seu estilo cognitivo distintivo (p. ex., atenção aos detalhes visuais/auditivos, pensamento associativo não convencional), muitos adolescentes com TEA têm capacidade de ser criativos nas artes e na música, podendo ser altamente talentosos. Nutrir sua capacidade de focar a atenção e praticar habilidades pode levar ao sucesso e oferecer entrada em um meio social.

Algumas sensibilidades sensoriais (como aversão extrema a certos sons) são menos pronunciadas que em idades mais jovens, mas aquelas relacionadas ao toque ou à temperatura tendem a persistir. Frequentemente há necessidade de usar roupas com certas qualidades táteis (geralmente folgadas), exigência de remoção de etiquetas e tendência a se vestir inadequadamente para o clima. Certas texturas alimentares continuam sendo evitadas, e muitos têm uma gama muito limitada de alimentos preferidos. Comportamentos estereotipados repetitivos são menos óbvios na adolescência que na infância inicial, e interesses focados e restritos podem parecer socialmente aceitáveis ou até desejáveis, especialmente se ligados a objetivos educacionais. Habilidades motoras pobres estão associadas à evitação ou à exclusão de atividades esportivas em equipe, bem como ao progresso educacional prejudicado. No entanto, a capacidade de prática intensa às vezes pode levar à excelência em atividades esportivas mais individuais.

Idade adulta

Ao atingir a idade adulta, muitas pessoas com TEA sem concomitância de transtornos do desenvolvimento intelectual desenvolveram estratégias compensatórias para sua falta de habilidades de comunicação social e suprimiram intencionalmente estereotipias motoras. O prognóstico na vida adulta para a maioria das pessoas diagnosticadas com TEA recentemente é incerto, pois as características dos indivíduos que recebiam o diagnóstico de autismo há 20 anos eram bastante diferentes daquelas que o recebem hoje; no passado, uma proporção muito maior tinha dificuldades generalizadas no funcionamento intelectual (Steinhausen et al., 2016). A maioria dos adultos recebendo um primeiro diagnóstico funcionou razoavelmente bem em situações familiares, embora geralmente tenham dado forte ênfase à rotina. Dadas as crescentes demandas sociais no trabalho e nos ambientes familiares iniciais, é necessário um esforço considerável para passar por uma pessoa "normal" na vida cotidiana, mas isso é menos problemático ao se comunicar eletronicamente ou por mídias sociais, que permitem que o tempo de resposta seja determinado pelo receptor; em geral, adultos com TEA que usam modos de comunicação textual parecem mais fluentes do que seriam no discurso em tempo real.

O sofrimento emocional, que frequentemente tem suas raízes no isolamento social, é clinicamente importante, e as apresentações aos serviços podem ser motivadas por depressão, autolesão, uso de substâncias, ansiedade social ou comportamentos disruptivos que às vezes são uma reação ao conflito no local de trabalho ou em relacionamentos íntimos (Hollocks et al., 2019). As habilidades de linguagem expressiva geralmente são bem desenvolvidas entre aqueles com QI normal a alto, mas alguns usam vocabulário pedante e arcaico e construções gramaticais complexas para compensar ou camuflar outras limitações. É importante observar adultos com suspeita de TEA em várias ocasiões em diferentes contextos sociais para determinar se o que parecem ser comportamentos socialmente sintonizados e flexíveis são, na verdade, rotinas imitativas ou preconcebidas.

Questões semelhantes podem se aplicar a comportamentos não verbais; mesmo que uma ampla variedade de expressões faciais e padrões associados de estresse e entonação da linguagem possam dar a aparência de aptidão social, em observação adicional, torna-se aparente que essas respostas foram ensaiadas (muitos indivíduos admitirão praticá-las se questionados). Obviamente, ensaiar comportamento social apropriado não é um sinal invariável de autismo, mas, se esse comportamento praticado é necessário na vida cotidiana, pode tornar-se emocionalmente exaustivo. O estresse de manter as aparências pode levar à ansiedade e à depressão. Tanto homens quanto mulheres com TEA na idade adulta acham eventos sociais informais, nos quais se espera conversa social (ou bate-papo), muito desafiadores; alguns compensam com álcool, arriscando exacerbar o problema e comportamento socialmente inadequado. Com o uso crescente de mídias sociais, que frequentemente é o modo preferido de comunicação, a falta de consciência social e ingenuidade associada pode levar pessoas com TEA a serem exploradas por outros que as contatam *on-line*. Elas são vulneráveis a serem manipuladas para situações sociais, sexuais ou financeiras prejudiciais.

Atividades criativas oferecem um caminho importante pelo qual adultos com TEA podem aumentar sua inclusão social e obter melhor regulação emocional. A perda de engajamento em atividades criativas pode impactar negativamente a saúde mental. É importante perguntar sobre essas atividades e aprender como o adulto equilibra com sucesso seus interesses e compromissos diários. Sensibilidades sensoriais podem tornar-se cada vez mais incapacitantes na idade adulta porque sensibilidades a certos sons, cheiros e luzes são distrativos, interferem no trabalho e potencialmente levam a comportamento irritado ou agressivo que poderia resultar em conflito com colegas de trabalho ou até perda do emprego.

Na idade adulta, rotinas e rituais frequentemente se tornaram habituais, e a resistência à mudança é ainda mais forte que na infância. Questões motoras não são muito diferentes na idade adulta em relação a períodos de desenvolvimento anteriores; falta de jeito e habilidades motoras finas e grossas mal-coordenadas podem emergir ou ser exacerbadas quando o indivíduo está sob estresse ou exausto.

Adultos com TEA às vezes chamam a atenção clínica porque se tornam conscientes de suas diferenças com os outros e podem até se autodiagnosticar. Eventos que os levam a buscar tratamento incluem *bullying*, exclusão social ou dificuldade em lidar com eventos de vida inesperados. Um diagnóstico de TEA pode ter sido negligenciado quando eram mais jovens porque naquela época os sintomas predominantes estavam relacionados ao TDAH ou à ansiedade. Adultos com TEA geralmente experimentam dificuldades contínuas de comunicação social, bem como rotinas e rituais, e resistência a novas experiências, embora muitos formem relacionamentos com parceiros e filhos, um resultado que é provavelmente mais comum para mulheres do que para homens. Adultos com TEA são contratados para trabalhar em uma variedade de ambientes; aqueles com alta inteligência não verbal são procurados para tarefas que requerem atenção aos detalhes e ao planejamento lógico, como programação de computadores. A maior ameaça à sua empregabilidade surge de dificuldades em seus relacionamentos sociais no ambiente de trabalho, conflito decorrente de sua preferência por fazer repetidamente tarefas da mesma maneira, seu sofrimento se sua rotina for alterada e sua absorção em detalhes, que pode levar à negligência de informações contextuais importantes. Geralmente, eles não gostam e não desejam participar de atividades sociais, então evitam eventos sociais relacionados ao trabalho. Mais importante, eles acham excepcionalmente difícil gerenciar outras pessoas, o que significa que a promoção pode levar a uma ruptura de seus relacionamentos de trabalho e até mesmo à rescisão de seu emprego.

ESPECIFICADORES

A *CID-11* fornece uma gama de especificadores para descrever aspectos da apresentação do TEA que podem ser especialmente relevantes para a seleção do tratamento (WHO, 2024). Primeiramente, utiliza-se um especificador para indicar a presença ou ausência de um transtorno do desenvolvimento intelectual concomitante ("com transtorno do desenvolvimento intelectual" e "sem transtorno do desenvolvimento intelectual"). Se for identificada a concomitância de um transtorno do desenvolvimento intelectual, esse diagnóstico também deve ser atribuído juntamente com a designação de gravidade correspondente ao grau de prejuízo no funcionamento intelectual e adaptativo (leve, moderado, grave ou profundo). As *CDDR* indicam que, como os déficits na comunicação social são uma característica central do TEA, ao determinar a gravidade do transtorno do desenvolvimento intelectual concomitante, a avaliação do funcionamento adaptativo deve enfatizar os domínios intelectual, conceitual e prático, em vez das habilidades sociais.

A *CID-11* também fornece especificadores para indicar o grau de prejuízo da linguagem funcional, que é importante para prognóstico em indivíduos com TEA. É mais frequentemente relevante para indivíduos com concomitância de transtornos do desenvolvimento intelectual, embora não exclusivamente. Para o propósito desse especificador, a linguagem funcional se refere à capacidade do indivíduo de usar linguagem falada ou de sinais para expressar necessidades e desejos pessoais, não aos déficits de comunicação social que são uma característica central do TEA. São fornecidos especificadores para "deficiência leve ou inexistente da linguagem funcional", "deficiência da linguagem funcional" (i.e., não é capaz de usar mais do que palavras isoladas ou frases simples) e "ausência completa ou quase completa de linguagem funcional".

DIAGNÓSTICO DIFERENCIAL

Um padrão diferente de diagnósticos diferenciais é encontrado em cada estágio do desenvolvimento. A distinção dos transtornos do desenvolvimento intelectual, transtornos do desenvolvimento da fala ou da linguagem e deficiência auditiva é particularmente relevante durante o período pré-escolar. O diagnóstico diferencial entre TEA e transtornos do desenvolvimento intelectual pode ser difícil, embora frequentemente sejam concomitantes, como indicado pela provisão de um especificador para essa situação. Na prática, a distinção pode basear-se em uma decisão clínica sobre qual é a condição mais proeminente e incapacitante. Os transtornos do desenvolvimento intelectual abrangem aspectos da linguagem, habilidades motoras e funções adaptativas, incluindo habilidades de comunicação social. Para fins de diagnóstico, é útil conceituar o déficit central no TEA como uma falha em interpretar com precisão as pistas sociais de outras pessoas e responder apropriadamente (para a idade de desenvolvimento). O interesse social e as habilidades associadas são frequentemente mantidos em indivíduos com transtornos do desenvolvimento intelectual em relação a outras funções adaptativas. Naqueles com TEA, geralmente ocorre o oposto. Se as limitações intelectuais forem tão graves que não há comunicação verbal ou não verbal além das expressões básicas de necessidade, a capacidade de reunir evidências de apoio para um diagnóstico associado de TEA pode ser tão comprometida a ponto de ser clinicamente sem sentido.

Uma história de desenvolvimento cuidadosa é de importância crítica para distinguir o TEA do transtorno do desenvolvimento dos sons da fala ou do transtorno do desenvolvimento da fluência da fala, pois estes também podem resultar em isolamento social, e a ansiedade em situações sociais é frequentemente um sintoma proeminente. Nesses transtornos, a investigação sobre o desenvolvimento inicial (pré-escolar) deve revelar um histórico de responsividade social que diminui gradualmente ao longo do tempo. A distinção entre TEA e transtorno do desenvolvimento da linguagem, especialmente com prejuízo da linguagem pragmática, é ainda mais desafiadora. Ambos estão associados à comunicação social prejudicada, mas o TEA é, por definição, caracterizado por evidências adicionais de rigidez cognitiva e frequentemente por sensibilidades sensoriais generalizadas. Um histórico de regressão acentuada nas habilidades de linguagem ocorre em alguns casos de TEA (geralmente no segundo ou terceiro ano de vida), mas nunca no transtorno do desenvolvimento da linguagem. O TEA também pode coocorrer com transtornos do desenvolvimento da fala ou da linguagem se as dificuldades de fala ou linguagem não forem mais bem explicadas pelo TEA ou por um transtorno do desenvolvimento intelectual.

Na infância intermediária, deve ficar claro se a criança tem prejuízo intelectual significativo, mas a ponderação relativa do TEA e de um transtorno do desenvolvimento intelectual como componentes da apresentação clínica continua sendo desafiadora. Outros transtornos do neurodesenvolvimento precisam ser avaliados, especialmente o TDAH, que é clinicamente significativo em mais de um terço dos casos de TEA (Visser et al., 2016). Algumas crianças com mutismo seletivo podem ser quase impossíveis de avaliar quanto ao TEA subjacente. Na adolescência, a apresentação inicial do TEA em meninos é frequentemente o comportamento disruptivo, mas em meninas é mais comumente precipitada por uma crise emocional com sintomas de ansiedade e depressão, ou um transtorno alimentar. Um diagnóstico diferencial nesses casos requer uma avaliação cuidadosa das dificuldades de comunicação social, que não são sintomas característicos de outros transtornos. Na idade adulta, a distinção do transtorno de personalidade pode apresentar um desafio; a característica distintiva essencial é a evidência de uma trajetória anormal do neurodesenvolvimento inicial no TEA (requerendo, idealmente, um informante independente).

AVALIAÇÃO

A avaliação preliminar de suspeita de TEA pode ser realizada em ambiente de atenção primária, mas um diagnóstico completo requer avaliação especializada. Existem vários questionários de triagem que podem auxiliar, mas não substituem a avaliação pessoal por observação direta da criança (ou adulto) em interação social com o clínico, além de um histórico de desenvolvimento. O diagnóstico de TEA é um julgamento clínico, idealmente baseado em consenso entre membros de uma equipe multidisciplinar (p. ex., psicólogos, psiquiatras e fonoaudiólogos). Eles devem chegar a uma decisão sobre a gravidade dos sintomas e seu impacto no ajuste social do indivíduo em relação à família, à educação e a interações sociais mais amplas (i.e., funcionamento diário).

A avaliação diagnóstica de crianças e adolescentes – e, se possível, até mesmo adultos – deve incluir uma entrevista com um dos pais ou cuidador que possa descrever em detalhes um padrão vitalício de dificuldades de desenvolvimento nas habilidades de comunicação social e interação social. Identificar os sintomas relativamente sutis que indicam interesses restritos, resistência à mudança e sensibilidades sensoriais em crianças com TEA cujo QI está na faixa normal a alta requer considerável *expertise* clínica, pois não podem ser avaliados de forma confiável apenas por observação. Ao avaliar mulheres, os clínicos devem estar cientes de que seus interesses focados têm maior probabilidade de serem socialmente comuns (p. ex., animais, celebridades, roupas) do que os dos meninos, mas são igualmente restritos e de intensidade similar. Os interesses obsessivos dos meninos diferem com a idade, mas geralmente envolvem a coleção de fatos ou objetos incomuns sem valor ou utilidade. A gravidade e a qualidade dos sintomas individuais provavelmente variam ao longo da vida; em muitos casos, o diagnóstico não é feito até que as limitações sociais da condição sejam superadas pelas demandas sociais.

A avaliação deve combinar e integrar várias fontes de informação. Deve haver observações independentes do comportamento do indivíduo em diferentes contextos sociais, como dentro da família, na creche, na escola ou durante atividades de lazer (sociais) não estruturadas. Fazer essas observações pessoais de adolescentes ou adultos é difícil, mas mesmo observações secundárias (p. ex., relatos de professores ou colegas de trabalho) podem fornecer informações clinicamente úteis. Como as famílias geralmente se adaptam aos comportamentos incomuns de sua criança autista, os relatos familiares subjetivos podem subestimar o grau de prejuízo; frequentemente é mais produtivo abordar isso em termos do impacto disruptivo do comportamento da criança na vida familiar.

Muitos traços sutis e sintomas individuais consistentes com TEA podem ser observados em crianças que não estão clinicamente no espectro do autismo. Nenhum comportamento único (p. ex., presença ou falta de contato visual sustentado) ou conjunto de sintomas confirma ou descarta o diagnóstico. Crianças sem prejuízo intelectual podem tentar disfarçar ou compensar seus traços autistas. Por exemplo, podem suprimir estereotipias motoras como agitar as mãos e aprender a evitar situações associadas a experiências sensoriais subjetivamente desagradáveis. O impacto dos traços do TEA no progresso educacional frequentemente depende de quão tolerante o estabelecimento educacional é em relação a comportamentos disruptivos ou incomuns; algumas crianças respondem bem às regras e à estrutura das escolas.

Como as crianças com TEA frequentemente têm tanto pontos fortes quanto fracos em suas habilidades verbais ou não verbais, uma avaliação formal de seu perfil cognitivo é valiosa (Mandy et al., 2015). Características específicas, incluindo habilidades executivas, devem ser quantificadas por testes psicométricos. O progresso educacional pode ser comprometido sem atenção corretiva às áreas de fraqueza. Inteligência verbal superior não equivale ao uso apropriado da linguagem no discurso social cotidiano; habilidades de linguagem expressiva podem exceder a compreensão e a velocidade de processamento, fazendo professores, pais/cuidadores e colegas superestimarem as habilidades linguísticas de seu aluno, filho ou colega de classe com autismo. Áreas comuns de fraqueza específica incluem memória de trabalho e velocidade de processamento, que têm consequências funcionais porque os indivíduos afetados têm grande dificuldade em, por exemplo, lembrar-se de instruções, acompanhar mudanças rápidas em tópicos de conversação ou conversar com várias pessoas ao mesmo tempo. Funções executivas nas quais déficits são frequentemente observados incluem atenção sustentada, planejamento, mudança de atenção de uma tarefa para outra, regulação emocional e iniciação de tarefas. Muitos indivíduos com TEA mostram um foco excessivo em detalhes à custa do "quadro geral". Eles também tendem a introduzir assuntos em uma conversa sem estabelecer um contexto, o que induz confusão no ouvinte. Ambos os traços refletem a falta de apreciação do indivíduo autista de que a perspectiva e o conhecimento de outras pessoas sobre o mundo são diferentes dos seus.

Uma avaliação clínica do TEA também deve investigar a gama de sensibilidades sensoriais do indivíduo. Muitas pessoas têm tanto uma tolerância máxima quanto mínima à estimulação sensorial. Frequentemente estamos mais cientes de sua resposta à estimulação sensorial excessiva, mas pessoas com TEA também correm o risco de se tornarem subestimuladas, o que pode levar à passividade, à depressão e à sensação de falta de significado. Tanto as sensibilidades sensoriais positivas quanto as negativas devem ser exploradas para formular uma "janela de tolerância" dentro da qual elas funcionam de maneira ideal.

Para adolescentes com TEA, uma avaliação de seu conhecimento sobre funcionamento psicossexual é importante para orientá-los a um período saudável de desenvolvimento sexual. Pais/cuidadores e adolescentes frequentemente têm perspectivas bastante diferentes sobre as questões em discussão, e adolescentes com TEA tendem a ser surpreendentemente concretos em sua compreensão de relacionamentos sociais e sexuais. Noções de companheirismo e envolvimento emocional não são fáceis para eles compreenderem, e podem ver esses relacionamentos em termos puramente funcionais.

Pessoas com TEA podem desenvolver relacionamentos sexuais e amorosos estáveis e de longo prazo. Também há muitos adultos com TEA que lutam para encontrar um parceiro, mas seu *status* de solteiro pode ser erroneamente interpretado como falta de motivação ou desejo; muitos adultos com TEA dizem que têm desejos românticos e sexuais, mas acham difícil iniciar contato com potenciais parceiros. É importante perguntar sobre esses desejos de maneira concreta e explícita. Perguntas de acompanhamento são necessárias para garantir que o assunto e suas implicações tenham sido corretamente compreendidos.

É importante avaliar indícios de pensamentos suicidas e violência ao entrevistar adolescentes e adultos com suspeita de TEA. Embora os clínicos prefiram usar linguagem evasiva ou educada, eles devem ser explícitos e concretos, perguntando "Você quer estar morto?" em vez de "Você tem pensamentos suicidas?" e "Você já bateu em alguém?" em vez de "Você já foi fisicamente violento?". Além disso, é importante fazer perguntas de acompanhamento para garantir que a pergunta foi entendida corretamente, e não aceitar um não como resposta muito facilmente, sobretudo se o comportamento não verbal do indivíduo estiver em desacordo com sua resposta verbal.

TRANSTORNOS CONCOMITANTES

É importante investigar o histórico de condições de saúde mental concomitantes e se o indivíduo sofreu experiências traumáticas de vida. Ansiedades frequentemente estão presentes durante o período pré-escolar, incluindo ansiedade de separação e diversas fobias específicas, que podem ser graves. As fobias comumente envolvem sensibilidades sensoriais, insetos voadores, cães e pessoas fantasiadas (p. ex., como palhaços). O TDAH é difícil de diagnosticar com confiança no período pré-escolar, especialmente se a criança apresenta atraso no desenvolvimento. Transtornos do desenvolvimento da fala ou da linguagem e transtorno do desenvolvimento da coordenação motora podem coocorrer e exigir intervenção específica. Algum grau de comportamento opositor e desafiador e instabilidade emocional é esperado em pré-escolares com desenvolvimento típico, mas frequentemente é mais grave naqueles com TEA. Na infância intermediária e na adolescência, a multimorbidade é comum, incluindo TDAH, transtornos de tique, transtornos de ansiedade ou relacionados ao medo, transtorno desafiador de oposição e transtornos alimentares ou da alimentação (Simonoff et al., 2008). Como a exclusão social frequentemente aumenta de forma constante ao longo da adolescência e da idade adulta, transtornos de ansiedade ou relacionados ao medo e transtornos depressivos são cada vez mais comuns, e podem ocorrer pensamentos ou tentativas suicidas. Alguns indivíduos tornam-se agressivos consigo mesmos ou com outros.

Condições médicas que predispõem ao TEA incluem vários transtornos genéticos associados à deficiência intelectual, certas exposições intrauterinas (p. ex., ao valproato de sódio ou ao álcool), fatores perinatais como prematuridade e infecções como encefalopatia. Um histórico familiar de TEA sugere que pode haver um risco genético identificável para outros membros da família; portanto, testes genéticos do indivíduo afetado e seus parentes de primeiro grau podem ser indicados (DeThorne & Ceman, 2018).

CONSIDERAÇÕES CULTURAIS

As taxas aparentes de TEA variam entre culturas, mas provavelmente refletem diferenças no reconhecimento e no diagnóstico, e não características populacionais subjacentes (de Leeuw et al., 2020). O reconhecimento do transtorno pode refletir, por exemplo, a relutância dos pais/cuidadores em endossar sintomas considerados socialmente indesejáveis ou refletir atitudes culturais em relação à deficiência, como dificuldades em tarefas de autocuidado ou atividades instrumentais da vida diária (Liao et al., 2019). Quando os pais/cuidadores expressam preocupação sobre o comportamento de seus filhos, podem concentrar-se em sintomas que têm relevância cultural particular para eles. Por exemplo, em culturas latinas, a preocupação dos pais/cuidadores durante o período pré-escolar pode ser mais propensa a se concentrar em temperamento difícil, irritabilidade, hiperatividade e desenvolvimento psicomotor prejudicado, em vez de comportamento social incomum. Em contrapartida, pais/cuidadores norte-americanos brancos podem estar particularmente atentos a qualquer atraso ou outra anormalidade no desenvolvimento da linguagem. Alternativamente, características semelhantes ao TEA podem ser culturalmente congruentes, como evitar o contato visual ou uma gama limitada de expressões faciais publicamente expressas em algumas culturas asiáticas. Convenções conversacionais, como formas de saudação, revezamento, entonação, uso de humor e gestos não verbais associados durante a conversa, também variam amplamente entre culturas. Em países onde o acesso a serviços especializados é limitado, indivíduos com TEA sem comprometimento intelectual frequentemente não são diagnosticados até a idade adulta, e outros casos podem ser incorretamente considerados como tendo apenas um transtorno do desenvolvimento intelectual.

CARACTERÍSTICAS RELACIONADAS AO GÊNERO

Por muitos anos, a proporção amplamente aceita entre homens e mulheres na prevalência do TEA era de 4:1, mas isso mudou com a maior conscientização de que o TEA afeta meninas com funcionamento intelectual na faixa normal (Halladay et al., 2015). Ainda há relativamente pouca identificação de meninas com TEA nos anos pré-escolares, a menos que tenham atraso grave associado no desenvolvimento ou na linguagem. O comportamento social pode parecer menos prejudicado em meninas do que em meninos nessa idade, em parte porque o comportamento compensatório (p. ex., imitar o comportamento de meninas típicas) geralmente começa nos anos pré-escolares e continua durante a infância intermediária. Estratégias compensatórias são provavelmente secundárias à maior motivação social em mulheres, e suas dificuldades de comunicação social são geralmente mais óbvias para as famílias do que para os professores. Ao chegarem à adolescência, meninas com TEA geralmente acham cada vez mais difícil se conformar às normas sociais de seu grupo de pares (Mandy et al., 2012).

Estereotipias motoras são geralmente mais evidentes em meninos do que em meninas com QIs na faixa normal. Preocupações com fatos, números, objetos giratórios e a coleção e a categorização de objetos incomuns também são mais típicas do sexo masculino nessa faixa etária. Preocupações em meninas têm maior probabilidade de ser socialmente aceitáveis (p. ex., obsessões com celebridades, música, animais, roupas ou maquiagem) e, portanto, são mais difíceis de diferenciar de comportamentos na faixa normal. As meninas também podem ser muito diferentes em seu comportamento em casa *versus* na escola. Seus relacionamentos sociais na escola podem parecer superficialmente apropriados, e os relatos dos professores podem divergir do relato dos pais/cuidadores sobre o comportamento desafiador generalizado de suas filhas. As meninas geralmente tentam manter uma persona mais "normal" na escola, mas ficam exaustas ao fim do dia letivo. Em casa, podem parecer completamente diferentes, às vezes incluindo comportamento confrontador e agressivo. Os clínicos podem atribuir erroneamente as manifestações emocionais do TEA nessas famílias à disfunção familiar.

Apresentações de perturbação emocional em meninas com TEA, possivelmente relacionadas ao início da puberdade, são caracterizadas por transtorno de ansiedade generalizada ou transtornos depressivos. É improvável que haja o mesmo risco de comportamento antissocial visto em meninos, em parte porque meninas com traços de TDAH tendem a ser desatentas em vez de abertamente hiperativas e impulsivas. À medida que as estratégias compensatórias empregadas por meninas com QI na faixa normal se tornam relativamente menos eficazes devido à crescente complexidade do ambiente social, há um risco de que internalizem seu sofrimento, levando a transtornos alimentares ou da alimentação, transtornos depressivos ou autolesão.

Na adolescência, meninos afetados podem ter problemas de conduta, especialmente se houver TDAH associado, mas as meninas são mais vulneráveis que os meninos à exploração romântica/sexual durante a adolescência. Elas tendem a se comportar da maneira como acreditam ser apropriada ou que pensam que outras pessoas esperam delas. Uma minoria experimenta disforia de gênero nesse momento, um período em que crianças típicas se concentram em sua identidade de gênero individual, relacionamentos românticos e preferências sexuais. Também há diferenças de gênero nas características autistas exibidas na idade adulta. Um interesse absorvente em categorização, números e em conjuntos lógicos de informações é muito mais característico dos homens. Ambos os gêneros correm risco de perseguir pessoas de interesse para eles.

Questões de papel de gênero podem surgir em mulheres adultas com TEA que se tornam mães. Algumas dessas mulheres não se sentem confortáveis no papel cultural de maternidade porque isso envolve um relacionamento carinhoso e emocionalmente engajado com seu filho e porque muitas não gostam de contato físico próximo. Consequentemente, essas mulheres se sentem inadequadas para ser mães ou lutam para combinar a maternidade com outras responsabilidades ou atividades.

PONTOS-CHAVE

- Os requisitos diagnósticos para o TEA evoluíram nos últimos 40 anos. Agora é muito maior a conscientização da prevalência dos sintomas entre indivíduos de todas as idades cuja inteligência verbal e não verbal está dentro da faixa normal.

- O TEA está associado a uma gama de questões de saúde mental e comportamentais associadas, bem como dificuldades de aprendizagem específicas e generalizadas e prejuízos no desenvolvimento motor.
- A maioria dos indivíduos afetados tem outros transtornos mentais, comportamentais ou do neurodesenvolvimento clinicamente significativos, que requerem um diagnóstico separado e manejo personalizado.
- Condições comuns e concomitantes de saúde mental internalizantes incluem transtorno de ansiedade generalizada, fobias específicas e transtornos depressivos, com características de retraimento, irritabilidade e desregulação emocional.
- Características externalizantes podem incluir oposicionismo, birras excessivas, agressão reativa e outras questões que podem predominar na apresentação clínica inicial do indivíduo, que podem atender aos requisitos diagnósticos para um diagnóstico concomitante de TDAH ou transtorno desafiador de oposição.

REFERÊNCIAS

Dean, M., Harwood, R., & Kasari, C. (2017). The art of camouflage: Gender differences in the social behaviors of girls and boys with autism spectrum disorder. *Autism, 21*(6), 678–689. https://doi.org/10.1177/1362361316671845

de Leeuw, A., Happé, F., & Hoekstra, R. A. (2020). A conceptual framework for understanding the cultural and contextual factors on autism across the globe. *Autism Research, 13*(7), 1029–1050. https://doi.org/10.1002/aur.2276

DeThorne, L. S., & Ceman, S. (2018). Genetic testing and autism: Tutorial for communication sciences and disorders. *Journal of Communication Disorders, 74*, 61–73. https://doi.org/10.1016/j.jcomdis.2018.05.003

Fletcher-Watson, S., & Bird, G. (2020). Autism and empathy: What are the real links? *Autism, 24*(1), 3–6. https://doi.org/10.1177/1362361319883506

Fombonne, E. (2020). Epidemiological controversies in autism. *Swiss Archives of Neurology, Psychiatry and Psychotherapy, 171*(01). https://doi.org/10.4414/sanp.2020.03084

Gillberg, C. (2010). The ESSENCE in child psychiatry: Early symptomatic syndromes eliciting neurodevelopmental clinical examinations. *Research in Developmental Disabilities, 31*(6), 1543–1551. https://doi.org/10.1016/j.ridd.2010.06.002

Gowen, E., & Hamilton, A. (2013). Motor abilities in autism: A review using a computational context. *Journal of Autism and Developmental Disorders, 43*(2), 323–344. https://doi.org/10.1007/s10803-012-1574-0

Halladay, A. K., Bishop, S., Constantino, J. N., Daniels, A. M., Koenig, K., Palmer, K., Messinger, D., Pelphrey, K., Sanders, S. J., Singer, A. T., Taylor, J. L., & Szatmari, P. (2015). Sex and gender differences in autism spectrum disorder: Summarizing evidence gaps and identifying emerging areas of priority. *Molecular Autism, 6*(1), 36–40. https://doi.org/10.1186/s13229-015-0019-y

Hollocks, M. J., Lerh, J. W., Magiati, I., Meiser-Stedman, R., & Brugha, T. S. (2019). Anxiety and depression in adults with autism spectrum disorder: A systematic review and meta-analysis. *Psychological Medicine, 49*(4), 559–572. https://doi.org/10.1017/S0033291718002283

Kaat, A. J., & Lecavalier, L. (2013). Disruptive behavior disorders in children and adolescents with autism spectrum disorders: A review of the prevalence, presentation, and treatment. *Research in Autism Spectrum Disorders*, 7(12), 1579–1594. https://doi.org/10.1016/j.rasd.2013.08.012

Liao, X., Lei, X., & Li, Y. (2019). Stigma among parents of children with autism: A literature review. *Asian Journal of Psychiatry*, 45, 88–94. https://doi.org/10.1016/j.ajp.2019.09.007

Lord, C., Elsabbagh, M., Baird, G., & Veenstra-Vanderweele, J. (2018). Autism spectrum disorder. *The Lancet*, 392(10146), 508–520. https://doi.org/10.1016/S0140-6736(18)31129-2

Mandy, W., Chilvers, R., Chowdhury, U., Salter, G., Seigal, A., & Skuse, D. (2012). Sex differences in autism spectrum disorder: Evidence from a large sample of children and adolescents. *Journal of Autism and Developmental Disorders*, 42(7), 1304–1313. https://doi.org/10.1007/s10803-011-1356-0

Mandy, W., Murin, M., & Skuse, D. (2015). The cognitive profile in autism spectrum disorders. In M. Leboyer & P. Chaste (Eds.), *Autism spectrum disorders: Phenotypes, mechanisms and treatments* (pp. 34–45). Karger. https://doi.org/10.1159/000363565

Paynter, J., Luskin-Saxby, S., Keen, D., Fordyce, K., Frost, G., Imms, C., Miller, S., Sutherland, R., Trembath, D., Tucker, M., & Ecker, U. (2020). Brief report: Perceived evidence and use of autism intervention strategies in early intervention providers. *Journal of Autism and Developmental Disorders*, 50(3), 1088–1094. https://doi.org/10.1007/s10803-019-04332-2

Pearson, N., Charman, T., Happé, F., Bolton, P. F., & McEwen, F. S. (2018). Regression in autism spectrum disorder: Reconciling findings from retrospective and prospec- tive research. *Autism Research*, 11(12), 1602–1620. https://doi.org/10.1002/aur.2035

Robinson, E. B., St Pourcain, B., Anttila, V., Kosmicki, J. A., Bulik-Sullivan, B., Grove, J., Maller, J., Samocha, K. E., Sanders, S. J., Ripke, S., Martin, J., Hollegaard, M. V., Werge, T., Hougaard, D. M., Neale, B. M., Evans, D. M., Skuse, D., Mortensen, P. B., Børglum, A. D., . . . the iPSYCH-SSI-Broad Autism Group. (2016). Genetic risk for autism spectrum disorders and neuropsychiatric variation in the general population. *Nature Genetics*, 48(5), 552–555. https://doi.org/10.1038/ng.3529

Simonoff, E., Pickles, A., Charman, T., Chandler, S., Loucas, T., & Baird, G. (2008). Psychiatric disorders in children with autism spectrum disorders: Prevalence, comorbidity, and associated factors in a population-derived sample. *Journal of the American Academy of Child & Adolescent Psychiatry*, 47(8), 921–929. https://doi.org/10.1097/CHI.0b013e318179964f

Steinhausen, H. C., Mohr Jensen, C., & Lauritsen, M. B. (2016). A systematic review and meta-analysis of the long-term overall outcome of autism spectrum disorders in adolescence and adulthood. *Acta Psychiatrica Scandinavica*, 133(6), 445–452. https://doi.org/10.1111/acps.12559

Taylor, M. J., Rosenqvist, M. A., Larsson, H., Gillberg, C., D'Onofrio, B. M., Lichtenstein, P., & Lundström, S. (2020). Etiology of autism spectrum disorders and autistic traits over time. *JAMA Psychiatry*, 77(9), 936–943. https://doi.org/10.1001/jamapsychiatry.2020.0680

Visser, J. C., Rommelse, N. N., Greven, C. U., & Buitelaar, J. K. (2016). Autism spectrum disorder and attention-deficit/hyperactivity disorder in early childhood: A review of unique and shared characteristics and developmental antecedents. *Neuroscience and Biobehavioral Reviews*, 65, 229–263. https://doi.org/10.1016/j.neubiorev.2016.03.019

World Health Organization. (2023). *ICD-11 for mortality and morbidity statistics* (Version: 01/2023). https://icd.who.int/browse11/l-m/en#/

World Health Organization. (2024). *Clinical descriptions and diagnostic requirements for ICD-11 mental, behavioural and neurodevelopmental disorders*. https://www.who.int/publications/i/item/9789240077263

5

Esquizofrenia e outros transtornos psicóticos primários

Tania Lincoln e Paul French

LÓGICA ABRANGENTE

A esquizofrenia e outros transtornos psicóticos primários são caracterizados pela presença de uma ou mais experiências psicóticas, como aberrações na percepção (alucinações), crenças (delírios) ou comportamento visível (discurso desorganizado, comportamento bizarro; World Health Organization [WHO], 2024). Uma característica central é referida como perda de contato com a realidade, na qual a pessoa percebe coisas que os outros não percebem (p. ex., ouvir vozes), mantém crenças extremas que se desviam da norma cultural sem provas convincentes (p. ex., crenças sobre ser perseguido) ou tem dificuldade em se fazer entender. No entanto, é importante reconhecer que a perda de contato com a realidade geralmente se relaciona apenas aos sintomas do indivíduo e não a uma ruptura mais ampla ou completa da compreensão e da orientação.

    O agrupamento de esquizofrenia e outros transtornos psicóticos primários na 11ª revisão da *Classificação internacional de doenças* (CID-11; WHO, 2023) inclui seis categorias: esquizofrenia, transtorno esquizoafetivo, transtorno esquizotípico, transtorno psicótico agudo e transitório, transtorno delirante e manifestações sintomáticas de transtornos psicóticos primários. Essas categorias diferem quanto a: intensidade dos sintomas (p. ex., os sintomas no transtorno esquizotípico são menos pronunciados que nas outras categorias), sua duração (p. ex., os sintomas são de menor duração no transtorno psicótico agudo e transitório), gama de experiências incluídas (p. ex., o transtorno delirante geralmente não envolve outros

---

https://doi.org/10.1037/0000392-005
A Psychological Approach to Diagnosis: Using the ICD-11 as a Framework, G. M. Reed, P. L.-J. Ritchie, and A. Maercker (Editors)
Copyright © 2024 by the American Psychological Association and the International Union of Psychological Science. All rights reserved.

sintomas psicóticos) e grau de sobreposição com outros transtornos (p. ex., o transtorno esquizoafetivo é caracterizado pela presença de sintomas de transtornos do humor). Experiências psicóticas também podem ocorrer em outros transtornos da CID-11. Por exemplo, delírios de culpa podem ocorrer em episódios depressivos moderados ou graves, sintomas paranoides são comuns no transtorno grave da personalidade, e alucinações podem surgir no contexto do transtorno de estresse pós-traumático (TEPT). No entanto, nesses outros transtornos, os sintomas psicóticos não são as características definidoras.

Durante muito tempo, psiquiatras e psicólogos assumiram que os sintomas psicóticos, especialmente delírios ou alucinações, eram qualitativamente diferentes das experiências normais e que não podiam ser alterados usando o raciocínio lógico; portanto, as intervenções psicológicas não foram promovidas. Sabemos agora que as pessoas que não têm um transtorno psicótico também podem ter experiências psicóticas. Por exemplo, muitas pessoas admitem sentir-se paranoicas pelo menos ocasionalmente, e até mesmo alucinações auditivas não são incomuns. As taxas de prevalência de experiências psicóticas típicas variam de cerca de 5 a 30% na população em geral, dependendo do tipo de fenômeno e de como a pergunta é feita. Isso levou os pesquisadores a concluírem que esses sintomas ocorrem em um *continuum* do normal ao patológico. A visão contínua implica que processos normais de raciocínio devem estar envolvidos na formação e na manutenção de sintomas psicóticos e incentiva o desenvolvimento sistemático de intervenções psicológicas para esquizofrenia e outros transtornos psicóticos primários.

No entanto, os sintomas semelhantes aos psicóticos ou experiências subjetivas incomuns observados na população geral geralmente são transitórios, não são acompanhados por outros sintomas de um transtorno psicótico e não interferem no funcionamento. Pessoas que preenchem os requisitos diagnósticos para um transtorno psicótico geralmente classificam suas experiências psicóticas como muito mais angustiantes. As experiências tendem a ocorrer com mais frequência, o conteúdo das alucinações auditivas tende a ser mais negativo, e as crenças delirantes tendem a ser mais extremas e mantidas com maior convicção. Os sintomas no contexto de um transtorno psicótico são, portanto, mais propensos a causar prejuízo nas áreas de funcionamento pessoal, familiar, social, educacional, ocupacional ou outras áreas importantes.

UMA ABORDAGEM PSICOLÓGICA PARA A ESQUIZOFRENIA E PARA OUTROS TRANSTORNOS PSICÓTICOS PRIMÁRIOS

Adotar uma abordagem psicológica à esquizofrenia e outros transtornos psicóticos primários significa ir além de um mero diagnóstico e tentar compreender como os sintomas se desenvolveram e quais fatores os mantêm. Devido à complexidade das psicoses, não existe uma solução única. Os fatores predisponentes (p. ex., fatores genéticos, trauma) ou mantenedores (p. ex., estresse social contínuo) variam entre as pessoas. Além disso, esses fatores variam entre os sintomas. Por exemplo, sintomas negativos como afeto restrito e pobreza de discurso podem ser mantidos pelo isolamento social, enquanto o discurso incoerente característico do transtorno do pensamento pode ser mantido por excesso de estresse interpessoal. As abordagens psicológicas até o momento tendem a se concentrar na compreensão de sintomas específicos (p. ex., delírios) em vez do transtorno completo (p. ex., esquizofrenia).

Para desenvolver intervenções adequadas, é necessário realizar uma avaliação detalhada e formulação com cada paciente. Uma abordagem baseada em formulação é usada para ajudar a dar sentido à avaliação e orientar estratégias de intervenção. A formulação varia dependendo de se o foco está em tentar, por exemplo, compreender a ocorrência de alucinações como tal ou o sofrimento emocional que elas estão causando. Por fim, precisamos distinguir um nível macro de análise (i.e., Em quais circunstâncias os sintomas se desenvolveram no contexto mais amplo da história de vida de uma pessoa?) de um nível micro (i.e., Quais fatores estão desencadeando e mantendo sintomas nas situações cotidianas específicas da pessoa?). O conceito de *análises funcionais* (p. ex., Kanfer et al., 2012) oferece uma estrutura útil para esse tipo de avaliação e fornece uma base ideal para planejar intervenções individualizadas. Essa estrutura considera a associação entre estímulos situacionais, como gatilhos externos ou internos, e a resposta sintomática nos níveis comportamental, emocional, fisiológico e cognitivo. Presume-se que essa associação seja influenciada pelas diferenças preexistentes entre indivíduos resultantes de disposições biológicas e experiências pessoais, bem como da interação entre ambas.

Existem vários fatores de risco predisponentes para transtornos psicóticos. Um deles é um componente genético significativo: há cerca de 67% de chance de herdar uma vulnerabilidade ao desenvolvimento de esquizofrenia (Wray & Gottesman, 2012). Nenhum gene específico que "cause" transtornos psicóticos foi identificado, mas existem numerosas variações genéticas (polimorfismos) associadas às psicoses, algumas das quais parecem estar envolvidas na estrutura cerebral e nos sistemas de neurotransmissores relevantes para as experiências psicóticas (Ripke et al., 2014). A vulnerabilidade aos transtornos psicóticos também é aumentada pela exposição a trauma sexual, físico e emocional na infância; migração; e discriminação (van Os et al., 2010). Por exemplo, pessoas com um transtorno psicótico experimentaram trauma na infância aproximadamente três vezes mais frequentemente do que aquelas sem um transtorno psicótico (Varese et al., 2012). Outros fatores de risco incluem complicações pré-natais e no parto (Cannon et al., 2002). Estressores ambientais que ocorrem mais tarde na vida, como eventos de vida importantes, estressores interpessoais e urbanicidade, também estão associados à psicose. Esses fatores de risco se manifestam em *características de vulnerabilidade* que podem ser evidenciadas em diferentes níveis – neurobiológico, neuroquímico, fisiológico, cognitivo – e estão ligados à formação e à manutenção dos sintomas. Por exemplo, em comparação com indivíduos-controle saudáveis, pessoas com transtornos psicóticos tendem a apresentar:

- respostas emocionais mais fortes a estressores (Myin-Germeys & van Os, 2007);
- maior excitação geral e afeto negativo, e maiores dificuldades na regulação emocional e no enfrentamento (Ludwig et al., 2019);

- comprometimento neuropsicológico em termos de dificuldades relacionadas à memória, dificuldades em manter e focar a atenção, e dificuldades de planejamento (funcionamento executivo) (Jirsaraie et al., 2018);
- vieses de raciocínio, como a tendência a usar menos informações antes de tirar conclusões ("saltar para conclusões") (Dudley et al., 2016) e a tendência a atribuir um evento a causas externas (Murphy et al., 2018);
- dificuldades em identificar as emoções de outras pessoas, sentir-se conectado aos outros, inferir os pensamentos das pessoas e reagir emocionalmente aos outros (Green et al., 2015); e
- mais flutuações na autoestima ao longo do tempo, bem como autoestima mais baixa e esquemas mais negativos do *self* e dos outros (p. ex., Beck et al., 2019; Murphy et al., 2018).

Alguns desses fatores provavelmente influenciam a maneira como um paciente responde em interações clínicas, e todos têm sido foco de intervenções psicológicas para psicose.

Vários modelos teóricos tentaram vincular os fatores de risco biológicos e sociais à vulnerabilidade resultante para explicar como surgem os sintomas psicóticos. Esses modelos se baseiam na suposição de uma interação entre vulnerabilidade e estresse e são frequentemente usados por clínicos para explicar aos pacientes por que podem ter desenvolvido psicose. Os diferentes modelos enfatizam aspectos distintos. Por exemplo, um modelo inicial assumiu que o estresse aumenta os déficits neurocognitivos e, assim, dificulta a filtragem de estímulos recebidos pelos pacientes (Nuechterlein & Dawson, 1984). Modelos biológicos enfatizaram a regulação anormal do estresse fisiológico, que se presume estar ligada a uma superativação das vias dopaminérgicas, via de neurotransmissão mais proeminentemente associada à psicose (Pruessner et al., 2017). Modelos cognitivos enfatizaram a relevância da vulnerabilidade cognitiva causada por experiências traumatizantes ou outras adversidades sociais (p. ex., Garety et al., 2001). Esses modelos postulam que os sintomas psicóticos evoluem quando estressores fazem uma pessoa vulnerável ter experiências incomuns (p. ex., aumento da excitação, sensações corporais ou alucinações). A suposição crucial é que não são as experiências incomuns em si que causam sofrimento, mas a maneira como a experiência é avaliada ou interpretada pela pessoa. Presume-se que essa avaliação seja influenciada pelo estado afetivo dos indivíduos, sua visão de mundo e sua maneira de processar informações (p. ex., os vieses de raciocínio descritos anteriormente). Também houve tentativas de combinar modelos cognitivos e neurobiológicos. Em um modelo proposto por Howes e Murray (2014), alterações no desenvolvimento devido a genes, riscos precoces ao cérebro e adversidades na infância são assumidas como sensibilizadoras do sistema dopaminérgico, resultando em síntese e liberação excessivas de dopamina pré-sináptica. Presume-se que essa dopamina desregulada torne mais provável que percepções irrelevantes sejam percebidas como relevantes. Como nos modelos cognitivos, a maneira como essas "experiências incomuns" são interpretadas é hipotetizada como dependente das crenças e do modo de processamento de informações das pessoas.

ESQUIZOFRENIA

Apresentações e padrões de sintomas

Na *CID-11*, os sintomas característicos da esquizofrenia incluem: (a) delírios persistentes; (b) alucinações persistentes; (c) pensamento desorganizado; (d) experiências de influência, passividade ou controle (p. ex., sentir-se influenciado por dispositivos, sentir-se sob controle de força externa); (e) sintomas negativos (p. ex., afeto restrito, embotado ou plano; alogia ou pobreza de discurso; avolição, associabilidade e anedonia); (f) comportamento grosseiramente desorganizado; e (g) distúrbios psicomotores. Para diagnosticar esquizofrenia, pelo menos dois dos sete sintomas característicos devem estar presentes por um período de 1 mês ou mais, sendo que um deles deve ser um sintoma positivo (i.e., sintomas a-d; WHO, 2024). O termo *sintomas positivos* é usado quando há uma alteração na forma normal de experimentar as coisas, como quando uma pessoa começa a ouvir vozes que não ouvia anteriormente.

Os *delírios* são o sintoma positivo mais característico e frequente na esquizofrenia. Podem ser definidos como crenças fortemente mantidas que não são consistentes com a realidade, não compartilhadas por outros e não facilmente modificadas quando confrontadas com evidências contrárias. Embora pessoas sem delírios também possam manter crenças com forte convicção na ausência de evidências (p. ex., crenças religiosas, visões políticas), essas crenças tendem a ser compartilhadas por outros. Também estão menos claramente associadas a sofrimento ou prejuízo funcional. Um dos delírios mais frequentemente relatados é a crença de que outros pretendem causar dano. Os delírios podem abranger uma ampla gama de tópicos que variam por cultura e gênero, mas tendem a girar em torno de temas pessoalmente relevantes, como relacionamentos, crenças religiosas, sexualidade e questões de saúde. Os delírios são frequentemente mais fáceis de entender nas fases iniciais da formação dos sintomas, em que podem assumir a forma de uma interpretação extrema (p. ex., uma pessoa que experimenta dificuldades no trabalho começa a acreditar que seus colegas estão tentando se livrar dela). Posteriormente, podem evoluir para delírios mais complexos (p. ex., essa pessoa começa a acreditar que há uma conspiração organizada contra ela que vai além do contexto imediato do trabalho). O tempo que uma pessoa passa pensando sobre o delírio, o sofrimento emocional associado a ele e até mesmo o grau de convicção varia de indivíduo para indivíduo. Também pode variar ao longo do tempo em um dado indivíduo, dependendo de estressores externos, e pode ser usado como um indicador de recuperação *versus* deterioração.

As *alucinações* são experiências sensoriais, em qualquer modalidade sensorial, na ausência de estimulação externa correspondente. Na esquizofrenia, são mais comumente auditivas (p. ex., ouvir coisas) e verbais (i.e., ouvir vozes, especificamente). O que as vozes dizem pode variar em extensão (p. ex., palavras isoladas ou frases completas), complexidade (p. ex., voz única ou várias vozes), conteúdo (p. ex., benevolente ou malevolente) e modo (p. ex., comentário ou comandos). O conteúdo das vozes tende a ter muito em comum com o conteúdo dos pensamentos automáticos em outros transtornos mentais, como depressão (p. ex., vozes dizendo coisas críticas como "você é estúpido"). No entanto, nas alucinações, esses pensamentos são experimentados como sendo ouvidos em vez de pensados. Muitas pessoas com transtornos psicóticos relatam que as vozes ocorreram pela primeira vez em um período de extremo sofrimento. A frequência, a intensidade e o conteúdo das alucinações podem variar ao longo do tempo em um indivíduo, com a variação frequentemente ligada ao estado mental geral da pessoa (p. ex., ouvir mais vozes negativas quando se sente triste, com raiva ou estressado).

O *pensamento desorganizado* tende a ser indicado pela maneira como uma pessoa fala. Por exemplo, uma pessoa pode ser incapaz de responder a uma pergunta sem fornecer detalhes desnecessários excessivos (circunstancialidade), perder constantemente o fio da meada (descarrilamento) ou começar a inventar novas palavras. Em casos extremos, o discurso de uma pessoa pode se tornar difícil ou impossível de entender.

Intimamente ligadas às alucinações e aos delírios estão o que a *CID-11* descreve como *experiências de influência, passividade ou controle*, que se referem à experiência de que sentimentos, impulsos, pensamentos, funções corporais ou comportamento de alguém estão sob o controle de outra pessoa ou outra força externa (WHO, 2024). Por exemplo, algumas pessoas com esquizofrenia sentem que pensamentos estão sendo colocados em suas mentes ou retirados de sua mente por outros, ou que seus pensamentos estão sendo transmitidos para outros.

O termo *sintomas negativos* é usado para expressar que algo está faltando na gama de experiências normais, como quando uma pessoa reduz drasticamente sua atividade ou fala muito menos e com menos expressão do que costumava fazer anteriormente. Com uma prevalência de aproximadamente 60%, os *sintomas negativos* são tão frequentes quanto as alucinações entre indivíduos com esquizofrenia (Bobes et al., 2010) e estão claramente associados a prejuízos no funcionamento social e na qualidade de vida. Os sintomas negativos são agora amplamente considerados um construto bidimensional, compreendendo sintomas negativos motivacionais e expressivos (Strauss et al., 2012). Os sintomas negativos motivacionais são definidos como falta de motivação para se engajar ou sustentar comportamentos direcionados a objetivos, incluindo avolição (falta geral de impulso ou falta de motivação para perseguir objetivos significativos), associabilidade (engajamento reduzido ou ausente com outros e interesse em interação social) e anedonia (incapacidade de experimentar prazer em atividades normalmente prazerosas). Os sintomas negativos expressivos compreendem expressão diminuída em vários domínios da comunicação não verbal e verbal, como nos movimentos expressivos dos músculos faciais, entonação e quantidade de palavras faladas e gesticulação. Isso não significa necessariamente que pessoas com sintomas negativos expressivos não experimentem sentimentos fortes.

O termo *comportamento desorganizado* é usado para descrever comportamento que parece bizarro ou desnecessário para os observadores. Por exemplo, uma pessoa pode começar a jogar coisas pela janela, reorganizar móveis de maneira estranha ou murmurar em voz alta para si mesma, ou pode responder a uma pergunta simples com uma explosão emocional. A maioria das pessoas pode se comportar de maneira bizarra às vezes. No entanto, o comportamento das pessoas geralmente pode ser explicado por uma combinação do contexto e de sua personalidade. O comportamento considerado desorganizado depende de se esse comportamento está fora da norma após considerar outros fatores, como contexto, cultura, idade de desenvolvimento e personalidade. O comportamento também pode ser compreensível no contexto de outros sintomas psicóticos. Por exemplo, o comportamento desorganizado de uma pessoa pode ocorrer porque ela está seguindo vozes de comando (alucinações auditivas) ou agindo com base em delírios.

Por fim, os *distúrbios psicomotores* incluem inquietação ou agitação catatônica (i.e., inquietação extrema com atividade motora sem propósito ou bizarra até o ponto de exaustão), postura (i.e., manutenção espontânea e ativa de uma postura contra a gravidade), flexibilidade cérea (i.e., manutenção de uma posição ou postura após ser colocado nela por outra pessoa), negativismo (i.e., oposição ou ausência de resposta a instruções ou estímulos externos), mutismo (i.e., nenhuma ou muito pouca resposta verbal) ou estupor (i.e., nenhuma atividade psicomotora; não se relaciona ativamente com o ambiente).

Diagnóstico diferencial

A esquizofrenia é o transtorno mais grave dentro desse agrupamento em termos de intensidade dos sintomas (p. ex., mais pronunciados que no transtorno esquizotípico), sua duração e estabilidade (p. ex., mais longos e com menos flutuação que no transtorno psicótico agudo e transitório) e sua amplitude (p. ex., espectro mais amplo de sintomas que no transtorno delirante). A esquizofrenia também inclui sintomas que vão além do âmbito dos sintomas positivos, como sintomas negativos e distúrbios psicomotores. Sintomas negativos e psicomotores também podem estar presentes no transtorno esquizoafetivo (discutido posteriormente neste capítulo), mas não são característicos de outros transtornos psicóticos.

Sintomas psicóticos também podem ocorrer durante episódios depressivos moderados ou graves ou durante episódios maníacos ou mistos no transtorno bipolar tipo I. Entretanto, nesses casos eles estão confinados ao episódio de humor. No TEPT, alguns sintomas, como *flashbacks* graves ou imagens intrusivas, podem ter uma qualidade alucinatória, e a hipervigilância pode atingir proporções que parecem ser paranoides, mas o diagnóstico de TEPT requer exposição a um evento traumático junto com a revivência do evento traumático no presente e outras características que não são típicas da esquizofrenia. No entanto, muitas pessoas com esquizofrenia ou outros transtornos psicóticos primários têm históricos significativos de trauma, bem como TEPT concomitante.

Curso do desenvolvimento

É raro que o início da esquizofrenia ocorra antes da puberdade. Embora alguns sinais de vulnerabilidade possam estar presentes antes do início do transtorno, os sintomas da esquizofrenia geralmente começam no fim da adolescência até o início da idade adulta, com um padrão variável, mas frequentemente há uma deterioração inespecífica no funcionamento anunciando o início de sintomas psicóticos mais específicos. As mulheres tendem a mostrar um pico de início ligeiramente mais tardio (por volta do fim dos 20 anos) do que os homens (por volta do início dos 20 anos). Após esse pico, há um declínio gradual no início, embora haja indicação de um segundo pico por volta dos 40 anos, que pode ter alguma relação com a menopausa, embora isso requeira investigação adicional. Estudos mostraram que os homens têm maior probabilidade de receber um diagnóstico de esquizofrenia, enquanto as mulheres têm maior probabilidade de receber um diagnóstico de transtorno bipolar (Dell'Osso et al., 2021; Li et al., 2022).

O curso do transtorno é caracterizado por várias fases específicas. Um primeiro episódio psicótico é frequentemente precedido por uma *fase prodrômica* com sintomas inespecíficos, como preocupação, ruminação, distúrbio do sono, tensão, dificuldades de concentração ou irritabilidade. A *fase aguda* pode começar abrupta ou gradualmente e é dominada por sintomas positivos. Os sintomas negativos têm maior probabilidade de estar presentes na fase pós-aguda, que é mais frequentemente seguida por uma fase de remissão. Os relatos sobre o curso em longo prazo variam consideravelmente entre os estudos, mas, em geral, pode-se concluir que aproximadamente 20 a 30% dos pacientes experimentam apenas um episódio psicótico, seguido por uma recuperação completa, e outros 20 a 30% experimentam alguns episódios sem sintomas entre eles. Os pacientes restantes permanecem prejudicados em seu funcionamento psicossocial em certo grau, mesmo entre os episódios, com alguns mostrando um curso crônico. Fatores mais preditivos de resultados mais positivos incluem ter um alto nível de funcionamento social antes do início do transtorno, um início agudo do transtorno, ausência de sintomas negativos, ausência de disfunções neuropsicológicas e anormalidades estruturais cerebrais, obter tratamento rapidamente e ter membros da família solidários e acolhedores.

Na *CID-11*, o curso da esquizofrenia pode ser caracterizado usando especificadores como "primeiro episódio" quando o episódio mais recente é a primeira manifestação da esquizofrenia. Se houve um episódio anterior de esquizofrenia ou transtorno esquizoafetivo com um período de remissão parcial ou total entre os episódios durante pelo menos 3 meses, o especificador "múltiplos episódios" deve ser utilizado. O especificador "contínuo" é usado quando os sintomas estiveram presentes durante quase todo o curso do transtorno desde o primeiro início.

TRANSTORNO ESQUIZOAFETIVO

Apresentações e padrões de sintomas

Para fazer um diagnóstico de transtorno esquizoafetivo, todos os requisitos diagnósticos para esquizofrenia precisam ser atendidos concomitantemente com sintomas de humor que sejam suficientemente graves para atender aos requisitos diagnósticos de um episódio depressivo moderado ou grave, um episódio maníaco ou um episódio misto (consulte o Capítulo 6 deste livro sobre transtornos depressivos). O início dos sintomas psicóticos e de humor não deve ocorrer com mais de alguns dias de diferença e deve ter duração de pelo menos 1 mês. Um *episódio esquizodepressivo* poderia, assim, ser caracterizado por sintomas depressivos, como retardo psicomotor, perda de interesse, insônia, movimentos lentos, problemas de concentração, sentimentos de culpa, desesperança e ideação suicida, e a pessoa também pode ter a impressão de que outros podem ouvir ou de alguma forma estar cientes de seus pensamentos ou que forças externas estão tentando controlá-los. Eles podem estar convencidos de que as pessoas estão espionando-os, ou podem estar ouvindo vozes condenatórias. Da mesma forma, em um *episódio esquizomaníaco*, uma pessoa pode experimentar humor elevado junto com delírios de grandeza ou pode mostrar sintomas de irritabilidade e agitação junto com delírios de perseguição e comportamento agressivo. Eles provavelmente também terão aumento da energia e da atividade, junto com problemas de concentração, experiências de influência, passividade ou controle, e funcionamento claramente prejudicado.

Diagnóstico diferencial

O transtorno esquizoafetivo é distinguido da esquizofrenia com base em sintomas de humor concomitantes que atendem aos requisitos diagnósticos para um transtorno afetivo (i.e., um episódio depressivo moderado ou grave, um episódio maníaco ou um episódio misto) e duram pelo menos 1 mês. O transtorno esquizoafetivo é distinguido dos transtornos do humor com sintomas psicóticos porque os requisitos de sintomas para esquizofrenia são totalmente atendidos. O diagnóstico de transtorno esquizoafetivo, portanto, deve ser considerado apenas quando um diagnóstico de esquizofrenia e um transtorno do humor são ambos substanciados e ocorrem juntos ou dentro de poucos dias um do outro. É possível que um indivíduo atenda aos requisitos diagnósticos para transtorno esquizoafetivo, esquizofrenia, episódios depressivos moderados ou graves, episódios maníacos e episódios mistos durante diferentes períodos, pois todos eles se destinam a descrever o episódio *atual* do transtorno. Essa conceitualização na *CID-11* difere das anteriores, nas quais uma pessoa mantinha o diagnóstico para todos os episódios futuros, independentemente da apresentação dos sintomas.

Curso do desenvolvimento

O curso de desenvolvimento do transtorno esquizoafetivo pode ser caracterizado por perturbação grave, que se torna aparente em poucos dias (aguda) ou por um desenvolvimento gradual de sinais e sintomas. Uma fase prodrômica caracterizada por perda de interesse no trabalho ou nas atividades sociais, negligência da aparência pessoal ou higiene, inversão do ciclo do sono, sintomas psicóticos atenuados e/ou sintomas de ansiedade e depressão pode preceder o início dos sintomas psicóticos. Como na esquizofrenia, o curso do transtorno esquizoafetivo tende a ser episódico com períodos de remissão e pode ser descrito usando os especificadores da *CID-11*. Em geral, o curso desse transtorno é um pouco melhor que o da esquizofrenia (tanto em termos de idade de início quanto de remissão entre episódios), mas um pouco pior que o dos transtornos do humor. Episódios esquizodepressivos tendem a ser menos dramáticos que episódios esquizomaníacos, mas duram mais e estão associados a um pior prognóstico (Brieger et al., 2017).

TRANSTORNO ESQUIZOTÍPICO

O transtorno esquizotípico é caracterizado por um padrão duradouro de fala, percepções, crenças e comportamentos incomuns que não são de gravidade ou duração suficientes para atender aos requisitos diagnósticos de outros transtornos psicóticos. Deve haver vários sintomas semelhantes em natureza aos sintomas da esquizofrenia, mas mais leves ou transitórios. Por exemplo, o diagnóstico de transtorno esquizotípico pode se aplicar a pessoas que acham difícil fazer amizades próximas porque são percebidas como ligeiramente desajeitadas na comunicação (p. ex., evitam contato visual, sorriem inadequadamente, permanecem vagas em assuntos importantes, pronunciam frases de maneira incomum) e ligeiramente estranhas na aparência e no comportamento, enquanto também se sentem desconfiadas das intenções de outras pessoas. Ao mesmo tempo, esses indivíduos podem ter um fascínio por tópicos que parecem excêntricos para os outros, como fantasmas ou poderes sobrenaturais, ser supersticiosos e ter percepções ocasionais estranhas, como ver seu ambiente mudar de cor ou ouvir uma voz assustadora que diz seu nome à noite. Pode haver episódios psicóticos transitórios ocasionais, talvez com ilusões intensas em que as pessoas processam informações de uma maneira que não se alinha com a realidade, alucinações auditivas ou outras, e ideias semelhantes a delírios. Como as pessoas com transtorno esquizotípico frequentemente não "se encaixam" na escola convencional ou em outros contextos sociais, tendem a passar muito tempo sozinhas, o que pode causar grande solidão. O sofrimento emocional também pode resultar dos próprios sintomas, como ansiedade devido a ter experiências perceptivas estranhas. Para fazer um diagnóstico, os sintomas devem estar presentes por pelo menos 2 anos e causar sofrimento ou prejuízo em áreas importantes de funcionamento, o que é um limite essencial com a normalidade.

O diagnóstico diferencial com esquizofrenia é importante no transtorno esquizotípico. Os sintomas do transtorno esquizotípico podem ser qualitativamente semelhantes aos da esquizofrenia sem atender aos requisitos diagnósticos para esquizofrenia em termos de gravidade ou duração. Por exemplo, o distúrbio da fala no transtorno esquizotípico é sem incoerência grosseira, e o pensamento mágico e a ideação paranoide não atingem os requisitos diagnósticos para um delírio. A gravidade dos sintomas também pode orientar o diagnóstico diferencial com outros transtornos relacionados (p. ex., ruminações obsessivas sem a sensação de que a obsessão é indesejada, como seria no transtorno obsessivo-compulsivo). Dificuldades interpessoais no transtorno esquizotípico podem compartilhar características do transtorno do espectro autista, como pouca relação de confiança e isolamento social. No entanto, indivíduos com transtorno esquizotípico não exibem outras características centrais do transtorno do espectro autista, como padrões restritos, repetitivos e estereotipados de comportamento, interesses ou atividades.

O transtorno esquizotípico geralmente começa no fim da adolescência ou início da idade adulta, sem um início definido. O transtorno pode persistir por anos com flutuações de intensidade e expressão dos sintomas, mas raramente evolui para esquizofrenia.

TRANSTORNO PSICÓTICO AGUDO E TRANSITÓRIO

O diagnóstico de transtorno psicótico agudo e transitório se aplica a casos em que os sintomas psicóticos começam agudamente dentro de 2 semanas, com os sintomas mudando rapidamente em natureza e intensidade. O transtorno remite rapidamente e mais comumente dura de alguns dias a 1 mês; uma vez que a duração dos sintomas psicóticos se estende além de 1 mês, um diagnóstico de esquizofrenia seria considerado. Junto com sintomas psicóticos proeminentes de alucinações e/ou delírios, frequentemente há outros sintomas como perturbações do humor, estados transitórios de perplexidade ou confusão, ou prejuízo da atenção e concentração. Observou-se que o transtorno segue estressores, como perda de emprego ou perda de pessoas significativas, mas isso não é obrigatório para fazer o diagnóstico.

Os fatores diferenciadores mais característicos de outros transtornos psicóticos são o início agudo e a curta duração. As flutuações dos sintomas e a ausência de sintomas negativos durante o episódio psicótico também distinguem esse transtorno da esquizofrenia e do transtorno esquizoafetivo. Em contrapartida aos transtornos depressivos, os sintomas de humor que podem ocorrer são transitórios e não atendem à duração necessária ou sintomas associados para se qualificar como um transtorno do humor. Em contrapartida ao *delirium*, a pessoa mantém um nível regular de alerta e senso de consciência relativamente claro.

Semelhante à esquizofrenia e ao transtorno esquizoafetivo, o curso é episódico e pode ser descrito na *CID-11* tanto em termos do número de episódios quanto do *status* atual de remissão. Os episódios de curta duração estão associados à deterioração do funcionamento, embora este geralmente seja recuperado após a remissão do episódio. O risco de recaída é alto, embora um curso crônico seja excluído por definição.

TRANSTORNO DELIRANTE

O transtorno delirante é caracterizado por crenças delirantes distintas e duradouras na ausência de quaisquer outros sintomas psicóticos. Nesses casos, os sintomas podem não ser aparentes desde que os tópicos delirantes não sejam discutidos. Formas comuns de delírios relacionam-se a perseguição, delírios somáticos (p. ex., a crença de que órgãos estão apodrecendo ou com mau funcionamento), delírios grandiosos, delírios relacionados a ciúmes (p. ex., crença injustificada de que o cônjuge é infiel) e amor (i.e., crença de que outra pessoa, geralmente um estranho famoso ou de alto *status*, está apaixonada pela pessoa que experimenta o delírio). Os delírios podem ser acompanhados por ações diretamente relacionadas ao seu conteúdo. Por exemplo, uma pessoa com o delírio de ser a amada de um cantor famoso escreve cartas para o cantor. Os delírios precisam persistir por pelo menos 3 meses para se fazer um diagnóstico, mas geralmente persistem por muito mais tempo. O conteúdo dos delírios varia entre indivíduos, enquanto mostra notável estabilidade em cada indivíduo.

O transtorno delirante pode ser diferenciado de outros transtornos psicóticos porque os delírios ocorrem na ausência de sintomas psicóticos característicos adicionais. Por exemplo, em contrapartida a outros transtornos psicóticos, o humor, a fala e o comportamento geralmente não são afetados. Quando ocorrem alucinações, elas tendem a estar relacionadas ao conteúdo dos delírios (p. ex., alucinações táteis em delírios de estar infectado por parasitas).

O transtorno delirante geralmente tem início mais tardio e maior estabilidade de sintomas do que outros transtornos psicóticos com sintomas delirantes. Em contrapartida à esquizofrenia ou ao transtorno esquizoafetivo, o funcionamento geral é menos prejudicado, mesmo em casos que assumem um curso mais crônico.

AVALIAÇÃO

O diagnóstico de esquizofrenia ou outro transtorno psicótico primário pode ter sérias implicações negativas e não deve ser dado levianamente. Para obter um diagnóstico mais confiável, não apenas do transtorno psicótico, mas também de transtornos concomitantes relevantes, recomendam-se procedimentos padronizados como entrevistas estruturadas ou *checklists* diagnósticos. A avaliação dos sintomas pode ser baseada no relato do indivíduo ou por meio de observação pelo clínico ou outros informantes.

As *Descrições Clínicas e Requisitos Diagnósticos para Transtornos Mentais, Comportamentais ou do Neurodesenvolvimento da CID-11* (*CDDR*; WHO, 2024) fornecem escalas especificadoras para indicar o nível de gravidade dos sintomas positivos, sintomas negativos, sintomas de humor deprimido, sintomas de humor maníaco, sintomas psicomotores e sintomas cognitivos. Esses domínios de sintomas podem ser classificados como leves, moderados ou graves, com base em sua gravidade durante a última semana. Embora as *CDDR* forneçam descrições diagnósticas para cada domínio de sintomas especificamente, a regra geral é que um domínio é classificado como leve quando apenas um ou dois dos sintomas no domínio estiveram presentes, o funcionamento diário não é ou é apenas minimamente afetado, e nenhuma consequência social ou pessoal negativa significativa dos sintomas ocorreu. Uma classificação de gravidade moderada é dada quando três ou quatro sintomas no domínio estiveram presentes (ou menos, se mostraram um grau substancial de impacto), o funcionamento diário é moderadamente afetado, as consequências sociais ou pessoais negativas dos sintomas não são graves, e a maioria dos sintomas está presente na maior parte do tempo. Um domínio é classificado como grave quando muitos sintomas do domínio estiveram presentes (ou menos, com impacto grave), o funcionamento diário é persistentemente prejudicado, e há sérias consequências sociais ou pessoais negativas. Para o domínio de sintomas positivos, há descrições para cada um dos sintomas individuais dentro do domínio (i.e., delírios, alucinações, experiências de passividade e controle, pensamento desorganizado e comportamento desorganizado). Por exemplo, os delírios seriam classificados como leves se a pessoa mantiver um delírio, mas não sentir pressão para agir sobre ele e o delírio levar a um sofrimento mínimo; como moderados se o comportamento for claramente afetado pelo delírio, mas o funcionamento não for significativamente prejudicado (p. ex., uma pessoa com delírios persecutórios está atenta ao seu entorno, mas continua a se aventurar fora); e como graves se a pessoa estiver preocupada com crenças delirantes que têm um forte impacto no comportamento dessa pessoa e prejudicam o funcionamento (p. ex., uma pessoa com delírios persecutórios se recusa a comer a maioria dos alimentos devido à convicção de que a comida foi envenenada). Neste caso, em que múltiplos sintomas se enquadram em um domínio particular, a classificação deve refletir o sintoma mais grave dentro desse domínio.

Como base para o diagnóstico e para atribuir as escalas especificadoras de domínio de sintomas da *CID-11*, existem instrumentos validados de autoavaliação e avaliação por observadores disponíveis em vários idiomas. O uso dessas medidas com perguntas predefinidas e âncoras para qualificar a gravidade de diferentes sintomas (de não presente a grave) é recomendado e pode ser particularmente útil para clínicos menos experientes.

Todas essas medidas incluem indicações relacionadas à frequência, à duração e ao impacto no funcionamento para auxiliar no diagnóstico preciso. O uso de medidas padronizadas também pode ser um processo normalizador para o paciente, demonstrando que outras pessoas também experimentam esses tipos de sintomas. Medidas frequentemente utilizadas incluem a Escala de Síndrome Positiva e Negativa (Kay et al., 1987), as Escalas de Avaliação de Sintomas Psicóticos (Haddock et al., 1999) e a Escala Breve de Sintomas Negativos (Kirkpatrick et al., 2011). Naturalmente, um diagnóstico não pode ser feito com base em qualquer resultado de teste único, e as medidas utilizadas devem ser cultural e linguisticamente apropriadas para o indivíduo que está sendo testado. Qualquer padronização de medidas (p. ex., escores t, pontos de corte clínicos) deve ser adequadamente normatizada para a população local.

Para o planejamento da terapia, também é importante avaliar as condições desencadeadoras e mantenedoras dos sintomas e a forma como o paciente os avalia, juntamente com quaisquer estratégias de enfrentamento que possam ter desenvolvido. O clínico também deve ter em mente os fatores de risco psicossocial e vulnerabilidade para esquizofrenia descritos na primeira seção deste capítulo. Estes podem orientar o desenvolvimento colaborativo de uma formulação de por que os sintomas de um indivíduo podem ter se desenvolvido e como estão sendo mantidos. Esse tipo de abordagem baseada em formulação também pode ser aplicado a indivíduos que apresentam sintomas angustiantes na ausência de um transtorno psicótico diagnosticável. Recentemente, têm havido muita pesquisa e desenvolvimento de serviços clínicos em torno da intervenção precoce em psicose. Essa abordagem permite que os tratamentos comecem na primeira oportunidade, mas sem a necessidade de diagnósticos definitivos, e reconhece que os diagnósticos podem mudar ao longo do tempo.

PREVALÊNCIA

A prevalência da esquizofrenia e outros transtornos psicóticos primários é relativamente consistente entre diferentes países. No entanto, a partir de estudos realizados pela Organização Mundial da Saúde (OMS) (p. ex., Jablensky et al., 1992), várias pesquisas constataram que o curso é melhor em alguns países não ocidentais e menos industrializados. Diferentes razões têm sido discutidas para isso, incluindo diferenças no apoio familiar, estigmatização, integração em atividades sociais e ocupacionais associadas a diferenças culturais ou *status* econômico dos países. A esquizofrenia tem uma prevalência ao longo da vida de cerca de 0,3 a 0,7%. Homens e mulheres são afetados com igual frequência na maioria dos estudos epidemiológicos, mas as mulheres tendem a apresentar um curso de longo prazo melhor (menos episódios, recuperação mais completa e melhor funcionamento em longo prazo). O transtorno esquizoafetivo tem prevalência ao longo da vida de cerca de 0,3%, afetando mais frequentemente as mulheres do que os homens. A prevalência do transtorno esquizotípico é de cerca de 4%, com alta variação entre os estudos. As estimativas para o transtorno psicótico agudo e transitório também variam em torno de aproximadamente 0,1%, com alguns estudos constatando que as mulheres são afetadas com mais frequência do que os homens. A prevalência do transtorno delirante é estimada em cerca de 0,2 a 0,4%.

TRANSTORNOS CONCOMITANTES

A esquizofrenia e outros transtornos psicóticos primários frequentemente coocorrem com transtornos decorrentes do uso de substâncias, transtornos de ansiedade ou relacionados ao medo, e transtornos do humor. É importante atentar para esses diagnósticos, pois podem afetar o sucesso do tratamento e a adesão. Também é relevante ter em mente a alta taxa de tentativas e suicídios consumados nos transtornos psicóticos. A taxa de suicídios consumados é de aproximadamente 5% (Hor & Taylor, 2010), e taxas semelhantes foram relatadas para o transtorno esquizoafetivo e o transtorno psicótico agudo e transitório. Os fatores de risco para suicídio posterior incluem ser jovem; ser do sexo masculino; ter alto nível de educação, sintomas depressivos, alucinações ativas e/ou delírios; reconhecimento de ter um transtorno mental grave; histórico familiar de suicídio; e concomitância de uso indevido de substâncias. Além disso, indivíduos com esquizofrenia tendem a morrer significativamente mais cedo do que indivíduos saudáveis do grupo-controle. As razões para isso incluem efeitos adversos da medicação, comorbidade com outras condições médicas, tratamento subótimo de outras condições médicas e estilo de vida subótimo, incluindo tabagismo e atividade reduzida. Esses fatores também interagem e potencializam os efeitos uns dos outros. Por exemplo, o aumento de peso pode ser devido à medicação antipsicótica e à inatividade. O impacto do excesso de peso subsequentemente aumenta o risco de transtornos metabólicos. Significativamente, a maior parte do ganho de peso acontece no início do curso do transtorno, o que proporciona uma oportunidade de intervenção.

VALIDADE E OUTRAS QUESTÕES CIENTÍFICAS FUNDAMENTAIS

Tem havido alguma controvérsia sobre se a distinção entre transtornos psicóticos e afetivos é significativa. Os críticos dessa distinção apontam para a forte sobreposição entre esses agrupamentos (van Os & Reininghaus, 2016). Por exemplo, os sintomas negativos se assemelham à depressão, e a depressão também pode ocorrer com sintomas psicóticos. A sobreposição criou a necessidade de "diagnósticos de sobreposição", como o transtorno esquizoafetivo. Também há controvérsia sobre a manutenção do rótulo esquizofrenia, que está associado à estigmatização e representa uma barreira adicional à recuperação, pois está associado a estresse social contínuo e menor disposição para buscar e aceitar ajuda. Por fim, houve controvérsia sobre se um *status* de "alto risco de psicose" (que se assemelha à fase prodrômica em pacientes antes de um primeiro episódio de esquizofrenia) deveria ter sido incluído na *CID-11* como uma entidade diagnóstica. Uma razão para incluí-lo é que as pessoas que atendem aos requisitos diagnósticos para um *status* mental de risco têm altos níveis de sofrimento mental, juntamente com uma probabilidade substancialmente aumentada de transição para um episódio psicótico completo ao longo do tempo. A taxa de transição varia entre 20 e 40%, dependendo de como o estado de risco é avaliado e da duração do período investigado. Devido à alta taxa de transição, é importante que os clínicos reconheçam esse estado mental de risco. Um diagnóstico aumentaria a probabilidade de ajuda profissional e o desenvolvimento de intervenções para reduzir a probabilidade de transição para um transtorno completo. As razões para não incluir esse diagnóstico são que a maioria das pessoas "em risco" não desenvolve um transtorno clínico completo e que a rotulagem precoce poderia desencadear processos de estigmatização. Além disso, muitos dos classificados como "em risco" preenchem os requisitos diagnósticos para outros transtornos e deveriam ter acesso aos serviços de saúde mental com base nisso. Em geral, a OMS considerou que as potenciais desvantagens de incluir um alto risco na CID-11 superavam o benefício, mas isso pode mudar ao longo do tempo com pesquisas adicionais.

PONTOS-CHAVE

- A esquizofrenia e outros transtornos psicóticos primários são caracterizados por uma perda de contato com a realidade (embora isso seja mais leve no transtorno esquizotípico). Esses transtornos estão entre os mais incapacitantes na atenção à saúde mental, e o reconhecimento precoce é vital para garantir que o caminho de tratamento correto seja identificado e para maximizar a oportunidade de promover a recuperação.
- A CID-11 inclui seis categorias no agrupamento de esquizofrenia e outros transtornos psicóticos primários – a saber, esquizofrenia, transtorno esquizoafetivo, transtorno esquizotípico, transtorno psicótico agudo e transitório, transtorno delirante e manifestações sintomáticas de transtornos psicóticos primários. As CDDR da CID-11 focam nos aspectos clínicos essenciais úteis para a identificação de cada transtorno.
- Na CID-11, os sintomas característicos da esquizofrenia incluem: (a) delírios persistentes; (b) alucinações persistentes; (c) pensamento desorganizado; (d) experiências de influência, passividade ou controle (p. ex., sentir-se influenciado por dispositivos, sentir-se sob controle de força externa); (e) sintomas negativos; (f) comportamento grosseiramente desorganizado; e (g) distúrbios psicomotores. Os sintomas se enquadram em perfis de sintomas positivos e negativos, e a intensidade e a duração dos sintomas são fundamentais para compreender os limites do transtorno.
- No transtorno esquizoafetivo, os sintomas devem atender simultaneamente aos requisitos diagnósticos de esquizofrenia e um episódio de humor (i.e., um episódio depressivo moderado ou grave, um episódio maníaco ou um episódio misto) e durar pelo menos 1 mês.
- Os transtornos psicóticos frequentemente coocorrem com transtornos decorrentes do uso de substâncias, transtornos de ansiedade e transtornos do humor. É importante atentar para esses diagnósticos, pois podem afetar o sucesso do tratamento e a adesão.
- Existem diferentes tipos de fatores de risco predisponentes que tornam as pessoas vulneráveis ao desenvolvimento de um transtorno psicótico. Estes incluem um componente genético significativo, bem como exposição a estressores psicossociais significativos. A vulnerabilidade se manifesta de várias maneiras, incluindo maior sensibilidade ao estresse, maior excitação geral e afeto negativo, comprometimento neuropsicológico e autoestima instável, que também podem ser relevantes para a manutenção dos sintomas.
- Adotar uma abordagem psicológica para a psicose significa contextualizar os sintomas para obter uma compreensão de como eles se desenvolveram e estão sendo mantidos.

- A avaliação de múltiplas fontes, incorporando dados da entrevista clínica, monitoramento de sintomas e questionários validados, ajudará a estabelecer o nível basal de sintomas, permitindo um diagnóstico preciso, mas também orientando a formulação e a compreensão do desenvolvimento dos sintomas, o que é necessário para derivar uma conceitualização de caso e plano de tratamento baseados em evidências.

REFERÊNCIAS

Beck, A. T., Himelstein, R., & Grant, P. M. (2019). In and out of schizophrenia: Activation and deactivation of the negative and positive schemas. *Schizophrenia Research*, 203, 55–61. https://doi.org/10.1016/j.schres.2017.10.046

Bobes, J., Arango, C., GarciaGarcia, M., Rejas, J., & the CLAMORS Study Collaborative Group. (2010). Prevalence of negative symptoms in outpatients with schizophrenia spectrum disorders treated with antipsychotics in routine clinical practice: Findings from the CLAMORS study. *The Journal of Clinical Psychiatry*, 71(3), 280–286. https://doi.org/10.4088/JCP.08m04250yel

Brieger, P., Marneros, A., & Jäger, M. (2017). Schizoaffektive störungen, akute vorübergehende psychotische störungen und wahnhafte störungen [Schizoaffective disorders, acute transient psychotic disorders and delusional disorders]. In H.J. Möller, G. Laux, & H.P. Kapfhammer (Eds.), *Psychiatrie, psychosomatik, psychotherapie* (pp. 1675–1700). Springer. https://doi.org/10.1007/9783662492956_65

Cannon, M., Jones, P. B., & Murray, R. M. (2002). Obstetric complications and schizophrenia: Historical and metaanalytic review. *The American Journal of Psychiatry*, 159(7), 1080–1092. https://doi.org/10.1176/appi.ajp.159.7.1080

Dell'Osso, B., Cafaro, R., & Ketter, T. A. (2021). Has bipolar disorder become a predominantly female gender related condition? Analysis of recently published large sample studies. *International Journal of Bipolar Disorders*, 9(1), 3. https://doi.org/10.1186/s4034502000207z

Dudley, R., Taylor, P., Wickham, S., & Hutton, P. (2016). Psychosis, delusions and the "jumping to conclusions" reasoning bias: A systematic review and metaanalysis. *Schizophrenia Bulletin*, 42(3), 652–665. https://doi.org/10.1093/schbul/sbv150

Garety, P. A., Kuipers, E., Fowler, D., Freeman, D., & Bebbington, P. E. (2001). A cognitive model of the positive symptoms of psychosis. *Psychological Medicine*, 31(2), 189–195. https://doi.org/10.1017/S0033291701003312

Green, M. F., Horan, W. P., & Lee, J. (2015). Social cognition in schizophrenia. *Nature Reviews Neuroscience*, 16(10), 620–631. https://doi.org/10.1038/nrn4005

Haddock, G., McCarron, J., Tarrier, N., & Faragher, E. B. (1999). Scales to measure dimensions of hallucinations and delusions: The psychotic symptom rating scales (PSYRATS). *Psychological Medicine*, 29(4), 879–889. https://doi.org/10.1017/S0033291799008661

Hor, K., & Taylor, M. (2010). Suicide and schizophrenia: A systematic review of rates and risk factors. *Journal of Psychopharmacology*, 24(Suppl. 4), 81–90. https://doi.org/10.1177/1359786810385490

Howes, O. D., & Murray, R. M. (2014). Schizophrenia: An integrated sociodevelopmentalcognitive model. *The Lancet*, 383(9929), 1677–1687. https://doi.org/10.1016/S01406736(13)62036X

Jablensky, A., Sartorius, N., Ernberg, G., Anker, M., Korten, A., Cooper, J. E., Day, R., & Bertelsen, A. (1992). Schizophrenia: Manifestations, incidence and course in different cultures. A World Health Organization tencountry study. *Psychological Medicine Monograph Supplement*, 20, 1–97. https://doi.org/10.1017/S0264180100000904

Jirsaraie, R. J., Sheffield, J. M., & Barch, D. M. (2018). Neural correlates of global and specific cognitive deficits in schizophrenia. *Schizophrenia Research, 201,* 237–242. https://doi.org/10.1016/j.schres.2018.06.017

Kanfer, F. H., Reinecker, H., & Schmelzer, D. (2012). *Selbst-management-therapie: Ein lehrbuch für die klinische praxis* [Selfmanagement therapy: A textbook for clinical practice]. Springer.

Kay, S. R., Fiszbein, A., & Opler, L. A. (1987). The positive and negative syndrome scale (PANSS) for schizophrenia. *Schizophrenia Bulletin, 13*(2), 261–276. https://doi.org/10.1093/schbul/13.2.261

Kirkpatrick, B., Strauss, G. P., Nguyen, L., Fischer, B. A., Daniel, D. G., Cienfuegos, A., & Marder, S. R. (2011). The brief negative symptom scale: Psychometric properties. *Schizophrenia Bulletin, 37*(2), 300–305. https://doi.org/10.1093/schbul/sbq059

Li, X., Zhou, W., & Yi, Z. (2022). A glimpse of gender differences in schizophrenia. *General Psychiatry, 35*(4), e100823. https://doi.org/10.1136/gpsych2022100823

Ludwig, L., Werner, D., & Lincoln, T. M. (2019). The relevance of cognitive emotion regulation to psychotic symptoms—A systematic review and metaanalysis. *Clinical Psychology Review, 72,* 101746. https://doi.org/10.1016/j.cpr.2019.101746

Murphy, P., Bentall, R. P., Freeman, D., O'Rourke, S., & Hutton, P. (2018). The paranoia as defence model of persecutory delusions: A systematic review and metaanalysis. *The Lancet Psychiatry, 5*(11), 913–929. https://doi.org/10.1016/S22150366(18) 303390

MyinGermeys, I., & van Os, J. (2007). Stressreactivity in psychosis: Evidence for an affective pathway to psychosis. *Clinical Psychology Review, 27*(4), 409–424. https://doi.org/10.1016/j.cpr.2006.09.005

Nuechterlein, K. H., & Dawson, M. E. (1984). A heuristic vulnerability/stress model of schizophrenic episodes. *Schizophrenia Bulletin, 10*(2), 300–312. https://doi.org/10.1093/schbul/10.2.300

Pruessner, M., Cullen, A. E., Aas, M., & Walker, E. F. (2017). The neural diathesisstress model of schizophrenia revisited: An update on recent findings considering illness stage and neurobiological and methodological complexities. *Neuroscience and Biobehavioral Reviews, 73,* 191–218. https://doi.org/10.1016/j.neubiorev.2016.12.013

Ripke, S., Neale, B. M., Corvin, A., Walters, J. T. R., Farh, K.H., Holmans, P. A., Lee, P., BulikSullivan, B., Collier, D. A., Huang, H., Pers, T. H., Agartz, I., Agerbo, E., Albus, M., Alexander, M., Amin, F., Bacanu, S. A., Begemann, M., Belliveau, R. A., Jr., . . . the Schizophrenia Working Group of the Psychiatric Genomics Consortium. (2014). Biological insights from 108 schizophreniaassociated genetic loci. *Nature, 511*(7510), 421–427. https://doi.org/10.1038/nature13595

Strauss, G. P., Hong, L. E., Gold, J. M., Buchanan, R. W., McMahon, R. P., Keller, W. R., Fischer, B. A., Catalano, L. T., Culbreth, A. J., Carpenter, W. T., & Kirkpatrick, B. (2012). Factor structure of the Brief Negative Symptom Scale. *Schizophrenia Research, 142*(1–3), 96–98. https://doi.org/10.1016/j.schres.2012.09.007

van Os, J., Kenis, G., & Rutten, B. P. F. (2010). The environment and schizophrenia. *Nature, 468*(7321), 203–212. https://doi.org/10.1038/nature09563

van Os, J., & Reininghaus, U. (2016). Psychosis as a transdiagnostic and extended phenotype in the general population. *World Psychiatry, 15*(2), 118–124. https://doi.org/10.1002/wps.20310

Varese, F., Barkus, E., & Bentall, R. P. (2012). Dissociation mediates the relationship between childhood trauma and hallucinationproneness. *Psychological Medicine, 42*(5), 1025–1036. https://doi.org/10.1017/S0033291711001826

World Health Organization. (2023). *ICD-11 for mortality and morbidity statistics* (Version: 01/2023). https://icd.who.int/browse11/lm/en#/

World Health Organization. (2024). *Clinical descriptions and diagnostic requirements for ICD-11 mental, behavioural and neurodevelopmental disorders.* https://www.who.int/publications/i/item/9789240077263

Wray, N. R., & Gottesman, I. I. (2012). Using summary data from the Danish National Registers to estimate heritabilities for schizophrenia, bipolar disorder, and major depressive disorder. *Frontiers in Genetics*, *3*, 118. https://doi.org/10.3389/fgene.2012.00118

6

Transtornos depressivos

Rebeca Robles, Ana Fresán e José Luis Ayuso-Mateos

LÓGICA ABRANGENTE

Na 11ª revisão da *Classificação internacional de doenças* (CID-11; World Health Organization [WHO], 2023b), os transtornos depressivos fazem parte do agrupamento mais amplo de transtornos do humor, que também inclui transtorno bipolar ou transtornos relacionados. A justificativa para colocar os transtornos depressivos e o transtorno bipolar juntos dentro do mesmo agrupamento superordenado é que perturbações marcantes no humor ou afeto são a característica definidora de ambos. Os sintomas e as características clínicas compartilhados desses dois grupos de transtornos provavelmente refletem sobreposição nos mecanismos biológicos subjacentes, na etiologia e nos fatores de risco.

Ambos os grupos de transtornos do humor são definidos pela presença ou ausência e padrão ao longo do tempo de quatro tipos de episódios de humor: depressivo, maníaco, misto e hipomaníaco. Se um indivíduo já experimentou um episódio maníaco, misto ou hipomaníaco, isso indica a presença de um transtorno bipolar ou relacionado e o indivíduo não deve ser diagnosticado com um transtorno depressivo. Um episódio depressivo, como outros tipos de episódios de humor, não é um transtorno distinto porque os diagnósticos de transtornos do humor são conceitualizados como longitudinais – ou seja, levam em conta não apenas a apresentação clínica atual (i.e., o episódio de humor atual), mas também os episódios de humor passados. Por exemplo, um diagnóstico de transtorno bipolar tipo I, episódio atual depressivo, indica que o indivíduo está atualmente experimentando um episódio depressivo, mas também tem um histórico de pelo menos um episódio maníaco ou misto.

---

https://doi.org/10.1037/0000392-006

A Psychological Approach to Diagnosis: Using the ICD-11 as a Framework, G. M. Reed, P. L.-J. Ritchie, and A. Maercker (Editors)

Copyright © 2024 by the American Psychological Association and the International Union of Psychological Science. All rights reserved.

Uma pessoa que experimentou um ou mais episódios depressivos, mas não tem histórico de episódios maníacos, mistos ou hipomaníacos, pode ser diagnosticada com um dos dois principais diagnósticos de transtorno depressivo, dependendo do número de episódios depressivos que experimentou: (a) transtorno depressivo de episódio único se a pessoa teve apenas um episódio depressivo ou (b) transtorno depressivo recorrente se a pessoa tem um histórico de dois ou mais episódios depressivos (incluindo um episódio atual) separados por pelo menos vários meses sem perturbação significativa do humor.

Há dois transtornos adicionais no agrupamento de transtornos depressivos da *CID-11* que são caracterizados por sintomas depressivos que não atendem aos requisitos diagnósticos completos para um episódio depressivo. O diagnóstico de transtorno misto de depressão e ansiedade (TMDA), que é comum em ambientes de atenção primária, é atribuído a indivíduos que exibem sintomas depressivos e de ansiedade, mas não de maneira suficientemente grave, frequente ou duradoura para justificar o diagnóstico de transtorno depressivo de episódio único ou transtorno depressivo recorrente ou um transtorno de ansiedade ou relacionado ao medo. O diagnóstico de transtorno distímico é atribuído a indivíduos que exibem sintomas depressivos persistentes (2 anos ou mais) que são atenuados ou subliminares em relação aos requisitos diagnósticos para um episódio depressivo, embora mais tarde, em seu curso, o transtorno distímico possa ser pontuado por períodos de sintomas depressivos mais intensos que atendem aos requisitos diagnósticos para um episódio depressivo, caso em que ambos os diagnósticos são atribuídos (a chamada depressão dupla). Por fim, o agrupamento de transtornos depressivos da *CID-11* inclui uma categoria com referência cruzada do capítulo da *CID-11* sobre doenças do sistema geniturinário: transtorno disfórico pré-menstrual (TDPM). O diagnóstico de TDPM pode ser atribuído a mulheres com um padrão característico distinto de sintomas de humor, somáticos e cognitivos que ocorre em uma relação temporal específica com a maioria de seus ciclos menstruais.

UMA ABORDAGEM PSICOLÓGICA PARA OS TRANSTORNOS DEPRESSIVOS

Os três agrupamentos de sintomas (neurovegetativos, afetivos e cognitivo-comportamentais) que compõem os requisitos diagnósticos para um episódio depressivo na *CID-11* (WHO, 2024) são congruentes com a conceitualização da depressão em pelo menos duas das principais abordagens psicológicas para o tratamento dos transtornos depressivos: o modelo comportamental e o modelo cognitivo. De acordo com o modelo comportamental da depressão, a falta de reforçadores ambientais positivos (como reconhecimento social após realizar uma tarefa) é o fenômeno subjacente que explica a passividade dos indivíduos deprimidos. Intervenções baseadas nessa perspectiva frequentemente focam em ajudar a pessoa a planejar sistematicamente e se engajar em atividades gratificantes que produzam uma sensação de realização pessoal ou prazer. Essa abordagem, conhecida como ativação comportamental, provou ser uma ferramenta eficaz no manejo da depressão, mesmo sem medicação (Stein et al., 2021).

Outra importante abordagem psicológica da depressão se concentra nos sintomas cognitivos dos episódios depressivos, especificamente no que é denominado *tríade cognitiva da depressão* (Beck et al., 1979). A tríade cognitiva se refere à presença de crenças negativas ou disfuncionais sobre: (a) si mesmo (p. ex., crenças de baixa autoestima ou culpa excessiva ou inadequada); (b) o mundo; e (c) o futuro. Em particular, as crenças negativas sobre o futuro são o componente central da desesperança, que não é apenas um dos elementos diagnósticos específicos para um episódio depressivo na *CID-11*, mas também um importante preditor de risco de suicídio (McGlinchey et al., 2006). O uso de técnicas cognitivas para modificar essas crenças negativas ou disfuncionais, geralmente combinadas com ativação comportamental em abordagens de tratamento cognitivo-comportamental, provou ser altamente eficaz na redução dos sintomas depressivos em comparação com o tratamento apenas com medicação (Uphoff et al., 2020). Isso inclui níveis significativamente reduzidos de desesperança e melhora no autoconceito.

A conceitualização de agrupamentos específicos de sintomas nos requisitos diagnósticos para episódio depressivo nas *Descrições Clínicas e Requisitos Diagnósticos para Transtornos Mentais, Comportamentais ou do Neurodesenvolvimento da CID-11* (CDDR; WHO, 2024) permite aos clínicos desenvolverem perfis individualizados para intervenções psicológicas direcionadas. Por exemplo, para indivíduos que apresentam interesse ou prazer acentuadamente diminuídos em atividades, juntamente com capacidade reduzida de concentração e manutenção da atenção, o tratamento comportamental, como a ativação comportamental, pode ser mais eficaz porque certas estratégias cognitivas podem ser difíceis de implementar (Cuijpers et al., 2019). Da mesma forma, o perfil dos sintomas cognitivos pode ajudar a determinar a necessidade de tratamentos mais intensivos, como hospitalização, supervisão contínua ou medidas cautelares adicionais – por exemplo, para prevenir tentativas de suicídio (Perini et al., 2019).

Outra característica psicológica das *CDDR* para transtornos depressivos é a incorporação de uma conceitualização dimensional da psicopatologia, em oposição a uma puramente categórica. Isso é implicado pela provisão de especificadores de gravidade para episódios depressivos e pela inclusão de formas atenuadas de depressão (transtorno distímico, TMDA e TDPM). Outra característica conceitual importante da formulação diagnóstica da *CID-11* para transtornos depressivos, como em outras partes das *CDDR*, é a consideração do nível de incapacidade ou prejuízo funcional associado em áreas pessoais, familiares, sociais, educacionais, ocupacionais ou outras áreas importantes de funcionamento (p. ex., participação na vida comunitária e cívica). Isso é consistente com o modelo biopsicossocial de incapacidade apresentado na Classificação Internacional de Funcionalidade, Incapacidade e Saúde (CIF) (WHO, 2001), que conceitua o nível de funcionamento de uma pessoa como uma interação dinâmica entre suas condições de saúde, ambiente e contexto, e características pessoais.

As *CDDR* da *CID-11* também reconhecem que, em alguns casos, os indivíduos são capazes de manter o funcionamento mesmo diante de depressão clínica substancial devido a recursos pessoais (p. ex., um alto nível de habilidade ou *expertise*) ou histórias ou tipos particulares de circunstâncias ambientais. O funcionamento dessas pessoas com depressão mesmo moderada ou grave pode não estar objetivamente prejudicado a ponto de que possam continuar a trabalhar e manter seus relacionamentos, por exemplo, mas apenas com esforço adicional significativo. Embora haja uma correlação positiva entre a gravidade de um transtorno e a incapacidade resultante, a incapacidade é um resultado do transtorno subjacente em um determinado ambiente, refletido nas atividades nas quais as pessoas podem ou não se engajar. Com base nisso, a gravidade clínica e a incapacidade podem ser adequadamente distinguidas, e ambas devem ser abordadas como parte da avaliação, da conceituação de caso e do tratamento (p. ex., por meio de intervenções psicossociais adicionais especificamente projetadas para melhorar o funcionamento).

TRANSTORNO DEPRESSIVO DE EPISÓDIO ÚNICO E TRANSTORNO DEPRESSIVO RECORRENTE

Apresentações e padrões de sintomas

Os diagnósticos de transtorno depressivo de episódio único e transtorno depressivo recorrente se baseiam na ocorrência de um ou mais de um episódio depressivo, respectivamente. Os requisitos diagnósticos para um episódio depressivo representam uma das instâncias comparativamente raras nas *CDDR* em que são necessários limiares precisos na contagem e na duração dos sintomas. Os 10 sintomas que compõem as características diagnósticas dos episódios depressivos estão organizados em três agrupamentos: afetivo (i.e., humor deprimido, perda de interesse ou prazer), cognitivo-comportamental (p. ex., dificuldade de concentração ou manutenção da atenção, crenças de baixa autoestima, desesperança em relação ao futuro) e neurovegetativo (perturbação do sono, alteração do apetite, fadiga). Para um episódio depressivo, são necessários pelo menos cinco dos 10 sintomas, incluindo pelo menos um sintoma do agrupamento afetivo. Além disso, os sintomas devem ocorrer na maior parte do dia, quase todos os dias, por um período de pelo menos 2 semanas e resultar em prejuízo significativo no funcionamento.

A depressão, incluindo tanto o transtorno depressivo de episódio único quanto o transtorno depressivo recorrente, está entre os transtornos mentais mais comuns em todo o mundo. A WHO (2023a) estimou que 5% dos adultos em todo o mundo sofrem de depressão, e dados de muitos países de alta renda indicam prevalência substancialmente maior (National Institute of Mental Health, 2022). A prevalência entre mulheres é consistentemente encontrada como sendo maior do que entre homens. Nessas estatísticas, a depressão clínica às vezes é referida como depressão maior, termo do *Manual diagnóstico e estatístico*, para distingui-la dos sintomas depressivos subliminares. A *CID-11* separa o transtorno depressivo de episódio único e o transtorno depressivo recorrente porque até metade das pessoas que experimentam um episódio depressivo não experimenta outro após a recuperação (Burcusa & Iocono, 2007). As implicações de tratamento de um episódio único são substancialmente diferentes daquelas de episódios recorrentes (p. ex., uso de medicação profilática).

Subtipos e especificadores

Para refletir a heterogeneidade clínica do transtorno depressivo de episódio único e do transtorno depressivo recorrente, vários especificadores podem ser aplicados para descrever as características relevantes da apresentação clínica ou do curso, início e padrão dos episódios depressivos. Esses especificadores não são mutuamente exclusivos, e podem ser adicionados tantos quantos se aplicarem. Os especificadores incluem a gravidade do episódio atual, se o episódio atual é persistente (i.e., tem estado continuamente presente por 2 anos ou mais) e a presença de sintomas psicóticos, melancolia, ataques de pânico, outros sintomas significativos de ansiedade e um padrão sazonal de início e remissão. Se o episódio depressivo não for atual, mas tiver ocorrido no passado recente, outro especificador indicando remissão parcial ou total no momento da avaliação pode ser aplicado.

Gravidade e sintomas psicóticos

Os episódios depressivos atuais no contexto do transtorno depressivo de episódio único ou do transtorno depressivo recorrente são descritos de acordo com um de três níveis de gravidade: leve, moderado ou grave. A gravidade de um episódio depressivo tem importantes implicações clínicas (p. ex., consideração de medicação como parte do tratamento). O nível de gravidade é estabelecido considerando o número e a intensidade dos sintomas e o grau resultante de prejuízo funcional.

Em um episódio depressivo leve, nenhum dos sintomas deve estar presente em grau intenso, e não há delírios ou alucinações. O indivíduo geralmente está angustiado pelos sintomas e tem alguma dificuldade em continuar funcionando nos domínios pessoal, familiar, social, educacional, ocupacional e outros domínios importantes. Em um episódio depressivo moderado, vários sintomas estão presentes em grau acentuado, ou um grande número de sintomas depressivos de menor gravidade está presente no geral. O indivíduo geralmente tem considerável dificuldade de funcionamento nos domínios pessoal, familiar, social, educacional, ocupacional e outros domínios importantes. Em um episódio depressivo grave, muitos ou a maioria dos sintomas de um episódio depressivo estão presentes em grau acentuado, ou um número menor de sintomas se manifesta em grau intenso. O indivíduo tem séria dificuldade em continuar funcionando na maioria dos domínios (pessoal, familiar, social, educacional, ocupacional ou outros domínios importantes).

Os sintomas psicóticos podem fazer parte da apresentação de episódios depressivos, e sua presença tem importantes implicações clínicas. Na *CID-11*, especificadores para "com sintomas psicóticos" ou "sem sintomas psicóticos" são aplicados tanto a episódios depressivos moderados quanto graves. Na 10ª revisão da *CID* (*CID-10*), os sintomas psicóticos eram considerados como ocorrendo apenas em casos graves de depressão, mas evidências mais recentes sugerem que eles podem ocorrer em vários níveis de gravidade (Dubovsky et al., 2021). O especificador de sintomas psicóticos em episódios depressivos moderados e graves abrange apenas delírios e alucinações e não inclui outros tipos de sintomas psicóticos (p. ex., pensamento ou comportamento desorganizado que seria mais sugestivo de esquizofrenia ou transtorno esquizoafetivo). Os delírios durante episódios depressivos são comumente persecutórios ou autorreferenciais (i.e., a convicção de que estranhos estão falando sobre o indivíduo). No entanto, delírios de culpa, pobreza, desastre iminente ou outros delírios focados no corpo (p. ex., estar completamente convencido de que há algo médica, física ou biologicamente errado com o próprio corpo) também podem ocorrer. As alucinações em episódios depressivos moderados ou graves são mais comumente auditivas do que visuais ou olfativas. Os sintomas psicóticos podem variar em intensidade ao longo de um episódio depressivo ou mesmo ao longo do dia. A avaliação cuidadosa de potenciais sintomas psicóticos é importante porque os indivíduos que experimentam um episódio depressivo frequentemente relutam em relatá-los.

Sintomas persistentes e remissão
Um especificador também é fornecido para documentar a presença de um episódio depressivo "persistente", no qual os requisitos diagnósticos para um episódio depressivo são atualmente atendidos e têm sido atendidos continuamente pelo menos nos últimos 2 anos. Por outro lado, um especificador para "em remissão parcial" indica que os requisitos diagnósticos completos para um episódio depressivo não são mais atendidos, mas que alguns sintomas significativos de humor permanecem, e um especificador para "em remissão completa" indica que não há mais sintomas significativos de humor após um episódio depressivo. A consideração de apresentações persistentes e de remissão no transtorno depressivo de episódio único e no transtorno depressivo recorrente pode auxiliar os clínicos na avaliação, na seleção de tratamento, na avaliação do progresso e na determinação do prognóstico. No entanto, deve-se notar que, mesmo que um indivíduo esteja em remissão parcial ou completa em termos de sintomas depressivos, ele ainda pode não ter alcançado um nível de funcionamento ou bem-estar semelhante ao que havia experimentado antes do episódio depressivo.

Especificadores adicionais descrevendo apresentações sintomáticas e de curso
A *CID-11* permite o uso de seis outros especificadores sintomáticos e de curso para descrever a apresentação clínica específica do indivíduo com transtorno depressivo de episódio único ou transtorno depressivo recorrente. Múltiplos especificadores podem ser aplicados conforme apropriado. Esses especificadores incluem: (a) "com sintomas ansiosos proeminentes", quando sintomas de ansiedade clinicamente significativos estiveram presentes na maior parte do tempo durante o episódio; (b) "com ataques de pânico", quando ataques de pânico estiveram presentes durante o último mês e ocorreram especificamente em resposta a ruminações depressivas ou outras cognições depressivas que provocam ansiedade; (c) "com melancolia", no qual vários dos seguintes sintomas ocorreram durante o pior período do episódio atual: anedonia, falta de reatividade emocional, insônia terminal, sintomas depressivos piores pela manhã, retardo psicomotor ou agitação acentuados e/ou perda acentuada de apetite ou perda de peso; e (d) "com padrão sazonal", que é aplicado a um transtorno depressivo recorrente se houver um padrão sazonal regular de início e remissão de uma maioria substancial de episódios depressivos que não está predominantemente relacionado a um estresse psicológico que ocorre regularmente durante uma estação particular (p. ex., desemprego sazonal). Nos casos em que o início de um episódio depressivo ocorre durante a gravidez ou dentro de cerca de 6 semanas após o parto, um diagnóstico de transtornos mentais ou comportamentais associados à gravidez, ao parto ou ao puerpério deve ser atribuído

além do diagnóstico de transtorno depressivo aplicável, usando a categoria apropriada para indicar a presença ou ausência de sintomas psicóticos.

Esses especificadores são todos importantes para uma conceitualização abrangente do caso e formulação de um plano de tratamento. Por exemplo, para um indivíduo com um episódio perinatal de depressão, adaptações devem ser incorporadas tanto na terapia cognitiva quanto na terapia interpessoal para depressão, suporte social durante a gravidez e o período pós-natal deve ser oferecido, e sessões especiais voltadas para o processamento de uma experiência de parto difícil ou traumática devem ser incorporadas à terapia se isso tiver feito parte da experiência do indivíduo (National Institute for Health and Care Excellence, 2020).

DIAGNÓSTICO DIFERENCIAL

Além da distinção entre o transtorno depressivo de episódio único ou transtorno depressivo recorrente de outros transtornos depressivos, que são discutidos em seções posteriores deste capítulo focadas nesses transtornos, outros diagnósticos diferenciais importantes incluem os descritos a seguir.

Luto e transtorno de luto prolongado

Ao diagnosticar transtorno depressivo de episódio único ou transtorno depressivo recorrente, os sintomas de um episódio depressivo não devem ser mais bem explicados pelo luto. Ou seja, sintomas normais de luto não devem ser interpretados como indicativos de um episódio depressivo se o indivíduo experimentou a morte de um ente querido nos últimos 6 meses, ou mais, dependendo do que é considerado luto normativo dentro do contexto religioso e cultural do indivíduo. Sintomas depressivos durante o luto não indicam um risco subsequente maior de episódio depressivo em indivíduos que não os experimentaram anteriormente (Wakefield & First, 2012). No entanto, um episódio depressivo pode ser sobreposto ao luto normal, particularmente em indivíduos com histórico prévio de transtorno depressivo ou transtorno bipolar. As *CDDR* indicam que a possibilidade de um episódio depressivo durante o luto é sugerida pela persistência de sintomas depressivos constantes 1 mês ou mais após a perda sem períodos de humor positivo ou prazer em atividades, sintomas depressivos graves como crenças extremas de baixa autoestima ou culpa que não estão relacionadas ao ente querido perdido, a presença de sintomas psicóticos, ideação suicida ou retardo psicomotor.

O transtorno do luto prolongado também pode compartilhar sintomas de um episódio depressivo, como tristeza, perda de interesse, culpa, retraimento ou ideação suicida. No entanto, no transtorno de luto prolongado, esses sintomas são especificamente focados na perda do ente querido, enquanto, nos transtornos depressivos, os pensamentos depressivos e as reações emocionais geralmente abrangem múltiplas áreas da vida. O transtorno de luto prolongado também inclui algumas características que não são características de um episódio depressivo, como dificuldade em aceitar a perda, sentir-se amargo ou com raiva sobre a perda. Assim como no luto normal, o momento do início dos sintomas depressivos em relação à perda deve ser considerado, bem como se há um histórico prévio de episódios depressivos.

Transtorno bipolar ou transtornos relacionados

Os episódios depressivos ocorrem no contexto dos transtornos bipolares tipo I e tipo II. O transtorno depressivo de episódio único e o transtorno depressivo recorrente se distinguem desses transtornos pela ausência de histórico de episódios maníacos ou mistos, que indicam a presença do transtorno bipolar tipo I, ou episódios hipomaníacos, que indicam a presença do transtorno bipolar tipo II. O transtorno ciclotímico é caracterizado por instabilidade persistente do humor, incluindo numerosos períodos hipomaníacos e depressivos, mas os sintomas depressivos não são numerosos ou duradouros o suficiente para atender aos requisitos diagnósticos de um episódio depressivo.

Transtornos de ansiedade ou relacionados ao medo

Devido à sua alta taxa de concomitância, outro importante diagnóstico diferencial para o transtorno depressivo de episódio único ou para o transtorno depressivo recorrente é com os transtornos de ansiedade ou relacionados ao medo. Geralmente, há dois cenários possíveis. O primeiro é quando os requisitos diagnósticos para um transtorno depressivo são atendidos, mas o indivíduo também apresenta ataques de pânico ou outros sintomas de ansiedade que não atendem aos requisitos diagnósticos para um transtorno de ansiedade ou relacionado ao medo separado. Nesse caso, os especificadores "com ataques de pânico" ou "com sintomas ansiosos proeminentes", conforme apropriado, devem ser aplicados ao diagnóstico do transtorno depressivo. O segundo é quando os requisitos diagnósticos para um episódio depressivo são atendidos, mas o indivíduo também apresenta sintomas de ansiedade (incluindo ataques de pânico) que atendem aos requisitos diagnósticos para um transtorno de ansiedade ou relacionado ao medo, caso em que ambos os diagnósticos podem ser atribuídos, desde que os sintomas de ansiedade tenham aparecido às vezes fora dos episódios depressivos.

Esquizofrenia e outros transtornos psicóticos primários

Há quatro cenários principais ao considerar a fronteira entre sintomas depressivos e psicóticos: (a) quando os sintomas psicóticos ocorrem apenas durante episódios depressivos moderados ou graves, o especificador "com sintomas psicóticos" deve ser aplicado ao diagnóstico de transtorno depressivo de episódio único ou de transtorno depressivo recorrente; (b) quando um indivíduo que atende aos requisitos diagnósticos para esquizofrenia ou outro transtorno psicótico primário experimenta sintomas depressivos significativos durante episódios psicóticos que não atendem aos requisitos diagnósticos para um episódio depressivo, isso deve ser refletido na classificação do especificador para "sintomas de humor depressivo" aplicado ao diagnóstico do transtorno psicótico primário; (c) quando todos os requisitos diagnósticos para um episódio depressivo e esquizofrenia estão presentes concomitantemente, ou dentro de poucos dias um do outro, o transtorno esquizoafetivo é o diagnóstico apropriado; e (d) quando todos os requisitos diagnósticos para um episódio depressivo são atendidos e a pessoa tem um diagnóstico preexistente de esquizofrenia ou outro transtorno psicótico primário, mas atualmente não atende aos requisitos diagnósticos para esse transtorno, um diagnóstico adicional de transtorno depressivo de episódio único ou transtorno depressivo recorrente pode ser atribuído.

Há vários outros transtornos que devem ser considerados no diagnóstico diferencial para o transtorno depressivo de episódio único ou para o transtorno depressivo recorrente, especialmente em crianças e adolescentes. O transtorno de adaptação é caracterizado por uma reação inapropriada a estressores psicossociais identificáveis que podem incluir sintomas depressivos, mas os sintomas não são suficientes em número ou gravidade para atender aos requisitos de um episódio depressivo. O transtorno desafiador de oposição pode ocorrer de forma concomitante a transtornos do humor. No entanto, também é comum que crianças e adolescentes pareçam não cumprir as regras como resultado de interesse ou prazer diminuídos em atividades, dificuldade de concentração, desesperança, retardo psicomotor ou energia reduzida, bem como podem apresentar sintomas de irritabilidade como parte de um transtorno do humor. O transtorno de déficit de atenção e hiperatividade é caracterizado por problemas de atenção e concentração que persistem ao longo do tempo e não estão temporalmente ligados a mudanças de humor.

O diferencial entre transtornos depressivos e transtornos neurocognitivos é particularmente importante em adultos mais velhos. O clínico deve considerar a possibilidade de que dificuldades de memória e outros sintomas cognitivos sejam explicados pelo transtorno depressivo de episódio único ou pelo transtorno depressivo recorrente. Se esses sintomas ocorrerem durante um episódio depressivo, geralmente é importante tratar o transtorno depressivo e reavaliar as dificuldades de memória e outros sintomas cognitivos após a remissão dos sintomas depressivos, antes de atribuir um diagnóstico de demência ou outro transtorno neurocognitivo. No entanto, um episódio depressivo pode ser diagnosticado junto com demência ou outro transtorno neurocognitivo quando está bem documentado que as dificuldades de memória e outros sintomas cognitivos antecederam substancialmente ou ocorrem fora dos episódios depressivos.

OUTROS TRANSTORNOS DEPRESSIVOS

Transtorno distímico

O transtorno distímico é conceitualizado como uma forma crônica de transtorno do humor que envolve a apresentação persistente de sintomas depressivos atenuados (i.e., mais de 2 anos sem um retorno claro ao humor normal). Durante os primeiros 2 anos do transtorno, e na maior parte do tempo subsequente, os sintomas depressivos não são suficientes em número e duração para atender aos requisitos diagnósticos completos de um episódio depressivo. Mais tarde no curso do transtorno, episódios depressivos podem se sobrepor ao transtorno distímico, e a maioria das pessoas com distimia desenvolve pelo menos um episódio depressivo diagnosticável durante a vida (Klein et al., 2000).

No transtorno distímico, os sintomas depressivos atenuados mais comumente envolvem humor deprimido, falta de interesse ou excitação, baixa autoestima, pessimismo e desesperança. É importante notar que pensamentos recorrentes de morte, ideação suicida e tentativas de suicídio são mais comuns nessa população do que naqueles com transtorno depressivo de episódio único ou transtorno depressivo recorrente (Klein et al., 2000). Portanto, o risco de suicídio deve ser cuidadosa e regularmente avaliado, especialmente quando a "depressão dupla" está presente e os sentimentos de desesperança se intensificam (Joiner et al., 2007). Mais da metade daqueles que foram tratados para transtorno distímico continuaram a experimentar ideação suicida por anos posteriores (Young et al., 2008).

Diagnóstico diferencial

O transtorno distímico deve ser distinguido da tristeza normal ou do desânimo em resposta a eventos adversos da vida e problemas. Várias outras condições comuns devem ser consideradas no diagnóstico diferencial. Um diagnóstico de transtorno bipolar ou transtornos relacionados é apropriado quando um indivíduo apresenta um padrão de sintomas depressivos que se assemelha ao transtorno distímico, mas também tem um histórico de episódios maníacos, mistos ou hipomaníacos. Indivíduos com transtorno de ansiedade generalizada focam em resultados potencialmente negativos que poderiam ocorrer em vários aspectos da vida diária, como família, finanças e trabalho, o que pode se assemelhar a algumas das cognições negativas vistas no transtorno distímico e outros transtornos depressivos, mas eles não exibem humor baixo crônico ou perda de interesse ou prazer. No transtorno do humor induzido por substância, uma síndrome depressiva crônica ou episódica pode ocorrer como resultado do efeito de uma substância ou medicação no sistema nervoso central (p. ex., benzodiazepínicos), incluindo efeitos de abstinência (p. ex., de estimulantes). Na síndrome do humor secundária, a síndrome depressiva crônica é uma manifestação de outra condição médica (p. ex., hipotireoidismo). Certos padrões desadaptativos de experiência emocional no transtorno de personalidade podem se assemelhar a alguns sintomas do transtorno distímico (p. ex., indecisão, baixa autoestima ou culpa excessiva, isolamento social, capacidade limitada de autodireção), particularmente quando traços de afetividade negativa, anancastia ou distanciamento estão presentes, mas o humor baixo crônico e a perda de interesse ou prazer não são características do transtorno de personalidade.

Transtorno misto de depressão e ansiedade

Indivíduos com TMDA relatam uma mistura de sintomas depressivos e de ansiedade que são subsindrômicos no sentido de que nenhum conjunto de sintomas é suficiente em si para atender aos requisitos diagnósticos de um episódio depressivo ou de um transtorno de ansiedade ou relacionado ao medo. Em ambientes de atenção primária, onde o TMDA é mais comum do que em ambientes especializados de saúde mental, os indivíduos que se apresentam para atendimento têm maior probabilidade de se queixar de sintomas somáticos (p. ex., dor nas costas, dor no peito, palpitações cardíacas, problemas com sono ou apetite e fadiga) do que psicológicos (Goldberg et al., 2016).

Embora os indivíduos com TMDA apresentem sintomas subsindrômicos de ansiedade e depressão, seus níveis de sofrimento e incapacidade, bem como o impacto negativo em sua saúde e qualidade de vida, são frequentemente semelhantes aos de indivíduos que atendem aos requisitos diagnósticos completos para transtorno depressivo de episódio único ou para transtorno depressivo recorrente (Das-Munshi et al., 2008). Além disso, indivíduos com TMDA têm alto risco de desenvolver um transtorno depressivo no próximo ano, e mais de 10% das pessoas com TMDA relataram uma tentativa de suicídio ao longo da vida (Das-Munshi et al., 2008).

Diagnóstico diferencial

Dado que o TMDA é caracterizado por sintomas depressivos e de ansiedade subliminares, é importante considerar sua fronteira com a normalidade. Para esse fim, as *CDDR* da *CID-11* indicam que se a preocupação ou a preocupação excessiva for o único sintoma de ansiedade e nenhum outro sintoma autonômico simpático ou outros sintomas de ansiedade estiverem presentes, o diagnóstico de TMDA não é apropriado. O TMDA é um dos quatro diagnósticos clínicos que refletem a frequente concomitância de sintomas depressivos e de ansiedade. Os outros três diagnósticos a considerar para pessoas com sintomas depressivos e de ansiedade concomitantes incluem: (a) transtorno depressivo de episódio único ou transtorno depressivo recorrente, usando o especificador "com sintomas ansiosos proeminentes" ou "com ataques de pânico" (ou ambos) conforme apropriado; (b) um transtorno de ansiedade ou relacionado ao medo, se uma pessoa atender aos critérios para um transtorno de ansiedade com níveis subsindrômicos de sintomas depressivos; e (c) um transtorno depressivo concomitante e um transtorno de ansiedade ou relacionado ao medo, se a apresentação atender aos requisitos diagnósticos completos de ambos. Outra diferenciação importante é entre TMDA e transtorno de adaptação. Ambos podem estar associados a sintomas depressivos e de ansiedade semelhantes, mas se o início desses sintomas ocorrer em estreita associação com mudanças significativas na vida ou eventos estressantes, um diagnóstico de transtorno de adaptação é frequentemente mais apropriado.

Transtorno disfórico pré-menstrual

O TDPM é uma síndrome caracterizada por sintomas moderados a graves de humor, somáticos e cognitivos que consistentemente começam vários dias antes do início da menstruação e começam a melhorar dentro de alguns dias após o início desta (Pearlstein et al., 2005). O TDPM é classificado no agrupamento de dor pélvica feminina associada a órgãos genitais ou ciclo menstrual no capítulo sobre doenças do sistema geniturinário (i.e., não é considerado um transtorno mental). Ele é listado de forma cruzada no agrupamento de transtornos depressivos devido à proeminência de sintomas similares. Os sintomas de humor do TDPM podem incluir humor deprimido, raiva/irritabilidade, ansiedade/tensão e oscilações de humor. Sintomas somáticos frequentes são letargia, dor nas articulações e alimentação excessiva. Os sintomas cognitivos mais comuns são dificuldades de concentração e esquecimento. Os sintomas não representam a exacerbação de outro transtorno mental e resultam em sofrimento significativo ou prejuízo significativo nas áreas pessoal, familiar, social, educacional, ocupacional ou outras áreas importantes de funcionamento. Para se qualificar para um diagnóstico de TDPM, a natureza e o momento dos sintomas devem caracterizar a maioria dos ciclos menstruais da mulher no último ano. A relação temporal dos sintomas e das fases lútea e menstrual do ciclo deve ser confirmada por um diário prospectivo de sintomas durante pelo menos dois ciclos menstruais sintomáticos.

Diagnóstico diferencial

Muitas mulheres experimentam mudanças leves de humor (p. ex., aumento da labilidade emocional, irritabilidade, tensão subjetiva) durante a fase lútea tardia ou menstrual do ciclo que normalmente não causam sofrimento significativo ou têm efeitos significativos no funcionamento. Essas experiências não devem ser rotuladas como TDPM, que é caracterizado por sintomas consideravelmente mais graves que causam sofrimento ou incapacidade significativos. O TDPM geralmente envolve sintomas de humor, como humor depressivo ou irritável ou labilidade de humor, e pode envolver sintomas de ansiedade. No entanto, o TDPM se distingue dos transtornos do humor e dos transtornos de ansiedade ou relacionados ao medo, pois os sintomas ocorrem em uma relação específica com as fases lútea e menstrual do ciclo, com os sintomas geralmente ausentes uma semana após a menstruação. No entanto, também é possível que o TDPM seja sobreposto a um transtorno do humor ou transtorno de ansiedade ou relacionado ao medo, caso em que ambos os diagnósticos podem ser atribuídos. Além disso, certas condições médicas (p. ex., endometriose, doença do ovário policístico, distúrbios do sistema suprarrenal como hiperprolactinemia, dismenorreia) podem causar dor precedendo ou acompanhando a menstruação que interfere nas atividades diárias e pode estar associada a mudanças de humor devido à dor. O uso de tratamentos hormonais, inclusive para fins contraceptivos, pode resultar em efeitos colaterais indesejados que incluem sintomas de humor, somáticos e cognitivos. Se os sintomas estiverem ausentes após a cessação desses medicamentos e após o período durante o qual ainda podem ter efeitos fisiológicos, um diagnóstico de TDPM não deve ser atribuído.

CURSO DE DESENVOLVIMENTO DOS TRANSTORNOS DEPRESSIVOS

A apresentação dos transtornos depressivos varia de acordo com o estágio de desenvolvimento do indivíduo. Em crianças pequenas, o humor deprimido pode se apresentar como queixas somáticas (p. ex., dores de cabeça, dores de estômago), choramingo ou choro excessivo, ou aumento da ansiedade de separação. A ideação suicida pode ser comunicada por meio de declarações mais indiretas ou passivas (p. ex., "Eu não quero mais estar aqui") ou como temas de morte durante a brincadeira. Em adolescentes, o humor deprimido pode se apresentar como irritabilidade generalizada, e a suicidabilidade pode ser comunicada mais diretamente com declarações sobre o desejo de morrer. Os sintomas cognitivos da depressão podem se manifestar no declínio significativo do desempenho acadêmico de uma criança ou adolescente, levando mais tempo para completar ou sendo incapaz de completar tarefas escolares, ou diminuição da capacidade de concentração ou manutenção da atenção. Em crianças e adolescentes, mudanças no apetite podem levar a uma falha em ganhar peso conforme o esperado para sua idade e estágio de desenvolvimento, em vez de perda de peso. Além disso, hiperfagia (i.e., consumo anormalmente aumentado de alimentos) e hipersonia (i.e., tempo excessivo gasto dormindo ou sonolência excessiva) são mais comuns em adolescentes do que em adultos. Em todos os casos, os sintomas de um episódio depressivo devem representar uma mudança em relação ao funcionamento anterior.

Na infância, episódios depressivos que atendem aos requisitos diagnósticos completos são relativamente raros e ocorrem com frequência semelhante entre os grupos de gênero. Durante a adolescência, no entanto, o transtorno depressivo de episódio único ou o transtorno depressivo recorrente estão entre os transtornos mentais mais frequentes, com as mulheres aproximadamente duas vezes mais propensas que os homens a experimentar um episódio depressivo. O início mais precoce dos transtornos depressivos está associado a um curso mais longo e crônico. Para um adolescente, ter um transtorno depressivo pode interferir substancialmente no desenvolvimento social, cognitivo e emocional e limitar sua capacidade de tomar decisões importantes de vida (Berenzon et al., 2013). É importante ter em mente que indivíduos com transtornos bipolares frequentemente se apresentam inicialmente com um ou mais episódios depressivos durante a adolescência. Fatores associados a um risco aumentado de desenvolver transtorno bipolar incluem idade mais precoce de início dos episódios depressivos, histórico familiar de transtornos bipolares e presença de sintomas psicóticos.

O início de um transtorno depressivo entre aproximadamente 45 e 65 anos de idade frequentemente sugere uma causa médica proeminente ou comorbidade. Em adultos com 65 anos ou mais, a prevalência de transtornos depressivos aumenta. À medida que as pessoas envelhecem, pode haver estressores psicossociais relacionados à idade que contribuem para sintomas depressivos, incluindo mudanças de papel devido à aposentadoria (p. ex., transição de trabalhar ativamente por várias horas por dia para estar desempregado e principalmente envolvido em atividades domésticas) e incapacidade associada a doenças crônicas (p. ex., mobilidade reduzida). No entanto, os transtornos depressivos entre adultos mais velhos são frequentemente mal diagnosticados e subtratados. Parentes e cuidadores podem confundir os sintomas de depressão de um adulto mais velho como uma reação às mudanças de vida que ocorrem com a idade ou como devidos a condições médicas comórbidas. Mudanças cognitivas devido à depressão são frequentemente atribuídas ao declínio cognitivo associado à idade ou a um transtorno neurocognitivo e não são investigadas mais a fundo.

AVALIAÇÃO

A avaliação e o planejamento do tratamento para indivíduos com transtorno depressivo precisam considerar fatores além dos requisitos diagnósticos para seu transtorno, pois estes não são entidades homogêneas (Maj, 2018). Uma avaliação completa deve incluir: (a) perfil e gravidade dos sintomas, (b) estadiamento clínico, (c) neurocognição, (d) funcionamento e qualidade de vida, (e) traços de personalidade, (f) histórico de síndromes e transtornos presentes e passados, incluindo tratamentos anteriores e resposta, (g) comorbidades físicas e histórico médico geral, (h) histórico familiar, (i) fatores protetores e de risco, e (j) exposições ambientais anteriores e atuais (Maj et al., 2020). Isso deve ser considerado apenas a primeira fase de um processo contínuo de avaliação de um indivíduo com depressão.

É importante destacar que os sintomas incluídos nos requisitos diagnósticos da *CID-11* podem não cobrir todo o espectro de sintomas depressivos, pois muitos deles, embora frequentes entre indivíduos com transtornos depressivos, não distinguem adequadamente entre transtornos depressivos e outros transtornos mentais ou condições médicas. Uma avaliação mais ampla e personalizada de indivíduos com depressão aprimorará o manejo e o tratamento personalizados, aumentando a probabilidade de resultados bem-sucedidos (Reynolds, 2020). O processo de avaliação pode ser facilitado pela integração de escalas de classificação administradas pelo clínico e/ou autoaplicadas, que tendem a avaliar uma gama mais ampla de sintomas depressivos (Fried, 2017), nas fases inicial e contínua do tratamento. As escalas de classificação mais comumente utilizadas são a Escala de Avaliação de Depressão de Hamilton (Hamilton, 1960) e a Escala de Depressão de Montgomery-Asberg (Montgomery & Asberg, 1979), administradas pelo clínico, bem como o Questionário de

Saúde do Paciente (PHQ-9, do inglês *Patient Health Questionnaire*; Kroenke et al., 2001), o Inventário de Depressão de Beck (Beck et al., 1961) e a Escala de Depressão do Centro de Estudos Epidemiológicos (Radloff, 1977), autoaplicados.

Adicionalmente, dependendo da abordagem de intervenção psicológica, a avaliação de domínios psicológicos e comportamentais específicos adicionais pode ser importante para auxiliar no planejamento e no monitoramento do tratamento individual. Por exemplo, se a terapia cognitivo-comportamental está sendo usada como intervenção, pode ser importante avaliar continuamente os pensamentos automáticos do indivíduo e a experiência de atividades prazerosas ou de realização. A principal ferramenta utilizada para identificar pensamentos negativos pessoais é o registro de pensamentos automáticos, que inclui uma coluna especificando a situação em que emoções negativas específicas foram experimentadas. Essas emoções negativas são registradas e classificadas por intensidade em uma escala de 0 a 100 em uma segunda coluna. Em seguida, uma terceira coluna inclui comportamentos e reações físicas relacionados e, na última coluna, todos os pensamentos ou imagens automáticos devem ser registrados. Durante o tratamento, colunas adicionais podem ser adicionadas, como evidências para pensamentos automáticos, evidências contra pensamentos automáticos, pensamentos equilibrados e tipo e taxa de emoções atuais. No caso de intervenções comportamentais, o uso de autorregistros também é comum. Por exemplo, um registro de cada atividade no dia de uma pessoa pode ser mantido hora a hora, classificando cada uma de 0 a 10 para prazer (indicando quão agradável foi a atividade) e domínio (indicando o quanto a atividade foi uma realização) (Gautam et al., 2020). Também existem medidas válidas e confiáveis de componentes cognitivos da depressão que podem ser úteis para fins de avaliação. Por exemplo, a subescala de depressão do *Checklist* de Cognição (Beck et al., 1987) avalia a presença de visões negativas de indivíduos deprimidos sobre si mesmos, o mundo e o futuro, bem como o nível de desesperança.

Comorbidade de transtornos depressivos e condições médicas

Os transtornos depressivos são altamente comórbidos com doenças médicas, particularmente doenças crônicas e sistêmicas. Por exemplo, estudos observaram que episódios depressivos diagnosticáveis estão presentes em 15 a 25% dos indivíduos com câncer, 15 a 23% daqueles com doença coronariana, 25 a 60% daqueles com dor crônica e 31 a 80% daqueles com esclerose múltipla (Thom et al., 2019). Embora não seja completamente compreendida, a relação entre depressão e doenças médicas é claramente bidirecional, dados os efeitos diretos da depressão em muitos parâmetros fisiológicos, que podem ter efeitos em sistemas orgânicos por meio de uma variedade de mecanismos (p. ex., aumento da inflamação, interrupção da função endócrina). Pesquisas em múltiplas condições médicas demonstraram que transtornos depressivos comórbidos resultam em piores desfechos de saúde e aumento da mortalidade entre populações médicas e, portanto, requerem detecção e tratamento rápidos. Com base em sua revisão, Thom et al. (2019) concluíram que os requisitos diagnósticos para episódios depressivos não devem ser alterados em populações médicas e cirúrgicas, apesar da sobreposição reconhecida entre sintomas de muitas doenças médicas e os sintomas neurovegetativos do episódio depressivo. Entre pacientes médicos hospitalizados, o diagnóstico diferencial de transtornos depressivos com *delirium* é particularmente importante e comumente feito incorretamente por não especialistas (Farrell & Ganzini, 1995).

Considerações culturais nos transtornos depressivos

Parece haver considerável variação cultural no relato de sintomas depressivos, o que está parcialmente relacionado a variações em sua relevância cultural. Por exemplo, em algumas culturas, os sintomas psicológicos (p. ex., tristeza, embotamento emocional, ruminação, diminuição do prazer) são menos importantes, enquanto questões morais ou relacionais (p. ex., culpa, sentimento de inutilidade, falta de produtividade, falha nas responsabilidades com os outros) ou aspectos somáticos podem ser enfatizados. Em particular, um foco em sintomas corporais (p. ex., dor, fadiga, fraqueza) na experiência e no relato da depressão tem sido observado em diversos contextos culturais (Muñoz et al., 2005). Sintomas atribuídos a conceitos culturais de sofrimento também podem complicar a avaliação da depressão. As *CDDR* citam conceitos culturais incluindo dor no coração e coração dolorido, perda da alma, queixas relacionadas aos "nervos" e calor dentro do corpo que diferentes grupos culturais usam como estrutura para entender e relatar sintomas depressivos que serão perdidos se o clínico não compreender seu significado cultural.

Considerações de gênero nos transtornos depressivos

Estudos epidemiológicos em todo o mundo sugerem que há diferenças consideráveis na prevalência e na apresentação da depressão por gênero. As mulheres têm mais do que o dobro de probabilidade de serem diagnosticadas com depressão do que os homens (Albert, 2015), o que sugere que características psicossociais e biológicas relacionadas ao gênero podem aumentar a suscetibilidade das mulheres. Os papéis sociais prescritos para as mulheres em muitas culturas podem levar ao estresse, ao *status* social desfavorecido e à vitimização (Albert, 2015). Além disso, as flutuações hormonais das mulheres podem impactar os sistemas neurológicos que mediam os estados depressivos, especialmente em torno de eventos reprodutivos importantes como puberdade, gravidez, pós-parto e menopausa (Lombardo et al., 2021). Outras diferenças específicas de gênero relatadas para a depressão incluem a tendência dos homens de apresentar irritabilidade em vez de tristeza (Pollack, 1998), e a maior frequência de mulheres relatando ansiedade e sintomas menos comuns, como reatividade do humor, aumento do sono ou hipersonia, aumento do apetite ou hiperfagia e ganho de peso (Posternak & Zimmerman, 2001).

Adicionalmente, tem sido sugerido que a depressão em mulheres é mais grave (Cavanagh et al., 2017) e associada a um maior prejuízo funcional (Lopez Molina et al., 2014). No entanto, os sintomas depressivos podem ser subnotificados pelos homens devido a barreiras psicossociais comuns em muitas culturas que desencorajam a busca por ajuda (p. ex., a crença de que um homem não deve chorar ou reclamar). A depressão entre os homens também pode se apresentar de maneira comportamental em vez de verbal, por meio de comportamentos de risco e uso de substâncias que podem exacerbar seus sintomas e comprometer ainda mais sua saúde. Transtornos concomitantes decorrentes do uso de substâncias são duas vezes mais comuns entre homens do que entre mulheres com transtornos depressivos (Cavanagh et al., 2017).

Diferenças de gênero também foram relatadas na resposta aos tratamentos antidepressivos, em termos de eficácia e segurança (i.e., risco de efeitos adversos) (Keers & Aitchison, 2010). Além disso, a presença de estrogênio em mulheres em idade fértil pode interferir no mecanismo de ação de vários antidepressivos, e os potenciais efeitos da exposição a antidepressivos *in utero* e no leite materno complicam ainda mais as opções de tratamento farmacológico para mulheres com depressão perinatal.

PONTOS-CHAVE

- A *CID-11* fornece quatro diagnósticos principais de transtornos depressivos: transtorno depressivo de episódio único, transtorno depressivo recorrente, transtorno distímico e transtorno misto de depressão e ansiedade, representando o *continuum* de manifestações psicopatológicas dos sintomas depressivos. Além disso, a categoria de transtorno disfórico pré-menstrual, que tem características depressivas importantes, é listada de forma cruzada no capítulo da *CID-11* sobre doenças do sistema geniturinário.
- A *CID-11* inclui sete especificadores possíveis para melhor descrever as apresentações clínicas nos transtornos depressivos de episódio único ou recorrente. Os especificadores incluem a gravidade do episódio depressivo atual (leve, moderado ou grave), se o episódio atual é persistente (i.e., esteve continuamente presente por 2 anos ou mais), bem como a presença de sintomas psicóticos, melancolia, ataques de pânico, outros sintomas significativos de ansiedade e um padrão sazonal de início e remissão. Um código adicional é usado para indicar que os episódios depressivos ocorrem durante a gravidez ou no período perinatal. Se o episódio depressivo não for atual, mas tiver ocorrido no passado recente, outro especificador indicando remissão parcial ou total no momento da avaliação pode ser aplicado.
- A apresentação clínica dos transtornos depressivos varia de acordo com o estágio de desenvolvimento, particularmente as manifestações de humor deprimido, suicidabilidade e sintomas cognitivos. Em todos os casos, os sintomas devem representar uma mudança em relação ao funcionamento anterior do indivíduo.
- Os transtornos depressivos são mais frequentes e mais frequentemente atípicos na apresentação entre mulheres do que homens. As flutuações hormonais associadas ao ciclo menstrual, gravidez, parto e menopausa podem marcar períodos de maior risco de um episódio depressivo e devem ser levadas em conta ao planejar intervenções clínicas.

REFERÊNCIAS

Albert, P. R. (2015). Why is depression more prevalent in women? *Journal of Psychiatry & Neuroscience*, 40(4), 219–221. https://doi.org/10.1503/jpn.150205

Beck, A. T., Brown, G., Steer, R. A., Eidelson, J. I., & Riskind, J. H. (1987). Differentiating anxiety and depression: A test of the cognitive contentspecificity hypothesis. *Journal of Abnormal Psychology*, 96(3), 179–183. https://doi.org/10.1037/0021843X.96.3.179

Beck, A. T., Rush, A. J., Shaw, B. E., & Emery, G. (1979). *Cognitive therapy of depression*. Guilford Press.

Beck, A. T., Ward, C. H., Mendelson, M., Mock, J., & Erbaugh, J. (1961). An inventory for measuring depression. *Archives of General Psychiatry*, 4(6), 561–571. https://doi.org/10.1001/archpsyc.1961.01710120031004

Berenzon, S., Lara, M. A., Robles, R., & MedinaMora, M. E. (2013). Depresión: Estado del conocimiento y la necesidad de políticas públicas y planes de acción en México [Depression: State of the art and the need for public policy and action plans in Mexico]. *Salud Pública de México*, 55(1), 74–80. https://doi.org/10.1590/S0036363420130000100011

Burcusa, S. L., & Iacono, W. G. (2007). Risk for recurrence in depression. *Clinical Psychology Review*, 27(8), 959–985. https://doi.org/10.1016/j.cpr.2007.02.005

Cavanagh, A., Wilson, C. J., Kavanagh, D. J., & Caputi, P. (2017). Differences in the expression of symptoms in men versus women with depression: A systematic review and metaanalysis. *Harvard Review of Psychiatry*, 25(1), 29–38. https://doi.org/10.1097/HRP.0000000000000128

Cuijpers, P., Quero, S., Dowrick, C., & Arroll, B. (2019). Psychological treatment of depression in primary care: Recent developments. *Current Psychiatry Reports*, 21(12), 129. https://doi.org/10.1007/s119200191117x

DasMunshi, J., Goldberg, D., Bebbington, P. E., Bhugra, D. K., Brugha, T. S., Dewey, M. E., Jenkins, R., Stewart, R., & Prince, M. (2008). Public health significance of mixed anxiety and depression: Beyond current classification. *The British Journal of Psychiatry*, 192(3), 171–177. https://doi.org/10.1192/bjp.bp.107.036707

Dubovsky, S. L., Ghosh, B. M., Serotte, J. C., & Cranwell, V. (2021). Psychotic depression: Diagnosis, differential diagnosis, and treatment. *Psychotherapy and Psychosomatics*, 90(3), 160–177. https://doi.org/10.1159/000511348

Farrell, K. R., & Ganzini, L. (1995). Misdiagnosing delirium as depression in medically ill elderly patients. *Archives of Internal Medicine*, 155(22), 2459–2464. https://doi.org/10.1001/archinte.1995.00430220119013

Fried, E. I. (2017). The 52 symptoms of major depression: Lack of content overlap among seven common depression scales [erratum at *Journal of Affective Disorders*, 260, 744]. *Journal of Affective Disorders*, 208, 191–197. https://doi.org/10.1016/j.jad.2016.10.019

Gautam, M., Tripathi, A., Deshmukh, D., & Gaur, M. (2020). Cognitive behavioral therapy for depression. *Indian Journal of Psychiatry*, 62(8, Suppl. 2), S223–S229. https://doi.org/10.4103/psychiatry.IndianJPsychiatry_772_19

Goldberg, D. P., Reed, G. M., Robles, R., Bobes, J., Iglesias, C., Fortes, S., de Jesus Mari, J., Lam, T.P., Minhas, F., Razzaque, B., García, J. A., Rosendal, M., Dowell, C. A., Gask, L., Mbatia, J. K., & Saxena, S. (2016). Multiple somatic symptoms in primary care: A field study for ICD-11 PHC, WHO's revised classification of mental disorders in primary care settings. *Journal of Psychosomatic Research*, 91, 48–54. https://doi.org/10.1016/j.jpsychores.2016.10.002

Hamilton, M. (1960). A rating scale for depression. *Journal of Neurology, Neurosurgery, and Psychiatry*, 23(1), 56–62. https://doi.org/10.1136/jnnp.23.1.56

Joiner, T. E., Jr., Cook, J. M., Hersen, M., & Gordon, K. H. (2007). Double depression in older adult psychiatric outpatients: Hopelessness as a defining feature. *Journal of Affective Disorders*, 101(1-3), 235–238. https://doi.org/10.1016/j.jad.2005.03.019

Keers, R., & Aitchison, K. J. (2010). Gender differences in antidepressant drug response. *International Review of Psychiatry*, 22(5), 485–500. https://doi.org/10.3109/09540261.2010.496448

Klein, D. N., Schwartz, J. E., Rose, S., & Leader, J. B. (2000). Fiveyear course and outcome of dysthymic disorder: A prospective, naturalistic followup study. *The American Journal of Psychiatry, 157*(6), 931–939. https://doi.org/10.1176/appi.ajp.157.6.931

Kroenke, K., Spitzer, R. L., & Williams, J. B. (2001). The PHQ9: Validity of a brief depression severity measure. *Journal of General Internal Medicine, 16,* 606–613. https://doi.org/10.1046/j.15251497.2001.016009606.x

Lombardo, G., Mondelli, V., Dazzan, P., & Pariante, C. M. (2021). Sex hormones and immune system: A possible interplay in affective disorders? A systematic review. *Journal of Affective Disorders, 290,* 1–14. https://doi.org/10.1016/j.jad.2021.04.035

Lopez Molina, M. A., Jansen, K., Drews, C., Pinheiro, R., Silva, R., & Souza, L. (2014). Major depressive disorder symptoms in male and female young adults. *Psychology Health and Medicine, 19*(2), 136–145. https://doi.org/10.1080/13548506.2013.793369

Maj, M. (2018). Why the clinical utility of diagnostic categories in psychiatry is intrinsically limited and how we can use new approaches to complement them. *World Psychiatry, 17*(2), 121–122. https://doi.org/10.1002/wps.20512

Maj, M., Stein, D. J., Parker, G., Zimmerman, M., Fava, G. A., De Hert, M., Demyttenaere, K., McIntyre, R. S., Widiger, T., & Wittchen, H.U. (2020). The clinical characterization of the adult patient with depression aimed at personalization of management. *World Psychiatry, 19*(3), 269–293. https://doi.org/10.1002/wps.20771

McGlinchey, J. B., Zimmerman, M., Young, D., & Chelminski, I. (2006). Diagnosing major depressive disorder VIII: Are some symptoms better than others? *Journal of Nervous and Mental Disease, 194*(10), 785–790. https://doi.org/10.1097/01.nmd.0000240222.75201.aa

Montgomery, S. A., & Asberg, M. (1979). A new depression scale designed to be sen sitive to change. *The British Journal of Psychiatry, 134*(4), 382–389. https://doi.org/10.1192/bjp.134.4.382

Muñoz, R. A., McBride, M. E., Brnabic, A. J., López, C. J., Hetem, L. A. B., Secin, R., & Dueñas, H. J. (2005). Major depressive disorder in Latin America: The relationship between depression severity, painful somatic symptoms, and quality of life. *Journal of Affective Disorders, 86*(1), 93–98. https://doi.org/10.1016/j.jad.2004.12.012

National Institute for Health and Care Excellence. (2020, February 11). *Antenatal and postnatal mental health: Clinical management and service guidance* (CG192). https://www.nice.org.uk/guidance/cg192

National Institute of Mental Health. (2022, January). *Major depression.* https://www.nimh.nih.gov/health/statistics/majordepression

Pearlstein, T., Yonkers, K. A., Fayyad, R., & Gillespie, J. A. (2005). Pretreatment pattern of symptom expression in premenstrual dysphoric disorder. *Journal of Affective Disorders, 85*(3), 275–282. https://doi.org/10.1016/j.jad.2004.10.004

Perini, G., Cotta Ramusino, M., Sinforiani, E., Bernini, S., Petrachi, R., & Costa, A. (2019). Cognitive impairment in depression: Recent advances and novel treatments. *Neuropsychiatric Disease and Treatment, 15,* 1249–1258. https://doi.org/10.2147/NDT.S199746

Pollack, W. S. (1998). Mourning, melancholia, and masculinity: Recognizing and treating depression in men. In W. S. Pollack & R. F. Levant (Eds.), *New psychotherapy for men* (pp. 147–166). John Wiley & Sons Inc.

Posternak, M. A., & Zimmerman, M. (2001). Symptoms of atypical depression. *Psychiatry Research, 104*(2), 175–181. https://doi.org/10.1016/S01651781(01)003018

Radloff, L. S. (1977). The CESD scale: A selfreport depression scale for research in the general population. *Applied Psychological Measurement, 1*(3), 385–401. https://doi.org/10.1177/014662167700100306

Reynolds, C. F. (2020). Optimizing personalized management of depression: The impor tance of real-world contexts and the need for a new convergence paradigm in mental health. *World Psychiatry*, *19*(3), 266–268. https://doi.org/10.1002/wps.20770

Stein, A. T., Carl, E., Cuijpers, P., Karyotaki, E., & Smits, J. A. J. (2021). Looking beyond depression: A metaanalysis of the effect of behavioral activation on depression, anxiety, and activation [addendum at https://doi.org/10.1017/S0033291720003050]. *Psychological Medicine*, *51*(9), 1491–1504. https://doi.org/10.1017/S0033291720000239

Thom, R., Silbersweig, D. A., & Boland, R. J. (2019). Major depressive disorder in medical illness: A review of assessment, prevalence, and treatment options. *Psychosomatic Medicine*, *81*(3), 246–255. https://doi.org/10.1097/PSY.0000000000000678

Uphoff, E., Ekers, D., Robertson, L., Dawson, S., Sanger, E., South, E., Samaan, Z., Richards, D., Meader, N., & Churchill, R. (2020). Behavioural activation therapy for depression in adults. *Cochrane Database of Systematic Reviews*, *7*(7), CD013305. 10.1002/14651858

Wakefield, J. C., & First, M. B. (2012). Validity of the bereavement exclusion to major depression: Does the empirical evidence support the proposal to eliminate the exclusion in *DSM-5*? *World Psychiatry*, *11*(1), 3–10. https://doi.org/10.1016/j.wpsyc.2012. 01.002

World Health Organization. (2001). *The international classification of functioning, disability and health.* https://www.who.int/classifications/icf/en/

World Health Organization. (2023a, March 31). *Depressive disorder (depression)*. https://www.who.int/newsroom/factsheets/detail/depression

World Health Organization. (2023b). *ICD-11 for mortality and morbidity statistics* (Version: 01/2023). https://icd.who.int/browse11/lm/en#/

World Health Organization. (2024). *Clinical descriptions and diagnostic requirements for ICD-11 mental, behavioural and neurodevelopmental disorders.* https://www.who.int/publications/i/item/9789240077263

Young, A. S., Klap, R., Shoai, R., & Wells, K. B. (2008). Persistent depression and anxiety in the United States: Prevalence and quality of care. *Psychiatric Services*, *59*(12), 1391–1398. https://doi.org/10.1176/ps.2008.59.12.1391

7

Transtorno bipolar ou transtornos relacionados

Thomas D. Meyer, Tania Perich, Steven H. Jones e Tatia M. C. Lee

LÓGICA ABRANGENTE

Na 11ª revisão da *Classificação internacional de doenças* (CID-11; World Health Organization [WHO], 2023), o transtorno bipolar e os transtornos relacionados (i.e., transtorno bipolar tipo I, transtorno bipolar tipo II e transtorno ciclotímico) são agrupados junto com os transtornos depressivos em um agrupamento abrangente de transtornos do humor. A *CID-11* enfatiza que os episódios de humor individuais – depressivos, maníacos, hipomaníacos e mistos – representam fenômenos clínicos específicos que podem estar presentes no contexto de uma variedade de transtornos, mas não são entidades diagnosticáveis independentemente. Por exemplo, um episódio depressivo pode ocorrer no contexto de um transtorno depressivo, um transtorno bipolar tipo I ou tipo II, ou um transtorno esquizoafetivo. Todos os quatro tipos de episódios de humor podem ocorrer nos transtornos bipolares. Ao combinar transtornos depressivos, transtorno bipolar e transtornos relacionados em um agrupamento abrangente de transtornos do humor, a *CID-11* chama a atenção para as semelhanças entre eles.

É essencial ver os transtornos bipolares a partir de uma perspectiva longitudinal que leve em conta o padrão de episódios de humor ao longo do tempo. Como os episódios depressivos são abordados no Capítulo 6 deste livro, este capítulo se concentra mais nos episódios maníacos, hipomaníacos e mistos. Às vezes nos referimos à mania e à hipomania coletivamente como "(hipo)mania", apesar de suas diferenças em prejuízo e gravidade, porque há uma sobreposição substancial em seus sintomas e os processos subjacentes a ambos são semelhantes

---

https://doi.org/10.1037/0000392-007

A Psychological Approach to Diagnosis: Using the ICD-11 as a Framework, G. M. Reed, P. L.-J. Ritchie, and A. Maercker (Editors)

Copyright © 2024 by the American Psychological Association and the International Union of Psychological Science. All rights reserved.

a partir de uma perspectiva biopsicossocial. Isso também é verdade para os episódios mistos, que têm características tanto (hipo)maníacas quanto depressivas. No entanto, cada um desses três tipos de episódios de humor tem correlatos únicos e implicações de tratamento.

O diagnóstico do transtorno bipolar tipo I é baseado na presença ou história de pelo menos um episódio maníaco ou misto, e o diagnóstico do transtorno bipolar tipo II requer a presença ou história de pelo menos um transtorno hipomaníaco e pelo menos um episódio depressivo (WHO, 2024). Os transtornos bipolares são substancialmente menos comuns que os transtornos depressivos; a prevalência global ao longo da vida é estimada entre 0,6 e 1,5% (Ferrari et al., 2016; Merikangas et al., 2011). Ao mesmo tempo, os transtornos bipolares são substancialmente incapacitantes devido à sua gravidade e cronicidade e à infrequência de sua remissão completa. Entre os transtornos mentais e transtornos decorrentes do uso de substâncias, eles são a quinta principal causa de incapacidade (Ferrari et al., 2016). Estão associados a uma perda de aproximadamente 10 a 20 anos potenciais de vida, em parte porque pessoas com transtornos bipolares morrem por suicídio com mais frequência do que pessoas com qualquer outro transtorno mental (McIntyre et al., 2020).

Embora os transtornos bipolares sejam definidos com base na presença de (hipo)mania, é importante ter em mente que, na maioria dos casos clínicos de transtorno bipolar, os episódios depressivos são, na verdade, o aspecto predominante da experiência do indivíduo. Indivíduos com transtornos bipolares tipo I e tipo II podem passar até 50% e 32% de seu tempo, respectivamente, em um episódio depressivo (Goodwin & Jamison, 2007). Por essa razão, a depressão tem um efeito significativo em muitos aspectos da vida das pessoas com transtorno bipolar, como seus relacionamentos interpessoais, emprego e qualidade de vida geral. Apenas cerca de 20% dos indivíduos com transtorno bipolar tipo I não têm histórico de episódios depressivos clinicamente relevantes no momento do diagnóstico, e a grande maioria destes experimentará episódios depressivos ao longo do tempo.

Este capítulo fornece uma formulação integrativa dos transtornos bipolares ou transtornos relacionados, concentrando-se em dois níveis de análise: (a) a natureza dos episódios de humor únicos e recorrentes nos transtornos bipolares (i.e., episódios depressivos, maníacos, hipomaníacos e mistos) e (b) seu curso longitudinal.

UMA ABORDAGEM PSICOLÓGICA PARA OS TRANSTORNOS BIPOLARES

É universalmente reconhecido que a etiologia dos transtornos bipolares é fortemente neurobiológica. A herdabilidade dos transtornos bipolares é estimada em 70%, e os tratamentos de primeira linha são farmacológicos (McIntyre et al., 2020). Ao mesmo tempo, os tratamentos farmacológicos isolados são geralmente insuficientes para alcançar uma recuperação sindrômica completa e uma qualidade de vida desejável a partir da perspectiva das pessoas que vivem com transtornos bipolares (Murray et al., 2017), e há evidências de resultados superiores quando tratamentos psicossociais baseados em evidências são integrados ao cuidado (National Collaborating Centre for Mental Health, 2014). Áreas em que os tratamentos psicossociais podem fazer uma contribuição específica incluem remediação cognitiva, ocupacional e funcional (p. ex., treinamento neurocognitivo, psicoeducação e resolução de problemas), comportamentos relacionados à saúde (p. ex., tabagismo, sono, exercício, dieta), experiências adversas e traumáticas na infância, tratamento de transtornos concomitantes (p. ex., transtornos de ansiedade ou relacionados ao medo, transtornos decorrentes do uso de substâncias, transtorno de personalidade), suicidabilidade e estigma internalizado (McIntyre et al., 2022).

Modelos psicológicos dos transtornos bipolares são úteis na conceitualização dos processos emocionais e comportamentais e déficits envolvidos nos episódios de humor, bem como no curso do transtorno como um todo. Existem dois modelos psicológicos distintos de transtornos bipolares que são relativamente bem estudados. O primeiro é a teoria da desregulação do sistema de ativação comportamental (BAS, do inglês *behavioral activation system*) (p. ex., Depue & Iacono, 1989; Uroševic et al., 2008), e o segundo é o modelo cognitivo integrativo dos transtornos bipolares (Mansell et al., 2007).

A teoria da desregulação do BAS concentra-se predominantemente em episódios (hipo)maníacos em indivíduos com transtornos bipolares. O BAS tem seu substrato neural no núcleo *accumbens* e regula a motivação e o comportamento direcionado a objetivos (Alloy et al., 2015; Johnson et al., 2012). Existem diferenças individuais na facilidade com que esse sistema é ativado. De acordo com a teoria, pessoas com transtorno bipolar são excessivamente sensíveis e reativas a estímulos relevantes para objetivos e recompensas, o que leva a uma motivação excessiva relacionada à aproximação e à recompensa, que por sua vez precipita sintomas (hipo)maníacos. Há evidências substanciais de que os mecanismos de aproximação e recompensa desempenham um papel importante no desenvolvimento de sintomas maníacos (Alloy et al., 2015; Ironside et al., 2020; Scott et al., 2017). Vários *loops* de *feedback* tornam mais provável que a sequência comportamental se intensifique e os sintomas se exacerbem.

A partir de uma perspectiva psicológica, essa ativação dependeria dos estímulos externos ou internos presentes e dos tipos de recompensas antecipadas que levam à iniciação e à manutenção de comportamentos (hipo)maníacos. Uma classe de eventos que parece especialmente relevante para os transtornos bipolares é a realização de objetivos pessoalmente significativos (p. ex., formar-se na faculdade, promoção no trabalho), que demonstraram aumentar o risco de (hipo)mania em indivíduos vulneráveis (Johnson et al., 2012; Lex et al., 2017). Mesmo quando em um estado de humor normal (eutímico), indivíduos com transtornos bipolares comumente mantêm objetivos altamente ambiciosos e podem não revelar esses objetivos a outros por medo de parecerem grandiosos. Além disso, o risco de transtornos bipolares parece estar associado a uma forte tendência a reagir impulsivamente quando emoções positivas são experimentadas.

Uma crítica ao modelo de desregulação do BAS dos transtornos bipolares tem sido o fato de que ele explica melhor o desenvolvimento e a manutenção de sintomas (hipo)maníacos do que episódios depressivos recorrentes (Koenders et al., 2020). De acordo com o modelo cognitivo integrativo (Mansell et al., 2007), tanto os sintomas de humor depressivos quanto (hipo)maníacos podem ser explicados pelas avaliações negativas e positivas extremas das flutuações afetivas internas. Por exemplo, uma pessoa poderia fazer uma avaliação positiva extrema sobre um estado ativado (p. ex., "Tenho tanta energia, estou no meu melhor") ou uma avaliação negativa extrema (p. ex., "Estou perdendo o controle de mim mesmo, e algo terrível certamente vai acontecer"). Então, o comportamento é guiado pelo conteúdo da avaliação. A pessoa pode se envolver em atividades estimulantes para "regular para cima" o estado ativado, aumentando o risco de desenvolver um episódio hipomaníaco ou maníaco. Ou a pessoa pode se envolver em comportamentos de "amortecimento", como isolamento social, para "regular para baixo" o estado ativado, com a possível consequência de aumentar o humor deprimido e desencadear um episódio depressivo. Esses diferentes estilos de avaliação também poderiam se aplicar a flutuações de humor mais depressivas. Koenders et al. (2020) propuseram um modelo bimodal integrativo de regulação emocional nos transtornos bipolares, no qual alguns indivíduos são caracterizados pela tendência de regular para cima o afeto positivo, e outros são caracterizados pela tendência de regular para baixo tanto o afeto positivo quanto o negativo. O valor desses modelos é que eles podem fornecer uma estrutura clinicamente útil para informar e direcionar a avaliação sobre quais fatores poderiam aumentar o risco e manter os sintomas (hipo)maníacos e depressivos.

APRESENTAÇÕES E PADRÕES DE SINTOMAS

Transtorno bipolar ou transtornos relacionados são transtornos de humor episódicos definidos pela ocorrência de episódios ou sintomas maníacos, mistos ou hipomaníacos. Estes geralmente se alternam ao longo do curso desses transtornos com episódios depressivos ou períodos de sintomas depressivos (ver Capítulo 6), com períodos depressivos tendendo a predominar no curso clínico do transtorno.

Episódio maníaco

As *Descrições Clínicas e Requisitos Diagnósticos para Transtornos Mentais, Comportamentais ou do Neurodesenvolvimento da CID-11* (CDDR; WHO, 2024) descrevem um episódio maníaco como (a) um estado de humor extremo caracterizado por euforia sustentada, expansividade ou irritabilidade, juntamente com (b) aumento da atividade ou uma experiência subjetiva de aumento de energia. O humor também pode ser lábil (p. ex., alternando entre euforia e irritabilidade). A mudança no humor deve representar uma alteração significativa em relação ao que é típico para o indivíduo. Por exemplo, o indivíduo pode rir substancialmente mais, ter uma perspectiva otimista não característica, ser surpreendentemente amigável com estranhos ou reagir de forma incomumente irritável aos comentários e ao *feedback* dos outros sem motivo óbvio. Para atribuir um diagnóstico de transtorno bipolar tipo I, o estado de humor maníaco deve estar presente na maior parte do dia, quase todos os dias, e durar pelo menos 1 semana. Vários outros sintomas atípicos para a pessoa também devem estar presentes, além da mudança no humor e no nível de atividade ou energia subjetiva. Exemplos incluem aumento da autoestima ou grandiosidade, aumento da loquacidade ou fala pressionada, fuga de ideias, experiência de pensamentos acelerados, aumento da distratibilidade, diminuição da necessidade de sono e aumento de comportamentos impulsivos ou imprudentes. Para diagnosticar um episódio maníaco, os sintomas devem ser graves o suficiente para causar prejuízo significativo nas áreas pessoal, familiar, social, educacional, ocupacional ou outras áreas importantes de funcionamento ou para exigir tratamento intensivo (p. ex., hospitalização) para prevenir danos a si mesmo ou a outros. Se o indivíduo requer tratamento urgente (p. ex., medicação, hospitalização), a mudança no humor e atividade ou sensação de aumento de energia não precisa durar uma semana inteira para ser considerada um episódio maníaco. A presença de delírios ou alucinações é considerada um indicador de necessidade urgente de tratamento.

Em um episódio maníaco, a autoestima do indivíduo pode estar inflada a ponto de constituir um delírio de grandeza (p. ex., em que o indivíduo acredita ser um cantor famoso, político ou figura religiosa). A pessoa pode superestimar suas próprias habilidades e capacidades – por exemplo, acreditando que tem o potencial para alcançar objetivos excessivamente ambiciosos ou subestimando quanto tempo certas tarefas levarão para serem concluídas. Isso poderia se manifestar de forma delirante na crença de que possui habilidades especiais ou poderes mágicos. Outro sintoma comum é falar muito mais do que o habitual e sentir-se incapaz de parar, falar muito mais rápido ou mais alto do que o habitual, ou interromper os outros frequentemente ou não lhes dar chance de falar. O indivíduo pode relatar que seus pensamentos estão acelerados ou saltam de um tópico para outro, fazendo conexões entre pensamentos que podem parecer lógicas para eles, mas fazem pouco sentido para os outros ("fuga de ideias"). O indivíduo pode ser fácil e incomumente distraível, de modo que estímulos externos ou irrelevantes podem capturar rapidamente sua atenção, e após isso o indivíduo pode ter dificuldade em retornar a uma tarefa anterior ou pode abandoná-la por algo novo. Todos esses comportamentos devem ser atípicos do funcionamento habitual do indivíduo para serem contados como sintomas de um episódio maníaco. Uma pessoa experimentando um episódio maníaco pode avaliar seus sintomas positivamente (p. ex., relata sentir-se mais criativa, inteligente ou poderosa) ou negativamente (p. ex., relata sentir-se angustiada porque não consegue "segurar seus pensamentos").

Uma diminuição da necessidade de sono também é frequentemente relatada como um sintoma de um episódio maníaco. Por exemplo, os indivíduos podem ter a percepção subjetiva de estar totalmente descansados, apesar de dormir apenas algumas horas (às vezes apenas 2-3 horas por noite) ou não dormir nada por longos períodos. Essa diminuição da necessidade de sono é diferente do sintoma de insônia, como pode ocorrer durante um episódio depressivo (acordar muito cedo, ser incapaz de adormecer ou ter dificuldade para dormir a noite toda). Durante um episódio maníaco, o sono é frequentemente considerado uma "perda de tempo" em vez de uma necessidade psicobiológica. Comportamentos impulsivos ou envolvimento em atividades momentaneamente prazerosas sem considerar as potenciais consequências negativas também podem ser sintomas de um episódio maníaco. Por exemplo, pessoas experimentando um episódio maníaco podem tomar decisões financeiras ou de negócios altamente arriscadas, envolver-se em sexo desprotegido espontâneo ou seguir seus "instintos" (p. ex., deixar o emprego, fazer uma grande compra). Indivíduos em estado maníaco também podem mostrar um aumento nos contatos sociais (p. ex., ligar para amigos com mais frequência) e em atividades direcionadas a objetivos (p. ex., agendar mais reuniões, assumir mais tarefas ou projetos relacionados ao trabalho, envolver-se em mais atividades de lazer e *hobbies*). Esses exemplos destacam que um episódio maníaco é mais do que apenas uma mudança extrema de humor de curta duração, mas sim consiste em um padrão de mudanças no humor, no comportamento e na cognição.

Episódio hipomaníaco

Um episódio hipomaníaco pode ser visto como uma forma menor de um episódio maníaco. Consequentemente, os requisitos diagnósticos para um episódio hipomaníaco nas *CDDR* são semelhantes aos de um episódio maníaco, mas de forma atenuada ou subliminar.

As principais diferenças entre um episódio hipomaníaco e um episódio maníaco são os requisitos de gravidade e duração dos sintomas. Em um episódio hipomaníaco, os sintomas representam uma mudança significativa no comportamento habitual do indivíduo ou estado subjetivo que seria óbvio para alguém que o conhece bem. No entanto, os sintomas não são suficientemente graves a ponto de causar prejuízo acentuado no funcionamento ocupacional ou nas atividades sociais habituais ou relacionamentos com outros. Os sintomas devem estar presentes na maior parte do dia, quase todos os dias, como em um episódio maníaco, mas, em um episódio hipomaníaco, eles só precisam durar "vários dias". A duração necessária dos sintomas para diagnosticar um episódio hipomaníaco é intencionalmente menor para reduzir o risco de diagnosticar erroneamente um indivíduo que tem um transtorno bipolar como tendo um transtorno depressivo. Ao perguntar sobre o estado de humor de um indivíduo durante um episódio hipomaníaco, é importante que o clínico leve em conta o contexto do indivíduo. Uma mudança no humor ou comportamento que representa uma resposta normal a eventos ou situações experimentadas pela pessoa (p. ex., humor eufórico após uma entrevista de emprego bem-sucedida, aumento da irritabilidade após perder negócios para um concorrente, aumento da atividade devido a demandas de trabalho incomuns) não deve ser considerada suficiente para atender aos requisitos de humor ou atividade para um episódio hipomaníaco.

Outros sintomas de um episódio hipomaníaco são frequentemente versões atenuadas dos sintomas maníacos. Por exemplo, um indivíduo com hipomania pode relatar apenas um humor elevado, enquanto um indivíduo com mania pode relatar um humor eufórico; um indivíduo com hipomania pode fazer mais planos do que o habitual, mas estes serão mais viáveis e mais intimamente relacionados às suas capacidades reais em comparação com uma pessoa em um episódio maníaco. Um indivíduo com hipomania pode ser mais falante e extrovertido do que o habitual, mas ainda pode ser interrompido por outros. Eles podem experimentar aumento da autoestima, mas não a ponto de constituir um delírio de grandeza. De fato, se delírios ou outros sintomas psicóticos estiverem presentes, um episódio maníaco ou misto deve ser diagnosticado em vez de um episódio hipomaníaco.

Episódio misto

Em um episódio misto, o indivíduo experimenta vários sintomas maníacos proeminentes e vários sintomas depressivos proeminentes, consistentes com os sintomas de episódios maníacos e episódios depressivos, que ocorrem simultaneamente ou se alternam rapidamente de um dia para outro ou às vezes até dentro do mesmo dia. Os sintomas devem incluir um estado de humor alterado consistente com um episódio maníaco e/ou depressivo (i.e., humor deprimido, disfórico, eufórico ou expansivo). Em episódios mistos nos quais os sintomas depressivos são predominantes, os sintomas maníacos (i.e., "contrapolares") mais propensos a estar presentes simultaneamente ou alternar com sintomas depressivos são irritabilidade, loquacidade, agitação psicomotora e pensamentos acelerados. Por outro lado, em episódios mistos nos quais os sintomas maníacos são predominantes, os sintomas depressivos mais comuns são humor disfórico, sentimentos de inutilidade, desesperança e suicidabilidade.

Os sintomas de um episódio misto devem durar pelo menos 2 semanas e estar presentes na maior parte do dia, quase todos os dias. Se o indivíduo requer tratamento urgente (p. ex., medicação, hospitalização), os sintomas não precisam durar as 2 semanas completas para atender aos requisitos diagnósticos de um episódio misto. Os sintomas devem ser graves o suficiente para causar prejuízo significativo nas áreas pessoal, familiar, social, educacional, ocupacional ou outras áreas importantes de funcionamento ou para exigir tratamento intensivo (p. ex., hospitalização) para prevenir danos a si mesmo ou a outros. Considera-se que este requisito é atendido se delírios ou alucinações estiverem presentes.

Alucinações podem ocorrer durante episódios maníacos ou mistos, mas são menos frequentes do que seria esperado entre pessoas diagnosticadas com esquizofrenia. Alucinações auditivas são as mais comuns. Em termos de delírios, os delírios de grandeza são os mais comumente relatados por indivíduos experimentando um episódio maníaco; no entanto, delírios de caráter paranoide ou autorreferencial também podem ser relatados (p. ex., acreditar que estão sendo observados por causa de seus poderes especiais; acreditar que as pessoas deliberadamente colocaram obstáculos em seu caminho para impedir seu sucesso). Se houver sintomas psicóticos durante um episódio misto, eles são mais frequentemente mais congruentes com aqueles vistos entre indivíduos experimentando um episódio depressivo.

Para todos os tipos de episódios de humor relevantes para transtornos bipolares, o clínico precisará determinar se os sintomas relatados pelo indivíduo podem ser resultado de uma condição médica (p. ex., disfunções da tireoide, epilepsia, tumor cerebral) ou do uso de substâncias psicoativas ou medicamentos, incluindo abstinência. É especialmente importante estar alerta para sintomas (hipo)maníacos que surgem em resposta a formas biológicas de tratamento para transtornos depressivos (p. ex., medicamentos antidepressivos, terapia eletroconvulsiva, fototerapia, estimulação magnética transcraniana, estimulação cerebral profunda). Se uma síndrome maníaca, hipomaníaca ou mista surgir nessas circunstâncias e persistir após a descontinuação do tratamento e os efeitos fisiológicos do tratamento provavelmente tiverem diminuído, o episódio correspondente deve ser diagnosticado. Assim, é essencial estabelecer uma linha do tempo de quando os tratamentos do indivíduo começam ou mudam junto com o curso dos sintomas relatados pelo indivíduo.

Transtornos bipolares tipo I e tipo II

O transtorno bipolar tipo I requer um histórico ou presença de pelo menos um episódio maníaco ou misto. Na maioria dos casos, múltiplos episódios depressivos e maníacos ou mistos geralmente ocorrem ao longo do curso do transtorno, com períodos depressivos tendendo a predominar. Episódios maníacos e mistos são tratados como funcionalmente equivalentes no diagnóstico do transtorno bipolar tipo I. Qualquer um deles é tratado na *CID-11* como base para um diagnóstico presuntivo de transtorno bipolar tipo I, mesmo que haja uma pequena proporção de pessoas que experimentam apenas episódios maníacos ou mistos sem episódios depressivos diagnosticáveis, particularmente no início do curso do transtorno (Angst et al., 2019). Também é importante reconhecer que indivíduos com transtorno bipolar tipo I podem ter episódios que atendem aos requisitos diagnósticos para um episódio hipomaníaco; no entanto, o diagnóstico de transtorno bipolar tipo I ainda será apropriado, desde que o indivíduo tenha tido anteriormente pelo menos um episódio maníaco ou misto.

O transtorno bipolar tipo II requer pelo menos um episódio hipomaníaco atual ou ao longo da vida e pelo menos um episódio depressivo atual ou ao longo da vida, sem histórico de episódios maníacos ou mistos. Um ou mais episódios hipomaníacos não são suficientes para diagnosticar um indivíduo com transtorno bipolar tipo II, e o episódio hipomaníaco não é um transtorno independentemente diagnosticável na *CID-11*. Se o indivíduo manifesta sintomas psicóticos, um diagnóstico de transtorno bipolar tipo II só pode ser feito se esses sintomas psicóticos ocorrerem exclusivamente durante um episódio depressivo. Isso porque a presença de sintomas psicóticos durante um episódio de outra forma hipomaníaco automaticamente atenderia aos requisitos diagnósticos para um episódio maníaco, tornando o diagnóstico apropriado o transtorno bipolar tipo I. Para alguns indivíduos, um diagnóstico de transtorno bipolar tipo II é um diagnóstico temporário até que posteriormente experimentem um episódio de humor que atenda aos requisitos diagnósticos para um episódio maníaco ou misto.

A *CID-11* fornece mecanismos para codificar a apresentação atual de um indivíduo diagnosticado com transtorno bipolar tipo I ou tipo II (i.e., atual maníaco, depressivo, misto, hipomaníaco, remissão parcial, remissão completa), a gravidade do episódio para episódios depressivos atuais e a presença ou ausência de sintomas psicóticos. Ao codificar "remissão parcial", é importante ter em mente que os chamados sintomas residuais podem ser sintomas atenuados da mesma polaridade ou da polaridade oposta ao episódio de humor mais recente (p. ex., estar eufórico, excessivamente confiante ou ativado após um episódio depressivo sem preencher os requisitos diagnósticos para um episódio hipomaníaco). Especificadores adicionais podem ser adicionados a um diagnóstico de transtorno bipolar tipo I ou tipo II para indicar a presença de ataques de pânico, outros sintomas significativos de ansiedade, melancolia em episódios depressivos, se um episódio depressivo atual é persistente (i.e., esteve continuamente presente por 2 anos ou mais) e um padrão sazonal de início e remissão.

Há também um especificador para "ciclagem rápida", que, no contexto do transtorno bipolar tipo I ou tipo II, indica uma alta frequência de episódios de humor (pelo menos quatro) nos últimos 12 meses. Esses episódios podem envolver uma mudança imediata de uma polaridade de humor para outra, ou os episódios de humor podem ser separados por um período de remissão. Em indivíduos com alta frequência de episódios de humor, alguns podem ter uma duração mais curta do que os geralmente observados no transtorno bipolar tipo I ou tipo II (p. ex., períodos depressivos que duram apenas vários dias). Se os sintomas depressivos e maníacos se alternarem rapidamente (i.e., de um dia para outro ou dentro do mesmo dia), isso deve ser considerado um episódio misto em vez de ciclagem rápida.

Transtorno ciclotímico

O transtorno ciclotímico é diagnosticado com base na instabilidade do humor ao longo de um período prolongado (2 anos ou mais) caracterizado por numerosos períodos de sintomas hipomaníacos e depressivos. A perturbação do humor esteve presente na maioria dos dias por pelo menos 2 anos, e nunca houve um período livre de sintomas excedendo 2 meses durante esse tempo. Os sintomas hipomaníacos podem ou não atender aos requisitos diagnósticos para um episódio hipomaníaco. Durante os primeiros 2 anos desse transtorno, os sintomas depressivos nunca devem ser suficientes em número ou duração para atender aos requisitos diagnósticos de um episódio depressivo. Subsequentemente, episódios depressivos podem ser sobrepostos ao transtorno ciclotímico, com um diagnóstico adicional de transtorno depressivo de episódio único ou transtorno depressivo recorrente atribuído conforme apropriado. Um diagnóstico de transtorno ciclotímico não pode ser atribuído se o indivíduo já tiver experimentado um episódio maníaco ou misto. Os sintomas devem causar sofrimento subjetivo ao indivíduo e/ou causar prejuízo nas áreas pessoal, familiar, social, educacional, ocupacional ou outras áreas importantes de funcionamento.

DIAGNÓSTICO DIFERENCIAL

É importante reconhecer que humores eufóricos, irritáveis e depressivos são experiências humanas normais. Para diferenciar entre episódios de humor clinicamente relevantes e humor normal, é útil estabelecer (a) se a mudança de humor está relacionada a gatilhos situacionais específicos, (b) se a mudança de humor é transitória e não associada a outros sintomas (p. ex., mudanças no sono ou apetite), e (c) se ocorre prejuízo funcional significativo como resultado das mudanças de humor e não apenas sofrimento subjetivo.

Entre pessoas com transtornos bipolares, há atrasos substanciais na busca por ajuda, no diagnóstico preciso e no tratamento apropriado. Dados disponíveis, principalmente de países de alta renda, mostram durações médias de transtorno bipolar não tratado de aproximadamente 6 anos (Scott et al., 2022), e até 10 a 15 anos (Lublóy et al., 2020). Atrasos no diagnóstico correto dos transtornos bipolares contribuem para tratamento inadequado e ineficaz, maior progressão da doença e acúmulo de consequências de prejuízos no funcionamento psicossocial (p. ex., social, educacional, ocupacional). Esses fatores destacam a importância do diagnóstico diferencial nos transtornos bipolares.

Os princípios fundamentais para diferenciar transtornos bipolares de transtornos depressivos e outras condições com sintomatologia sobreposta são:

1. No transtorno bipolar e nos transtornos relacionados, há um curso episódico óbvio com recorrência de episódios de humor que não são exclusivamente de natureza depressiva.
2. No transtorno bipolar e nos transtornos relacionados, sintomas psicóticos ocorrem apenas durante episódios de humor e são, até certo ponto, marcadores da gravidade desses episódios.
3. Mudanças rápidas no afeto podem ser observadas em outros transtornos mentais, frequentemente em resposta a gatilhos externos ou internos. Episódios de humor no transtorno bipolar e nos transtornos relacionados são caracterizados por mudanças relativamente duradouras no humor e nos níveis de atividade.

4. No transtorno bipolar e nos transtornos relacionados, a mudança no humor é acompanhada por sintomas adicionais, como mudanças no nível de energia, sono, fala e comportamento social.
5. Sintomas como instabilidade emocional, distratibilidade, irritabilidade ou impulsividade que ocorrem durante episódios de humor não fazem parte do padrão habitual de comportamento do indivíduo, ou, se fizerem parte, deve haver um agravamento significativo desses sintomas durante os episódios.
6. No transtorno bipolar e nos transtornos relacionados, pode haver um retorno completo ao funcionamento normal entre os episódios de humor, particularmente durante as fases iniciais do transtorno.

O erro mais comum no diagnóstico dos transtornos bipolares tipo I e tipo II é confundi-los com transtorno depressivo de episódio único ou transtorno depressivo recorrente. Isso pode ser especialmente desafiador para o transtorno bipolar tipo II devido à relativa sutileza dos sintomas hipomaníacos em comparação com os maníacos. Vários fatores provavelmente contribuem para o diagnóstico incorreto: (a) episódios ou sintomas depressivos são a apresentação inicial mais comum do transtorno bipolar (McIntyre et al., 2022), o que sugere que as pessoas são mais propensas a buscar cuidados durante esses períodos; (b) indivíduos que buscam tratamento para um episódio depressivo podem não relatar sua experiência de episódios maníacos ou hipomaníacos; e (c) os clínicos podem estar sujeitos a viés confirmatório, confiando fortemente em sintomas típicos ou colocando ênfase insuficiente na avaliação de sintomas que não correspondem às suas ideias prototípicas (p. ex., Meyer & Meyer, 2009). No contexto de um episódio depressivo presente, certos sintomas sugerem uma maior possibilidade de transtorno bipolar, incluindo consumo de uma quantidade maior que o normal de alimentos, hipersonia, características psicóticas, maior frequência de episódios de humor e transtornos concomitantes decorrentes do uso de substâncias, transtornos de ansiedade ou relacionados ao medo, transtorno da compulsão alimentar e enxaquecas (McIntyre et al., 2020).

Outros diagnósticos diferenciais importantes nos transtornos bipolares incluem transtorno de déficit de atenção e hiperatividade (TDAH), transtorno de personalidade, transtornos de ansiedade ou relacionados ao medo, transtornos decorrentes do uso de substâncias e esquizofrenia. As *CDDR* contêm mais informações sobre como fazer essas distinções. No entanto, é importante ter em mente que os transtornos bipolares podem coocorrer com qualquer um desses transtornos, então o diagnóstico diferencial é frequentemente uma questão de determinar se os requisitos para ambos os transtornos são atendidos, em vez de um ou outro. No caso do TDAH, a concomitância pode estar relacionada a mecanismos cerebrais compartilhados. Da mesma forma, o transtorno bipolar é geneticamente correlacionado com a esquizofrenia (McIntyre et al., 2020). Quando um indivíduo atende simultaneamente aos requisitos diagnósticos tanto para o transtorno bipolar tipo I quanto para a esquizofrenia, o transtorno esquizoafetivo é o diagnóstico apropriado (ver Capítulo 5).

Entre crianças e adolescentes, há preocupação substancial sobre o hiperdiagnóstico do transtorno bipolar e consequente hipermedicalização, o que parece estar relacionado, em parte, à ideia promulgada pela 4ª edição do *Manual diagnóstico e estatístico de transtornos mentais* de que, entre jovens, a irritabilidade poderia satisfazer o requisito de humor para um episódio maníaco (Lochman et al., 2015). Na *CID-11*, um diagnóstico mais apropriado para muitos desses casos seria o transtorno desafiador de oposição, frequentemente com um especificador para "irritabilidade crônica-raiva" (Evans et al., 2017; ver Capítulo 14). No transtorno desafiador de oposição, problemas de comportamento de não conformidade e irritabilidade crônica ou raiva são observados fora dos episódios de humor.

Substâncias psicoativas e certos medicamentos, bem como certas condições médicas ou lesões (p. ex., síndrome de Cushing, epilepsia, acidente vascular cerebral, tumores, doença de Huntington, lesões nas estruturas cerebrais límbicas frontais, temporais e subcorticais), também podem causar um estado maníaco ou hipomaníaco. Essas condições devem ser diagnosticadas como transtorno do humor induzido por substância ou síndrome do humor secundária, dependendo da etiologia, com codificação adicional para sintomas depressivos, maníacos ou mistos, conforme apropriado.

CURSO DO DESENVOLVIMENTO DO TRANSTORNO BIPOLAR E DE TRANSTORNOS RELACIONADOS

O curso de desenvolvimento do transtorno bipolar e dos transtornos relacionados varia substancialmente de pessoa para pessoa. Fatores que podem influenciar seu curso incluem a presença de transtornos mentais concomitantes e outras condições médicas, maus-tratos durante a infância, trauma e uso de substâncias (McIntyre et al., 2022). A idade média de início do transtorno bipolar é mais comumente do fim da adolescência ao início da idade adulta (Ferrari et al., 2016), com idades de início mais precoces indicativas de piores resultados e um curso de desenvolvimento mais grave (McIntyre et al., 2020). Fatores como ter familiares com histórico de transtorno bipolar e trauma na primeira infância estão associados a um início mais precoce; uma combinação dos dois parece contribuir para o início mais precoce do transtorno (Post et al., 2016).

Embora a (hipo)mania seja rara durante a infância e o início da adolescência, quando ocorre, todas as características podem ser observadas (National Collaborating Centre for Mental Health, 2014). As *CDDR* fornecem informações adicionais sobre formas infantis e adolescentes de sintomas (hipo)maníacos. Um diagnóstico de episódio maníaco só deve ser considerado quando os sintomas são episódicos e recorrentes (ou caracterizados por início rápido se for um primeiro episódio), inadequados para o contexto em que surgem, em excesso do que se poderia esperar para a idade ou nível de desenvolvimento da pessoa, se representam uma mudança distinta do funcionamento anterior e se estão associados a prejuízo significativo nas áreas pessoal, familiar, social, educacional ou outras áreas importantes de funcionamento. Episódios hipomaníacos podem ser difíceis de distinguir de comportamentos normativos do desenvolvimento em crianças e adolescentes. Fatores a considerar incluem um curso episódico e mudanças marcadas e concomitantes nas cognições (p. ex., pensamentos acelerados) ou nos comportamentos (p. ex., aumento do nível de atividade). Há pesquisa limitada sobre episódios mistos em crianças e adolescentes; no entanto, há alguma evidência sugerindo que adolescentes com transtornos bipolares podem ser mais propensos do que adultos com transtornos bipolares a experimentar episódios mistos.

O primeiro início de (hipo)mania em adultos mais velhos (60 anos ou mais) está associado a taxas mais altas de primeira internação hospitalar, taxas mais baixas de histórico familiar de transtorno bipolar e comorbidade médica, caso em que um diagnóstico de síndrome do humor secundária pode ser apropriado (Dols & Beekman, 2018).

Modelos de estágios do transtorno bipolar foram propostos, nos quais cada estágio é definido por características que podem informar abordagens de tratamento específicas (Berk et al., 2017; Kupka et al., 2021). Os modelos de estágios geralmente definem o Estágio 0 como caracterizado por risco aumentado, mas sem sintomas; o Estágio 1 como o pródromo; o Estágio 2 como o primeiro episódio de humor; o Estágio 3 como recaída ou recorrência; e o Estágio 4 como sintomas crônicos ou sem remissão. Embora os modelos de estágios capturem as características gerais e agregadas do transtorno bipolar, eles podem obscurecer níveis substanciais de variação individual, indicando que um curso linear e gradual não é aplicável a todos (McIntyre et al., 2022). Os modelos de estágios podem ser clinicamente úteis para conceituar intervenções direcionadas para redução de sintomas e qualidade de vida que correspondam às características de cada estágio (Murray et al., 2017), mas o clínico deve ter cuidado para não transmitir um senso de inevitabilidade sobre a progressão da doença. O que está bem estabelecido é a necessidade de intervenções oportunas no início do curso do transtorno para ter uma influência positiva em sua progressão (McIntyre et al., 2022).

AVALIAÇÃO

Como observado anteriormente, atrasos no diagnóstico correto dos transtornos bipolares podem durar anos e ter consequências sérias e cumulativas. Quando a queixa apresentada ou o encaminhamento é um problema clínico concomitante ou relacionado, como depressão, ansiedade ou uso de álcool, é mais provável que o clínico não identifique a presença de um transtorno bipolar. Portanto, é essencial perguntar diretamente a cada paciente se ele experimentou períodos de humor eufórico ou irritável e aumento de atividade ou energia e se outros considerariam esses períodos incomuns para eles (National Collaborating Centre for Mental Health, 2014). Se o tempo individual for limitado, uma das medidas de triagem existentes para mania e hipomania pode ser usada. As duas medidas de triagem autoadministradas mais amplamente utilizadas e validadas transculturalmente são o Questionário de Transtorno do Humor para transtorno bipolar (Hirschfeld et al., 2000) e o *Checklist* de Hipomania (Angst et al., 2005). Essas medidas de triagem não produzem um diagnóstico; no entanto, pontuações acima do ponto de corte culturalmente validado devem levar o clínico a conduzir uma avaliação mais completa, geralmente uma entrevista clínica detalhada, para verificar ou descartar um diagnóstico de transtorno bipolar.

Várias escalas de avaliação administradas por clínicos estão disponíveis para avaliar a gravidade da (hipo)mania, como a Escala de Avaliação de Mania de Young (Young et al., 1978) e a Escala de Mania de Bech Rafaelsen (Bech, 2002). Esses instrumentos requerem treinamento e experiência clínica em sua administração, pois o clínico deve avaliar diferentes aspectos da apresentação do indivíduo (p. ex., taxa e quantidade de fala, conteúdo do pensamento). Também existem medidas autoadministradas que avaliam os sintomas e a gravidade da (hipo)mania, como a Escala de Autoavaliação de Altman, o Inventário de Autoavaliação de Mania e a Escala de Estado Interno (para uma revisão de todos, ver Meyer et al., 2020). Apesar da validação empírica dessas escalas, alguns clínicos ainda podem questionar a validade das autoavaliações de um indivíduo durante um estado maníaco. As preocupações podem incluir engano deliberado e falta de *insight*. Assim, comparar a avaliação do clínico com as autoavaliações do indivíduo pode ajudar a abrir uma discussão sobre as discrepâncias entre a percepção do clínico e a do paciente sobre suas próprias experiências de humor. Relatos de familiares também devem ser buscados e considerados durante as avaliações, se estiverem disponíveis.

Há ampla concordância sobre os benefícios de obter autorrelatos baseados no monitoramento diário do humor. Um diário de humor pode ter várias funções, como revisar mudanças no humor (e outras variáveis) entre avaliações, monitorar o progresso do paciente e promover autoconsciência e autogestão. Um diário de humor personalizado pode ser desenvolvido em conjunto com o paciente em torno de emoções centrais, comportamentos, cognições e eventos de vida relevantes para o indivíduo. Uma abordagem individualizada e baseada no contexto que integre a biografia do indivíduo pode apoiar um uso mais sustentado do diário de humor, além de ajudar a desenvolver um senso de colaboração e cocriação na avaliação e no tratamento. Um mapeamento sistemático do curso do transtorno conduzido em colaboração com o paciente também pode ser de grande valor na prática clínica comum, usando processos padronizados flexíveis e facilmente utilizáveis, como o Método de Gráfico de Vida do National Institute of Mental Health (Post et al., 2003; Roy-Byrne et al., 1985).

Por fim, dado o risco substancialmente elevado de suicídio entre pacientes com transtornos bipolares, é essencial avaliar e discutir pensamentos e comportamentos suicidas no momento da avaliação inicial e ao longo do tratamento. Medidas amplamente utilizadas que podem ser úteis na avaliação da suicidabilidade incluem a Escala de Ideação Suicida (Beck et al., 1988) e a Escala de Avaliação da Gravidade do Suicídio de Columbia (Posner et al., 2011).

TRANSTORNOS CONCOMITANTES

Em adultos com transtorno bipolar, os transtornos mentais concomitantes mais comuns são os transtornos de ansiedade ou relacionados ao medo; uma proporção muito alta atende aos requisitos diagnósticos para transtorno de ansiedade generalizada, transtorno de ansiedade social ou transtorno de pânico (Yapici Eser et al., 2018). Entre 30 e 50% têm transtorno decorrente do uso de substâncias, mais comumente álcool (Messer et al., 2017). TDAH, transtorno de personalidade e transtorno da compulsão alimentar (McElroy et al., 2018) também são comuns. Esses transtornos concomitantes são subdiagnosticados entre pessoas com transtorno bipolar. Além de requerer tratamentos adicionais específicos, eles podem contribuir para a gravidade dos episódios de humor e exacerbar o curso do transtorno bipolar (McIntyre et al., 2022). Portanto, a triagem cuidadosa de transtornos mentais concomitantes é crítica.

A apresentação de condições concomitantes também pode diferir dependendo do estado de humor. Por exemplo, durante a (hipo)mania, o uso de álcool ou outras substâncias pode ser iniciado ou escalar, o que pode, então, contribuir para a impulsividade. Ou alguns sintomas de ansiedade podem ser proeminentes durante episódios depressivos, mas ausentes durante episódios maníacos ou hipomaníacos. Por exemplo, uma pessoa com ansiedade social significativa pode descobrir que seus sintomas desapareçam durante um episódio hipomaníaco, o que seria agradável e gratificante.

O risco para uma série de condições médicas é elevado entre pessoas com transtornos bipolares (Krishnan, 2005; McIntyre et al., 2022). Estas incluem síndrome metabólica, doença cardiovascular, obesidade, diabetes melito tipo 2, disfunção da tireoide e doença inflamatória intestinal. Parte disso se deve ao agrupamento de fatores de risco nessa população. Pessoas vivendo com transtornos bipolares têm menos probabilidade de ter acesso a serviços de saúde preventivos e de atenção primária de alta qualidade; têm maior probabilidade de relatar insegurança econômica, habitacional e alimentar; e têm altas taxas de experiências adversas na infância. Comportamentos não saudáveis (p. ex., tabagismo, falta de exercício, uso de álcool e substâncias) são fatores de risco adicionais que são comuns entre pessoas com transtornos bipolares. A exposição a medicamentos psicotrópicos comumente usados para tratar o transtorno bipolar também é um fator de risco para várias condições de saúde, incluindo obesidade, diabetes melito tipo 2 e dislipidemia. Além disso, o transtorno bipolar é um fator de risco independente para doença cardiovascular, que é a causa mais comum de mortalidade prematura e diminuição da expectativa de vida em pessoas com transtorno bipolar, bem como para outras doenças não transmissíveis e transmissíveis (McIntyre et al., 2022).

QUESTÕES CULTURAIS E CONTEXTUAIS NOS TRANSTORNOS BIPOLARES

Embora os sintomas centrais do transtorno bipolar sejam semelhantes entre culturas, há variações culturais significativas na maneira como as pessoas expressam e interpretam seus sintomas e como respondem ao tratamento. A falha em estar ciente e considerar essas influências pode levar a diagnóstico incorreto ou tratamento inadequado. Por exemplo, as sociedades ocidentais têm uma forte ênfase no individualismo e na autonomia, enquanto algumas culturas do Leste Asiático focam mais na modéstia por meio de autocrítica, evitação de conflitos interpessoais, inibição da expressão emocional, preservação da harmonia do grupo e sobreposição dos interesses pessoais. Embora a família seja uma importante fonte de apoio para indivíduos com condições de saúde mental, algumas famílias podem estigmatizar o diagnóstico e considerá-lo vergonhoso. Isso pode levar a esforços por parte da família para convencer o indivíduo com transtorno bipolar a conter demonstrações emocionais e pode impedir o acesso ao cuidado (Lan et al., 2018). É essencial que os clínicos estejam atentos a esses valores e atitudes culturais e familiares específicos para desenvolver e implementar uma abordagem de tratamento que leve em conta esses fatores e antecipe potenciais barreiras. Uma questão relacionada é o fenômeno da "somatização" – o relato e a experiência preferencial de sintomas somáticos sobre sintomas psicológicos (Ryder & Chentsova-Dutton, 2012).

Crenças religiosas culturalmente enraizadas também influenciam a manifestação dos sintomas. Por exemplo, em um estudo conduzido na Índia, mais de um terço dos indivíduos religiosos com transtorno bipolar conceitualizaram sua psicopatologia em um contexto religioso (Grover et al., 2016). Muitos desses indivíduos atribuíram a etiologia de seu transtorno a fenômenos religiosos e, portanto, buscaram ajuda de figuras religiosas. Da mesma forma, em um estudo da Nova Zelândia, a maioria dos indivíduos religiosos em remissão com transtorno bipolar adotou enfrentamento religioso e teve uma taxa mais baixa de adesão aos regimes de tratamento de profissionais médicos (Mitchell & Romans, 2003). Fatores culturais também podem afetar julgamentos clínicos, pois clínicos de diferentes países podem mostrar disparidade marcante na identificação de sintomas maníacos (Mackin et al., 2006). Barreiras linguísticas também podem dificultar a precisão na avaliação diagnóstica.

CONSIDERAÇÕES DE GÊNERO NOS TRANSTORNOS BIPOLARES

Embora haja evidências de que as mulheres têm maior probabilidade de serem diagnosticadas com transtorno bipolar do que os homens (Dell'Osso et al., 2021), as taxas de transtornos bipolares entre homens e mulheres são mais semelhantes do que no caso dos transtornos depressivos. O Estudo Carga Global de Doenças (Ferrari et al., 2016) constatou que a razão de prevalência masculino-feminino para transtornos bipolares combinados era de 0,8. A Pesquisa Mundial de Saúde Mental (Merikangas et al., 2011) relatou taxa de vida mais alta de transtorno bipolar tipo I e sintomas (hipo)maníacos subliminares entre homens, mas taxas mais altas de transtorno bipolar tipo II entre mulheres. Além disso, há algumas diferenças de gênero importantes nos sintomas, no curso e nas condições concomitantes. Por exemplo, a ciclagem rápida é mais frequente em mulheres, e as taxas de suicídio são mais altas para homens (Goodwin & Jamison, 2007). O início tardio dos transtornos bipolares também é mais comum para mulheres, com aproximadamente 70% daquelas diagnosticadas após os 50 anos sendo mulheres (Depp & Jeste, 2004).

O período menstrual, o parto e a perimenopausa também podem afetar a apresentação e o curso dos transtornos bipolares em mulheres. Os períodos menstruais podem estar associados a um aumento da perturbação do humor e depressão. Mulheres com transtorno bipolar também têm maior probabilidade de experimentar transtorno disfórico pré-menstrual concomitante (ver Capítulo 6). O parto, a gravidez e a menopausa também podem precipitar perturbações do humor entre mulheres com transtorno bipolar (p. ex., Diflorio & Jones, 2010; Perich et al., 2017). Nos casos em que o início de um episódio de humor ocorre durante a gravidez ou dentro de cerca de 6 semanas após o parto, um diagnóstico de transtornos mentais ou comportamentais associados à gravidez, ao parto ou ao puerpério deve ser atribuído além do diagnóstico de transtorno bipolar aplicável, usando um especificador para indicar a presença de sintomas psicóticos.

PONTOS-CHAVE

- Transtorno bipolar ou transtornos relacionados incluem transtorno bipolar tipo I, transtorno bipolar tipo II e transtorno ciclotímico. Entre os transtornos mentais e transtornos decorrentes do uso de substâncias, eles são a quinta principal causa de incapacidade. Estão associados a uma perda de aproximadamente 10 a 20 anos potenciais de vida, em parte porque pessoas com transtornos bipolares morrem por suicídio com mais frequência do que pessoas com qualquer outro transtorno mental.

- O transtorno bipolar tipo I é definido com base na presença ou no histórico de pelo menos um episódio maníaco ou misto. O transtorno bipolar tipo II requer a presença ou o histórico de pelo menos um transtorno hipomaníaco e pelo menos um episódio depressivo. O transtorno ciclotímico é diagnosticado com base na instabilidade do humor ao longo de um período prolongado (2 anos ou mais) caracterizado por numerosos períodos de sintomas hipomaníacos e depressivos sublimiares.

- Um episódio maníaco é definido como (a) um estado de humor extremo caracterizado por euforia sustentada, expansividade ou irritabilidade, juntamente com (b) aumento da atividade ou uma experiência subjetiva de aumento de energia. O humor e a atividade/energia devem representar uma mudança significativa em relação ao que é típico para o indivíduo; estar presente na maior parte do dia, quase todos os dias, e durar pelo menos 1 semana; e causar prejuízo significativo nas áreas pessoal, familiar, social, educacional, ocupacional ou outras áreas importantes de funcionamento ou exigir tratamento intensivo (p. ex., hospitalização) para prevenir danos a si mesmo ou a outros.

- Os requisitos diagnósticos para um episódio hipomaníaco são semelhantes aos de um episódio maníaco, mas em forma atenuada ou sublimiar. Os sintomas representam uma mudança identificável no funcionamento da pessoa e duram pelo menos vários dias, mas não são suficientemente graves para causar prejuízo acentuado no funcionamento ocupacional ou nas atividades sociais habituais ou nos relacionamentos com outros.

- Em um episódio misto, o indivíduo experimenta vários sintomas maníacos proeminentes e vários sintomas depressivos proeminentes, que ocorrem simultaneamente ou se alternam rapidamente de dia para dia ou às vezes até dentro do mesmo dia.

- Nos transtornos bipolares tipo I e tipo II, episódios maníacos, mistos ou hipomaníacos geralmente se alternam com episódios depressivos. A depressão é geralmente o aspecto dominante da experiência da maioria das pessoas que vivem com transtorno bipolar ou transtornos relacionados.

- O erro mais comum no diagnóstico de ambos os transtornos bipolares é confundi-los com transtornos depressivos. Isso pode ser especialmente desafiador para o transtorno bipolar tipo II devido à relativa sutileza dos sintomas hipomaníacos em comparação com os maníacos.

- Os tratamentos farmacológicos isolados são geralmente insuficientes para alcançar uma recuperação sindrômica completa e qualidade de vida desejável a partir da perspectiva das pessoas que vivem com transtornos bipolares, e há evidências de resultados superiores quando tratamentos psicossociais baseados em evidências são integrados ao cuidado. Áreas em que os tratamentos psicossociais podem fazer uma contribuição específica incluem remediação cognitiva, ocupacional e funcional, comportamentos relacionados à saúde, experiências adversas e traumáticas na infância, tratamento de transtornos concomitantes, suicidabilidade e estigma internalizado.

REFERÊNCIAS

Alloy, L. B., Nusslock, R., & Boland, E. M. (2015). The development and course of bipolar spectrum disorders: An integrated reward and circadian rhythm dysregulation model. *Annual Review of Clinical Psychology, 11*(1), 213-250. https://doi.org/10.1146/annurevclinpsy032814112902

Angst, J., Adolfsson, R., Benazzi, F., Gamma, A., Hantouche, E., Meyer, T. D., Skeppar, P., Vieta, E., & Scott, J. (2005). The HCL32: Towards a selfassessment tool for hypomanic symptoms in outpatients. *Journal of Affective Disorders, 88*(2), 217-233. https://doi.org/10.1016/j.jad.2005.05.011

Angst, J., Rössler, W., AjdacicGross, V., Angst, F., Wittchen, H. U., Lieb, R., BeesdoBaum, K., Asselmann, E., Merikangas, K. R., Cui, L., Andrade, L. H., Viana, M. C., Lamers, F., Penninx, B. W., de Azevedo Cardoso, T., Jansen, K., Dias de Mattos Souza, L., Azevedo da Silva, R., Kapczinski, F., . . . Vandeleur, C. L. (2019). Differences between unipolar mania and bipolarI disorder: Evidence from nine epidemiological studies. *Bipolar Disorders, 21*(5), 437-448. https://doi.org/10.1111/bdi.12732

Bech, P. (2002). The Bech-Rafaelsen Mania Scale in clinical trials of therapies for bipolar disorder: A 20year review of its use as an outcome measure. *CNS Drugs, 16*(1), 47-63. https://doi.org/10.2165/00023210200216010000004

Beck, A. T., Steer, R. A., & Ranieri, W. F. (1988). Scale for Suicide Ideation: Psychometric properties of a selfreport version. *Journal of Clinical Psychology, 44*(4), 499-505. https://doi.org/10.1002/10974679(198807)44:4<499::AIDJCLP2270440404>3.0.CO;26

Berk, M., Post, R., Ratheesh, A., Gliddon, E., Singh, A., Vieta, E., Carvalho, A. F., Ashton, M. M., Berk, L., Cotton, S. M., McGorry, P. D., Fernandes, B. S., Yatham, L. N., & Dodd, S. (2017). Staging in bipolar disorder: From theoretical framework to clinical utility. *World Psychiatry, 16*(3), 236-244. https://doi.org/10.1002/wps.20441

Dell'Osso, B., Cafaro, R., & Ketter, T. A. (2021). Has bipolar disorder become a predominantly female gender related condition? Analysis of recently published large sample studies. *International Journal of Bipolar Disorders, 9*(1), 3. https://doi.org/10.1186/s4034502000207z

Depp, C. A., & Jeste, D. V. (2004). Bipolar disorder in older adults: A critical review. *Bipolar Disorders, 6*(5), 343-367. https://doi.org/10.1111/j.13995618.2004.00139.x

Depue, R. A., & Iacono, W. G. (1989). Neurobehavioral aspects of affective disorders. *Annual Review of Psychology, 40*(1), 457-492. https://doi.org/10.1146/annurev.ps.40.020189.002325

Diflorio, A., & Jones, I. (2010). Is sex important? Gender differences in bipolar disorder. *International Review of Psychiatry, 22*(5), 437-452. https://doi.org/10.3109/09540261.2010.514601

Dols, A., & Beekman, A. (2018). Older age bipolar disorder. *The Psychiatric Clinics of North America, 41*(1), 95-110. https://doi.org/10.1016/j.psc.2017.10.008

Evans, S. C., Burke, J. D., Roberts, M. C., Fite, P. J., Lochman, J. E., de la Peña, F. R., & Reed, G. M. (2017). Irritability in child and adolescent psychopathology: An integrative review for *ICD-11*. *Clinical Psychology Review, 53*, 29-45. https://doi.org/10.1016/j.cpr.2017.01.004

Ferrari, A. J., Stockings, E., Khoo, J. P., Erskine, H. E., Degenhardt, L., Vos, T., & Whiteford, H. A. (2016). The prevalence and burden of bipolar disorder: Findings from the Global Burden of Disease Study 2013. *Bipolar Disorders, 18*(5), 440-450. https://doi.org/10.1111/bdi.12423

Goodwin, F. K., & Jamison, K. R. (2007). *Manic-depressive illness: Bipolar disorders and recurrent depression* (2nd ed.). Oxford University Press.

Grover, S., Hazari, N., Aneja, J., Chakrabarti, S., & Avasthi, A. (2016). Influence of religion and supernatural beliefs on clinical manifestation and treatment practices in patients with bipolar disorder. *Nordic Journal of Psychiatry*, *70*(6), 442–449. https://doi.org/10.3109/08039488.2016.1151930

Hirschfeld, R. M. A., Williams, J. B. W., Spitzer, R. L., Calabrese, J. R., Flynn, L., Keck, P. E., Jr., Lewis, L., McElroy, S. L., Post, R. M., Rapport, D. J., Russell, J. M., Sachs, G. S., & Zajecka, J. (2000). Development and validation of a screening instrument for bipolar spectrum disorder: The Mood Disorder Questionnaire. *The American Journal of Psychiatry*, *157*(11), 1873–1875. https://doi.org/10.1176/appi.ajp.157.11.1873

Ironside, M. L., Johnson, S. L., & Carver, C. S. (2020). Identity in bipolar disorder: Selfworth and achievement. *Journal of Personality*, *88*(1), 45–58. https://doi.org/10.1111/jopy.12461

Johnson, S. L., Edge, M. D., Holmes, M. K., & Carver, C. S. (2012). The behavioral activation system and mania. *Annual Review of Clinical Psychology*, *8*(1), 243–267. https://doi.org/10.1146/annurevclinpsy032511143148

Koenders, M. A., Dodd, A. L., Karl, A., Green, M. J., Elzinga, B. M., & Wright, K. (2020). Understanding bipolar disorder within a biopsychosocial emotion dysregulation framework. *Journal of Affective Disorders Reports*, *2*, Article 100031. https://doi.org/10.1016/j.jadr.2020.100031

Krishnan, K. R. R. (2005). Psychiatric and medical comorbidities of bipolar disorder. *Psychosomatic Medicine*, *67*(1), 1–8. https://doi.org/10.1097/01.psy.0000151489.36347.18

Kupka, R., Duffy, A., Scott, J., Almeida, J., BalanzáMartínez, V., Birmaher, B., Bond, D. J., Brietzke, E., Chendo, I., Frey, B. N., Grande, I., Hafeman, D., Hajek, T., Hillegers, M., KauerSant'Anna, M., Mansur, R. B., van der Markt, A., Post, R., Tohen, M., . . . Kapczinski, F. (2021). Consensus on nomenclature for clinical staging models in bipolar disorder: A narrative review from the International Society for Bipolar Disorders (ISBD) Staging Task Force. *Bipolar Disorders*, *23*(7), 659–678. https://doi.org/10.1111/bdi.13105

Lan, Y. C., Zelman, D. C., & Chao, W. T. (2018). Angry characters and frightened souls: Patients and family explanatory models of bipolar disorder in Taiwan. *Transcultural Psychiatry*, *55*(3), 317–338. https://doi.org/10.1177/1363461518761924

Lex, C., Bäzner, E., & Meyer, T. D. (2017). Does stress play a significant role in bipolar disorder? A metaanalysis. *Journal of Affective Disorders*, *208*, 298–308. https://doi.org/10.1016/j.jad.2016.08.057

Lochman, J. E., Evans, S. C., Burke, J. D., Roberts, M. C., Fite, P. J., Reed, G. M., de la Peña, F. R., Matthys, W., Ezpeleta, L., Siddiqui, S., & Garralda, M. E. (2015). An empirically based alternative to *DSM-5*'s disruptive mood dysregulation disorder for *ICD-11*. *World Psychiatry*, *14*(1), 30–33. https://doi.org/10.1002/wps.20176

Lublóy, Á., Keresztúri, J. L., Németh, A., & Mihalicza, P. (2020). Exploring factors of diagnostic delay for patients with bipolar disorder: A populationbased cohort study. *BMC Psychiatry*, *20*(1), 75. https://doi.org/10.1186/s128880202483y

Mackin, P., Targum, S. D., Kalali, A., Rom, D., & Young, A. H. (2006). Culture and assessment of manic symptoms. *The British Journal of Psychiatry*, *189*(4), 379–380. https://doi.org/10.1192/bjp.bp.105.013920

Mansell, W., Morrison, A. P., Reid, G., Lowens, I., & Tai, S. (2007). The interpretation of, and responses to, changes in internal states: An integrative cognitive model of mood swings and bipolar disorders. *Behavioural and Cognitive Psychotherapy*, *35*(5), 515–539. https://doi.org/10.1017/S1352465807003827

McElroy, S. L., Winham, S. J., CuellarBarboza, A. B., Colby, C. L., Ho, A. M., Sicotte, H., Larrabee, B. R., Crow, S., Frye, M. A., & Biernacka, J. M. (2018). Bipolar disorder with binge eating behavior: A genomewide association study implicates PRR5ARHGAP8. *Translational Psychiatry*, *8*(1), 40. https://doi.org/10.1038/s4139801700853

McIntyre, R. S., Alda, M., Baldessarini, R. J., Bauer, M., Berk, M., Correll, C. U., Fagiolini, A., Fountoulakis, K., Frye, M. A., Grunze, H., Kessing, L. V., Miklowitz, D. J., Parker, G., Post, R. M., Swann, A. C., Suppes, T., Vieta, E., Young, A., & Maj, M. (2022). The clinical characterization of the adult patient with bipolar disorder aimed at personalization of management. *World Psychiatry*, *21*(3), 364–387. https://doi.org/10.1002/wps.20997

McIntyre, R. S., Berk, M., Brietzke, E., Goldstein, B. I., LópezJaramillo, C., Kessing, L. V., Malhi, G. S., Nierenberg, A. A., Rosenblat, J. D., Majeed, A., Vieta, E., Vinberg, M., Young, A. H., & Mansur, R. B. (2020). Bipolar disorders. *The Lancet*, *396*(10265), 1841–1856. https://doi.org/10.1016/S01406736(20)315440

Merikangas, K. R., Jin, R., He, J. P., Kessler, R. C., Lee, S., Sampson, N. A., Viana, M. C., Andrade, L. H., Hu, C., Karam, E. G., Ladea, M., MedinaMora, M. E., Ono, Y., PosadaVilla, J., Sagar, R., Wells, J. E., & Zarkov, Z. (2011). Prevalence and correlates of bipolar spectrum disorder in the world mental health survey initiative. *Archives of General Psychiatry*, *68*(3), 241–251. https://doi.org/10.1001/archgenpsychiatry.2011.12

Messer, T., Lammers, G., MüllerSiecheneder, F., Schmidt, R. F., & Latifi, S. (2017). Substance abuse in patients with bipolar disorder: A systematic review and metaanalysis. *Psychiatry Research*, *253*, 338–350. https://doi.org/10.1016/j.psychres.2017.02.067

Meyer, F., & Meyer, T. D. (2009). The misdiagnosis of bipolar disorder as a psychotic disorder: Some of its causes and their influence on therapy. *Journal of Affective Disorders*, *112*(1-3), 174–183. https://doi.org/10.1016/j.jad.2008.04.022

Meyer, T. D., Crist, N., La Rosa, N., Ye, B., Soares, J. C., & Bauer, I. E. (2020). Are existing selfratings of acute manic symptoms in adults reliable and valid?—A systematic review. *Bipolar Disorders*, *22*(6), 558–568. https://doi.org/10.1111/bdi.12906

Mitchell, L., & Romans, S. (2003). Spiritual beliefs in bipolar affective disorder: Their relevance for illness management. *Journal of Affective Disorders*, *75*(3), 247–257. https://doi.org/10.1016/S01650327(02)000551

Murray, G., Leitan, N. D., Thomas, N., Michalak, E. E., Johnson, S. L., Jones, S., Perich, T., Berk, L., & Berk, M. (2017). Towards recoveryoriented psychosocial interventions for bipolar disorder: Quality of life outcomes, stagesensitive treatments, and mindfulness mechanisms. *Clinical Psychology Review*, *52*, 148–163. https://doi.org/10.1016/j.cpr.2017.01.002

National Collaborating Centre for Mental Health. (2014). Bipolar disorder: The NICE guideline on the assessment and management of bipolar disorder in adults, children and young people in primary and secondary care (2022 update). The British Psychological Society and The Royal College of Psychiatrists. https://www.nice.org.uk/guidance/cg185/evidence/fullguidelinepdf4840895629

Perich, T., Ussher, J., & Meade, T. (2017). Menopause and illness course in bipolar disorder: A systematic review. *Bipolar Disorders*, *19*(6), 434–443. https://doi.org/10.1111/bdi.12530

Posner, K., Brown, G. K., Stanley, B., Brent, D. A., Yershova, K. V., Oquendo, M. A., Currier, G. W., Melvin, G. A., Greenhill, L., Shen, S., & Mann, J. J. (2011). The ColumbiaSuicide Severity Rating Scale: Initial validity and internal consistency findings from three multisite studies with adolescents and adults. *The American Journal of Psychiatry*, *168*(12), 1266–1277. https://doi.org/10.1176/appi.ajp.2011.10111704

Post, R. M., Altshuler, L. L., Kupka, R., McElroy, S. L., Frye, M. A., Rowe, M., Grunze, H., Suppes, T., Keck, P. E., Jr., Leverich, G. S., & Nolen, W. A. (2016). Age of onset of bipolar disorder: Combined effect of childhood adversity and familial loading of psychiatric disorders. *Journal of Psychiatric Research*, *81*, 63–70. https://doi.org/10.1016/j.jpsychires.2016.06.008

Post, R. M., Denicoff, K. D., Leverich, G. S., Altshuler, L. L., Frye, M. A., Suppes, T. M., Rush, A. J., Keck, P. E., Jr., McElroy, S. L., Luckenbaugh, D. A., Pollio, C., Kupka, R., & Nolen, W. A.

(2003). Morbidity in 258 bipolar outpatients followed for 1 year with daily prospective ratings on the NIMH life chart method. *The Journal of Clinical Psychiatry*, 64(6), 680–690. https://doi.org/10.4088/JCP.v64n0610

Roy-Byrne, P., Post, R. M., Uhde, T. W., Porcu, T., & Davis, D. (1985). The longitudinal course of recurrent affective illness: Life chart data from research patients at the NIMH. *Acta Psychiatrica Scandinavica. Supplementum*, 317(s317), 1–34. https://doi.org/10.1111/j.16000447.1985.tb10510.x

Ryder, A. G., & ChentsovaDutton, Y. E. (2012). Depression in cultural context: "Chinese somatization," revisited. *The Psychiatric Clinics of North America*, 35(1), 15–36. https://doi.org/10.1016/j.psc.2011.11.006

Scott, J., Graham, A., Yung, A., Morgan, C., Bellivier, F., & Etain, B. (2022). A systematic review and metaanalysis of delayed helpseeking, delayed diagnosis and duration of untreated illness in bipolar disorders. *Acta Psychiatrica Scandinavica*, 146(5), 389–405. https://doi.org/10.1111/acps.13490

Scott, J., Murray, G., Henry, C., Morken, G., Scott, E., Angst, J., Merikangas, K. R., & Hickie, I. B. (2017). Activation in bipolar disorders: A systematic review. *JAMA Psychiatry*, 74(2), 189–196. https://doi.org/10.1001/jamapsychiatry.2016.3459

Urošević, S., Abramson, L. Y., HarmonJones, E., & Alloy, L. B. (2008). Dysregulation of the behavioral approach system (BAS) in bipolar spectrum disorders: Review of theory and evidence. *Clinical Psychology Review*, 28(7), 1188–1205. https://doi.org/10.1016/j.cpr.2008.04.004

World Health Organization. (2023). *ICD-11 for mortality and morbidity statistics* (Version: 01/2023). https://icd.who.int/browse11/lm/en#/

World Health Organization. (2024). *Clinical descriptions and diagnostic requirements for ICD-11 mental, behavioural and neurodevelopmental disorders*. https://www.who.int/publications/i/item/9789240077263

Yapici Eser, H., Kacar, A. S., Kilciksiz, C. M., YalçinayInan, M., & Ongur, D. (2018). Prevalence and associated features of anxiety disorder comorbidity in bipolar disorder: A metaanalysis and metaregression study. *Frontiers in Psychiatry*, 9, 229. https://doi.org/10.3389/fpsyt.2018.00229

Young, R. C., Biggs, J. T., Ziegler, V. E., & Meyer, D. A. (1978). A rating scale for mania: Reliability, validity and sensitivity. *The British Journal of Psychiatry*, 133(5), 429–435. https://doi.org/10.1192/bjp.133.5.429

8

Transtornos de ansiedade ou relacionados ao medo

Cary S. Kogan, Chee-Wing Wong e Paul M. G. Emmelkamp

LÓGICA ABRANGENTE

O agrupamento de transtornos de ansiedade ou relacionados ao medo na 11ª revisão da *Classificação internacional de doenças* (CID-11; World Health Organization [WHO], 2023) reúne transtornos caracterizados por ansiedade ou medo como sua principal característica clínica. Muitos outros transtornos mentais (p. ex., transtornos do humor, transtornos obsessivo-compulsivos ou relacionados, transtornos associados especificamente ao estresse) podem ter a ansiedade como um aspecto de sua apresentação clínica, mas, nesses outros transtornos, ela ocorre junto com outros sintomas considerados mais centrais. A ansiedade se refere a percepções orientadas para o futuro de ameaça antecipada. O medo se refere a reações psicofisiológicas de estado presente a uma ameaça imediata percebida. Uma variedade de estímulos ou situações internas e externas pode ser a fonte de ansiedade e medo. Os transtornos de ansiedade ou relacionados ao medo da *CID-11* ocorrem ao longo da vida e incluem transtorno de ansiedade generalizada (TAG), transtorno de pânico, agorafobia, fobia específica, transtorno de ansiedade social, transtorno de ansiedade de separação e mutismo seletivo. As *Descrições Clínicas e Requisitos Diagnósticos para Transtornos Mentais, Comportamentais ou do Neurodesenvolvimento da CID-11* (CDDR; WHO, 2024) conceitualizam os transtornos de ansiedade ou relacionados ao medo em termos de suas características fisiológicas, cognitivas e comportamentais proeminentes, clinicamente úteis como base para identificação e planejamento de tratamento.

---

https://doi.org/10.1037/0000392-008

A Psychological Approach to Diagnosis: Using the ICD-11 as a Framework, G. M. Reed, P. L.-J. Ritchie, and A. Maercker (Editors)

Copyright © 2024 by the American Psychological Association and the International Union of Psychological Science. All rights reserved.

UMA ABORDAGEM PSICOLÓGICA PARA OS TRANSTORNOS DE ANSIEDADE OU RELACIONADOS AO MEDO

Uma perspectiva psicológica sobre os transtornos de ansiedade ou relacionados ao medo se concentra em aspectos comuns a todos esses transtornos. Essas áreas-chave informam o diagnóstico, a conceitualização do caso e o planejamento do tratamento (Kogan et al., 2016). As *CDDR* da *CID-11* apresentam esses aspectos dos transtornos de ansiedade ou relacionados ao medo sistematicamente na seção de características essenciais para cada transtorno, facilitando para os clínicos compararem como cada transtorno difere de outros transtornos de ansiedade ou relacionados ao medo em termos dessas características.

Embora todos os transtornos de ansiedade ou relacionados ao medo tenham a experiência de medo ou ansiedade como característica clínica primária, o melhor meio de diferenciá-los é o *foco de apreensão*, que se refere a cognições relacionadas aos estímulos ou aos contextos específicos associados à ansiedade ou ao medo. A seção de características essenciais para cada transtorno de ansiedade ou relacionado ao medo começa com uma descrição do foco de apreensão definidor, que pode ser altamente circunscrito, como na fobia específica, ou relacionar-se a uma classe mais ampla de situações, como no TAG. Como a ansiedade e o medo são reações normais e podem ter funções protetoras, as características essenciais também se concentram na frequência, na persistência e na intensidade dos sintomas e no nível de sofrimento ou prejuízo funcional associado que demarca a fronteira entre reações normais e aquelas que justificam atenção clínica.

Especificamente, após uma descrição do foco de apreensão, as características essenciais descrevem manifestações comportamentais de cada transtorno de ansiedade ou relacionado ao medo, que são geralmente formas de evitação ou fuga recorrente dos estímulos que representam o foco de apreensão. Alternativamente, o confronto com o foco de apreensão pode ser suportado com medo ou ansiedade intensos. Então, as características essenciais especificam a duração necessária dos sintomas, geralmente vários meses, para ajudar a diferenciar o transtorno de reações mais transitórias ou temporárias. As características essenciais da *CID-11* também requerem sofrimento significativo sobre a experiência dos sintomas de ansiedade ou prejuízo significativo no funcionamento para atribuir um diagnóstico.

Os sintomas associados aos transtornos de ansiedade ou relacionados ao medo frequentemente variam em gravidade ao longo do tempo e contextos, dependendo de vários fatores, como experiências anteriores com o foco de apreensão, grau de evitação ou uso de comportamentos de segurança, e transtornos mentais concomitantes. A ansiedade pode se tornar tão grave a ponto de culminar em um ataque de pânico, que, além de ser uma característica cardinal do transtorno de pânico, também pode ocorrer em outros transtornos de ansiedade ou relacionados ao medo quando um indivíduo é confrontado ou antecipa confrontar o foco de apreensão relevante. É importante distinguir entre esses ataques "sinalizados" que podem fazer parte do quadro clínico de um determinado transtorno de ansiedade ou relacionado ao medo e os ataques de pânico "não sinalizados" que ocorrem no transtorno de pânico. A presença de ansiedade grave ou ataques de pânico nos transtornos de ansiedade ou relacionados ao medo sugere maior probabilidade de transtorno concomitante, maior risco de suicidabilidade e possível necessidade de intervenções específicas, como exposição interoceptiva.

PRINCÍPIOS GERAIS PARA AVALIAÇÃO DOS TRANSTORNOS DE ANSIEDADE OU RELACIONADOS AO MEDO

Este capítulo fornece informações para cada um dos transtornos de ansiedade ou relacionados ao medo para auxiliar os clínicos no planejamento de uma avaliação abrangente. Recomendamos uma abordagem sequencial e multimodal – ou seja, uma avaliação que integre informações de uma entrevista clínica, medidas de autorrelato, observação comportamental e entrevistas com informantes colaterais. Essa abordagem serve a vários objetivos, incluindo diagnóstico diferencial; estabelecimento da gravidade, frequência e duração basais dos sintomas; desenvolvimento de uma formulação de caso; seleção de tratamentos; avaliação da eficácia do tratamento; e monitoramento de recaída do tratamento (Antony & Rowa, 2005; Shear et al., 2008).

As entrevistas clínicas devem ser conduzidas para obter um histórico dos sintomas, incluindo início e fatores contextuais (p. ex., estressores), bem como informações sobre a frequência, a intensidade e a duração atuais dos sintomas, incluindo a presença de ataques de pânico "sinalizados" ou "não sinalizados". É importante perguntar especificamente sobre o que a pessoa está preocupada ao confrontar ou antecipar a situação ou o estímulo que provoca ansiedade. A seleção e o planejamento do tratamento também são informados pela abrangência e pelo grau de comportamentos de evitação, presença de estratégias de enfrentamento inúteis, conteúdo de cognições ansiosas, histórico de tratamento, motivação para o tratamento, adequação e preferência por terapias, e identificação de déficits de habilidades (Antony & Rowa, 2005). Geralmente, níveis mais altos de gravidade, maior duração e níveis mais altos de evitação comportamental, bem como concomitância com outros transtornos mentais, preveem um curso mais difícil (Asselmann & Beesdo-Baum, 2015).

Em ambientes onde não é viável conduzir entrevistas longas devido a restrições de tempo, as medidas de triagem de autorrelato psicometricamente sólidas, como o GAD-7 (Spitzer et al., 2006), que avalia os sintomas mais comuns de ansiedade, ou o DASS (Lovibond & Lovibond, 1995), que fornece uma avaliação mais ampla dos sintomas depressivos, de estresse e ansiedade, podem auxiliar na identificação de áreas com maior necessidade de intervenção para adolescentes e adultos. Essas ferramentas de triagem estão disponíveis no domínio público e foram traduzidas para vários idiomas. Medidas de autorrelato e relato de cuidadores/pais para transtornos de ansiedade ou relacionados ao medo específicos podem ser úteis no planejamento do tratamento e podem ser administradas ao longo do tratamento para avaliar a resposta à intervenção. As propriedades psicométricas das medidas devem ser consideradas, bem como se as normas disponíveis para um teste específico são representativas do indivíduo sendo testado.

TRANSTORNO DE ANSIEDADE GENERALIZADA

Apresentações e padrões de sintomas

O TAG é caracterizado por apreensão antecipatória excessiva, intensa, generalizada e difusa de múltiplos eventos ou situações que resultam em sofrimento subjetivo significativo ou prejuízo do funcionamento diário. O foco da apreensão muda entre uma gama de preocupações cotidianas ou pode ser articulado como apreensão, desconforto ou pavor "flutuante" relacionado a resultados negativos não especificados. Algums indivíduos com TAG têm dificuldade em especificar o conteúdo cognitivo de suas preocupações e, em vez disso, relatam sintomas somáticos generalizados crônicos. Apesar do sofrimento ou prejuízo associado significativo, muitos indivíduos com TAG acreditam que sua preocupação tem um valor funcional positivo, como ajudá-los a estar mais bem preparados para ameaças futuras. Comportamentos de evitação não são tão proeminentes quanto os encontrados em outros transtornos de ansiedade ou relacionados ao medo; se presentes, frequentemente assumem a forma de isolamento social, procrastinação e abstenção de participar de atividades do dia a dia (Hendriks et al., 2014).

Diagnóstico diferencial

O TAG compartilha vários sintomas com transtornos depressivos, como concentração deficiente, pavor, distúrbio do sono e pensamentos pessimistas. No entanto, diferentemente da depressão, o TAG carece de sinais proeminentes de humor deprimido, anedonia, sintomas vegetativos de diminuição do apetite e perda de peso, choro periódico, ideação suicida, despertar precoce pela manhã e sentimentos desesperados de desesperança e inutilidade. TAG e depressão podem ser diagnosticados juntos se os sintomas de TAG estiverem presentes antes do início ou após a remissão completa de um episódio depressivo.

Curso do desenvolvimento

O curso clínico do TAG é insidioso e crônico. A idade média de início tende a ser mais tardia do que para outros transtornos de ansiedade ou relacionados ao medo. O TAG raramente é diagnosticado em crianças pequenas e é mais frequentemente diagnosticado durante ou após o fim da adolescência com o desenvolvimento de capacidades cognitivas relacionadas à preocupação. Em geral, as mulheres têm um início de sintomas mais precoce do que os homens, bem como o dobro da prevalência (Copeland et al., 2014). O início mais precoce do TAG está associado a uma maior concomitância com outros transtornos mentais. Ao longo da vida, o conteúdo da preocupação muda de maneiras esperadas do ponto de vista do desenvolvimento, de modo que as crianças geralmente estão mais preocupadas com a escola, esportes, família e segurança, enquanto os adolescentes estão mais preocupados com desempenho, perfeccionismo e atendimento às expectativas. Entre os adultos mais velhos, o foco da preocupação muda para o estado de saúde, doenças e segurança pessoal, como quedas. Sem tratamento, a preocupação e a ansiedade no TAG aumentam e diminuem, mas geralmente persistem ao longo da vida, com redução gradual após a meia-idade, incluindo remissão espontânea.

Avaliação

É comum que indivíduos que buscam ajuda relatem preocupação. Frequentemente, essas preocupações estão associadas a estressores agudos da vida e precisam ser diferenciadas da preocupação ou da apreensão crônica característica do TAG. Para estabelecer um diagnóstico, é importante obter informações sobre a duração dos sintomas de preocupação/apreensão, o tempo gasto se preocupando a cada dia e se os sintomas ocorrem fora dos períodos de humor deprimido ou anedonia. Indivíduos com TAG frequentemente relatam que têm um histórico de longa data de preocupação, independentemente do tópico. Estabelecer o impacto da preocupação/apreensão no funcionamento, como duração e qualidade do sono, rigidez comportamental (p. ex., tomar o mesmo caminho para casa) e evitação é útil para planejar intervenções direcionadas.

TRANSTORNO DE PÂNICO

Apresentações e padrões de sintomas

O transtorno de pânico é caracterizado por ataques de pânico recorrentes e inesperados que não são restritos a estímulos ou situações particulares. Um ataque de pânico é um episódio de medo intenso que atinge um pico em minutos, durante o qual ocorrem vários sintomas físicos e cognitivos. O início súbito e a gravidade intensa dos ataques de pânico os diferenciam da ansiedade normal ligada a situações. O transtorno de pânico também é diferenciado das reações normais de medo pela recorrência dos ataques de pânico, preocupação persistente com futuros ataques de pânico ou seu significado (p. ex., ataque cardíaco iminente), ou mudanças no comportamento. Esses sintomas são suficientemente graves para resultar em prejuízo significativo em áreas importantes de funcionamento.

Um ataque de pânico isolado é uma experiência comum na população geral e frequentemente associado a períodos de estresse extremo ou mudanças de vida e geralmente não está associado a preocupações sobre o significado dos sintomas corporais de ansiedade ou com mudanças no comportamento. A apreensão relacionada ao pânico pode ser um fator-chave no desenvolvimento subsequente do transtorno de pânico e geralmente consiste em três aspectos: (a) probabilidade percebida de ocorrência de pânico, (b) as consequências negativas percebidas e (c) a eficácia percebida no enfrentamento do pânico.

Ataques de pânico também podem ocorrer no contexto de outros transtornos de ansiedade ou relacionados ao medo quando são especificamente "sinalizados" pela exposição ou antecipação de exposição ao foco de apreensão no transtorno particular (p. ex., antecipar um discurso em público no transtorno de ansiedade social). Se os ataques de pânico ocorrem especificamente em resposta à antecipação ou ao confronto com o foco de apreensão em outro transtorno de ansiedade ou relacionado ao medo ou são inteiramente explicados pela fenomenologia de outro transtorno, um especificador "com ataques de pânico" pode ser adicionado ao diagnóstico principal para indicar a presença desses ataques de pânico "sinalizados"; um diagnóstico separado de transtorno de pânico não deve ser dado.

O transtorno de pânico também é caracterizado por preocupações frequentes sobre ter ataques de pânico e suas possíveis consequências, incluindo (a) a presença de uma doença potencialmente fatal (p. ex., um ataque cardíaco); (b) preocupações sociais, como constrangimento ou medo de ser julgado negativamente por outros devido a sintomas visíveis de pânico; e (c) preocupações sobre o funcionamento mental, como "enlouquecer" ou perder o controle. A frequência e a gravidade dos ataques de pânico podem variar amplamente dependendo do estilo de enfrentamento individual e comportamento de evitação. Frequentemente, comportamentos desadaptativos são empregados para minimizar a ocorrência de ataques de pânico. Exemplos incluem evitar esforço físico, reorganizar a vida diária para garantir que ajuda esteja disponível no caso de um ataque de pânico, restringir atividades diárias usuais e evitar situações (p. ex., transporte público). Se o medo intenso de múltiplas situações estiver presente, um diagnóstico separado de agorafobia pode ser atribuído.

Os ataques de pânico no transtorno de pânico não devem ser explicados por outra condição médica (p. ex., tumor da glândula suprarrenal), embora o transtorno de pânico possa ser comórbido com condições médicas (p. ex., asma). Os ataques de pânico no transtorno de pânico também devem ser diferenciados dos efeitos de substâncias (p. ex., estimulantes), bem como dos efeitos de abstinência de vários medicamentos (p. ex., sedativos) e álcool.

Diagnóstico diferencial

Sintomas de pânico/ansiedade são comuns durante o uso de substâncias ou durante a abstinência, o que deve ser distinguido dos transtornos de ansiedade ou relacionados ao medo primários. Embora um número substancial de indivíduos com transtorno de pânico também eventualmente desenvolva agorafobia como resultado de experimentar múltiplos ataques de pânico "não sinalizados" em várias situações, a agorafobia na *CID-11* é classificada como um transtorno distinto, com base em evidências de que a agorafobia existe em indivíduos que nunca experimentaram ataques de pânico ou sintomas semelhantes ao pânico (Wittchen et al., 2010). A gravidade dos ataques de pânico iniciais pode ser preditiva do desenvolvimento de agorafobia concomitante (Pané-Farré et al., 2014).

Curso do desenvolvimento

A idade média de início do transtorno de pânico é entre 21 e 35 anos, e a prevalência gradualmente reduz com a idade (Olaya et al., 2018). O transtorno de pânico raramente é diagnosticado em crianças pequenas porque as atribuições sobre o significado dos sintomas corporais ainda não estão desenvolvidas neste estágio. Eventos de vida significativos frequentemente precedem o início do transtorno de pânico, incluindo estressores interpessoais e relacionados ao trabalho ou ameaças ao bem-estar físico.

Avaliação

As entrevistas devem incluir perguntas detalhadas sobre sintomas de pânico, início (geralmente dentro de 10-15 minutos), bem como recorrência e frequência dos ataques de pânico. A avaliação do contexto em que os sintomas têm seu início pode auxiliar na diferenciação de ataques de pânico "não sinalizados" no transtorno de pânico daqueles que ocorrem em outros transtornos de ansiedade ou relacionados ao medo. O foco de apreensão no transtorno de pânico é obtido perguntando do que o indivíduo tinha medo durante o ataque de pânico. Pode ser necessário pedir ao paciente que monitore seus sintomas, o contexto em que ocorrem e os pensamentos associados que surgem para confirmar o diagnóstico, bem como obter informações úteis para o planejamento do tratamento (p. ex., cognições distorcidas sobre o perigo dos sintomas corporais). É comum que indivíduos com transtorno de pânico comecem a evitar situações nas quais experimentaram ataques de pânico. Portanto, mudanças comportamentais relacionadas aos sintomas de pânico, como evitação, adoção de comportamentos de segurança e fuga, que servem para reforçar a noção equivocada de que os ataques de pânico são perigosos, devem ser avaliadas. O risco de suicídio deve ser avaliado. Indivíduos com transtorno de pânico, particularmente aqueles com transtornos depressivos concomitantes, estão em maior risco (Teismann et al., 2018).

AGORAFOBIA

Apresentações e padrões de sintomas

A agorafobia é caracterizada por medo ou ansiedade marcados e excessivos que ocorrem em resposta à exposição ou à antecipação de uma ampla gama de situações nas quais a fuga pode ser difícil ou a ajuda pode não estar disponível, como usar transporte público, estar em multidões, estar fora de casa sozinho, em lojas ou em teatros ou ficar em uma fila. O foco de apreensão nessas situações é o medo de resultados negativos específicos, como ataques de pânico ou outros sintomas físicos incapacitantes (p. ex., cair) ou embaraçosos (p. ex., incontinência). Essas situações são ativamente evitadas ou são enfrentadas apenas quando acompanhadas por uma pessoa confiável, ou então são suportadas com medo ou ansiedade intensos. Outras estratégias de evitação podem incluir ir a certos lugares apenas em horários específicos do dia ou carregar materiais específicos (p. ex., medicação) em caso do resultado negativo temido.

Diagnóstico diferencial

Medo ou ansiedade são evocados quase todas as vezes que o indivíduo entra em contato com as situações temidas. Um indivíduo que fica ansioso ocasionalmente em uma situação agorafóbica não é diagnosticado com agorafobia (Emmelkamp & Meyerbröker, 2019); nesse caso, o diagnóstico de fobia específica pode ser mais apropriado. A evitação de múltiplas situações pode ocorrer em uma variedade de transtornos mentais, incluindo outros transtornos de ansiedade ou relacionados ao medo. Obter o foco de apreensão ajuda a determinar se a evitação se relaciona a um medo de um resultado negativo em situações em que a fuga é difícil ou a ajuda não está disponível. Por exemplo, indivíduos com transtorno de ansiedade de separação evitam situações, mas fazem isso para prevenir ou limitar estar longe de uma figura de apego por medo de perdê-la. Indivíduos com transtornos psicóticos podem evitar situações devido a delírios persecutórios ou paranoides.

Ataques de pânico associados à agorafobia ocorrem exclusivamente em situações temidas ou na antecipação de entrar nessas situações, em vez de "não sinalizados" como no transtorno de pânico. O especificador "com ataques de pânico" pode ser incluído no diagnóstico para indicar a presença de ataques de pânico "sinalizados". Não está claro por que alguns indivíduos com ataques de pânico começam a evitar situações, enquanto outros não. Ambos os transtornos podem ser diagnosticados se ataques de pânico "sinalizados" e "não sinalizados" estiverem presentes.

Curso do desenvolvimento

O início da agorafobia ocorre geralmente antes dos 35 anos, com um curso crônico e baixa taxa de remissão se não tratada (de Lijster et al., 2017). As características clínicas da agorafobia são relativamente consistentes ao longo da vida, embora as situações que desencadeiam medo e evitação, bem como o tipo de cognições, possam mudar. Por exemplo, para crianças, estar fora de casa sozinho é a situação mais frequentemente temida, enquanto em adultos, ficar em uma fila em uma loja e estar em espaços abertos são as situações mais frequentemente temidas, e em adultos mais velhos, o medo de cair é comum (Emmelkamp & Meyerbröker, 2019). A maioria dos indivíduos com agorafobia experimenta alguns ataques de pânico ou mostra alguns sinais de ansiedade antes do início da agorafobia ou transtorno de pânico. A gravidade é preditiva de cronicidade e de taxas de remissão mais baixas em indivíduos tratados.

Avaliação

Uma questão-chave é determinar corretamente o foco de apreensão. Indivíduos com agorafobia frequentemente relatam cenários específicos que antecipam que ocorrerão ao entrar em situações nas quais temem que ninguém estará lá para ajudá-los ou será impossível escapar. Obter uma lista de situações temidas, bem como o grau de evitação dessas situações, ajuda a fazer o diagnóstico e planejar exercícios de exposição. Da mesma forma, obter as cognições específicas que surgem durante situações temidas ou na antecipação de entrar nessas situações informa alvos para reestruturação cognitiva e experimentos comportamentais.

FOBIA ESPECÍFICA

Apresentações e padrões de sintomas

A fobia específica é caracterizada por medo/ansiedade marcados e excessivos que ocorrem consistentemente após exposição ou na antecipação de exposição a um ou mais objetos ou situações. O medo é desproporcional ao perigo real apresentado pelo objeto ou pela situação específica. O foco de apreensão na fobia específica está diretamente conectado ao estímulo temido. Decidir se os medos são desproporcionais ao perigo real às vezes pode ser difícil (p. ex., fobia de cobras onde espécies venenosas são comuns) e ainda mais complicado pela avaliação cognitiva subjetiva de perigo da pessoa. A determinação de se os medos são excessivos deve ser feita tendo em mente medos normativos dos pontos de vista desenvolvimental e cultural. Para se qualificar para um diagnóstico de fobia específica, uma pessoa deve experimentar medo intenso quase todas as vezes que é exposta ao objeto ou à situação temida. Objetos ou situações temidas são claramente circunscritos e mais frequentemente externos à pessoa.

Estímulos temidos são ativamente evitados ou tolerados com sofrimento. O funcionamento também pode ser significativamente afetado pela fobia específica. Em outros casos, no entanto, medos de situações ou objetos específicos não geram prejuízo funcional. Por exemplo, uma pessoa com fobia de avião pode não experimentar nenhum prejuízo até que haja uma necessidade súbita e inevitável de uma viagem aérea. O diagnóstico só deve ser feito se os sintomas resultarem em sofrimento significativo ou prejuízo significativo no funcionamento.

Quando confrontados com o objeto ou a situação temida, indivíduos com fobia específica exibem excitação imediata e intensa do sistema nervoso autônomo, dando origem a um súbito aumento de sintomas fisiológicos concorrentes, como palpitações, rubor, tremores, falta de ar e tontura. A ansiedade pode se tornar tão intensa que resulta em ataques de pânico, o que pode ser indicado usando o especificador "com ataques de pânico". Alternativamente, um indivíduo pode exibir uma resposta de sobressalto com medo avassalador resultando em congelamento ou comportamento de fuga. O medo de sangue, de agulhas ou de ferimentos também pode incluir reações de nojo ou uma crise vasovagal, que pode causar desmaios.

Diagnóstico diferencial

A fobia específica compartilha sintomas com o transtorno de pânico, com a agorafobia e com o transtorno de ansiedade social. Um diagnóstico de fobias específicas é frequentemente feito após considerar o foco de apreensão e por meio de um processo de eliminação.

Curso do desenvolvimento

Como a fobia específica geralmente precede o início de outros transtornos mentais, às vezes tem sido considerada um possível indicador precoce de vulnerabilidade (Wardenaar et al., 2017). A etiologia da fobia específica pode ser atribuível a experiências reais com o objeto ou a situação temida, aprendidas vicariamente ou pela transmissão de informações. A evitação ativa do contato com o estímulo temido serve como um fator mantenedor por meio do reforço negativo, pelo qual os indivíduos não têm a oportunidade de aprender que o estímulo ou a situação não são perigosos.

A fobia específica pode ocorrer em crianças a partir dos 3 anos, mas deve ser distinguida de medos normativos do ponto de vista desenvolvimental (p. ex., medo do escuro). As crianças geralmente temem objetos ou situações tangíveis, e o medo é frequentemente manifestado por congelamento, birras ou choro, em vez de expressão verbal dos medos. Na adolescência e na idade adulta, respostas de medo cognitivamente mediadas, como proximidade percebida aos estímulos temidos ou expectativas de encontrar os estímulos temidos, às vezes são suficientes para desencadear uma resposta de medo completa ou um ataque de pânico.

Avaliação

As entrevistas devem focar na obtenção de uma descrição do foco de apreensão, da intensidade dos sintomas e do grau de evitação. Para determinar se o medo é excessivo, os pacientes podem ser questionados se acreditam que são mais temerosos do estímulo ou da situação do que outras pessoas ou do que acreditam que deveriam ser. A determinação do excesso deve considerar o que é normativo dos pontos de vista desenvolvimental e cultural.

TRANSTORNO DE ANSIEDADE SOCIAL

Apresentações e padrões de sintomas

O transtorno de ansiedade social é caracterizado por medo ou ansiedade acentuados e excessivos que ocorrem consistentemente em uma ou mais situações sociais, como interações sociais, fazer algo enquanto se sente observado ou apresentar-se diante de outros. O foco de apreensão é a preocupação de que o indivíduo agirá de uma forma que será avaliada negativamente pelos outros ou mostrará sintomas de ansiedade que serão humilhantes, embaraçosos, levarão à rejeição ou ofenderão os outros. Essas situações sociais são consistentemente evitadas ou suportadas com intenso medo ou ansiedade.

As situações sociais que representam o foco de apreensão podem ser limitadas ou generalizadas a todas as situações sociais, o que é um marcador de maior gravidade. Características comuns incluem sintomas físicos de rubor, sudorese, tremores e medos de avaliação negativa. O medo em situações sociais pode ser tão intenso a ponto de resultar em ataques de pânico, caso em que o especificador "com ataques de pânico" pode ser atribuído. Pessoas com transtorno de ansiedade social frequentemente têm dificuldade de funcionar em ambientes de trabalho que exigem interação com outros, tendem a ter menos suportes sociais e apresentam taxas elevadas de tentativas de suicídio.

Diagnóstico diferencial

O diagnóstico de transtorno de ansiedade social não deve ser feito para descrever timidez, uma variante temperamental normal, ou ansiedade de estranhos ou inibição comportamental apropriadas ao desenvolvimento em crianças. Outros transtornos de ansiedade ou relacionados ao medo também podem se manifestar em situações sociais, mas os respectivos focos de apreensão diferem do medo de avaliação negativa que caracteriza o transtorno de ansiedade social. Muitos indivíduos com transtorno de ansiedade social também experimentam ataques de pânico que são desencadeados por situações sociais ou na antecipação de situações sociais, e indivíduos com transtorno de pânico podem relatar medo de situações sociais devido à preocupação de que outros os julguem negativamente se seus sintomas de pânico forem observáveis. Ambos os transtornos podem coocorrer, e é importante perguntar sobre ataques de pânico recorrentes "sinalizados" e "não sinalizados".

Avaliação

As entrevistas devem questionar o foco de apreensão do indivíduo em uma variedade de ambientes sociais que podem ser agrupados aproximadamente naqueles relacionados ao desempenho e interacionais. Geralmente, a gravidade aumenta com o número de situações sociais que desencadeiam ansiedade. O automonitoramento dos sintomas pelos pacientes pode ser útil para determinar as situações sociais mais temidas, o que informa a sequência do tratamento e revela cognições temerosas que são alvos do próprio tratamento.

TRANSTORNO DE ANSIEDADE DE SEPARAÇÃO

Apresentações e padrões de sintomas

O transtorno de ansiedade de separação é caracterizado por medo ou ansiedade acentuados e excessivos sobre ser separado de figuras de apego, definidas como aquelas com as quais um indivíduo tem um vínculo emocional profundo (Kogan et al., 2016). O transtorno de ansiedade de separação pode ser diagnosticado ao longo da vida, embora os sintomas variem com base no estágio de desenvolvimento. É o transtorno de ansiedade ou relacionado ao medo mais frequentemente diagnosticado na infância (Cartwright-Hatton et al., 2006) e é mais comum entre adultos do que se pensava anteriormente (Silove et al., 2015). O foco de apreensão geralmente envolve cenários imaginados de separação prolongada ou dano ocorrendo a uma figura de apego ou ao próprio indivíduo. Medos infantis de separação podem continuar na idade adulta; mesmo quando não é persistente, sua presença aumenta o risco de desenvolver uma variedade de transtornos. No entanto, uma proporção substancial de adultos com transtorno de ansiedade de separação experimenta início na idade adulta sem histórico infantil do transtorno (Silove et al., 2015).

O nível de prejuízo é relevante para determinar as necessidades atuais de tratamento. A recusa escolar entre crianças é comum e prejudicial tanto para o indivíduo afetado quanto para pais/cuidadores e outros membros da família. A recusa escolar também reduz oportunidades de interações com pares, servindo como fator de risco para futuros déficits de habilidades sociais e isolamento (Shear et al., 2006). A maioria dos adultos com transtorno de ansiedade de separação relata um ou mais prejuízos no papel social, e metade desses indivíduos experimenta prejuízo grave (Shear et al., 2006). Alguns indivíduos com transtorno de ansiedade de separação podem ter ansiedade tão intensa desencadeada pela separação ou separação antecipada de figuras de apego que podem experimentar ataques de pânico, o que pode ser documentado usando o especificador "com ataques de pânico". A presença de ataques de pânico é frequentemente um marcador de gravidade.

Diagnóstico diferencial

O transtorno de ansiedade de separação frequentemente coocorre com outros transtornos mentais, particularmente outros transtornos de ansiedade ou relacionados ao medo (Shear et al., 2006). Possíveis diagnósticos diferenciais variam de acordo com a idade. Comportamentos opositores (p. ex., recusa escolar) são mais prováveis de serem observados em crianças e adolescentes e podem estar relacionados a medos de separação em vez de evidência de transtorno desafiador de oposição. Adversidade na infância e trauma ao longo da vida também foram associados ao transtorno de ansiedade de separação ao longo da vida (Silove et al., 2015), destacando a necessidade de avaliar a presença de transtornos associados especificamente ao estresse, que podem coocorrer ou explicar melhor os sintomas. Entre adultos, é importante considerar a possibilidade de que o medo de separação possa ser consistente com transtornos de personalidade, particularmente entre aqueles indivíduos que exibem dependência ou um padrão *borderline*.

Curso do desenvolvimento

Embora o transtorno de ansiedade de separação seja o transtorno de ansiedade ou relacionado ao medo mais comum durante a infância, não persiste na idade adulta na maioria dos indivíduos (Copeland et al., 2014; Kessler et al., 2012). Adversidade familiar e exposição a trauma são frequentemente antecedentes, embora não preditivos da persistência do transtorno (Silove et al., 2015). Em contrapartida, a gravidade dos sintomas (em vez do prejuízo) parece ser preditiva de um curso mais longo (Foley et al., 2008). O transtorno de ansiedade de separação é um transtorno que aumenta e diminui com períodos de exacerbação frequentemente coincidindo com transições de vida associadas à separação.

Os sintomas variam ao longo da vida. Crianças pequenas são mais propensas a experimentar pesadelos e angústia na antecipação da separação. Elas são menos propensas a articular preocupações específicas, mas manifestam seus sintomas comportamentalmente recusando-se a dormir sozinhas, fazendo birras ou tornando-se excessivamente apegadas. Os adolescentes são mais propensos a apresentar sintomas físicos acompanhados de preocupações específicas de separação. Entre adultos, o foco de apreensão geralmente muda para seus próprios filhos e parceiros românticos. Embora sintomas físicos possam ser relatados, preocupações mais elaboradas de separação e resultados catastróficos são mais prováveis de serem endossados (Allen et al., 2010).

Avaliação

Preocupações sobre separação de figuras de apego são comuns entre crianças (Muris et al., 2002), particularmente em marcos de desenvolvimento. Perguntas de entrevista e medidas devem distinguir reações normativas do ponto de vista desenvolvimental de comportamentos problemáticos que justifiquem atenção clínica. O grau de gravidade dos sintomas, impacto no funcionamento, fatores ambientais e transtornos concomitantes fornecem informações valiosas para a conceitualização de caso e o planejamento do tratamento. A atribuição de comportamentos problemáticos como birras e recusa escolar é mais difícil de avaliar em crianças mais jovens, para as quais a avaliação depende mais fortemente de entrevistas e relatos dos pais, observações comportamentais e análise funcional do comportamento (Krajniak et al., 2016). Observações das interações pais-filho são úteis, incluindo avaliação da intrusividade e superproteção parental, que podem inadvertidamente minar a aquisição de habilidades de autonomia (Wood, 2006). Para adultos, geralmente é possível obter o foco de apreensão e distinguir medos de separação de medos característicos de outros transtornos de ansiedade ou relacionados ao medo.

MUTISMO SELETIVO

Apresentações e padrões de sintomas

O mutismo seletivo, um transtorno relativamente raro, tem uma idade de início precoce. As características clínicas incluem um padrão consistente de fala restrita ou ausente em ambientes específicos onde a fala é esperada, com fala normal em outros ambientes (mais frequentemente na escola vs. em casa). Espera-se que os sintomas estejam presentes por pelo menos um mês e não durante o primeiro mês de início da escola, quando muitas crianças relutam em falar até se ajustarem ao novo ambiente e às demandas sociais. O mutismo seletivo é classificado como um transtorno de ansiedade ou relacionado ao medo com base em evidências de que a característica primária do transtorno é medo/ansiedade (p. ex., Sharp et al., 2007). Um foco de apreensão não é incluído como uma característica essencial porque a maioria dos afetados são crianças pequenas que frequentemente não são capazes de verbalizar as razões de seus medos.

O mutismo seletivo frequentemente coocorre com outros transtornos de ansiedade ou relacionados ao medo, particularmente o transtorno de ansiedade social (Vecchio & Kearney, 2005; Yeganeh et al., 2003). No entanto, a maioria das crianças com mutismo seletivo também exibe características distintas além da ansiedade – em particular, problemas leves de fala e linguagem ou comportamentos opositores não geralmente observados em crianças com transtorno de ansiedade social. O prejuízo varia em gravidade e é geralmente definido pelo número de indivíduos e contextos nos quais uma criança é capaz de falar, bem como pela extensão da comunicação observada nesses contextos. A escassez de fala pode interferir no desenvolvimento de habilidades sociais e acadêmicas, levando a maior isolamento e reforço da seletividade da fala.

Diagnóstico diferencial

Embora comumente concomitantes, o mutismo seletivo e o transtorno de ansiedade social podem frequentemente ser diferenciados com base na idade típica de início (entre 3 e 5 anos para o mutismo seletivo em comparação com 11 a 13 anos para o transtorno de ansiedade social; Kristensen, 2001). Crianças com mutismo seletivo frequentemente gostam de interações sociais nas quais não há expectativa de fala, enquanto aquelas com transtorno de ansiedade social geralmente evitam todas as interações sociais (Kotrba, 2015). Muitas crianças que relutam em falar podem ser temperamentalmente tímidas em vez de ter mutismo seletivo. Crianças tímidas geralmente são mais lentas para se conectar com os outros, mas, com o tempo, engajam-se em conversas.

As dificuldades de comunicação no mutismo seletivo são geralmente leves e podem não atingir o limiar diagnóstico para um transtorno do desenvolvimento da fala ou da linguagem. Diferentemente daqueles com mutismo seletivo, indivíduos com transtorno do desenvolvimento da fala ou da linguagem exibem as mesmas dificuldades em todas as situações e com qualquer pessoa. Quando comportamentos opositores estão presentes em crianças com mutismo seletivo, eles geralmente ocorrem em resposta a situações que provocam ansiedade – ou seja, quando a fala é necessária (Cohan et al., 2008). A fala pode ser limitada para alguns indivíduos com transtorno do espectro autista, mas, diferentemente daqueles com mutismo seletivo, a escassez de fala e o prejuízo na comunicação social são generalizados em todos os contextos. Medidas de capacidade intelectual com menos foco no desempenho verbal podem auxiliar na diferenciação do mutismo seletivo dos transtornos do desenvolvimento intelectual. Ataques de pânico não são uma característica do mutismo seletivo e sugeririam a presença de outro transtorno.

Curso do desenvolvimento

O curso natural do mutismo seletivo não está bem estabelecido. No entanto, a ausência de fala em contextos seletivos tende a remitir com o aumento da idade (Remschmidt et al., 2001). Muitos indivíduos com mutismo seletivo desenvolvem outro transtorno, mais frequentemente o transtorno de ansiedade social. O acompanhamento após o tratamento com terapia cognitivo-comportamental sugere taxas crescentes de remissão ao longo do tempo, de 50% em 1 ano para 70% em 5 anos (Oerbeck et al., 2014, 2015). O mutismo seletivo na idade adulta é extremamente raro, e a seletividade da fala é geralmente consistente com as características clínicas do transtorno de ansiedade social.

Avaliação

A avaliação direta da criança pode ser difícil devido à recusa em falar. A construção gradual de *rapport* e a ênfase em meios alternativos de interação frequentemente resultam em engajamento por parte da criança. Perguntar sobre as respostas dos pais/cuidadores à fala restrita das crianças informa se o comportamento parental também deve ser alvo de tratamento. Conforme descrito nas *CDDR*, é importante estabelecer se a fala restrita pode estar relacionada à proficiência em uma segunda língua ou outros fatores ambientais que possam explicar melhor a falta de fala em contextos particulares. A avaliação da fala, da linguagem e do funcionamento acadêmico deve ser conduzida, enfatizando testes de linguagem receptiva e relatos dos pais/cuidadores.

TRANSTORNOS CONCOMITANTES PARA TRANSTORNOS DE ANSIEDADE OU RELACIONADOS AO MEDO

Mais da metade dos pacientes com transtornos de ansiedade ou relacionados ao medo relatam sintomas consistentes com mais de um dos transtornos incluídos (Kessler et al., 2005). Assim, a CID-11 permite o diagnóstico de múltiplos transtornos de ansiedade ou relacionados ao medo se os requisitos diagnósticos para cada transtorno forem atendidos. A concomitância de transtornos de ansiedade ou relacionados ao medo e sintomas de ansiedade mais frequentemente com outros transtornos mentais é comum, incluindo transtornos depressivos e transtornos decorrentes do uso de substâncias, bem como, entre crianças, transtornos externalizantes (p. ex., transtorno desafiador de oposição; Essau, 2003). Os transtornos de ansiedade ou relacionados ao medo frequentemente precedem o início de transtornos concomitantes. No entanto, avaliações abrangentes devem tentar atribuir sintomas ao número mínimo de entidades de transtorno necessárias para explicá-los. Se, após esse processo, a concomitância ainda estiver presente, isso influenciará a sequência e o conteúdo do tratamento.

Os transtornos de ansiedade ou relacionados ao medo também devem ser diferenciados de condições médicas. As *CDDR* observam que várias condições médicas (p. ex., doenças respiratórias) podem apresentar sintomas somáticos semelhantes ou que exacerbam aqueles observados nos transtornos de ansiedade ou relacionados ao medo. A colaboração com o médico de atenção primária do paciente ou outro profissional de saúde, bem como a obtenção de informações sobre o histórico médico em uma entrevista clínica, ajudará a determinar se as condições médicas podem explicar melhor ou estar exacerbando um transtorno de ansiedade ou relacionado ao medo existente.

CONSIDERAÇÕES CULTURAIS E CONTEXTUAIS NOS TRANSTORNOS DE ANSIEDADE OU RELACIONADOS AO MEDO

Em algumas culturas, a ansiedade e o sofrimento associado são mais propensos a serem relatados como queixas somáticas do que em termos emocionais e cognitivos. Além disso, atribuições psicológicas da ansiedade podem ser percebidas como socialmente estigmatizantes, levando a uma subnotificação da ansiedade. Portanto, pode ser mais difícil obter o foco de apreensão e, consequentemente, diferenciar entre os transtornos de ansiedade ou relacionados ao medo. Uma avaliação do comportamento pode ser usada para inferir um foco de apreensão. No caso do TAG, as *CDDR* especificam que a apreensão geral, que pode se manifestar como sintomas somáticos em vez de preocupação, é suficiente para atender a um dos requisitos diagnósticos centrais.

As *CDDR* da *CID-11* dependem do julgamento clínico para avaliar a presença de certas características necessárias. Por exemplo, na fobia específica, espera-se que o medo de um estímulo específico seja excessivo. Portanto, determinações do que é normativo devem ser feitas com base em comparações com a identidade cultural declarada de um indivíduo. Por exemplo, pessoas de culturas coletivistas são mais aceitadoras de comportamentos socialmente reticentes e retraídos, enquanto aquelas de culturas individualistas veem esses comportamentos como socialmente inadequados. Medidas de autorrelato de ansiedade também são influenciadas pela cultura. A validade das traduções das medidas, bem como testes transculturais adequados para estabelecer normas comparáveis, deve ser estabelecida antes da administração e da interpretação.

PONTOS-CHAVE

- Na *CID-11*, todos os transtornos com ansiedade ou medo como característica clínica primária são classificados no agrupamento de transtornos de ansiedade ou relacionados ao medo. A maioria dos transtornos de ansiedade ou relacionados ao medo ocorre ao longo da vida, embora com apresentações distintas do ponto de vista desenvolvimental.
- Os transtornos de ansiedade ou relacionados ao medo são o tipo mais prevalente de transtorno mental. Não tratados, estão associados a um curso crônico, frequentemente resultando em prejuízo significativo.
- Os transtornos de ansiedade ou relacionados ao medo são distinguidos uns dos outros por seu foco de apreensão. O foco de apreensão é o estímulo ou situação específica que o indivíduo relata como desencadeador de seu medo ou ansiedade.
- Na *CID-11*, ataques de pânico podem ocorrer no contexto do transtorno de pânico, bem como de outro transtorno de ansiedade ou relacionado ao medo ou transtorno mental ou

comportamental. Para que o transtorno de pânico seja diagnosticado, os indivíduos devem ter ataques "não sinalizados" recorrentes. Para outros transtornos de ansiedade ou relacionados ao medo (exceto mutismo seletivo), ataques de pânico "sinalizados" podem ocorrer em resposta à exposição ou à antecipação do foco de apreensão. Um especificador "com ataques de pânico" pode ser aplicado nesses casos, e um diagnóstico separado de transtorno de pânico não deve ser atribuído.

- A gravidade é refletida no grau de generalização da ansiedade ou do medo para múltiplos contextos, na frequência, na intensidade e na duração dos sintomas de ansiedade, bem como na concomitância com outros transtornos de ansiedade ou relacionados ao medo e outros transtornos mentais.
- As manifestações comportamentais dos transtornos de ansiedade ou relacionados ao medo incluem vários comportamentos de evitação, fuga e segurança. Para o planejamento do tratamento, é essencial entender os comportamentos específicos do indivíduo por meio de entrevista clínica e monitoramento contínuo. O uso de medidas validadas também pode ser útil.
- Os transtornos de ansiedade ou relacionados ao medo frequentemente coocorrem e podem ser diagnosticados juntos se os requisitos diagnósticos para múltiplos transtornos forem atendidos. Os transtornos de ansiedade ou relacionados ao medo também coocorrem frequentemente com outros transtornos mentais, particularmente transtornos depressivos e transtornos decorrentes do uso de substâncias. Condições concomitantes são um indicador de maior gravidade e sugerem um risco mais alto de suicidabilidade.
- Múltiplas fontes são usadas para conduzir um diagnóstico diferencial; estabelecer a gravidade, a frequência e a duração basais dos sintomas; desenvolver uma formulação de caso; selecionar tratamentos; avaliar a eficácia do tratamento; e monitorar recaídas.

REFERÊNCIAS

Allen, J. L., Lavallee, K. L., Herren, C., Ruhe, K., & Schneider, S. (2010). *DSM-IV* criteria for childhood separation anxiety disorder: Informant, age, and sex differences. *Journal of Anxiety Disorders*, 24(8), 946–952. https://doi.org/10.1016/j.janxdis.2010.06.022

Antony, M. M., & Rowa, K. (2005). Evidence-based assessment of anxiety disorders in adults. *Psychological Assessment*, 17(3), 256–266. https://doi.org/10.1037/1040-3590.17.3.256

Asselmann, E., & Beesdo-Baum, K. (2015). Predictors of the course of anxiety disorders in adolescents and young adults. *Current Psychiatry Reports*, 17(2), Article 7. https://doi.org/10.1007/s11920-014-0543-z

Cartwright-Hatton, S., McNicol, K., & Doubleday, E. (2006). Anxiety in a neglected population: Prevalence of anxiety disorders in pre-adolescent children. *Clinical Psychology Review*, 26(7), 817–833. https://doi.org/10.1016/j.cpr.2005.12.002

Cohan, S. L., Chavira, D. A., Shipon-Blum, E., Hitchcock, C., Roesch, S. C., & Stein, M. B. (2008). Refining the classification of children with selective mutism: A latent profile analysis. *Journal of Clinical Child and Adolescent Psychology*, 37(4), 770–784. https://doi.org/10.1080/15374410802359759

Copeland, W. E., Wolke, D., Lereya, S. T., Shanahan, L., Worthman, C., & Costello, E. J. (2014). Childhood bullying involvement predicts low-grade systemic inflammation into adulthood. *Proceedings of the National Academy of Sciences of the United States of America, 111*(21), 7570–7575. https://doi.org/10.1073/pnas.1323641111

de Lijster, J. M., Dierckx, B., Utens, E. M. W. J., Verhulst, F. C., Zieldorff, C., Dieleman, G. C., & Legerstee, J. S. (2017). The age of onset of anxiety disorders. *Canadian Journal of Psychiatry, 62*(4), 237–246. https://doi.org/10.1177/0706743716640757

Emmelkamp, P. M. G., & Meyerbröker, K. (2019). *Personality disorders* (2nd ed.). Routledge. https://doi.org/10.4324/9781351055901

Essau, C. A. (2003). Comorbidity of anxiety disorders in adolescents. *Depression and Anxiety, 18*(1), 1–6. https://doi.org/10.1002/da.10107

Foley, D. L., Rowe, R., Maes, H., Silberg, J., Eaves, L., & Pickles, A. (2008). The relationship between separation anxiety and impairment. *Journal of Anxiety Disorders, 22*(4), 635–641. https://doi.org/10.1016/j.janxdis.2007.06.002

Hendriks, S. M., Licht, C. M., Spijker, J., Beekman, A. T., Hardeveld, F., de Graaf, R., & Penninx, B. W. (2014). Disorder-specific cognitive profiles in major depressive disorder and generalized anxiety disorder. *BMC Psychiatry, 14*(1), Article 96. https://doi.org/10.1186/1471-244X-14-96

Kessler, R. C., Berglund, P., Demler, O., Jin, R., Merikangas, K. R., & Walters, E. E. (2005). Lifetime prevalence and age-of-onset distributions of *DSM-IV* disorders in the National Comorbidity Survey Replication [see correction at Archives of General Psychiatry, 62(7), 768]. *Archives of General Psychiatry, 62*(6), 593–602. https://doi.org/10.1001/archpsyc.62.6.593

Kessler, R. C., Petukhova, M., Sampson, N. A., Zaslavsky, A. M., & Wittchen, H.-U. (2012). Twelve-month and lifetime prevalence and lifetime morbid risk of anxiety and mood disorders in the United States. *International Journal of Methods in Psychiatric Research, 21*(3), 169–184. https://doi.org/10.1002/mpr.1359

Kogan, C. S., Stein, D. J., Maj, M., First, M. B., Emmelkamp, P. M. G., & Reed, G. M. (2016). The classification of anxiety and fear-related disorders in the *ICD-11*. *Depression and Anxiety, 33*(12), 1141–1154. https://doi.org/10.1002/da.22530

Kotrba, A. (2015). *Selective mutism: A guide for therapists, educators, and parents*. PESI Publishing and Media.

Krajniak, M. I., Anderson, K., & Eisen, A. R. (2016). Separation anxiety. In *Encyclopedia of mental health* (2nd ed., pp. 128–132). Elsevier. https://doi.org/10.1016/B978-0-12-397045-9.00251-2

Kristensen, H. (2001). Multiple informants' report of emotional and behavioural problems in a nation-wide sample of selective mute children and controls. *European Child & Adolescent Psychiatry, 10*(2), 135–142. https://doi.org/10.1007/s007870170037

Lovibond, P. F., & Lovibond, S. H. (1995). The structure of negative emotional states: Comparison of the Depression Anxiety Stress Scales (DASS) with the Beck Depression and Anxiety Inventories. *Behaviour Research and Therapy, 33*(3), 335–343. https://doi.org/10.1016/0005-7967(94)00075-U

Muris, P., Merckelbach, H., Ollendick, T., King, N., & Bogie, N. (2002). Three traditional and three new childhood anxiety questionnaires: Their reliability and validity in a normal adolescent sample. *Behaviour Research and Therapy, 40*(7), 753–772. https://doi.org/10.1016/S0005-7967(01)00056-0

Oerbeck, B., Stein, M. B., Pripp, A. H., & Kristensen, H. (2015). Selective mutism: Follow-up study 1 year after end of treatment. *European Child & Adolescent Psychiatry, 24*(7), 757–766. https://doi.org/10.1007/s00787-014-0620-1

Oerbeck, B., Stein, M. B., Wentzel-Larsen, T., Langsrud, Ø., & Kristensen, H. (2014). A randomized controlled trial of a home and school-based intervention for selective mutism—Defocused communication and behavioural techniques. *Child and Adolescent Mental Health, 19*(3), 192–198. https://doi.org/10.1111/camh.12045

Olaya, B., Moneta, M. V., Miret, M., Ayuso-Mateos, J. L., & Haro, J. M. (2018). Epidemiology of panic attacks, panic disorder and the moderating role of age: Results from a population-based study. *Journal of Affective Disorders, 241,* 627–633. https://doi.org/10.1016/j.jad.2018.08.069

Pané-Farré, C. A., Stender, J. P., Fenske, K., Deckert, J., Reif, A., John, U., Schmidt, C. O., Schulz, A., Lang, T., Alpers, G. W., Kircher, T., Vossbeck-Elsebusch, A. N., Grabe, H. J., & Hamm, A. O. (2014). The phenomenology of the first panic attack in clinical and community-based samples. *Journal of Anxiety Disorders, 28*(6), 522–529. https://doi.org/10.1016/j.janxdis.2014.05.009

Remschmidt, H., Poller, M., Herpertz-Dahlmann, B., Hennighausen, K., & Gutenbrunner, C. (2001). A follow-up study of 45 patients with elective mutism. *European Archives of Psychiatry and Clinical Neuroscience, 251*(6), 284–296. https://doi.org/10.1007/PL00007547

Sharp, W. G., Sherman, C., & Gross, A.M. (2007). Selective mutism and anxiety: A review of the current conceptualization of the disorder. *Journal of Anxiety Disorders, 21*(4), 568–579. https://doi.org/10.1016/j.janxdis.2006.07.002

Shear, K., Jin, R., Ruscio, A. M., Walters, E. E., & Kessler, R. C. (2006). Prevalence and correlates of estimated *DSM-IV* child and adult separation anxiety disorder in the National Comorbidity Survey Replication. *The American Journal of Psychiatry, 163*(6), 1074–1083. https://doi.org/10.1176/ajp.2006.163.6.1074

Shear, M. K., Brown, C., & Clark, D. B. (2008). Anxiety disorders measures. In A. J. Rush, M. B. First, & D. Blacker (Eds.), *Handbook of psychiatric measures* (2nd ed., pp. 529–558). American Psychiatric Publishing.

Silove, D., Alonso, J., Bromet, E., Gruber, M., Sampson, N., Scott, K., Andrade, L., Benjet, C., Caldas de Almeida, J. M., De Girolamo, G., de Jonge, P., Demyttenaere, K., Fiestas, F., Florescu, S., Gureje, O., He, Y., Karam, E., Lepine, J. P., Murphy, S., . . . Kessler, R. C. (2015). Pediatric-onset and adult-onset separation anxiety disorder across countries in the World Mental Health Survey. *The American Journal of Psychiatry, 172*(7), 647–656. https://doi.org/10.1176/appi.ajp.2015.14091185

Spitzer, R. L., Kroenke, K., Williams, J. B., & Löwe, B. (2006). A brief measure for assessing generalized anxiety disorder: The GAD-7. *Archives of Internal Medicine, 166*(10), 1092–1097. https://doi.org/10.1001/archinte.166.10.1092

Teismann, T., Brailovskaia, J., Siegmann, P., Nyhuis, P., Wolter, M., & Willutzki, U. (2018). Dual factor model of mental health: Co-occurrence of positive mental health and suicide ideation in inpatients and outpatients. *Psychiatry Research, 260,* 343–345. https://doi.org/10.1016/j.psychres.2017.11.085

Vecchio, J. L., & Kearney, C. A. (2005). Selective mutism in children: Comparison to youths with and without anxiety disorders. *Journal of Psychopathology and Behavioral Assessment, 27*(1), 31–37. https://doi.org/10.1007/s10862-005-3263-1

Wardenaar, K. J., Lim, C. C. W., Al-Hamzawi, A. O., Alonso, J., Andrade, L. H., Benjet, C., Bunting, B., de Girolamo, G., Demyttenaere, K., Florescu, S. E., Gureje, O., Hisateru, T., Hu, C., Huang, Y., Karam, E., Kiejna, A., Lepine, J. P., Navarro-Mateu, F., Oakley Browne, M., . . . de Jonge, P. (2017). The cross-national epidemiology of specific phobia in the World Mental Health Surveys. *Psychological Medicine, 47*(10), 1744–1760. https://doi.org/10.1017/S0033291717000174

Wittchen, H.-U., Gloster, A. T., Beesdo-Baum, K., Fava, G. A., & Craske, M. G. (2010). Agoraphobia: A review of the diagnostic classificatory position and criteria. *Depression and Anxiety, 27*(2), 113–133. https://doi.org/10.1002/da.20646

Wood, J. J. (2006). Parental intrusiveness and children's separation anxiety in a clinical sample. *Child Psychiatry and Human Development, 37*(1), 73–87. https://doi.org/10.1007/s10578-006-0021-x

World Health Organization. (2023). *ICD-11 for mortality and morbidity statistics* (Version: 01/2023). https://icd.who.int/browse11/l-m/en#/

World Health Organization. (2024). *Clinical descriptions and diagnostic requirements for ICD-11 mental, behavioural and neurodevelopmental disorders.* https://www.who.int/publications/i/item/9789240077263

Yeganeh, R., Beidel, D. C., Turner, S. M., Pina, A. A., & Silverman, W. K. (2003). Clinical distinctions between selective mutism and social phobia: An investigation of childhood psychopathology. *Journal of the American Academy of Child & Adolescent Psychiatry, 42*(9), 1069–1075. https://doi.org/10.1097/01.CHI.0000070262.24125.23

9
Transtornos obsessivo-compulsivos ou relacionados

Christine Lochner, Paulomi M. Sudhir e Dan J. Stein

LÓGICA ABRANGENTE

O agrupamento de transtornos obsessivo-compulsivos ou relacionados (TOCRs) na 11ª revisão da *Classificação internacional de doenças* (*CID-11*; World Health Organization [WHO], 2023) inclui transtorno obsessivo-compulsivo (TOC), transtorno dismórfico corporal, transtorno de referência olfativa, hipocondria (transtorno de ansiedade por saúde) e transtorno de acumulação. Também inclui o subagrupamento de transtornos de comportamento repetitivo focado no corpo, que compreende a tricotilomania (transtorno de arrancar cabelos) e o transtorno de escoriação (*skin-picking*). Como a hipocondria, também referida como transtorno de ansiedade por saúde, está associada à ansiedade sobre doenças, esse transtorno é listado de forma cruzada no agrupamento de transtornos de ansiedade ou relacionados ao medo da *CID-11*. A síndrome de Tourette, que é classificada como um transtorno de tiques na seção sobre transtornos do movimento no capítulo da *CID-11* sobre doenças do sistema nervoso, também é listada de forma cruzada no agrupamento de TOCRs, bem como no agrupamento de transtornos do neurodesenvolvimento, devido à frequente concomitância e familiaridade com outros transtornos nessas seções.

Os TOCRs são caracterizados por pensamentos intrusivos persistentes e/ou comportamentos repetitivos. Os sintomas dos TOCRs são egodistônicos (i.e., inconsistentes com as crenças fundamentais e autoimagem de alguém), consomem tempo e resultam em sofrimento significativo e/ou prejuízo funcional. Evidências emergentes sugerem que características clínicas paralelas vistas em diferentes TOCRs são baseadas, em parte, em características

---

https://doi.org/10.1037/0000392-009

A Psychological Approach to Diagnosis: Using the ICD-11 as a Framework, G. M. Reed, P. L.-J. Ritchie, and A. Maercker (Editors)

Copyright © 2024 by the American Psychological Association and the International Union of Psychological Science. All rights reserved.

neuroanatômicas, neuroquímicas e genéticas sobrepostas dessas condições, bem como em similaridades cognitivas e afetivas (Stein et al., 2016). Isso ajuda a explicar por que as condições no agrupamento de TOCRs frequentemente coocorrem, por que abordagens similares de avaliação são úteis em todo o agrupamento e por que alguns TOCRs também compartilham respostas similares a intervenções farmacológicas e psicológicas específicas (Fineberg et al., 2014). Ao estabelecer um agrupamento de TOCRs, a *CID-11* enfatiza a importância clínica de pensamentos e comportamentos repetitivos na avaliação e no tratamento. O agrupamento também visa aumentar a conscientização sobre condições frequentemente negligenciadas, como o transtorno de escoriação, bem como condições frequentemente mal diagnosticadas, como o transtorno de referência olfativa, facilitando, assim, o uso de tratamentos baseados em evidências. Então, por exemplo, mesmo que pessoas com transtorno dismórfico corporal frequentemente se apresentem a cirurgiões plásticos com pensamentos ou crenças que pareçam ser delirantes, o agrupamento de TOCRs sinaliza que o tratamento apropriado provavelmente terá mais em comum com o TOC do que com o transtorno delirante.

Os diferentes TOCRs são distinguidos pelo fato de que o foco da preocupação e a natureza dos comportamentos repetitivos são distintos para cada um (WHO, 2024). No transtorno dismórfico corporal, os sintomas são focados em preocupações com a aparência e comportamentos relacionados; no transtorno de referência olfativa, os sintomas são centrados em preocupações com o odor corporal e comportamentos relacionados; e na hipocondria, os sintomas focam em preocupações com doenças e comportamentos relacionados. Uma descrição das apresentações específicas de cada um dos TOCRs é fornecida nas seções subsequentes deste capítulo.

UMA ABORDAGEM PSICOLÓGICA PARA OS TRANSTORNOS OBSESSIVO-COMPULSIVOS OU RELACIONADOS

Os modelos cognitivo-comportamentais dos TOCRs enfatizam o papel de avaliações errôneas e crenças disfuncionais no desenvolvimento e na manutenção desses transtornos (Calkins et al., 2013). Interpretações equivocadas da importância de pensamentos intrusivos – particularmente aquelas que os interpretam como informativos, importantes, perigosos ou preditivos de dano – estão no cerne dos TOCRs, como TOC, transtorno dismórfico corporal, transtorno de referência olfativa, hipocondria e transtorno de acumulação. Essas interpretações equivocadas levam a um aumento da ansiedade e da angústia, e à realização de comportamentos destinados a reduzir essas emoções ou a probabilidade percebida de ocorrência da consequência catastrófica, preservando, assim, os sintomas por meio do reforço negativo.

Por sua vez, crenças disfuncionais podem fundamentar a vulnerabilidade para desenvolver interpretações equivocadas em resposta a pensamentos intrusivos. Por exemplo, um senso inflado de responsabilidade e superestimação de ameaça, com base na crença de que o dano pode acontecer se o indivíduo não for cuidadoso, estão implicados no desenvolvimento e na manutenção do TOC e outros TOCRs que envolvem a realização de rituais (p. ex., "Se eu não rezar corretamente, serei responsável pela morte do meu filho"). Crenças relacionadas ao perfeccionismo também podem desempenhar um papel – por exemplo, por meio de sua contribuição para uma sensação de experiências "exatamente certas" no TOC, ou a necessidade de completar comportamentos repetitivos "exatamente da maneira certa" nos transtornos de comportamento repetitivo focado no corpo. Outras crenças que podem contribuir para o desenvolvimento e a manutenção dos TOCRs são as crenças de que a certeza absoluta é necessária, todos os pensamentos são significativos e devem ser controlados, e os pensamentos são equivalentes a ações (às vezes referido como *fusão pensamento-ação*).

No entanto, é notável que alguns indivíduos com TOCRs não parecem ter cognições disfuncionais. Um modelo psicológico alternativo é que as compulsões nos TOCRs são derivadas da formação excessiva de hábitos e déficits na capacidade de inibir comportamentos, e as cognições típicas dos TOCRs podem, portanto, ser racionalizações *post hoc* do comportamento compulsivo (Gillan & Robbins, 2014). Isso é consistente com o fato de alguns TOCRs terem sido historicamente denominados *transtornos de hábito* e com a observação de que os comportamentos repetitivos característicos dos TOCRs são frequentemente caracterizados por automaticidade e consciência reduzida. Precipitantes de comportamentos como arrancar cabelos e cutucar a pele na tricotilomania e no transtorno de escoriação, respectivamente, podem incluir estados emocionais negativos como humor baixo ou tédio. Teorias de aprendizagem também descrevem a manutenção desses comportamentos repetitivos focados no corpo por meio de um ciclo de reforço negativo como resultado da liberação de tensão e reforço positivo na forma de alívio ou prazer (Roberts et al., 2013).

A esquiva experiencial, que se refere a uma evitação ou relutância em estar em contato com estados ou experiências emocionais desagradáveis (Hayes et al., 1996), é outro aspecto central dos TOCRs. A esquiva experiencial ocorre em resposta à angústia e à ansiedade e tem uma função regulatória desadaptativa porque, em última análise, mantém a angústia por meio de um processamento emocional inadequado. No TOC, por exemplo, manifesta-se como a evitação do desconforto quando o afeto negativo é diminuído pela realização de compulsões. A esquiva experiencial é um fenômeno transdiagnóstico, presente nos TOCRs, mas também em outros transtornos (p. ex., os transtornos de ansiedade ou relacionados ao medo), em que a ansiedade é central.

Há uma crescente integração de modelos cognitivo-comportamentais dos TOCRs com trabalhos sobre neuropsicologia e neuroimagem. A circuitaria córtico-estriatal-tálamo-cortical (CETC), por exemplo, está envolvida na inibição de resposta, aprendizagem reversa e mudança de *set*, flexibilidade cognitiva, planejamento e comportamento direcionado a objetivos, que estão prejudicados em vários TOCRs (Abramovitch et al., 2013; Robbins et al., 2019). Além disso, os modelos cognitivo-comportamentais forneceram uma base fundamental para a intervenção nos TOCRs; técnicas cognitivo-comportamentais incluindo reestruturação cognitiva, exposição e prevenção de resposta, treinamento de consciência, regulação emocional e treinamento de reversão de hábitos são abordagens de primeira linha para o tratamento dessas condições.

TRANSTORNO OBSESSIVO-COMPULSIVO

Apresentações e padrões de sintomas

O TOC é o exemplo prototípico dos TOCRs na *CID-11*, com pensamentos, imagens e impulsos/urgências intrusivos, repetitivos e persistentes, e comportamentos repetitivos (incluindo atos mentais) em seu cerne. O conteúdo explícito desses pensamentos intrusivos e compulsões mais comumente recai em algumas dimensões bem-descritas: medos de contaminação com compulsões de lavagem e limpeza; preocupações sobre danos a si mesmo ou aos outros com compulsões de verificação; pensamentos agressivos, sexuais ou religiosos proibidos ou tabus com rituais mentais relacionados ou outras compulsões; e obsessões de simetria com compulsões de repetição, ordenação e contagem. Esses pensamentos, imagens, urgências ou impulsos são angustiantes e comumente associados à ansiedade, ao nojo ou à vergonha. As compulsões são geralmente realizadas em resposta a uma obsessão, para reduzir a ansiedade ou a angústia associada, de acordo com regras rígidas, ou para alcançar uma sensação de "completude". Como observado, vários domínios de crenças são centrais no TOC: um senso inflado de responsabilidade; superestimação de ameaça; perfeccionismo; intolerância à incerteza; e supervalorização do poder dos pensamentos. Sintomas envolvendo uma sensação de incompletude podem estar associados a tiques e traços de personalidade anancástica (ver Capítulo 17, neste livro, sobre transtorno de personalidade).

Diagnóstico diferencial

Obsessões e compulsões subclínicas são relativamente comuns na população geral. No entanto, o TOC é diagnosticado apenas quando esses sintomas consomem tempo (p. ex., levam mais de 1 hora por dia) e causam prejuízo funcional ou sofrimento significativo. O TOC também deve ser diferenciado dos transtornos alimentares ou da alimentação, que podem envolver pensamentos intrusivos e comportamentos repetitivos principalmente relacionados ao peso ou à forma corporal. Também pode haver fortes semelhanças entre padrões de comportamento repetitivo associados ao TOC e aqueles observados em pessoas com transtorno do espectro autista. Diferentemente do TOC, pessoas com transtorno do espectro autista geralmente experimentam seus interesses ou comportamentos repetitivos como egossintônicos e consistentes com sua identidade e autoimagem. Os TOCRs e os transtornos de ansiedade ou relacionados ao medo compartilham pensamentos recorrentes, comportamentos de evitação, ansiedade e busca por reasseguramento. No entanto, no TOC, os pensamentos recorrentes são mais propensos a envolver conteúdo estranho ou irracional (p. ex., imagens intrusivas de prejudicar um amigo) e são geralmente acompanhados por compulsões. Ataques de pânico também podem ser vistos no TOC; quando estes são inteiramente explicados pelo TOC (p. ex., quando um indivíduo é impedido de realizar uma compulsão), um diagnóstico adicional de transtorno de pânico não é justificado. As *Descrições Clínicas e Requisitos Diagnósticos para Transtornos Mentais, Comportamentais ou do Neurodesenvolvimento da CID-11* (CDDR; WHO, 2024) para o TOC descrevem sua diferenciação de uma série de outros transtornos.

Curso do desenvolvimento

Em geral, o início do TOC é gradual, geralmente no fim da adolescência ou no início dos 20 anos. O TOC de início na infância é mais comum em meninos, enquanto a proporção entre os gêneros se inverte durante ou após a puberdade. Idade de início mais precoce está associada a piores resultados devido à interferência dos sintomas na realização de marcos de desenvolvimento (p. ex., formar relações com pares ou adquirir habilidades acadêmicas). Os requisitos diagnósticos para o TOC são os mesmos para todas as idades. No entanto, crianças com TOC são mais propensas que adultos a ter compulsões semelhantes a tiques, que podem constituir movimentos simples e repetitivos (p. ex., bater e tocar). Crianças pequenas frequentemente carecem de *insight* sobre a irracionalidade de suas ações, com quase metade delas negando que suas compulsões são impulsionadas por obsessões. A concomitância de transtorno de déficit de atenção e hiperatividade (TDAH) e tiques está associada ao TOC de início na infância, enquanto sintomas depressivos e ansiosos concomitantes são mais comuns quando o início do TOC ocorre durante ou após a puberdade.

TRANSTORNO DISMÓRFICO CORPORAL

Apresentações e padrões de sintomas

No transtorno dismórfico corporal, os pensamentos e os comportamentos intrusivos, repetitivos e persistentes característicos dos TOCRs são focados em um ou mais defeitos ou falhas percebidos na aparência ou na feiura e imperfeição em geral, quando estes são imperceptíveis ou apenas ligeiramente perceptíveis para os outros. Os sintomas são geralmente acompanhados por ideias de referência (i.e., a convicção de que as pessoas estão prestando atenção especial ou julgando o defeito ou falha percebida). Comportamentos repetitivos (p. ex., verificação no espelho; cuidados excessivos com a aparência; esforços elaborados para cobrir, alterar ou camuflar o defeito) ou atos mentais (p. ex., comparar a própria aparência com a de outros) são realizados para reduzir a ansiedade. Alguns indivíduos com transtorno dismórfico corporal, mais comumente homens, apresentam dismorfia muscular (Pope et al., 2005), caracterizada pela crença de que o corpo é muito pequeno ou insuficientemente musculoso. O transtorno dismórfico corporal está associado a emoções angustiantes como vergonha, nojo, ansiedade e autoconsciência excessiva. A evitação de gatilhos (i.e., situações sociais ou outros estímulos como espelhos que aumentam a ansiedade e a angústia sobre o defeito percebido) é central. Com o tempo, pode haver complicações físicas como infecções, perda de sangue e cicatrizes devido a cirurgias estéticas desnecessárias ou excessivas.

Diagnóstico diferencial

Preocupações com a aparência são comuns, especialmente durante a adolescência. Insatisfação corporal subclínica ou preocupações com a imagem corporal são diferenciadas do transtorno dismórfico corporal quando os sintomas são claramente excessivos e significativos. Alguns transtornos de ansiedade ou relacionados ao medo compartilham características com o transtorno dismórfico corporal. No transtorno de ansiedade generalizada, os indivíduos podem se preocupar com sua aparência; no entanto, essas preocupações ocorrem juntamente com preocupações sobre outros aspectos cotidianos da vida. Indivíduos com transtorno de ansiedade social estão principalmente preocupados em serem avaliados negativamente por outros devido aos seus sintomas de ansiedade, não por causa de uma falha ou deformidade corporal percebida como no transtorno dismórfico corporal. Quando ataques de pânico são inteiramente explicados pelo transtorno dismórfico corporal (p. ex., ocorrendo quando se sente que outros estão examinando a falha percebida na aparência), um diagnóstico adicional de transtorno de pânico não é justificado. Sintomas de transtornos alimentares ou da alimentação e transtorno dismórfico corporal também podem se sobrepor; no entanto, o transtorno dismórfico corporal não é caracterizado por preocupação excessiva com o peso por si só, como é típico da anorexia nervosa ou da bulimia nervosa, mas sim com insatisfação com vários outros aspectos de sua aparência (p. ex., pele, rosto, cabelo). As *CDDR* para o transtorno dismórfico corporal descrevem sua diferenciação de uma série de outros transtornos.

Curso do desenvolvimento

Sintomas subclínicos do transtorno dismórfico corporal começam gradualmente, durante a infância e o início da adolescência, vários anos antes de os indivíduos atenderem aos requisitos diagnósticos completos, geralmente durante a metade da adolescência. A adolescência constitui um período de desenvolvimento vulnerável durante o qual a busca por uma imagem ideal irrealista pode resultar em uma imagem corporal negativa, medo de avaliação negativa, depressão e ansiedade, contribuindo, por fim, para o transtorno dismórfico corporal (Rautio et al., 2022). Jovens com esse transtorno estão em risco aumentado de abandono escolar, potencialmente impactando seu desenvolvimento acadêmico e social. A apresentação clínica do transtorno é largamente similar em crianças, adolescentes e adultos, com taxas de vida semelhantes de prejuízo funcional e condições concomitantes. No entanto, há evidências sugerindo que os jovens podem ter menor *insight* sobre o excesso ou a irracionalidade de seus sintomas, a ponto de apresentar crenças que parecem mais francamente delirantes, e uma taxa mais alta de tentativas de suicídio do que adultos (Phillips et al., 2012).

TRANSTORNO DE REFERÊNCIA OLFATIVA

Apresentações e padrões de sintomas

O transtorno de referência olfativa é uma nova entidade diagnóstica na *CID-11*. Indivíduos com esse transtorno apresentam pensamentos intrusivos, repetitivos e persistentes sobre um odor corporal fétido ou ofensivo percebido ou halitose que é imperceptível ou apenas ligeiramente perceptível para os outros. Esses pacientes geralmente apresentam autoconsciência excessiva sobre o odor percebido, frequentemente incluindo ideias de autorreferência (i.e., a convicção de que as pessoas estão notando ou julgando o odor). A preocupação com o cheiro percebido pode ser acompanhada por comportamentos repetitivos e excessivos, como verificar repetidamente o odor corporal ou tentativas excessivas de camuflar, alterar ou prevenir o odor percebido. Indivíduos com transtorno de referência olfativa geralmente acreditam que seu odor será ofensivo para os outros; consequentemente, interações interpessoais são evitadas ou suportadas com angústia, vergonha e constrangimento (Veale & Matsunaga, 2014).

Diagnóstico diferencial

O medo de emitir odores ofensivos é uma preocupação encontrada em muitas culturas. Sintomas subclínicos são diferenciados do transtorno de referência olfativa quando o grau da preocupação olfativa, a frequência de comportamentos recorrentes relacionados realizados e o grau de angústia ou interferência que o indivíduo experimenta são claramente excessivos e clinicamente significativos. O transtorno de referência olfativa também deve ser diferenciado de doenças médicas com odores corporais objetivamente verificáveis e queixas relacionadas (p. ex., várias condições dermatológicas, otorrinolaringológicas, odontológicas, metabólicas ou geniturinárias). O transtorno de referência olfativa deve ser diferenciado do transtorno de ansiedade social, do TOC e do transtorno dismórfico corporal, condições que também são caracterizadas por ansiedade e evitação de situações sociais e gatilhos obsessivos. Em contrapartida a essas outras condições, os sintomas do transtorno de referência olfativa se relacionam especificamente a preocupações sobre o odor corporal. As *CDDR* para o transtorno de referência olfativa descrevem sua diferenciação de uma série de outros transtornos.

Curso do desenvolvimento

O transtorno de referência olfativa geralmente tem seu início durante a adolescência ou na metade dos 20 anos. A maioria dos indivíduos com esse transtorno relata um curso crônico e frequentemente sem remissão. Embora a literatura sobre essa condição em jovens seja escassa, presume-se que os sintomas em crianças e adolescentes sejam reminiscentes daqueles relatados por adultos. Semelhante aos adultos, muitos indivíduos mais jovens têm crenças fortes sobre o odor corporal imaginado, a ponto de estas parecerem delirantes. O transtorno de referência olfativa está associado à depressão e à ansiedade, com muitos indivíduos tornando-se cada vez mais socialmente isolados desde a adolescência devido à evitação de interação com outros por medo de constrangimento ou medo de incomodar os outros com seu cheiro.

HIPOCONDRIA (TRANSTORNO DE ANSIEDADE POR SAÚDE)

Apresentações e padrões de sintomas

A hipocondria, também referida como transtorno de ansiedade por saúde, é caracterizada por preocupação ou ansiedade intrusiva, repetitiva e persistente sobre ter uma ou mais doenças graves, progressivas ou potencialmente fatais. A preocupação ou a ansiedade por saúde é acompanhada por comportamentos relacionados à saúde repetitivos e excessivos, como verificar repetidamente o corpo em busca de evidências de doença; exames médicos e testes diagnósticos repetidos e desnecessários; e, mais recentemente, busca extensiva de informações médicas na internet. Alternativamente, alguns indivíduos com hipocondria podem apresentar evitação desadaptativa relacionada à saúde (p. ex., evitar consultas médicas temendo o diagnóstico de uma doença grave ou evitar interações sociais devido aos riscos de saúde associados). A experiência de ansiedade, que pode incluir ataques de pânico, é uma característica significativa de apresentação. Por essa razão, o transtorno de ansiedade por saúde é designado como um nome alternativo para o transtorno, e a hipocondria é listada de forma cruzada no agrupamento de transtornos de ansiedade ou relacionados ao medo da *CID-11*.

Diagnóstico diferencial

A ansiedade por saúde se estende ao longo de um *continuum*; ansiedade por saúde subclínica ou leve pode ser adaptativa no sentido de que leva à busca de atenção médica. Na hipocondria, no entanto, a preocupação, o medo ou a evitação são extremos, não proporcionais aos sintomas experimentados ou risco, e não relacionados a uma situação circunscrita (p. ex., aguardar resultados de testes para uma doença grave). Na hipocondria, a preocupação e os comportamentos repetitivos ou evitação são todos focados em preocupações de saúde, enquanto, no TOC, estes abrangem uma variedade de obsessões (p. ex., de contaminação, de causar dano) e compulsões (p. ex., lavagem excessiva, contagem, verificação). Alguns indivíduos com transtornos depressivos também podem apresentar preocupações de saúde, mas, na depressão, estas são geralmente parte integrante de uma gama de preocupações (p. ex., relacionadas à culpa, niilismo, pobreza) e ocorrem ao lado de outros sintomas depressivos (p. ex., anedonia, distúrbio do sono, mudanças de peso). Indivíduos com hipocondria podem apresentar sintomas semelhantes às apresentações de transtornos de ansiedade ou relacionados ao medo. No entanto, pessoas com transtorno de ansiedade generalizada podem se preocupar com sua saúde além de outras preocupações (p. ex., trabalho, finanças, família). Ataques de pânico podem ocorrer na hipocondria, mas, se exclusivamente associados a medos de ter uma doença potencialmente fatal, um diagnóstico adicional de transtorno de pânico não é justificado.

Curso do desenvolvimento

Há evidências crescentes de início precoce de ansiedade por saúde em crianças e adolescentes (Thorgaard, 2017). O início da hipocondria pode ser em qualquer idade, sendo mais comum no início da idade adulta. A hipocondria em jovens compartilha as mesmas características cognitivas e comportamentais vistas em adultos (Wright et al., 2017). Fatores de risco ambientais precoces podem contribuir para o desenvolvimento e a manutenção da hipocondria, incluindo doença em si mesmo ou em pessoas significativas e comportamento de busca de segurança. A exposição a um estilo parental negativo durante a infância e a adolescência e a exposição a experiências aversivas precoces que podem levar a um estilo de apego inseguro têm sido associadas à ansiedade por saúde grave. Além disso, fatores genéticos também podem ter um papel a desempenhar; crianças em famílias com uma mãe com ansiedade por saúde grave podem estar em maior risco de desenvolver esses sintomas devido a fatores de risco tanto ambientais quanto genéticos (Taylor et al., 2006).

TRANSTORNO DE ACUMULAÇÃO

Apresentações e padrões de sintomas

Indivíduos com transtorno de acumulação acumulam posses a tal ponto que os espaços de vida ficam abarrotados e seu uso ou segurança é comprometido. A acumulação, que pode ser passiva (p. ex., acúmulo de correspondência ou jornais) ou ativa (p. ex., aquisição excessiva de itens gratuitos), ocorre devido a impulsos ou comportamentos repetitivos relacionados ao acúmulo de itens.

Há dificuldade significativa em descartar posses devido a uma necessidade percebida de guardar itens e angústia associada ao descarte. Geralmente, os itens são acumulados por causa de seu significado emocional (valor sentimental), sua utilidade percebida ou seu valor intrínseco (p. ex., qualidades estéticas percebidas). Os sintomas do transtorno de acumulação podem ser egossintônicos (i.e., associados a sentimentos positivos de excitação e prazer). A desordem causada pelos comportamentos de acumulação pode ser angustiante, no entanto, e comprometer o funcionamento de várias maneiras, incluindo não ser capaz de encontrar itens importantes (p. ex., contas, formulários fiscais), não ser capaz de se mover facilmente dentro de casa, ou até mesmo ser incapaz de sair de casa em caso de emergência.

Diagnóstico diferencial

A acumulação deve ser distinguida do colecionismo normal. Os colecionadores são mais direcionados em suas aquisições (p. ex., coleção de selos), são mais seletivos (p. ex., comprando apenas itens predeterminados), organizam suas aquisições, e seu colecionismo não compromete o uso e a segurança de seu espaço de vida. Pacientes com TOC também podem apresentar sintomas de acumulação compulsiva, mas estes geralmente são em resposta a pensamentos indesejados e angustiantes; por exemplo, a crença de que algo ruim acontecerá se algo for jogado fora. A desordem também pode resultar de diminuição de energia, falta de iniciativa ou apatia, típicas de episódios depressivos. No transtorno bipolar, a acumulação pode ser secundária a compras excessivas e, assim, restrita a episódios maníacos. Ataques de pânico podem ocorrer no transtorno de acumulação, mas, se eles estão exclusivamente associados a ter que descartar posses acumuladas, um diagnóstico adicional de transtorno de pânico não é justificado. Quando a acumulação ocorre na esquizofrenia e em outros transtornos psicóticos, a acumulação é impulsionada por delírios, geralmente restrita a um pequeno número de temas (p. ex., acumulação de animais ou livros), e geralmente não acompanhada de prazer ou satisfação. Em indivíduos com demência, a acumulação geralmente resulta de déficits cognitivos ou mudanças graves de personalidade e comportamento, sem interesse específico em acumular objetos ou angústia sobre descartar itens.

Curso do desenvolvimento

Os primeiros sinais do transtorno geralmente começam na pré-adolescência e na média adolescência. No entanto, a busca por tratamento começa em uma idade mais avançada. É discutível se os critérios diagnósticos para adultos com sintomas de acumulação são adequados para indivíduos mais jovens, porque a acumulação pode diferir em vários aspectos entre diferentes faixas etárias. O requisito de desordem, por exemplo, pode não se aplicar a jovens porque eles geralmente têm recursos limitados e controle sobre seus espaços de vida (p. ex., os pais podem jogar objetos fora). O transtorno de acumulação é geralmente considerado como tendo um curso crônico, com comportamentos de acumulação geralmente piorando a cada década de vida. Fatores de risco específicos do transtorno de acumulação e transtornos mentais concomitantes em crianças e adolescentes são largamente desconhecidos.

TRANSTORNOS DE COMPORTAMENTO REPETITIVO FOCADO NO CORPO

Apresentações e padrões de sintomas

Transtornos de comportamento repetitivo focado no corpo é um termo guarda-chuva usado para descrever condições caracterizadas por comportamentos repetitivos direcionados à superfície do corpo, como arrancar cabelos e cutucar a pele. Essas condições diferem dos outros TOCRs por geralmente compreenderem comportamentos repetitivos sem envolver os pensamentos intrusivos repetitivos persistentes típicos de outros TOCRs. Os transtornos de comportamento repetitivo focado no corpo levam a sequelas dermatológicas significativas (p. ex., perda de cabelo, lesões na pele), são caracterizados por tentativas malsucedidas de diminuir ou parar o comportamento, e produzem sofrimento ou prejuízo significativos. Sentimentos negativos em relação às consequências de arrancar cabelos e cutucar a pele, como sensação de perda de controle ou vergonha, são típicos. Na *CID-11*, a tricotilomania e o transtorno de escoriação constituem categorias específicas sob o subagrupamento de transtornos de comportamento repetitivo focado no corpo. Outros comportamentos similares (p. ex., roer unhas ou morder lábios) podem ser diagnosticados como outros transtornos de comportamento repetitivo focado no corpo especificados se forem suficientemente graves e atenderem aos outros requisitos diagnósticos.

Diagnóstico diferencial

Os comportamentos nos transtornos de comportamento repetitivo focado no corpo são diferenciados das variantes normais desses comportamentos porque são recorrentes, podem resultar em consequências extensas para o corpo (p. ex., áreas calvas, ulcerações) e estão associados a sofrimento ou prejuízo significativos. Indivíduos com outros TOCRs, como o transtorno dismórfico corporal, também podem apresentar os atos de arrancar ou cutucar como um ritual de simetria destinado a "equilibrar" a aparência. Da mesma forma, no TOC, a pele pode ser cutucada para remover contaminação quando há obsessões de contaminação. O transtorno de escoriação é diferenciado de comportamentos autolesivos e automutilantes porque estes não são realizados com o propósito expresso de autolesão, embora lesões possam acontecer como resultado.

Curso do desenvolvimento

Os requisitos diagnósticos para tricotilomania e transtorno de escoriação são adequados para indivíduos de todas as idades. A apresentação clínica pode variar ao longo da vida, no entanto, com alguns dados sugerindo que crianças mais velhas com tricotilomania podem relatar mais impulsos e ter um tipo mais focado de arrancamento de cabelos (Panza et al., 2013). A idade mais comum de início da tricotilomania e do transtorno de escoriação é o início (12 anos de idade) a meados da adolescência (15 anos de idade), geralmente coincidindo com o início da puberdade. O início da tricotilomania na primeira infância (em crianças menores de 5 anos) pode ocorrer, potencialmente representando um subtipo menos crônico do que casos de início mais tardio. No transtorno de escoriação, há evidências de início bimodal, com início mais precoce frequentemente desencadeado por acne ou eczema, e início mais tardio ocorrendo na meia-idade adulta, com taxas aumentadas de depressão, ansiedade e transtorno de estresse pós-traumático concomitantes.

Tricotilomania (transtorno de arrancamento de cabelos)

A característica central da tricotilomania é o arrancamento recorrente do próprio cabelo com uma incapacidade persistente de resistir ou diminuir o arrancar (Lochner, Grant, Odlaug, & Stein, 2012). A perda de cabelo é geralmente ocultada ou camuflada (p. ex., usando maquiagem, lenços ou perucas). O arrancar patológico de cabelos pode estar associado a numerosos comportamentos adicionais, como examinar o cabelo de maneira visual ou tátil ou manipulá-lo oralmente após ter sido arrancado. Alguns indivíduos engolem ou comem o cabelo que foi arrancado (tricofagia) e podem experimentar sintomas gastrintestinais graves e até potencialmente fatais que justificam atenção médica, dependendo do volume de cabelo consumido. Indivíduos com tricotilomania variam no grau em que arrancam cabelos de uma maneira mais automática ou mais intencional.

Transtorno de escoriação

Indivíduos com transtorno de escoriação lesionam qualquer lugar e múltiplos locais do corpo, sendo os locais mais lesionados o rosto, os braços e as mãos. Muitos comportamentos associados podem estar presentes, incluindo examinar a pele de maneira visual ou tátil, manipular oralmente e comer a pele ou crosta após ter sido lesionada. Há numerosas tentativas malsucedidas de parar ou diminuir o comportamento, o que leva a sofrimento significativo ou prejuízo funcional (Lochner, Grant, Odlaug, Woods, et al., 2012). O cutucar a pele por indivíduos com transtorno de escoriação frequentemente leva a danos significativos nos tecidos e a cicatrizes, às vezes justificando tratamento com antibióticos ou até cirurgia, e, em casos raros, pode ser potencialmente fatal (Odlaug & Grant, 2008).

SÍNDROME DE TOURETTE

Apresentações e padrões de sintomas

A síndrome de Tourette é classificada sob o agrupamento de tiques primários ou transtornos do tique no capítulo sobre doenças do sistema nervoso e é listada de forma cruzada com os TOCRs por várias razões. Há alta concomitância e associação familiar da síndrome de Tourette com o TOC, um achado consistente com uma gama de dados neurobiológicos indicando sobreposição entre essas condições, incluindo estudos de imagem cerebral indicando perturbação na circuitaria CETC em ambos (Burton, 2017). A síndrome de Tourette é caracterizada por múltiplos tiques motores e fônicos que podem ou não se manifestar concomitante ou continuamente, e que estão presentes por pelo menos 1 ano, com início geralmente na infância. Eles ocorrem com frequência e estão associados a sofrimento e prejuízo. A condição geralmente começa com surtos transitórios de tiques motores simples, como piscar de olhos, movimentos bruscos da cabeça ou bater a cabeça, que eventualmente se tornam mais persistentes, às vezes resultando em autolesão inadvertida. Os tiques fônicos também tendem a ser simples em caráter no início (p. ex., limpar a garganta, grunhir ou chiar), mas podem gradualmente se desenvolver em sintomas vocais mais complexos.

Diagnóstico diferencial

Tiques são comuns na infância, mas são transitórios na maioria dos casos, o que é uma razão para o longo requisito de duração para um diagnóstico de síndrome de Tourette. Os tiques na síndrome de Tourette são diferenciados dos movimentos motores repetitivos e estereotipados que podem ocorrer no transtorno do espectro autista porque estes últimos duram mais do que um tique típico, geralmente surgem em uma idade mais jovem, não são caracterizados por impulsos sensoriais premonitórios, são frequentemente experimentados pelo indivíduo como calmantes ou gratificantes, e geralmente podem ser interrompidos com distração. A síndrome de Tourette e o TOC também têm características em comum; diferenciar tiques complexos e compulsões no TOC pode ser desafiador. Em contrapartida às compulsões do TOC, os tiques não visam neutralizar pensamentos ou imagens indesejados ou intrusivos (obsessões).

Curso do desenvolvimento

Na síndrome de Tourette, o início dos tiques mais comumente varia entre as idades de 4 e 6 anos, atingindo o pico de gravidade entre as idades de 10 e 12 anos. Os tiques geralmente seguem um curso de aumento e diminuição. O impacto do transtorno é particularmente pronunciado para adolescentes durante essa fase vulnerável do desenvolvimento, especialmente em relação à sua vida social e a relacionamentos. A concomitância da síndrome de Tourette e TDAH está bem estabelecida, com TDAH ocorrendo em metade das crianças com síndrome de Tourette, e afetando predominantemente meninos. O TOC também está presente em metade dos jovens com síndrome de Tourette (Hirschtritt et al., 2015). Com o aumento da idade, muitos indivíduos com síndrome de Tourette desenvolvem a capacidade de suprimir temporariamente os tiques, com algum esforço.

ESPECIFICADOR DE *INSIGHT* PARA TRANSTORNOS OBSESSIVO-COMPULSIVOS OU RELACIONADOS

Um especificador de *insight* é fornecido para aqueles TOCRs em que fenômenos cognitivos são um aspecto proeminente da fenomenologia clínica – nomeadamente, TOC, transtorno dismórfico corporal, transtorno de referência olfativa, hipocondria e transtorno de acumulação. O especificador de *insight* descreve a extensão em que o indivíduo é capaz de considerar que as crenças e as percepções subjacentes a seus sintomas podem ser falsas ou excessivas. O nível de *insight* é especificado aplicando um especificador dicotômico: "bom a razoável" ou "pobre a ausente". Um especificador dicotômico foi escolhido com base em dados de estudos de campo da *CID-11*, indicando que os clínicos não eram capazes de distinguir, de forma confiável, entre três níveis propostos de *insight* (Kogan et al., 2020). Quando um indivíduo expressa crenças fixas e imprecisas que são restritas a crenças especificamente relacionadas aos seus TOCRs, sem histórico de outros delírios, e a apresentação é totalmente consistente com as outras características clínicas do transtorno, um diagnóstico de um TOCR com *insight* pobre a ausente, em vez de transtorno delirante, deve ser atribuído, mesmo se as crenças parecerem ser delirantes em força ou rigidez. Indivíduos com *insight* pobre a ausente são menos propensos a buscar ou receber tratamento de saúde mental. De fato, uma grande proporção de pacientes com transtorno dismórfico corporal ou hipocondria se apresenta em ambientes não relacionados à saúde mental (p. ex., no transtorno dismórfico corporal, para dermatologia ou cirurgia estética; na hipocondria, para medicina de emergência ou interna). Além disso, o *insight* pobre tem sido associado a vários fatores que contribuem para um pior resultado clínico, incluindo, por exemplo, maior gravidade do transtorno, menor capacidade intelectual, pior funcionamento social e qualidade de vida, maiores sintomas depressivos, menor adesão ao tratamento e risco de suicidabilidade (Gan et al., 2022). Algumas intervenções de tratamento, como a terapia cognitivo-comportamental, também podem ser menos eficazes para pessoas com baixo *insight*, pelo menos inicialmente, dado que essas técnicas dependem, em parte, da capacidade de desafiar os próprios pensamentos e crenças.

AVALIAÇÃO

Indivíduos com TOCRs frequentemente não revelam espontaneamente seus pensamentos indesejados ou repetitivos devido à vergonha, à ansiedade ou à falta de *insight*, então é importante perguntar sobre estes especificamente como parte de uma avaliação psicológica. Perguntas sobre se a pessoa tem pensamentos intrusivos que são recorrentes, difíceis de controlar e causam medo ou ansiedade podem ajudar a estabelecer a presença de obsessões ou o foco das preocupações. Questões sobre a presença de comportamentos repetitivos que consomem tempo, são difíceis de controlar e causam angústia podem fornecer informações sobre a presença de compulsões típicas dessas condições. Perguntas adicionais para determinar o conteúdo dessas obsessões e compulsões auxiliarão na formulação diagnóstica. Por exemplo, para estabelecer um diagnóstico de transtorno dismórfico corporal, pode-se perguntar ao paciente se seus pensamentos intrusivos são sobre a aparência de alguma(s) parte(s) do corpo que ele considera pouco atraente(s) e se sua vida e rotina normal foram afetadas por essas preocupações com a aparência. Questões sobre se há preocupação substancial com a possibilidade de ter uma doença grave ou se é difícil acreditar no médico quando lhe é dito que não há nada com que se preocupar podem ajudar a estabelecer um diagnóstico de hipocondria. Para estabelecer a presença do transtorno de referência olfativa, pode-se perguntar ao paciente se suas preocupações estão focadas em preocupações sobre odor corporal e se há ações que frequentemente ou repetidamente ele realiza em resposta a essas preocupações. O clínico pode auxiliar ainda mais nesse processo fornecendo exemplos desses pensamentos e comportamentos ao paciente. Por exemplo, no transtorno de referência olfativa, os exemplos podem incluir escovação de dentes repetida e excessiva, lavar ou trocar de roupa com muita frequência e pedir repetidamente reasseguramento a outros de que não há odor. Nos TOCRs com um componente cognitivo (i.e., TOC, transtorno dismórfico corporal, transtorno de referência olfativa, hipocondria e transtorno de acumulação), a avaliação também deve incluir questões destinadas a determinar o nível de *insight*. Por exemplo, um paciente sendo entrevistado para TOC poderia ser perguntado se considera suas preocupações realistas ou se às vezes ele pensa que são excessivas. A presença de ataques de pânico no contexto de obsessões e compulsões (p. ex., em situações em que as compulsões não podem ser realizadas) também deve ser determinada, pois isso terá implicações para o tratamento.

A gravidade dos sintomas centrais e o prejuízo funcional relacionado devem ser avaliados no início e ao longo do tratamento. Para pacientes com TOC, a Escala Yale-Brown de Obsessões e Compulsões (Y-BOCS, do inglês *Yale-Brown Obsessive-Compulsive Scale*) administrada pelo clínico, psicometricamente sólida, é a escala de gravidade "padrão-ouro" (Goodman et al., 1989). A Y-BOCS foi adaptada para uso em outros TOCRs, incluindo transtorno dismórfico corporal, transtorno de referência olfativa, hipocondria e transtorno de escoriação. As medidas de gravidade da tricotilomania incluem a Escala de Arrancar Cabelos do Hospital Geral de Massachusetts, de autorrelato (Keuthen et al., 1995). A Escala de Avaliação de Crenças de Brown, administrada pelo clínico, fornece informações sobre o nível de *insight* (Eisen et al., 1998). Esses instrumentos podem auxiliar o clínico a decidir sobre o tipo de tratamento ideal. Por exemplo, pacientes com pontuações baixas nessas medidas e que são pelo menos às vezes capazes de considerar a possibilidade de que suas crenças específicas do transtorno podem não ser verdadeiras e aceitar uma explicação alternativa para sua experiência geralmente podem ser tratados em regime ambulatorial. Outros pacientes com pontuações extremamente altas provavelmente necessitarão de uma forma mais intensiva de intervenção, possivelmente incluindo tratamento hospitalar.

Uma análise funcional pode esclarecer as relações entre estímulos e respostas associadas ao transtorno e é útil no planejamento do tratamento. Isso incluiria identificar o antecedente ou gatilho do comportamento, identificar e operacionalizar os próprios comportamentos problemáticos e identificar as consequências mantenedoras do comportamento. Por exemplo, uma análise funcional para um indivíduo com tricotilomania incluiria coleta e registro de informações sobre antecedentes críticos ou gatilhos do arrancar (p. ex., estudar ou assistir à televisão, estar entediado ou ansioso), comportamentos relacionados ao arrancar (p. ex., girar ou brincar com o cabelo, sentir a textura do cabelo, morder o cabelo, engolir) e consequências do ato de arrancar cabelos (p. ex., gratificação ou prazer, vergonha, depressão, ansiedade). Uma análise funcional também incluiria informações sobre como o contexto cultural da pessoa molda seus sintomas. Por exemplo, em um indivíduo com TOC, deve abordar se aspectos de comportamentos, como lavagem extensa, podem ser considerados "normais" dentro de sua cultura (para mais discussão sobre isso, veja a próxima seção, "Considerações Culturais"). Então, a análise funcional guiaria estratégias de tratamento comportamental (p. ex., automonitoramento, substituição do comportamento problemático por uma resposta competitiva), visando aos fatores críticos causais e de manutenção.

O processo de avaliação e diagnóstico também representa uma oportunidade importante para fornecer psicoeducação aos pacientes e seus entes significativos. Pessoas com TOC frequentemente ficam aliviadas ao aprender fatos básicos sobre sua condição, incluindo o fato de que os TOCRs são relativamente comuns, que muitos outros também ficam constrangidos ou envergonhados de seus sintomas, e que os tratamentos são eficazes para muitos. Mitos como o de que essas condições se devem à má parentalidade podem ser prejudiciais e devem ser abordados. Várias organizações de defesa do consumidor, como a International OCD Foundation (https://iocdf.org/) e a TLC Foundation for Body-Focused Repetitive Behaviors (https://www.bfrb.org/), podem auxiliar na transmissão dessas informações.

CONSIDERAÇÕES CULTURAIS EM TRANSTORNOS OBSESSIVO-COMPULSIVOS OU RELACIONADOS

Os TOCRs ocorrem em todo o mundo, com características comuns e fisiopatologia similar entre diversos grupos étnicos e culturas (Reddy et al., 2018). No entanto, fatores culturais podem moldar o conteúdo dos sintomas e o nível de sofrimento que o indivíduo experimenta por meio de avaliações errôneas. Por exemplo, no TOC, há evidências de maior prevalência de obsessões e compulsões de tema religioso no Oriente Médio, e maior sofrimento relacionado a obsessões de escrupulosidade entre indivíduos de certos grupos religiosos. As normas culturais sobre beleza também desempenham um papel importante na formação do conteúdo das preocupações em indivíduos com transtorno dismórfico corporal. Por exemplo, preocupações com a aparência das pálpebras são comuns em países orientais. Em países ocidentais, o medo de desagradar aos outros é raro no transtorno dismórfico corporal, enquanto em algumas culturas, percepções errôneas de características corporais anormais ou feias ou emissão de mau cheiro são caracterizadas por intensa ansiedade sobre incomodar, envergonhar ou machucar os outros (p. ex., *shubo-kyofu* ou *taijin kyofusho* no Japão e condições relacionadas na Coreia e outras sociedades). A busca por ajuda e a revelação clínica são menos prováveis quando as obsessões ou compulsões são consideradas culturalmente tabus pelo indivíduo, levando ao subdiagnóstico e ao subtratamento dos TOCRs. A familiaridade com as normas culturais do paciente auxiliará no reconhecimento de cognições irracionais e excessos comportamentais que levam a sofrimento clinicamente significativo e prejuízo funcional, no diagnóstico apropriado dos sintomas e na seleção de alvos e técnicas de tratamento culturalmente apropriados.

CARACTERÍSTICAS RELACIONADAS AO GÊNERO

As características clínicas dos TOCRs em homens e mulheres têm muitas semelhanças, mas também têm diferenças importantes. O conhecimento dessas diferenças relacionadas ao gênero pode ser útil durante a avaliação e pode facilitar a construção de relação de confiança e compreensão. Por exemplo, mulheres com TOC são mais propensas do que homens a relatar sintomas relacionados à contaminação, particularmente no contexto do TOC perinatal, enquanto homens são mais propensos a relatar obsessões sexuais e relacionadas à simetria. No transtorno dismórfico corporal, homens são mais propensos a se preocupar com a aparência de seus órgãos genitais, estrutura corporal e afinamento do cabelo/calvície, enquanto mulheres com essa condição são mais propensas a apresentar insatisfação com vários aspectos de sua aparência, incluindo sua forma (não o peso em si) e pelos corporais excessivos. Os padrões de concomitância com outros transtornos mentais também podem diferir entre homens e mulheres com TOCRs. No TOC, por exemplo, homens são mais propensos a experimentar transtornos concomitantes decorrentes do uso de substâncias, enquanto mulheres mais comumente apresentam transtornos do humor e transtornos de ansiedade ou relacionados ao medo concomitantes. No transtorno dismórfico corporal, mulheres podem apresentar um transtorno alimentar ou da alimentação concomitante, enquanto homens são mais propensos a apresentar dismorfia muscular e/ou preocupação com a aparência do seu genital. Mulheres podem ser mais propensas a buscar tratamento do que homens, mas não foram identificadas diferenças importantes na responsividade ao tratamento entre homens e mulheres diagnosticados com TOCRs. Portanto, um plano de tratamento que envolva abordar as crenças imprecisas, juntamente com exercícios de exposição e outras estratégias para lidar com comportamentos compulsivos e ansiedade, específicos para cada TOCR, permaneceria o tratamento de primeira linha, independentemente do gênero.

PREVALÊNCIA

O TOC e o transtorno dismórfico corporal são relativamente comuns; por exemplo, uma pesquisa nos Estados Unidos indicou uma prevalência ao longo da vida de TOC em adultos de 2,3% (Ruscio et al., 2010), e um estudo global sugeriu uma prevalência ao longo da vida de transtorno dismórfico corporal em adultos na comunidade de 1,9% (Veale et al., 2016). A prevalência de outros TOCRs, como hipocondria e transtorno de referência olfativa, parece estar na mesma faixa, mas ainda não está bem estabelecida. A prevalência dessas condições varia dependendo do tipo de ambiente. Em ambientes de saúde mental e médicos, as taxas de alguns TOCRs (como transtorno dismórfico corporal e hipocondria) podem ser mais altas do que em ambientes comunitários. As taxas de prevalência de muitos TOCRs na literatura podem ser uma subestimação porque os indivíduos podem não relatar todos os seus sintomas devido à vergonha ou ao constrangimento ou por serem culturalmente tabus.

PONTOS-CHAVE

- Os transtornos obsessivo-compulsivos ou relacionados (TOCRs) são caracterizados por pensamentos intrusivos ou comportamentos repetitivos (ou ambos) que consomem tempo, causam sofrimento e são incapacitantes.
- Os TOCRs incluem transtorno obsessivo-compulsivo (TOC), transtorno dismórfico corporal, transtorno de referência olfativa, hipocondria (transtorno de ansiedade por saúde) e transtorno de acumulação. Também compreende o subagrupamento de transtornos de comportamento repetitivo focado no corpo, incluindo tricotilomania (transtorno de arrancamento de cabelos) e transtorno de escoriação (*skin-picking*), que são caracterizados por comportamentos repetitivos, mas não obsessões.

- Um especificador para nível de *insight* é aplicado aos TOCRs com um componente cognitivo proeminente, que descreve a extensão em que o indivíduo é capaz de considerar que as crenças e percepções subjacentes a seus sintomas podem ser falsas ou excessivas. O *insight* pode ser especificado como "bom a razoável" ou "pobre a ausente".

- Agrupar essas condições tem utilidade clínica porque abordagens similares de avaliação e tratamento, adaptadas para cada transtorno, são úteis para essas condições.

- Teorias cognitivo-comportamentais dos TOCRs enfatizam as interpretações errôneas da importância de pensamentos intrusivos, levando a aumento da ansiedade e angústia, e realização de comportamentos destinados a reduzir essas emoções e/ou a probabilidade de ocorrência das consequências catastróficas. As cognições que fundamentam a vulnerabilidade para desenvolver essas interpretações errôneas negativas em resposta a pensamentos intrusivos incluem senso inflado de responsabilidade e superestimação de ameaça, perfeccionismo, necessidade de certeza absoluta e a crença de que todos os pensamentos são significativos e devem ser controlados.

- Indivíduos com um TOCR frequentemente não revelam espontaneamente seus pensamentos indesejados ou repetitivos devido à vergonha, à ansiedade ou à falta de *insight*; portanto, é importante perguntar sobre estes especificamente como parte de uma avaliação psicológica.

- Escalas de sintomas bem-estabelecidas podem auxiliar no processo de avaliação para identificar antecedentes ou gatilhos e respostas emocionais e comportamentais associadas. Uma análise funcional guiará as estratégias de tratamento cognitivo-comportamental (p. ex., automonitoramento, substituição do comportamento problemático por uma resposta competitiva), visando, assim, aos fatores críticos causais e de manutenção. A avaliação e o diagnóstico devem ser acompanhados de psicoeducação para pacientes e seus entes significativos.

REFERÊNCIAS

Abramovitch, A., Abramowitz, J. S., & Mittelman, A. (2013). The neuropsychology of adult obsessive-compulsive disorder: A meta-analysis. *Clinical Psychology Review*, 33(8), 1163–1171. https://doi.org/10.1016/j.cpr.2013.09.004

Burton, F. H. (2017). Back to the future: Circuit-testing TS & OCD. *Journal of Neuroscience Methods*, 292, 2–11. https://doi.org/10.1016/j.jneumeth.2017.07.025

Calkins, A. W., Berman, N. C., & Wilhelm, S. (2013). Recent advances in research on cognition and emotion in OCD: A review. *Current Psychiatry Reports*, 15(5), 357. https://doi.org/10.1007/s11920-013-0357-4

Eisen, J. L., Phillips, K. A., Baer, L., Beer, D. A., Atala, K. D., & Rasmussen, S. A. (1998). The Brown Assessment of Beliefs Scale: Reliability and validity. *The American Journal of Psychiatry*, 155(1), 102–108. https://doi.org/10.1176/ajp.155.1.102

Fineberg, N. A., Chamberlain, S. R., Goudriaan, A. E., Stein, D. J., Vanderschuren, L. J., Gillan, C. M., Shekar, S., Gorwood, P. A., Voon, V., Morein-Zamir, S., Denys, D., Sahakian, B. J., Moeller, F. G., Robbins, T. W., & Potenza, M. N. (2014). New developments in human neurocognition: Clinical, genetic, and brain imaging correlates of impulsivity and compulsivity. *CNS Spectrums, 19*(1), 69–89. https://doi.org/10.1017/S1092852913000801

Gan, J., He, J., Fu, H., & Zhu, X. (2022). Association between obsession, compulsion, depression and insight in obsessive-compulsive disorder: A meta-analysis. *Nordic Journal of Psychiatry, 76*(7), 489–496. https://doi.org/10.1080/08039488.2021.2013532

Gillan, C. M., & Robbins, T. W. (2014). Goal-directed learning and obsessive-compulsive disorder. *Philosophical Transactions of the Royal Society of London: Series B. Biological Sciences, 369*(1655), Article 20130475. https://doi.org/10.1098/rstb.2013.0475

Goodman, W. K., Price, L. H., Rasmussen, S. A., Mazure, C., Fleischmann, R. L., Hill, C. L., Heninger, G. R., & Charney, D. S. (1989). The Yale–Brown Obsessive Compulsive Scale. I. Development, use, and reliability. *Archives of General Psychiatry, 46*(11), 1006–1011. https://doi.org/10.1001/archpsyc.1989.01810110048007

Hayes, S. C., Wilson, K. G., Gifford, E. V., Follette, V. M., & Strosahl, K. (1996). Experimental avoidance and behavioral disorders: A functional dimensional approach to diagnosis and treatment. *Journal of Consulting and Clinical Psychology, 64*(6), 1152–1168. https://doi.org/10.1037/0022-006X.64.6.1152

Hirschtritt, M. E., Lee, P. C., Pauls, D. L., Dion, Y., Grados, M. A., Illmann, C., King, R. A., Sandor, P., McMahon, W. M., Lyon, G. J., Cath, D. C., Kurlan, R., Robertson, M. M., Osiecki, L., Scharf, J. M., Mathews, C. A., & the Tourette Syndrome Association International Consortium for Genetics. (2015). Lifetime prevalence, age of risk, and genetic relationships of comorbid psychiatric disorders in Tourette syndrome. *JAMA Psychiatry, 72*(4), 325–333. https://doi.org/10.1001/jamapsychiatry.2014.2650

Keuthen, N. J., O'Sullivan, R. L., Ricciardi, J. N., Shera, D., Savage, C. R., Borgmann, A. S., Jenike, M. A., & Baer, L. (1995). The Massachusetts General Hospital (MGH) Hairpulling Scale: 1. Development and factor analyses. *Psychotherapy and Psychosomatics, 64*(3-4), 141–145. https://doi.org/10.1159/000289003

Kogan, C. S., Stein, D. J., Rebello, T. J., Keeley, J. W., Chan, K. J., Fineberg, N. A., Fontenelle, L. F., Grant, J. E., Matsunaga, H., Simpson, H. B., Thomsen, P. H., van den Heuvel, O. A., Veale, D., Grenier, J., Kulygina, M., Matsumoto, C., Domínguez-Martínez, T., Stona, A. C., Wang, Z., & Reed, G. M. (2020). Accuracy of diagnostic judgments using ICD-11 vs. ICD-10 diagnostic guidelines for obsessive-compulsive and related disorders. *Journal of Affective Disorders, 273*, 328–340. https://doi.org/10.1016/j.jad.2020.03.103

Lochner, C., Grant, J. E., Odlaug, B. L., & Stein, D. J. (2012). DSM-5 field survey: Skin picking disorder. *Annals of Clinical Psychiatry, 24*(4), 300–304.

Lochner, C., Grant, J. E., Odlaug, B. L., Woods, D. W., Keuthen, N. J., & Stein, D. J. (2012). DSM-5 field survey: Hair-pulling disorder (trichotillomania). *Depression and Anxiety, 29*(12), 1025–1031. https://doi.org/10.1002/da.22011

Odlaug, B. L., & Grant, J. E. (2008). Clinical characteristics and medical complications of pathologic skin picking. *General Hospital Psychiatry, 30*(1), 61–66. https://doi.org/10.1016/j.genhosppsych.2007.07.009

Panza, K. E., Pittenger, C., & Bloch, M. H. (2013). Age and gender correlates of pulling in pediatric trichotillomania. *Journal of the American Academy of Child & Adolescent Psychiatry, 52*(3), 241–249. https://doi.org/10.1016/j.jaac.2012.12.019

Phillips, K. A., Pinto, A., Hart, A. S., Coles, M. E., Eisen, J. L., Menard, W., & Rasmussen, S. A. (2012). A comparison of insight in body dysmorphic disorder and obsessive-compulsive disorder. *Journal of Psychiatric Research, 46*(10), 1293–1299. https://doi.org/10.1016/j.jpsychires.2012.05.016

Pope, C. G., Pope, H. G., Menard, W., Fay, C., Olivardia, R., & Phillips, K. A. (2005). Clinical features of muscle dysmorphia among males with body dysmorphic disorder. *Body Image*, *2*(4), 395–400. https://doi.org/10.1016/j.bodyim.2005.09.001

Rautio, D., Jassi, A., Krebs, G., Andrén, P., Monzani, B., Gumpert, M., Lewis, A., Peile, L., Sevilla-Cermeño, L., Jansson-Fröjmark, M., Lundgren, T., Hillborg, M., Silverberg-Morse, M., Clark, B., Fernández de la Cruz, L., & Mataix-Cols, D. (2022). Clinical characteristics of 172 children and adolescents with body dysmorphic disorder. *European Child & Adolescent Psychiatry*, *31*(1), 133–144. https://doi.org/10.1007/s00787-020-01677-3

Reddy, Y. J., Simpson, H. B., & Stein, D. J. (2018). Obsessive-compulsive and related disorders in *International Classification of Diseases–11* and its relation to *International Classification of Diseases–10* and *Diagnostic and Statistical Manual of Mental Disorders–5*. *Indian Journal of Social Psychiatry*, *34*(5), 34–43. https://doi.org/10.4103/ijsp.ijsp_38_18

Robbins, T. W., Vaghi, M. M., & Banca, P. (2019). Obsessive-compulsive disorder: Puzzles and prospects. *Neuron*, *102*(1), 27–47. https://doi.org/10.1016/j.neuron.2019.01.046

Roberts, S., O'Connor, K., & Bélanger, C. (2013). Emotion regulation and other psychological models for body-focused repetitive behaviors. *Clinical Psychology Review*, *33*(6), 745–762. https://doi.org/10.1016/j.cpr.2013.05.004

Ruscio, A. M., Stein, D. J., Chiu, W. T., & Kessler, R. C. (2010). The epidemiology of obsessive-compulsive disorder in the National Comorbidity Survey Replication. *Molecular Psychiatry*, *15*(1), 53–63. https://doi.org/10.1038/mp.2008.94

Stein, D. J., Kogan, C. S., Atmaca, M., Fineberg, N. A., Fontenelle, L. F., Grant, J. E., Matsunaga, H., Reddy, Y. C. J., Simpson, H. B., Thomsen, P. H., van den Heuvel, O. A., Veale, D., Woods, D. W., & Reed, G. M. (2016). The classification of obsessive-compulsive and related disorders in the *ICD-11*. *Journal of Affective Disorders*, *190*, 663–674. https://doi.org/10.1016/j.jad.2015.10.061

Taylor, S., Thordarson, D. S., Jang, K. L., & Asmundson, G. J. (2006). Genetic and environmental origins of health anxiety: A twin study. *World Psychiatry*, *5*(1), 47–50.

Thorgaard, M. V. (2017). Health anxiety and illness behaviour in children of mothers with severe health anxiety. *Danish Medical Journal*, *64*(5), B5365.

Veale, D., Gledhill, L. J., Christodoulou, P., & Hodsoll, J. (2016). Body dysmorphic disorder in different settings: A systematic review and estimated weighted prevalence. *Body Image*, *18*, 168–186. https://doi.org/10.1016/j.bodyim.2016.07.003

Veale, D., & Matsunaga, H. (2014). Body dysmorphic disorder and olfactory reference disorder: Proposals for *ICD-11*. *Brazilian Journal of Psychiatry*, *36*(Suppl. 1), 14–20. https://doi.org/10.1590/1516-4446-2013-1238

World Health Organization. (2023). *ICD-11 for mortality and morbidity statistics* (Version: 01/2023). https://icd.who.int/browse11/l-m/en#/

World Health Organization. (2024). *Clinical descriptions and diagnostic requirements for ICD-11 mental, behavioural and neurodevelopmental disorders*. https://www.who.int/publications/i/item/9789240077263

Wright, K. D., Reiser, S. J., & Delparte, C. A. (2017). The relationship between childhood health anxiety, parent health anxiety, and associated constructs. *Journal of Health Psychology*, *22*(5), 617–626. https://doi.org/10.1177/1359105315610669

10

Transtornos associados especificamente ao estresse

Chris R. Brewin, Marylène Cloitre, Amy Y. M. Chow e Andreas Maercker

LÓGICA ABRANGENTE

O agrupamento de transtornos associados especificamente ao estresse na 11ª revisão da *Classificação internacional de doenças* (CID-11; World Health Organization [WHO], 2023) substitui o agrupamento da *CID-10* de reação ao estresse grave e transtornos de adaptação. Embora o início e o curso de muitos transtornos mentais possam ser influenciados por estressores passados e atuais, esse agrupamento reconhece que alguns transtornos estão tão intimamente conectados a eventos estressantes que não poderiam ter ocorrido na sua ausência. Ao mesmo tempo, a maioria das pessoas não desenvolve um transtorno mesmo quando confrontada com um estressor grave, de modo que vulnerabilidades psicológicas, sociais e biológicas também contribuem para esses transtornos. Os transtornos associados especificamente ao estresse incluem transtorno de estresse pós-traumático (TEPT), TEPT complexo, transtorno de luto prolongado e transtorno de adaptação, que são o foco deste capítulo. O agrupamento da *CID-11* de transtornos associados especificamente ao estresse também inclui o transtorno de apego reativo e o transtorno de interação social desinibida, que não são discutidos neste capítulo. Estes dois últimos transtornos são geralmente diagnosticados em crianças pequenas com histórico de cuidados infantis grosseiramente inadequados (p. ex., negligência grave, maus-tratos, privação institucional) e não são comumente vistos na prática geral.

Os princípios de utilidade clínica e aplicabilidade global que fundamentam a *CID-11* sugerem que, sempre que possível, os requisitos diagnósticos devem ser simplificados,

---

https://doi.org/10.1037/0000392-010
A Psychological Approach to Diagnosis: Using the ICD-11 as a Framework, G. M. Reed, P. L.-J. Ritchie, and A. Maercker (Editors)
Copyright © 2024 by the American Psychological Association and the International Union of Psychological Science. All rights reserved.

descrevendo os transtornos com o conjunto mais parcimonioso de sintomas distintivos. Assim, o TEPT na *CID-11* envolve a presença de três elementos centrais que o distinguem de outros transtornos. Evidências preliminares sugerem que a aplicação dos requisitos da *CID-11* pode resultar em uma menor prevalência de TEPT em amostras de adultos, reduzindo a concomitância diagnóstica com depressão (Brewin et al., 2017). Assim, o TEPT na *CID-11* pode ser considerado um transtorno mais específico do que na *CID-10*, e indivíduos que não atendem aos requisitos da *CID-11* para TEPT podem, em vez disso, ser mais apropriadamente diagnosticados como experimentando outro transtorno (p. ex., um transtorno depressivo, um transtorno de ansiedade ou relacionado ao medo, um transtorno de adaptação).

O processo de desenvolvimento da *CID-11* levou em conta argumentos de longa data para a introdução de um diagnóstico de TEPT complexo que reflete os efeitos adicionais da exposição ao estresse traumático repetido ou crônico (Brewin et al., 2017; Robles et al., 2014). A *CID-11* introduziu essa distinção com base em evidências científicas e clínicas específicas. O TEPT complexo da *CID-11*, em parte uma reformulação do diagnóstico da *CID-10* "mudança duradoura da personalidade após experiência catastrófica", concentra-se em distúrbios na auto-organização que podem resultar de traumas múltiplos, crônicos ou repetidos, geralmente de natureza interpessoal, dos quais a fuga é difícil ou impossível (p. ex., exposição a abuso infantil, violência doméstica, tortura, escravidão, campanhas de genocídio). No entanto, é importante o fato de que o TEPT complexo da *CID-11* difere de todas as formulações anteriores de respostas complexas ao trauma, pois é baseado em sintomas e não requer uma forma particular de exposição ao trauma. O TEPT complexo não é um subtipo de TEPT, mas sim um transtorno separado e distinto. Se uma pessoa é diagnosticada com TEPT complexo, um diagnóstico adicional de TEPT não é atribuído.

O transtorno de luto prolongado também é um novo diagnóstico classificado no agrupamento da *CID-11* de transtornos associados especificamente ao estresse. Pode ser atribuído a indivíduos que experimentaram a morte de um parceiro, pai, filho ou outra pessoa próxima e é caracterizado por respostas anormalmente crônicas e generalizadas ao luto que interferem no funcionamento (Killikelly & Maercker, 2017). Como o TEPT, os requisitos diagnósticos para o transtorno de luto prolongado foram projetados para serem o mais parcimonioso possível para aumentar a utilidade clínica. Além disso, as *Descrições Clínicas e Requisitos Diagnósticos da CID-11* (CDDR) enfatizam influências sociais e culturais conhecidas sobre a forma e a intensidade dos sintomas, bem como sobre a duração do luto para facilitar a aplicabilidade global.

O transtorno de adaptação tem sido um diagnóstico amplamente utilizado (Evans et al., 2013; Reed et al., 2011), mas mal definido, devido à ampla variedade de possíveis sintomas de apresentação e à relativa ausência de características distintivas. Frequentemente tem sido usado como uma categoria residual para indivíduos que não atendem aos requisitos diagnósticos para um transtorno depressivo ou de ansiedade, ou como um diagnóstico provisório quando não está claro se um transtorno pós-traumático ou do humor emergirá. Em contrapartida, na *CID-11*, o transtorno de adaptação é caracterizado pela preocupação com um estressor e pela falha em se adaptar, como mostrado por uma gama de sintomas que interferem no funcionamento cotidiano. A falta de evidências para a validade de vários subtipos especificados na *CID-10* resultou em sua omissão da *CID-11*.

Este capítulo menciona várias medidas relativamente novas que foram desenvolvidas para serem usadas na avaliação de transtornos associados especificamente ao estresse. Algumas estão disponíveis em múltiplos idiomas e podem ser utilizadas gratuitamente. Essas medidas ajudam a descrever sintomas e avaliar limiares, mas é importante ter em mente que um diagnóstico não pode ser feito com base em uma única medida, e as medidas usadas devem ser cultural e linguisticamente apropriadas para o indivíduo que está sendo testado.

UMA ABORDAGEM PSICOLÓGICA PARA OS TRANSTORNOS ASSOCIADOS ESPECIFICAMENTE AO ESTRESSE

A *CID-11* reconhece uma distinção entre transtornos ligados ao estresse *traumático*, consistindo em eventos extremamente ameaçadores ou horríveis, e transtornos ligados a outros tipos de estresse (como ruptura de relacionamento ou problemas de moradia e financeiros). Não há suposição aqui de que um tipo de estresse seja mais grave que outro; em vez disso, a distinção reflete a experiência de que estressores que provocam respostas intensas de medo ou horror tendem a ser acompanhados por diferentes tipos de sintomas. Os sintomas são consistentes com um modelo no qual a psicopatologia surge de eventos que excederam a capacidade de adaptação do indivíduo, levando a respostas psicológicas não totalmente integradas com o senso de *self* da pessoa ou conhecimento de outras pessoas e do mundo. Isso se reflete em comentários como "Ainda não posso acreditar que isso aconteceu" ou "Não quero aceitar que isso aconteceu". Os sintomas variam entre os transtornos, mas refletem construtos comuns como a influência da memória do evento (p. ex., revivência), dar sentido ao evento (p. ex., preocupação), respostas fisiológicas (p. ex., reação de sobressalto aumentada), tentativas de controlar reações (p. ex., evitação) e comportamento orientado a objetivos (p. ex., anseio). Os sintomas só são relevantes se aparecerem pela primeira vez após o evento, embora isso possa ser difícil de estabelecer no caso de eventos ocorridos há muito tempo ou repetidos.

TRANSTORNO DE ESTRESSE PÓS-TRAUMÁTICO

Apresentações e padrões de sintomas

O TEPT pode seguir um evento ou situação que é experimentado pelo indivíduo como extremamente ameaçador ou horrível. Como descrito nas *Descrições Clínicas e Requisitos Diagnósticos para Transtornos Mentais, Comportamentais ou do Neurodesenvolvimento da CID-11* (CDDR; WHO, 2024), esses eventos incluem (mas não se limitam a) experimentar diretamente combate, desastres, acidentes graves, agressões físicas e sexuais e doenças agudas com risco de vida; testemunhar a ameaça ou lesão real ou morte de outros de maneira súbita, inesperada ou violenta; e saber sobre a morte súbita, inesperada ou violenta de um ente querido. Uma série de eventos, como ser repetidamente perseguido, manusear ou recuperar partes do corpo após pessoas terem morrido violentamente, ou testemunhar abuso, pode se qualificar se a pessoa passar a experimentar medo ou horror extremo. Condições que alteram a percepção normal (como experimentar delírios e alucinações ameaçadores, sejam psicóticos ou induzidos por drogas, e o processamento atípico do mundo social e sensorial associado a condições como o transtorno do espectro autista) podem resultar em outros tipos de experiências se qualificando como eventos desencadeadores porque são subjetivamente experimentados com medo e horror extremos (Brewin et al., 2019).

Após um evento qualificador, um diagnóstico de TEPT requer a presença simultânea de três elementos centrais, que devem durar pelo menos várias semanas. O primeiro elemento é evidência de que o evento traumático está sendo revivido no presente. Ou seja, o indivíduo tem a experiência de que o evento traumático está acontecendo novamente no "aqui e agora". A revivência pode ocorrer na forma de pesadelos que recapitulam de perto os temas do evento (sem necessariamente reproduzi-lo exatamente), memórias intrusivas ou *flashbacks*.

O segundo elemento central é evidência de evitação deliberada do evento traumático, seja na forma de evitação interna de pensamentos e memórias ou de evitação externa de pessoas, conversas, atividades ou situações que lembrem o evento. O terceiro elemento central é evidência de percepções persistentes de ameaça atual aumentada – por exemplo, indicada por hipervigilância ou por uma reação de sobressalto aumentada a estímulos como ruídos inesperados. Novamente, é necessária evidência da presença de todos os três elementos centrais. Os sintomas também devem ser acompanhados por prejuízo significativo nas áreas pessoal, familiar, social, educacional, ocupacional ou outras áreas importantes de funcionamento. Alternativamente, se o funcionamento é mantido, é apenas por meio de esforço adicional significativo.

Na *CID-11*, portanto, o diagnóstico de TEPT depende apenas da presença desses três elementos centrais (WHO, 2024). Muitos outros sintomas (p. ex., pensamentos suicidas e concentração prejudicada) serão comumente encontrados, mas não são exclusivos do TEPT; eles podem indicar uma condição concomitante. Embora medo e horror estejam presentes em algum grau, outras emoções como raiva, vergonha, tristeza, humilhação e culpa, incluindo culpa do sobrevivente, são frequentemente características mais proeminentes da apresentação clínica.

Diagnóstico diferencial

Um histórico de exposição a um evento ou situação de natureza extremamente ameaçadora ou horrível não indica, por si só, a presença de TEPT. A maioria das pessoas que experimenta esses estressores não desenvolve um transtorno. Além disso, reações agudas normais a eventos traumáticos podem mostrar todos os sintomas do TEPT, incluindo revivência, mas estes começam a diminuir rapidamente (p. ex., dentro de 1 semana após o término do evento ou remoção da situação ameaçadora, ou 1 mês no caso de estressores contínuos). Se a intervenção clínica for justificada nessas situações, a atribuição da categoria "reação aguda ao estresse" do capítulo sobre fatores que influenciam o estado de saúde ou contato com serviços de saúde (i.e., uma categoria não transtorno) é geralmente mais apropriada.

Quando as pessoas desenvolvem um transtorno após exposição a um evento traumático, é mais comumente um transtorno depressivo ou um transtorno de ansiedade ou relacionado ao medo (seja o início de um novo transtorno ou uma recorrência de um transtorno preexistente). Se o evento não produziu medo ou horror extremos e os requisitos diagnósticos para esses outros transtornos não são atendidos, um diagnóstico de transtorno de adaptação pode ser considerado. Eventos desencadeadores mais típicos para o transtorno de adaptação são divórcio, perda de emprego ou diagnóstico de uma doença crônica ou com risco à vida. O transtorno de adaptação também é frequentemente o diagnóstico mais apropriado após eventos traumáticos característicos do TEPT (i.e., aqueles que produzem medo ou horror extremos) quando os requisitos de sintomas do TEPT não são atendidos; em vez disso, a reação do indivíduo é caracterizada pela preocupação com o evento ou suas consequências.

Uma variedade de sintomas dissociativos pode ocorrer após exposição a um evento extremamente ameaçador ou horrível, incluindo estados de transe ou fuga, bem como sintomas somáticos, e um transtorno dissociativo pode ser considerado como um diagnóstico alternativo ou concomitante se esses sintomas forem proeminentes. Tanto o TEPT quanto o transtorno do luto prolongado podem ocorrer em indivíduos que experimentam luto como resultado da morte de um ente querido em circunstâncias traumáticas. Diferentemente do TEPT, em que o indivíduo revive o evento ou a situação associada à morte, no transtorno de luto prolongado, a pessoa pode estar preocupada com memórias das circunstâncias que cercam a morte, mas não as revive como ocorrendo novamente no aqui e agora.

Condições concomitantes

Os transtornos que mais comumente ocorrem em concomitância com o TEPT são transtornos depressivos, transtornos de ansiedade ou relacionados ao medo e transtornos decorrentes do uso de substâncias.

Curso do desenvolvimento

Há evidências consideráveis de que os requisitos diagnósticos desenvolvidos principalmente para adultos podem nem sempre ser adequados para crianças em idade escolar e mais jovens (Danzi & La Greca, 2016). Crianças mais jovens geralmente são incapazes de descrever a revivência, por exemplo, mas evidências disso são frequentemente notáveis em manifestações comportamentais como reencenações específicas do trauma (p. ex., brincadeiras repetitivas ou desenhos com temas traumáticos), sonhos assustadores sem conteúdo claro ou terrores noturnos. Uma sensação de ameaça pode se manifestar por impulsividade não característica. As crianças podem não parecer angustiadas ao falar ou brincar sobre suas recordações traumáticas, apesar do impacto substancial no funcionamento e no desenvolvimento psicossocial. Outras manifestações do TEPT em crianças pré-escolares podem incluir comportamentos inibidos, como busca excessiva de reasseguramento, ou comportamentos desinibidos, como aumento da frequência e da intensidade de birras ou mau comportamento.

Adolescentes também podem negar sentimentos de medo ou horror associados à revivência e, em vez disso, relatar ausência de afeto ou outros tipos de emoções fortes ou avassaladoras. A relutância em buscar oportunidades de desenvolvimento (p. ex., ganhar autonomia dos cuidadores) pode ocorrer como um sinal de prejuízo psicossocial. Comportamentos autolesivos ou de risco (p. ex., uso de substâncias ou sexo desprotegido) ocorrem em taxas elevadas entre adolescentes com TEPT.

Avaliação

A revivência do evento traumático pode ocorrer na forma de pesadelos, memórias intrusivas ou *flashbacks*. O termo *flashback* se refere a um *continuum* de fenômenos de revivência. Na extremidade mais leve, é sinônimo de memórias traumáticas intrusivas contendo elementos sensoriais como visões, sons ou sensações físicas que são repetidamente experimentados, mesmo que brevemente, como se estivessem ocorrendo no presente. Os clínicos devem ter cuidado ao questionar os indivíduos para distinguir esses sintomas de memórias intrusivas comuns, que são frequentes em muitos transtornos mentais. Memórias intrusivas comuns não são experimentadas como se estivessem acontecendo novamente no aqui e agora, mas sim como pertencentes ao passado. Na extremidade mais extrema, os *flashbacks* são episódios de revivência nos quais as pessoas se tornam absorvidas, às vezes por um período considerável, na memória traumática e perdem contato com seu ambiente atual. Se o indivíduo não tiver nenhuma memória consciente do evento traumático (p. ex., porque era muito jovem quando aconteceu ou porque sofreu uma lesão na cabeça), o requisito de revivência pode ser atendido pela presença de uma forte resposta emocional ou física a lembretes do evento.

Ao avaliar a evitação de pensamentos e sentimentos, os clínicos devem notar que isso se refere apenas às *tentativas* de evitar; frequentemente, essas tentativas são apenas parcialmente bem-sucedidas. O aumento do uso de álcool ou substâncias após o trauma pode representar uma tentativa de evitação. A evitação pode não ser possível em alguns contextos de trabalho – por exemplo, membros das forças armadas ou serviços de emergência que são obrigados a atender situações que estimulam a revivência como parte de seus deveres.

Ao avaliar uma sensação contínua de ameaça, os clínicos devem ter cuidado para avaliar se alguma ameaça objetiva ainda está ocorrendo. O TEPT não deve ser diagnosticado dada a evidência de que a ameaça (p. ex., de um agressor ou de um perigo natural como um terremoto) ainda está realisticamente presente e, portanto, poderia explicar a hipervigilância ou reações de sobressalto exageradas. O prejuízo é reconhecido quando o desempenho (p. ex., no trabalho) foi prejudicado ou é mantido apenas com esforço extra considerável. Todos os sintomas, incluindo o prejuízo, devem ter começado ou se tornado marcadamente piores após o evento traumático.

O Questionário Internacional de Trauma (Cloitre et al., 2018) é um instrumento validado projetado para avaliar o TEPT e o TEPT complexo da *CID-11*, com traduções para mais de 30 idiomas disponíveis (https://www.traumameasuresglobal.com). A medição do TEPT envolve seis itens de sintomas e mais três itens que avaliam o prejuízo no funcionamento, tornando o Questionário Internacional de Trauma útil tanto como uma ferramenta diagnóstica quanto como um instrumento de triagem breve. No entanto, um diagnóstico não pode ser feito apenas com base na administração de um único instrumento. As medidas devem ser culturalmente apropriadas e geralmente administradas no idioma preferido do indivíduo. Quando essas condições não são atendidas, os resultados dos testes devem ser interpretados com cautela.

TRANSTORNO DE ESTRESSE PÓS-TRAUMÁTICO COMPLEXO

Apresentações e padrões de sintomas

O TEPT complexo geralmente se desenvolve após eventos prolongados ou repetitivos dos quais a fuga é difícil ou impossível (p. ex., tortura, escravidão, campanhas de genocídio, violência doméstica prolongada, abuso sexual ou físico infantil repetido). O TEPT complexo compreende seis grupos de sintomas, descritos nas *CDDR*. Os três primeiros são idênticos aos do TEPT: revivência no presente, evitação e percepções persistentes de ameaça aumentada. Os três grupos de sintomas adicionais descrevem distúrbios na auto-organização (DAOs): problemas graves e persistentes em (a) regulação do afeto; (b) crenças sobre si mesmo como diminuído, derrotado ou sem valor, acompanhadas de sentimentos de vergonha, culpa ou fracasso relacionados ao evento traumático; e (c) dificuldades em manter relacionamentos e em sentir-se próximo aos outros. Para atender aos requisitos diagnósticos do TEPT complexo, os sintomas de TEPT e DAO devem causar prejuízo significativo nas áreas pessoal, familiar, social, educacional, ocupacional ou outras áreas importantes de funcionamento.

O trauma crônico é um fator de risco, e não um requisito, para o diagnóstico de TEPT complexo. Essa abordagem reconhece e permite a influência de fatores internos ou ambientais no resultado psicológico. A presença (ou falta) de recursos pessoais (p. ex., otimismo, resiliência) ou ambientais (p. ex., apoio social) pode determinar a resposta de um indivíduo aos eventos. Por exemplo, um indivíduo com histórico de abuso sexual infantil crônico que tem apoio social positivo, forças pessoais ou outros fatores protetores pode não desenvolver TEPT complexo, mas sim TEPT ou nenhum transtorno. Alternativamente, um indivíduo que experimenta um único trauma adulto (p. ex., estupro coletivo, testemunho do assassinato de um filho) cujos recursos psicológicos são limitados ou esgotados, ou que experimenta ausência de apoio social ou rejeição por sua comunidade, pode desenvolver TEPT complexo em vez de TEPT.

Problemas na regulação do afeto incluem hiper-reatividade, como dificuldade em se recuperar de estressores menores, explosões violentas ou comportamentos imprudentes (p. ex., sexo desprotegido, dirigir em alta velocidade), bem como hiporreatividade, como embotamento emocional, dificuldade em experimentar prazer ou emoções positivas (anedonia) e dissociação (p. ex., sentir-se fora do próprio corpo, sentir que o mundo é irreal, lacunas na memória). Problemas no autoconceito incluem crenças persistentes sobre si mesmo como diminuído, derrotado ou sem valor, acompanhadas de sentimentos profundos e generalizados de vergonha, culpa ou fracasso. Problemas interpessoais são caracterizados por dificuldades persistentes em manter relacionamentos. Exemplos dessas dificuldades incluem problemas em sentir-se próximo aos outros, evitação de relacionamentos, término de relacionamentos quando surgem dificuldades ou conflitos, ou depreciação do valor ou importância dos relacionamentos.

Características associadas são sintomas e problemas que podem ser observados no indivíduo com TEPT complexo, mas não são necessários para fazer o diagnóstico. No TEPT complexo, estes incluem problemas como ideação ou comportamento suicida e uso de substâncias, que têm sido relacionados a dificuldades de regulação emocional, e sintomas depressivos significativos, possivelmente incluindo sintomas psicóticos. Queixas somáticas (p. ex., dor) podem estar presentes, mas variam de acordo com a cultura e podem ser um resultado mais direto do trauma (p. ex., tortura; punição física; privação de alimentos, roupas ou abrigo adequados).

Diagnóstico diferencial

Um histórico de exposição a um evento ou situação de natureza extremamente ameaçadora ou horrível, mesmo aqueles de natureza prolongada ou repetitiva dos quais a fuga é difícil ou impossível (p. ex., abuso sexual, violência doméstica, exposição a genocídio), não indica, por si só, a presença de TEPT complexo. As pessoas podem experimentar esses estressores sem desenvolver um transtorno, ou podem desenvolver um transtorno depressivo ou um transtorno de ansiedade ou relacionado ao medo. Para diagnosticar TEPT complexo, a apresentação deve atender aos requisitos diagnósticos do transtorno.

O TEPT complexo compartilha três grupos de sintomas com o TEPT (revivência no aqui e agora, evitação, e sensação de ameaça atual). Além disso, deve haver sintomas clinicamente significativos em cada domínio de desregulação emocional, autoconceito negativo e dificuldades de relacionamento, que devem ser persistentes e generalizados (i.e., ocorrendo em uma variedade de situações e contextos e não dependentes da presença de pistas relacionadas ao trauma). Se esses sintomas adicionais não estiverem presentes, um diagnóstico de TEPT pode ser feito. DAOs podem ocasionalmente ser vistos no TEPT, mas mais comumente ocorrem como uma resposta aguda a um estressor recente que tende a se resolver relativamente rápido, oscilar ao longo do período relatado, ou não se apresentar simultaneamente em todas as três áreas, como é exigido para o TEPT complexo.

Assim como no TEPT complexo, os transtornos de personalidade incluem problemas de funcionamento relacionados ao *self* (p. ex., identidade, autoestima) e/ou disfunção interpessoal (capacidade de desenvolver e manter relacionamentos próximos e mutuamente satisfatórios) que são de natureza generalizada. Os transtornos de personalidade diferem no sentido de que a presença dos sintomas deve ter persistido por um período prolongado (geralmente 2 anos ou mais) e não estão especificamente ligados a um estressor traumático. Os sintomas do TEPT complexo devem surgir após um trauma e os sintomas representando DAOs devem ocorrer de forma concomitante aos sintomas de TEPT de revivência, evitação e sensação de ameaça atual. Embora todos os sintomas do TEPT complexo devam ocorrer de forma concomitante por um período sustentado, a duração não é especificada e pode ser menor que os 2 anos especificados para um transtorno de personalidade. Até o momento, a pesquisa não identificou uma duração necessária para o TEPT complexo.

Um diagnóstico de transtorno de personalidade pode incluir um especificador para "padrão *borderline*". O padrão *borderline* tem domínios de distúrbios semelhantes ao TEPT complexo (autoconceito, desregulação afetiva e dificuldades interpessoais), mas o conteúdo e o caráter dos problemas são diferentes. No padrão *borderline*, as dificuldades de autoconceito refletem uma instabilidade na identidade com autoavaliações oscilantes excessivamente positivas ou negativas, enquanto no TEPT complexo, o autoconceito é estável, mas persistentemente negativo. As dificuldades relacionais no contexto do padrão *borderline* são caracterizadas por padrões voláteis de interações com alternância entre superidealização ou depreciação da outra pessoa, enquanto, no TEPT complexo, as dificuldades relacionais são caracterizadas por uma tendência persistente de evitar relacionamentos e distanciamento em momentos de dificuldades. A desregulação afetiva é o problema mais fenomenologicamente semelhante em ambos os transtornos, geralmente caracterizado por labilidade nas reações emocionais e dificuldade em retornar ao estado basal.

Após uma experiência de um evento traumático, indivíduos com TEPT complexo podem experimentar uma variedade de sintomas dissociativos, incluindo sintomas somáticos, transe ou estado de fuga. Esses sintomas também são experimentados por indivíduos com TEPT, mas são mais fortemente associados e ocorrem em níveis substancialmente mais altos de gravidade entre aqueles com TEPT complexo (Hyland et al., 2020). A presença de experiências persistentes de um estado de fuga ou transe pode justificar um diagnóstico adicional de transtorno dissociativo.

O transtorno distímico geralmente inclui baixa autoestima, que pode ser expressa como um senso de inutilidade e fracasso e pode ser semelhante a alguns dos sintomas do TEPT complexo. Um diagnóstico de transtorno distímico pode ser considerado se sintomas insuficientes de TEPT estiverem presentes. O transtorno distímico também requer sintomas depressivos adicionais, como problemas significativos de sono ou alimentação, que não são sintomas centrais do TEPT complexo.

Condições concomitantes

Os transtornos que mais comumente ocorrem em concomitância com o TEPT complexo são idênticos àqueles associados ao TEPT, mas ocorrem em taxas significativamente maiores – a saber, transtornos depressivos, transtornos de ansiedade ou relacionados ao medo, e transtornos decorrentes do uso de substâncias (Brewin et al., 2017).

Curso do desenvolvimento

Os sintomas do TEPT complexo relacionados a DAOs refletem o estágio de desenvolvimento da criança ou do adolescente. Entre crianças em idade escolar, a desregulação afetiva pode ser expressa por choro excessivo e aumento da irritabilidade, o autoconceito negativo por se sentir uma "pessoa má", e as dificuldades interpessoais expressas como retraimento social ou aumento da agressividade (Cook et al., 2005). Na adolescência, a desregulação afetiva pode ser expressa por aumento da instabilidade de humor; aumento de comportamentos de risco como sexo inseguro, direção perigosa e uso de substâncias; e autoconceito negativo por sentimentos de ódio próprio, inutilidade, vergonha e culpa. Problemas interpessoais na adolescência podem incluir comportamentos agressivos ou altamente sexualizados ou sentir-se excepcionalmente distante dos pares.

Avaliação

Para serem reconhecidos como parte do perfil de sintomas do TEPT complexo, os DAOs específicos do TEPT complexo devem surgir ou piorar após a exposição ao trauma. Isso pode ser difícil de determinar se o trauma começou na primeira infância. Nesses casos, os problemas podem ser atribuídos à exposição ao trauma mesmo que não haja informações definitivas sobre o momento disponíveis. Isso pode incluir inferências feitas com base no indivíduo descrevendo sentir mudanças após a experiência traumática, relatos de outros que observaram o indivíduo durante os anos do trauma (p. ex., professores, familiares, amigos), ou documentação de mudanças no comportamento por volta da época do trauma (p. ex., registros escolares ou médicos). O Questionário Internacional de Trauma (Cloitre et al., 2018), descrito na seção sobre TEPT anteriormente neste capítulo, também pode ser usado para avaliar o TEPT complexo.

Ao avaliar o TEPT complexo, é importante ter em mente que problemas na regulação do afeto podem ser expressos em sintomas de hiper-reatividade (p. ex., dificuldade em se acalmar), desativação (p. ex., embotamento, dissociação) ou ambos. Os clínicos devem ter cuidado ao perguntar sobre ambos os tipos de problemas.

O autoconceito negativo é geralmente representado por endossos de sentir-se sem valor ou como um fracasso. Isso pode surgir de uma diversidade de experiências. Uma pessoa pode se sentir sem valor por ter sido vítima de violência ou, alternativamente, por não ter sido capaz de impedir que a violência fosse perpetrada contra um ente querido (p. ex., pai/mãe ou cônjuge) ou perpetrada dentro de sua comunidade. O indivíduo pode expressar sentimentos de vergonha ou culpa, mas estes provavelmente variam de acordo com a natureza da experiência traumática e não são necessários para atender ao requisito de autoconceito negativo.

Ao diagnosticar o TEPT complexo, o clínico deve considerar duas dimensões distintas de dificuldades interpessoais. Uma sensação de distância ou de não se sentir próximo pode surgir ao sentir-se "diferente" daqueles que não experimentaram eventos semelhantes, com um sentimento acompanhante de ser estigmatizado ou não se sentir compreendido. Essa experiência pode levar a problemas interpessoais, particularmente em iniciar relacionamentos. A dificuldade em manter relacionamentos pode surgir da desregulação emocional (p. ex., embotamento ou raiva) e um desejo de evitar ou dificuldade em gerenciar conflitos ou situações emocionalmente carregadas. Os clínicos devem perguntar sobre dificuldades tanto em iniciar quanto em manter relacionamentos.

TRANSTORNO DE LUTO PROLONGADO

Apresentações e padrões de sintomas

O transtorno de luto prolongado é um transtorno distinto que compartilha sintomas com outros transtornos associados especificamente ao estresse, bem como com transtornos depressivos (Boelen et al., 2010). As características essenciais do transtorno de luto prolongado incluem anseio persistente e generalizado pelo falecido ou preocupação contínua e incontrolável com o falecido. Além disso, essas características são acompanhadas por dor emocional intensa, que pode se manifestar como tristeza, culpa, raiva ou culpabilização. Isso pode incluir experiências como dificuldade em aceitar a morte, sentir que perdeu uma parte de si mesmo, incapacidade de experimentar humor positivo ou embotamento emocional.

A gravidade do prejuízo funcional nas áreas pessoal, familiar, social, educacional, ocupacional e outras áreas importantes de funcionamento também é levada em consideração ao estabelecer o diagnóstico. Uma duração pós-perda de pelo menos 6 meses é necessária para o diagnóstico, embora o requisito de duração possa ser prolongado à luz das normas sociais, culturais e religiosas do indivíduo. Prigerson et al. (2009) descobriram que o luto experimentado de 6 a 12 meses após a perda, em contrapartida com aquele experimentado nos primeiros 6 meses, está associado à ideação suicida e à baixa qualidade de vida.

Diagnósticos diferenciais

O transtorno de luto prolongado deve ser diferenciado do luto não complicado (respostas de luto esperadas) após a morte de um membro da família ou outro ente querido.

Primeiramente, isso é alcançado pela duração "prolongada" de reações intensas, em que um diagnóstico de transtorno de luto prolongado requer que os sintomas persistam por um período mínimo de 6 meses após a perda. Em segundo lugar, o transtorno de luto prolongado é distinguido do luto não complicado pelo nível de impacto no funcionamento do enlutado.

A morte de um membro da família pode ser um evento traumático para as pessoas enlutadas devido à natureza da morte ou sua subitaneidade. Em contrapartida com a evitação e a sensação contínua de ameaça, indivíduos com transtorno de luto prolongado têm fortes anseios e saudades de encontrar o falecido. Além disso, o conteúdo das memórias intrusivas deve estar relacionado ao falecido e não às circunstâncias relacionadas à morte. O transtorno de luto prolongado e o transtorno de adaptação compartilham o sintoma central de preocupação, mas, no transtorno de luto prolongado, a preocupação se concentra na pessoa falecida. O transtorno de adaptação geralmente se resolve dentro de 6 meses após o estressor e não deve ser aplicado ao luto normal. O transtorno de luto prolongado não pode ser diagnosticado se o luto tiver ocorrido há menos de 6 meses. Os transtornos depressivos se manifestam em sintomas como tristeza e perda de prazer que afetam significativamente o funcionamento do indivíduo. O transtorno de luto prolongado compartilha sintomas comuns, como a incapacidade de experimentar humor positivo e retraimento social. No entanto, o anseio e a preocupação persistentes e generalizados com o falecido são característicos do transtorno de luto prolongado e não da depressão.

Curso do desenvolvimento

O transtorno de luto prolongado pode ocorrer em qualquer idade, desde que os indivíduos tenham a capacidade cognitiva de experimentar anseio e preocupação. A forma como os sintomas são expressos difere de acordo com o estágio de desenvolvimento, bem como com a capacidade cognitiva e de enfrentamento. Algumas crianças, que podem ter expressão verbal limitada, comunicam seu luto por meio de comportamentos como esperar o retorno do falecido e continuar procurando pelo falecido. Elas podem ter dor intensa, refletida pela perda drástica de interesse em atividades de que gostavam anteriormente, raiva ou culpa excessiva, evitação de lembretes sobre a morte e pensamentos de que uma parte delas morreu com a morte (Boelen et al., 2019). Crianças enlutadas também podem expressar seu luto em suas brincadeiras ou sonhos ou por meio de regressão no desenvolvimento.

Adultos mais velhos enlutados têm reações de luto semelhantes a outros grupos etários (O'Connor et al., 2019). O anseio e a saudade do falecido são comumente expressos por forte apego aos pertences do falecido. Pessoas enlutadas se confortam tocando e cheirando as roupas do falecido. Às vezes, elas evitam contatos sociais para se concentrar em memórias com o falecido. Habitar no passado pode levá-las a negligenciar o autocuidado e afetar ainda mais seu funcionamento.

Avaliação

O Inventário de Luto Complicado, desenvolvido por Prigerson et al. (1995), é a medida mais comumente utilizada para avaliar o luto perturbado por meio de autorrelato. O anseio e a saudade persistentes e persuasivos também podem se manifestar em uma variedade de comportamentos observáveis. Apesar de reconhecer a realidade da morte, pessoas enlutadas com transtorno de luto prolongado tendem a passar tempo excessivo procurando ou acompanhando o falecido, o que está associado a prejuízo no funcionamento. A pessoa enlutada pode visitar lugares onde passou tempo com o falecido ou fazer ligações telefônicas para o falecido. Alguns passam muito tempo no cemitério para estar fisicamente próximos ao falecido. Eles choram e chamam o nome do falecido, desejando que retornem. Alguns passam muito tempo dormindo, esperando encontrar o falecido em sonhos. A dor emocional intensa também pode ser expressa por somatização (p. ex., "meu coração está doendo", "sinto dor no meu coração"). Além das manifestações centrais das reações de luto, a avaliação do funcionamento por autorrelato, relato de outros ou observação é essencial para fazer o diagnóstico. Atenção especial deve ser dada às normas culturais, sociais e religiosas das pessoas enlutadas. Em algumas culturas, por exemplo, manter uma conexão com o falecido visitando o cemitério frequentemente, preparando refeições para o falecido ou falando com o falecido é percebido como uma expressão de amor, e não como patológico.

TRANSTORNO DE ADAPTAÇÃO

Apresentações e padrões de sintomas

O transtorno de adaptação se refere a uma reação desadaptativa a um evento de vida psicossocial importante e geralmente negativo (p. ex., término de relacionamento, perda de emprego) ou a circunstâncias estressantes prolongadas (p. ex., conflitos na família ou no trabalho, pobreza). Os eventos precipitantes no transtorno de adaptação geralmente não são traumáticos no sentido de que não são extremamente ameaçadores ou horríveis como no TEPT e no TEPT complexo. Presume-se que o transtorno de adaptação seja um transtorno relativamente transitório que remite dentro de 6 meses após o estressor agudo ou crônico e suas consequências terem terminado. No entanto, está associado a sofrimento significativo e risco de sintomas crônicos ou agravantes (Bachem & Casey, 2018). É um dos transtornos mentais mais frequentemente diagnosticados em ambientes de saúde mental (Evans et al., 2013; Reed et al., 2011). Vários estudos clínicos mostraram que pessoas com transtorno de adaptação têm risco aumentado de suicídio e comportamento autolesivo, que pode ser substancial (Casey et al., 2015; Nock et al., 2008). Em um estudo indiano, o transtorno de adaptação foi o transtorno mental mais comum entre indivíduos suicidas (p. ex., Manoranjitham et al., 2010).

Os requisitos diagnósticos para o transtorno de adaptação na *CID-11* incluem um estressor psicológico identificável ou múltiplos estressores (p. ex., evento estressante único, dificuldade psicossocial contínua ou combinação de situações de vida estressantes). Estressores comuns no transtorno de adaptação incluem eventos interpessoais, como separação, divórcio, conflito familiar, conflitos com colegas de trabalho ou superiores, paternidade e adoção; estressores ocupacionais ou escolares, como sobrecarga acadêmica ou fracasso, aposentadoria, desemprego, trabalho excessivo ou insuficiente, alta pressão sobre prazos e tempo, problemas financeiros; doença grave ou intervenção médica; ser vítima de um crime;

ou mudanças no ambiente de vida ou social (p. ex., mudar-se para outra residência, emigração, *status* de refugiado).

O transtorno de adaptação é caracterizado por preocupação ou fixação mental no estressor. Isso pode se manifestar como preocupação excessiva, pensamentos recorrentes e angustiantes, ou ruminação constante sobre o estressor e suas implicações. Há uma falha em se adaptar ao estressor, o que por sua vez leva a prejuízos significativos no funcionamento. Os sintomas não são mais bem explicados por outro transtorno mental e se resolvem dentro de 6 meses após o estressor e suas consequências terem terminado. O transtorno de adaptação também pode se apresentar com uma variedade de outros sintomas, como sintomas depressivos ou de ansiedade, bem como sintomas impulsivos ou "externalizantes", incluindo aumento do uso de tabaco, álcool ou outras substâncias. No entanto, esses sintomas não são necessários para o diagnóstico e não são uma base suficiente para o diagnóstico de transtorno de adaptação se as características centrais de preocupação e falha em se adaptar não estiverem presentes.

Diagnósticos diferenciais

As *CDDR* da *CID-11* mencionam vários transtornos que, se presentes, excluem um diagnóstico de transtorno de adaptação com base em sintomas sobrepostos: transtorno de ansiedade de separação na infância, transtornos depressivos de episódio único ou recorrente, transtorno de ansiedade generalizada, TEPT, transtorno de luto prolongado e luto não complicado. No entanto, o transtorno de adaptação também pode ser diagnosticado junto com outros transtornos, desde que haja sintomas substanciais e não sobrepostos, e um início e progressão distintos de cada transtorno possam ser identificados. Isso seria plausível, por exemplo, se fobia específica ou transtorno de pânico já estiver presente antes do início do estressor e não estiver etiologicamente relacionado aos sintomas do transtorno de adaptação. No entanto, se um evento de vida crítico levar principalmente a uma exacerbação de sintomas anteriores (p. ex., intensificação de sintomas depressivos após separação), um diagnóstico adicional de transtorno de adaptação não deve ser feito.

Um diagnóstico diferencial cuidadoso é particularmente importante em relação aos outros transtornos associados especificamente ao estresse, como o transtorno do luto prolongado e o TEPT. Tanto o transtorno de adaptação quanto o transtorno de luto prolongado têm a preocupação como uma característica clínica. No entanto, no transtorno de luto prolongado, a preocupação está relacionada a sentimentos de anseio e um forte desejo de estar próximo à pessoa falecida. Diferentemente do transtorno de luto prolongado, o comportamento de evitação pode frequentemente ser observado em relação à preocupação relevante no transtorno de adaptação. Se um indivíduo exibir sintomas significativos após uma experiência traumática que não atendam aos requisitos diagnósticos para TEPT, o diagnóstico de transtorno de adaptação deve ser considerado. Uma característica diferenciadora essencial é que o TEPT envolve revivência intrusiva de eventos no aqui e agora, enquanto a preocupação no contexto do transtorno de adaptação envolve uma reminiscência mental; os eventos são percebidos pela pessoa como situados no passado.

Curso do desenvolvimento

Embora o transtorno de adaptação seja conceitualizado como um transtorno transitório que se espera que remita dentro de 6 meses após o término do estressor e suas consequências, estudos longitudinais iniciais sugerem que há um sério risco de cronicidade ou intensificação dos sintomas. Por exemplo, no transtorno de adaptação após perda involuntária de emprego, a maioria dos indivíduos relatou sintomatologia que persistiu após 6 meses, e um subconjunto de indivíduos relatou uma alta gravidade de sintomas que continuou a aumentar além de 6 meses (Lorenz et al., 2018). As *CDDR* indicam que um diagnóstico diferente deve ser considerado se o transtorno persistir além de 6 meses.

Avaliação

Os sintomas centrais do transtorno de adaptação da *CID-11* podem ser medidos por dois métodos de avaliação relativamente novos: o Módulo Novo de Transtorno de Adaptação (ADNM, do inglês *Adjustment Disorder–New Module*; Glaesmer et al., 2015) e o Questionário Internacional de Transtorno de Adaptação (IADQ, do inglês *International Adjustment Disorder Questionnaire*; Shevlin et al., 2020). O ADNM é baseado na *CID-11* e está disponível como uma entrevista clínica estruturada ou um questionário de autorrelato, sendo este último mais amplamente utilizado. Ele contém uma lista de estressores potenciais, bem como 20 itens em formato Likert sobre preocupações e sintomas de falha em se adaptar, juntamente com vários sintomas acessórios, e tem confiabilidade e validade satisfatórias (Lorenz et al., 2016). O ADNM-8 é uma versão curta com oito itens para o rastreamento dos sintomas centrais, que também mostra confiabilidade suficiente (Kazlauskas et al., 2018).

O IADQ também é baseado na *CID-11*, e mede os requisitos diagnósticos centrais do transtorno de adaptação – exposição ao estressor, preocupação e falha em se adaptar ao estressor, e tempo de início dos sintomas – e inclui uma lista de verificação de estressores psicossociais. A avaliação do prejuízo psicossocial e funcional consiste em três itens separados e, portanto, é formulada de maneira mais concisa do que no ADNM.

CONSIDERAÇÕES CULTURAIS

As pesquisas até o momento sobre transtornos associados especificamente ao estresse sugerem que as interpretações dos sintomas e eventos traumáticos provavelmente estão sujeitas a amplas variações culturais (Hinton & Lewis-Fernández, 2011; Humayun & Somasundaram, 2018). As descrições dos sintomas diferem em relação à atenção aos sintomas somáticos e no uso de metáforas relacionadas ao corpo ou ao ambiente (Maercker & Heim, 2016). Por exemplo, *ataque de nervios* (um ataque de nervos) é uma expressão que aparece em populações latinas nas Américas e está associada a uma sensação de instabilidade da pessoa como um todo (Migliore, 1993). Em algumas culturas asiáticas, como a cultura tâmil na Índia, as manifestações de estresse traumático incluem *perumuchu* (respiração profunda e suspirante).

As *CDDR* incluem descrições de diferenças culturais nas ramificações de eventos traumáticos em nível familiar, comunitário e social no contexto de transtornos associados especificamente ao estresse, à medida que são conhecidas. As *CDDR* também reconhecem fenômenos como luto cultural e trauma coletivo (Humayun & Somasundaram, 2018). Em culturas coletivistas ou sociocêntricas, o impacto de eventos traumáticos pode ser experimentado não tanto por meio de mudanças no autoconceito individual, mas sim por mudanças nas relações familiares e comunitárias, incluindo desconfiança coletiva, perda de valores e normas, e comportamento antissocial (Abramowitz, 2005; Bhugra & Becker, 2005).

CARACTERÍSTICAS RELACIONADAS AO GÊNERO

Estudos anteriores sugerem que as mulheres têm um risco maior de TEPT do que os homens, apesar de menor exposição geral ao trauma (McGinty et al., 2021). As diferenças de gênero na prevalência do TEPT complexo são menos claras (McGinty et al., 2021), embora algumas pesquisas sugiram que os sintomas do TEPT complexo tendem a ser mais graves entre as mulheres (Giarratano et al., 2020). Isso pode estar relacionado à sua experiência de mais violência interpessoal, particularmente de natureza sexual, sua idade mais jovem no momento da exposição ao trauma e suas percepções mais fortes de ameaça e perda de controle durante eventos traumáticos. Diferenças consistentes até o momento não foram encontradas na prevalência do transtorno de luto prolongado ou transtorno de adaptação entre homens e mulheres.

PONTOS-CHAVE

- O agrupamento de transtornos associados especificamente ao estresse compreende quatro transtornos, dois dos quais são novos: transtorno de estresse pós-traumático (TEPT) complexo e transtorno de luto prolongado. Os dois restantes, TEPT e transtorno de adaptação, foram reorganizados, em parte incluindo requisitos de sintomas mais específicos e focados.
- A formulação de todos os transtornos neste agrupamento, sejam novos ou refinados, foi empiricamente guiada por evidências de estudos de perfis de sintomas e posteriormente avaliada em estudos de campo para confirmar sua consistência de aplicação por clínicos e sua utilidade clínica (p. ex., facilidade de uso e adequação aos fenômenos clínicos observados; Keeley, Reed, Roberts, Evans, Medina-Mora, et al., 2016; Keeley, Reed, Roberts, Evans, Robles, et al., 2016).
- O novo diagnóstico de TEPT complexo foi incluído em resposta a evidências clínicas e de pesquisa da maior complexidade e prejuízo associados à exposição sustentada e repetida ao trauma.
- O transtorno de luto prolongado foi incluído em resposta a uma necessidade clínica percebida e evidências substanciais de prejuízo associado ao luto prolongado.
- O diagnóstico revisado de transtorno de adaptação coloca maior ênfase em sintomas positivos e prejuízo e eliminou subtipos, que não eram amplamente utilizados e minavam a utilidade clínica.

REFERÊNCIAS

Abramowitz, S. A. (2005). The poor have become rich, and the rich have become poor: Collective trauma in the Guinean Languette. *Social Science & Medicine, 61*(10), 2106–2118. https://doi.org/10.1016/j.socscimed.2005.03.023

Bachem, R., & Casey, P. (2018). Adjustment disorder: A diagnosis whose time has come. *Journal of Affective Disorders, 227*, 243–253. https://doi.org/10.1016/j.jad.2017.10.034

Bhugra, D., & Becker, M. A. (2005). Migration, cultural bereavement and cultural identity. *World Psychiatry, 4*(1), 18–24.

Boelen, P. A., Spuij, M., & Lenferink, L. I. M. (2019). Comparison of *DSM-5* criteria for persistent complex bereavement disorder and *ICD-11* criteria for prolonged grief disorder in help-seeking bereaved children. *Journal of Affective Disorders, 250*, 71–78. https://doi.org/10.1016/j.jad.2019.02.046

Boelen, P. A., van de Schoot, R., van den Hout, M. A., de Keijser, J., & van den Bout, J. (2010). Prolonged grief disorder, depression, and posttraumatic stress disorder are distinguishable syndromes. *Journal of Affective Disorders, 125*(1–3), 374–378. https://doi.org/10.1016/j.jad.2010.01.076

Brewin, C. R., Cloitre, M., Hyland, P., Shevlin, M., Maercker, A., Bryant, R. A., Humayun, A., Jones, L. M., Kagee, A., Rousseau, C., Somasundaram, D., Suzuki, Y., Wessely, S., van Ommeren, M., & Reed, G. M. (2017). A review of current evidence regarding the *ICD-11* proposals for diagnosing PTSD and complex PTSD. *Clinical Psychology Review, 58*, 1–15. https://doi.org/10.1016/j.cpr.2017.09.001

Brewin, C. R., Rumball, F., & Happé, F. (2019). Neglected causes of post-traumatic stress disorder. *BMJ, 365*, Article l2372. https://doi.org/10.1136/bmj.l2372

Casey, P., Jabbar, F., O'Leary, E., & Doherty, A. M. (2015). Suicidal behaviours in adjustment disorder and depressive episode. *Journal of Affective Disorders, 174*, 441–446. https://doi.org/10.1016/j.jad.2014.12.003

Cloitre, M., Shevlin, M., Brewin, C. R., Bisson, J. I., Roberts, N. P., Maercker, A., Karatzias, T., & Hyland, P. (2018). The International Trauma Questionnaire: Development of a self-report measure of *ICD-11* PTSD and complex PTSD. *Acta Psychiatrica Scandinavica, 138*(6), 536–546. https://doi.org/10.1111/acps.12956

Cook, A., Spinazzola, J., Ford, J., Lanktree, C., Blaustein, M., Cloitre, M., DeRosa, R., Hubbard, R., Kagan, R., Liautaud, J., Mallah, K., Olafson, E., & van der Kolk, B. (2005). Complex trauma in children and adolescents. *Psychiatric Annals, 35*(5), 390–398. https://doi.org/10.3928/00485713-20050501-05

Danzi, B. A., & La Greca, A. M. (2016). *DSM-IV*, *DSM-5*, and *ICD-11*: Identifying children with posttraumatic stress disorder after disasters. *Journal of Child Psychology and Psychiatry, and Allied Disciplines, 57*(12), 1444–1452. https://doi.org/10.1111/jcpp.12631

Evans, S. C., Reed, G. M., Roberts, M. C., Esparza, P., Watts, A. D., Correia, J. M., Ritchie, P., Maj, M., & Saxena, S. (2013). Psychologists' perspectives on the diagnostic classification of mental disorders: Results from the WHO-IUPsyS Global Survey. *International Journal of Psychology, 48*(3), 177–193. https://doi.org/10.1080/00207594.2013.804189

Giarratano, P., Ford, J. D., & Nochajski, T. H. (2020). Gender differences in complex posttraumatic stress symptoms, and their relationship to mental health and substance abuse outcomes in incarcerated adults. *Journal of Interpersonal Violence, 35*, 1133–1157. https://doi.org/10.1177/0886260517692995

Glaesmer, H., Romppel, M., Brähler, E., Hinz, A., & Maercker, A. (2015). Adjustment disorder as proposed for *ICD-11*: Dimensionality and symptom differentiation. *Psychiatry Research, 229*(3), 940–948. https://doi.org/10.1016/j.psychres.2015.07.010

Hinton, D. E., & Lewis-Fernández, R. (2011). The cross-cultural validity of posttraumatic stress disorder: Implications for *DSM-5*. *Depression and Anxiety, 28*(9), 783–801. https://doi.org/10.1002/da.20753

Humayun, A., & Somasundaram, D. (2018). Using *International Classification of Diseases 11* "mental disorders specifically associated with stress" in developing countries. *Indian Journal of Social Psychiatry, 34*(Suppl. 5), S23–S28. https://doi.org/10.4103/ijsp.ijsp_25_18

Hyland, P., Shevlin, M., Fyvie, C., Cloitre, M., & Karatzias, T. (2020). The relationship between *ICD-11* PTSD, complex PTSD and dissociative experiences. *Journal of Trauma & Dissociation, 21*(1), 62–72. https://doi.org/10.1080/15299732.2019.1675113

Kazlauskas, E., Gegieckaite, G., Eimontas, J., Zelviene, P., & Maercker, A. (2018). A brief measure of the *International Classification of Diseases–11* adjustment disorder: Investigation of psychometric properties in an adult help-seeking sample. *Psychopathology, 51*(1), 10–15. https://doi.org/10.1159/000484415

Keeley, J. W., Reed, G. M., Roberts, M. C., Evans, S. C., Medina-Mora, M. E., Robles, R., Rebello, T., Sharan, P., Gureje, O., First, M. B., Andrews, H. F., Ayuso-Mateos, J. L., Gaebel, W., Zielasek, J., & Saxena, S. (2016). Developing a science of clinical utility in diagnostic classification systems field study strategies for *ICD-11* mental and behavioral disorders. *American Psychologist, 71*(1), 3–16. https://doi.org/10.1037/a0039972

Keeley, J. W., Reed, G. M., Roberts, M. C., Evans, S. C., Robles, R., Matsumoto, C., Brewin, C. R., Cloitre, M., Perkonigg, A., Rousseau, C., Gureje, O., Lovell, A. M., Sharan, P., & Maercker, A. (2016). Disorders specifically associated with stress: A case-controlled field study for *ICD-11* mental and behavioural disorders. *International Journal of Clinical and Health Psychology, 16*(2), 109–127. https://doi.org/10.1016/j.ijchp.2015.09.002

Killikelly, C., & Maercker, A. (2017). Prolonged grief disorder for *ICD-11*: The primacy of clinical utility and international applicability. *European Journal of Psychotraumatology, 8*(Suppl. 6), Article 1476441. https://doi.org/10.1080/20008198.2018.1476441

Lorenz, L., Bachem, R. C., & Maercker, A. (2016). The Adjustment Disorder–New Module 20 as a screening instrument: Cluster analysis and cut-off values. *The International Journal of Occupational and Environmental Medicine, 7*(4), 215–220. https://doi.org/10.15171/ijoem.2016.775

Lorenz, L., Perkonigg, A., & Maercker, A. (2018). The course of adjustment disorder following involuntary job loss and its predictors of latent change. *Clinical Psychological Science, 6*(5), 647–657. https://doi.org/10.1177/2167702618766290

Maercker, A., & Heim, E. (2016). A new approach to culturally sensitive PTSD research in Zurich: Inspired by contributions from Carl Gustav Jung. *International Psychology Bulletin, 20*, 67–71.

Manoranjitham, S. D., Rajkumar, A. P., Thangadurai, P., Prasad, J., Jayakaran, R., & Jacob, K. S. (2010). Risk factors for suicide in rural south India. *The British Journal of Psychiatry, 196*(1), 26–30. https://doi.org/10.1192/bjp.bp.108.063347

McGinty, G., Fox, R., Ben-Ezra, M., Cloitre, M., Karatzias, T., Shevlin, M., & Hyland, P. (2021). Sex and age differences in *ICD-11* PTSD and complex PTSD: An analysis of four general population samples. *European Psychiatry, 64*(1), e66. https://doi.org/10.1192/j.eurpsy.2021.2239

Migliore, S. (1993). "Nerves": The role of metaphor in the cultural framing of experience. *Journal of Contemporary Ethnography, 22*(3), 331–360. https://doi.org/10.1177/089124193022003003

Nock, M. K., Borges, G., Bromet, E. J., Alonso, J., Angermeyer, M., Beautrais, A., Bruffaerts, R., Chiu, W. T., de Girolamo, G., Gluzman, S., de Graaf, R., Gureje, O., Haro, J. M., Huang, Y., Karam, E.,

Kessler, R. C., Lepine, J. P., Levinson, D., MedinaMora, M. E., . . . Williams, D. (2008). Cross-national prevalence and risk factors for suicidal ideation, plans and attempts. *The British Journal of Psychiatry*, 192(2), 98–105. https://doi.org/10.1192/bjp.bp.107.040113

O'Connor, M., Lasgaard, M., Larsen, L., Johannsen, M., Lundorff, M., Farver-Vestergaard, I., & Boelen, P. A. (2019). Comparison of proposed diagnostic criteria for pathological grief using a sample of elderly bereaved spouses in Denmark: Perspectives on future bereavement research. *Journal of Affective Disorders*, 251, 52–59. https://doi.org/10.1016/j.jad.2019.01.056

Prigerson, H. G., Horowitz, M. J., Jacobs, S. C., Parkes, C. M., Aslan, M., Goodkin, K., Raphael, B., Marwit, S. J., Wortman, C., Neimeyer, R. A., Bonanno, G. A., Block, S. D., Kissane, D., Boelen, P., Maercker, A., Litz, B. T., Johnson, J. G., First, M. B., & Maciejewski, P. K. (2009). Prolonged grief disorder: Psychometric validation of criteria proposed for *DSM-V* and *ICD-11* [see correction at https://doi.org/10.1371/annotation/a1d91e0d-981f-4674-926c-0fbd2463b5ea]. *PLoS Medicine*, 6(8), e1000121. https://doi.org/10.1371/journal.pmed.1000121

Prigerson, H. G., Maciejewski, P. K., Reynolds, C. F., III, Bierhals, A. J., Newsom, J. T., Fasiczka, A., Frank, E., Doman, J., & Miller, M. (1995). Inventory of Complicated Grief: A scale to measure maladaptive symptoms of loss. *Psychiatry Research*, 59(1–2), 65–79. https://doi.org/10.1016/0165-1781(95)02757-2

Reed, G. M., Mendonça Correia, J., Esparza, P., Saxena, S., & Maj, M. (2011). The WPA-WHO Global Survey of Psychiatrists' Attitudes Toward Mental Disorders Classification. *World Psychiatry*, 10(2), 118–131. https://doi.org/10.1002/j.2051-5545.2011.tb00034.x

Robles, R., Fresán, A., Evans, S. C., Medina-Mora, M. E., Lovell, A. M., Maj, M., & Reed, G. M. (2014). Problematic, absent, and stigmatizing diagnoses in current mental disorders classifications: Results from WHO-WPA and WHO-IUPsyS Global Surveys. *International Journal of Clinical and Health Psychology*, 14(3), 165–177. https://doi.org/10.1016/j.ijchp.2014.03.003

Shevlin, M., Hyland, P., Ben-Ezra, M., Karatzias, T., Cloitre, M., Vallieres, F., Bachem, R., & Maercker, A. (2020). Measuring *ICD-11* adjustment disorder: The development and initial validation of the International Adjustment Disorder Questionnaire. *Acta Psychiatrica Scandinavica*, 141(3), 265–274.

World Health Organization. (2023). *ICD-11 for mortality and morbidity statistics* (Version: 01/2023). https://icd.who.int/browse11/l-m/en#/

World Health Organization. (2024). *Clinical descriptions and diagnostic requirements for ICD-11 mental, behavioural and neurodevelopmental disorders*. https://www.who.int/publications/i/item/9789240077263

11

Transtornos dissociativos

Andrew Moskowitz, Ellert Nijenhuis, Alexander Moreira-Almeida e Roberto Lewis-Fernández

LÓGICA ABRANGENTE

Os transtornos dissociativos requerem uma abordagem verdadeiramente psicológica para avaliação e diagnóstico. Um foco estreito nos sinais e sintomas apresentados poderia levar a diagnósticos equivocados, pois alguns sintomas que frequentemente ocorrem nos transtornos dissociativos também são característicos de vários transtornos de ansiedade ou relacionados ao medo, transtornos depressivos, esquizofrenia e outros transtornos psicóticos primários, e doenças do sistema nervoso. Sintomas como ouvir vozes ou cegueira, por exemplo, podem ser atribuídos à psicose ou a uma doença neurológica se não forem reconhecidos como parte de uma apresentação de transtorno dissociativo. Um diagnóstico preciso pode ser obtido apenas por meio de um exame da função psicológica dos sintomas e – particularmente no caso de transtornos dissociativos mais complexos como o transtorno dissociativo de identidade (TDI) e TDI parcial – da estrutura de personalidade dissociativa subjacente. Frequentemente, esses sintomas representam adaptações a experiências traumatizantes agudas ou crônicas – ou seja, tentativas psicológicas de proteger a pessoa do ambiente.

Muitas vezes, um diagnóstico preciso de transtorno dissociativo, particularmente TDI, pode não ser obtido até anos após o primeiro contato do indivíduo com os serviços de saúde mental (Dell, 2009). Isso se deve, em parte, ao fato de que entrevistas intensivas geralmente são necessárias para estabelecer um diagnóstico de TDI, mas vários outros fatores também contribuem para atrasos no diagnóstico e no tratamento apropriados.

---

https://doi.org/10.1037/0000392-011
A Psychological Approach to Diagnosis: Using the ICD-11 as a Framework, G. M. Reed, P. L.-J. Ritchie, and A. Maercker (Editors)
Copyright © 2024 by the American Psychological Association and the International Union of Psychological Science. All rights reserved.

Estes incluem falta de conscientização e conhecimento profissional sobre transtornos dissociativos (Şar & Ross, 2006), falta de treinamento na avaliação de transtornos dissociativos (Dell, 2009) e, até mesmo, franco ceticismo sobre sua validade (Piper & Merskey, 2004). No entanto, como os transtornos dissociativos comumente causam considerável incapacidade e sofrimento, o diagnóstico e o tratamento apropriados e oportunos são de importância crucial.

Na 11ª revisão da *Classificação internacional de doenças* (CID-11; World Health Organization [WHO], 2023), o agrupamento de transtornos dissociativos é colocado imediatamente após o agrupamento de transtornos associados especificamente ao estresse. Os transtornos dissociativos geralmente estão associados a eventos altamente estressantes, mas essa exposição, em contrapartida aos transtornos associados especificamente ao estresse, não faz parte de seus requisitos diagnósticos. Em vez disso, o que une os transtornos dissociativos é o fenômeno da dissociação. Como conceitualizado nas *Descrições Clínicas e Requisitos Diagnósticos para Transtornos Mentais, Comportamentais ou do Neurodesenvolvimento da CID-11* (CDDR; WHO, 2024), a dissociação é uma ruptura ou descontinuidade involuntária na integração normal de um ou mais dos seguintes: identidade, sensações, percepções, afeto (humor), pensamentos, memórias, movimentos corporais ou comportamento. Essa ruptura ou descontinuidade pode ser completa ou parcial e pode variar de dia para dia ou mesmo de hora em hora. É caracterizada como "involuntária" para excluir estados dissociativos de duração limitada que são intencionalmente produzidos, como estados de transe induzidos como parte de rituais culturalmente aceitos.

UMA ABORDAGEM PSICOLÓGICA PARA OS TRANSTORNOS DISSOCIATIVOS

Uma abordagem psicológica para os transtornos dissociativos começa com uma compreensão adequada da dissociação. Esses transtornos envolvem uma ampla gama de sintomas sensoriais, motores, cognitivos ou afetivos; estes podem envolver a presença de experiências intrusivas (p. ex., dor sem causa médica aparente; imagens relacionadas ao trauma) ou a ausência de experiências normais, como memórias (amnésia) ou sensações (p. ex., anestesia; Nijenhuis, 2004). Muitos dos sintomas dos transtornos dissociativos podem ocorrer em outros transtornos mentais da *CID-11* ou em outras condições médicas. Por exemplo, lacunas na memória podem estar associadas ao uso de substâncias psicoativas, transtornos neurocognitivos, transtornos do humor, ou esquizofrenia e outros transtornos psicóticos primários. No entanto, as lacunas de memória na amnésia dissociativa, diferentemente desses outros transtornos, geralmente se desenvolvem após eventos traumatizantes e podem ser vistas como tentativas de adaptação ou enfrentamento. Assim, um diagnóstico preciso de transtorno dissociativo requer avaliação cuidadosa tanto dos sinais e sintomas relevantes quanto se eles surgem de funções mentais dissociadas. Para transtornos dissociativos que afetam principalmente uma única função (memória para amnésia dissociativa ou funções motoras ou sensoriais específicas no caso do transtorno de sintoma neurológico dissociativo), a exclusão de uma etiologia neurológica ou outra etiologia médica também é crucial. Além disso, para o diagnóstico de transtornos dissociativos mais complexos como o TDI e o TDI parcial, evidências devem ser reunidas relacionadas a partes dissociativas da personalidade (também chamadas de identidades dissociativas ou estados de personalidade dissociativos) que dão origem aos sinais e sintomas relevantes, como descrito posteriormente neste capítulo.

PRINCÍPIOS GERAIS DE AVALIAÇÃO DOS TRANSTORNOS DISSOCIATIVOS

Determinar se um sintoma resulta de processos dissociativos requer uma investigação das circunstâncias que cercam o início dos sintomas, o possível significado dos sintomas no contexto da vida do indivíduo e evidências de que esses sintomas surgem de componentes não integrados ou insuficientemente integrados da personalidade. Um histórico de vida detalhado é essencial, com foco particular em eventos traumatizantes da infância e da idade adulta, juntamente com eventos estressantes recentes, e toda a gama de sintomas dissociativos. Atenção especial deve ser dada às circunstâncias de vida em torno de experiências de lacunas de memória, despersonalização ou desrealização, queixas físicas inexplicadas e confusão ou alteração de identidade. As experiências de vida relatadas podem ser estressantes ou traumatizantes em si mesmas e podem estar ligadas a experiências traumatizantes anteriores. Experiências da primeira infância de apego desorganizado (Dutra et al., 2009) ou experiências médicas perturbadoras e intrusivas (Diseth, 2006) também podem contribuir para a etiologia dos transtornos dissociativos. Com a permissão do indivíduo, entrevistar amigos ou familiares conhecedores e, se possível, terapeutas ou clínicos anteriores sobre conflitos interpessoais, eventos adversos e estressantes, bem como episódios de amnésia ou aparente alteração de identidade, pode informar o processo diagnóstico.

Existem vários instrumentos breves de triagem disponíveis gratuitamente em múltiplos idiomas, incluindo a Escala de Experiências Dissociativas (Carlson & Putnam, 1993), o Questionário de Dissociação Somatoforme-20 (Nijenhuis et al., 1996) e a Escala de Sintomas Dissociativos (Carlson et al., 2018). Essas escalas podem ser um valioso complemento à entrevista cuidadosa (Müller-Pfeiffer et al., 2013), mas são insuficientes como única base para diagnosticar um transtorno dissociativo. Qualquer uso de medidas deve considerar cuidadosamente o contexto cultural e linguístico do paciente individual. As medidas devem ser culturalmente apropriadas, administradas no idioma preferido do indivíduo a quem são dadas (seja como originalmente desenvolvidas ou como uma tradução validada), e qualquer padronização (p. ex., escores t, pontos de corte clínicos) deve ser adequadamente normatizada para a população local. Quando essas condições não são atendidas, os resultados dos testes devem ser interpretados com cautela.

A Entrevista Clínica Estruturada para Avaliação da Dissociação em Terapia, Forense e Pesquisa (SCID-D, do inglês *Structured Clinical Interview for Dissociation Assessment in Therapy, Forensics, and Research*; Steinberg, 2023) é projetada para avaliar sintomas ou experiências dissociativas centrais que formam a base dos diagnósticos de transtornos dissociativos tanto na 5ª edição do *Manual diagnóstico e estatístico de transtornos mentais* (DSM-5) quanto na CID-11. A SCID-D avalia experiências de amnésia, despersonalização, desrealização, confusão de identidade e alteração de identidade, mas não aborda sintomas corporais dissociativos. A SCID-D pode ser útil para diagnóstico diferencial ou como fonte de informações sobre como perguntar sobre sintomas dissociativos específicos. No entanto, não está em domínio público, tem alto custo, e traduções validadas estão disponíveis até agora em poucos idiomas (p. ex., Piedfort-Marin et al., 2022).

Existem desafios particulares associados à avaliação da presença de partes dissociativas da personalidade, a característica central do TDI e do TDI parcial. Como observado anteriormente, uma importante fonte potencial de informação são outros indivíduos em um relacionamento pessoal ou profissional atual ou passado com o indivíduo que podem ser capazes de fornecer evidências relevantes (p. ex., mudanças marcantes no comportamento, amnésia relatada). Duas outras fontes importantes de informação vêm da própria pessoa: (a) seu relato de experiências e ações passadas e (b) seus comportamentos durante a(s) entrevista(s) real(is). Familiaridade e treinamento na administração de uma entrevista estruturada de dissociação como a SCID-D podem ser muito úteis nesse sentido. Experiências passadas de perder tempo, encontrar-se em outro lugar sem lembrar como chegou lá, vestir roupas que não se lembra de ter colocado ou estar com pessoas que não se lembra de ter conhecido, todas podem ser pistas para a presença de partes dissociativas da personalidade.

Além disso, informações relevantes podem (mas nem sempre) se manifestar durante a entrevista por meio da fala e do comportamento da pessoa. Por exemplo, pode haver respostas marcadamente inconsistentes (p. ex., sobre as experiências da infância), amnésia para perguntas feitas anteriormente, mudanças sutis ou dramáticas nas expressões faciais e estilo de comunicação, ou até mesmo alternâncias espontâneas de identidade, com as identidades dissociativas recém-aparecidas possivelmente requerendo aclimatação ao ambiente da entrevista e ao entrevistador. A pessoa relatando ouvir vozes durante a entrevista também pode ser uma pista importante, pois estas podem representar partes dissociativas que têm perspectivas distintas. Pode ser possível para o entrevistador falar com elas, seja diretamente ou por meio da própria pessoa, o que forneceria forte evidência para a presença de partes dissociativas da personalidade (Moskowitz et al., 2017). No entanto, isso não deve ser tentado sem treinamento adequado.

TRANSTORNO DE SINTOMA NEUROLÓGICO DISSOCIATIVO

Apresentações e padrões de sintomas

Nas *CDDR*, o transtorno de sintoma neurológico dissociativo é diagnosticado com base na ruptura ou na descontinuidade involuntária na integração normal das funções motoras, sensoriais ou cognitivas, durante pelo menos várias horas. Os sintomas são inconsistentes com uma doença reconhecida do sistema nervoso ou outra condição médica, um transtorno do neurodesenvolvimento ou neurocognitivo, ou outro transtorno mental e não são devidos aos efeitos de uma substância ou medicação. Os sintomas do transtorno de sintoma neurológico dissociativo se manifestam como (a) sensações ou movimentos intrusivos (p. ex., convulsões não epilépticas ou movimentos musculares involuntários como coreia, mioclonia, tremor, distonia ou discinesia) ou (b) perda de sensações ou movimentos normais (p. ex., cegueira, anestesia, analgesia ou inibição motora ou "congelamento"). O início dos sintomas é geralmente ligado direta ou simbolicamente a eventos traumatizantes ou altamente estressantes (Nijenhuis, 2004), e os sintomas podem ser vistos como expressões de dificuldades emocionais ou psicológicas insuficientemente integradas. Os três tipos mais prevalentes de sintomas são convulsões não epilépticas, perda de consciência e sintomas motores. Para o diagnóstico, os sintomas devem ser graves o suficiente para causar prejuízo significativo nas áreas pessoal, familiar, social, educacional, ocupacional ou outras áreas de funcionamento. O transtorno de sintoma neurológico dissociativo era referido como transtorno conversivo no passado, um termo que foi mantido no *DSM-5*, e às vezes também é referido como transtorno neurológico funcional. O rótulo da *CID-11* enfatiza intencionalmente a natureza dissociativa subjacente dos sintomas.

Especificadores

Uma série de especificadores é fornecida para o transtorno de sintoma neurológico dissociativo para descrever a natureza específica dos sintomas envolvidos (p. ex., distúrbio visual, vertigem ou tontura, convulsões não epilépticas, paresia ou fraqueza), incluindo a categoria "outros sintomas especificados". Além dos distúrbios motores e sensoriais comuns, como convulsões não epilépticas e incapacidade de ver, ouvir ou mover-se, categorias específicas são fornecidas para sintomas cognitivos, como problemas de memória ou linguagem.

Diagnóstico diferencial

O termo *transtorno de sintoma neurológico dissociativo* indica a presença de sintomas que não têm uma base neurológica ou médica demonstrável, mas são de natureza dissociativa. Devem ser excluídos sintomas de origem neurológica, como aqueles devidos à epilepsia do lobo temporal ou a uma anormalidade sensorial neurológica (p. ex., cegueira). Essa avaliação é baseada em achados negativos do exame físico e outros testes relevantes ou na presença de um padrão de sintomas que é inconsistente com a apresentação reconhecida de transtornos neurológicos ou outras condições médicas. Sintomas consistentes com o transtorno de sintoma neurológico dissociativo também podem ocorrer como parte de outro transtorno dissociativo, como o TDI, e, nesses casos, um diagnóstico adicional de transtorno de sintoma neurológico dissociativo não deve ser atribuído. Outros transtornos mentais como hipocondria (ansiedade por saúde), transtornos de estresse corporal ou transtornos factícios também podem ser caracterizados por sintomas corporais que não têm uma base médica demonstrável, mas, nesses transtornos, os sintomas não derivam de processos dissociativos.

Avaliação

A avaliação médica é necessária para descartar etiologias neurológicas. Estabelecer a natureza dissociativa dos sintomas apresentados requer entrevistas detalhadas, que podem ser facilitadas por instrumentos como o Questionário de Dissociação Somatoforme-20 (Nijenhuis et al., 1996).

AMNÉSIA DISSOCIATIVA

Apresentações e padrões de sintomas

Nas *CDDR*, a amnésia dissociativa é caracterizada pela incapacidade de recordar informações autobiográficas importantes que é inconsistente com o esquecimento comum e está associada a prejuízo significativo. Essa incapacidade de recordar – geralmente de grupos de memórias, em vez de atividades, sentimentos ou pensamentos únicos – é assumida como psicologicamente motivada como uma forma de proteção contra, ou adaptação a, cognições e emoções avassaladoras derivadas de experiências pessoais de natureza altamente estressante ou traumática (Dalenberg et al., 2012). Pesquisas em psicologia experimental demonstraram que eventos traumatizantes podem estar associados a déficits não devidos a um processo de doença neurológica subjacente tanto na formação quanto no acesso a memórias relacionadas ao trauma (Staniloiu & Markowitsch, 2014). Na amnésia dissociativa, as dificuldades envolvem memórias do passado, relacionadas a informações episódico-autobiográficas (p. ex., eventos de vida), e não à criação de novas memórias. Outras habilidades cognitivas, como inteligência e capacidades de linguagem, não são afetadas. A memória implícita ou semântica geral (i.e., conhecimento, informação) é preservada, mas a memória procedural (i.e., ações aprendidas, como andar de bicicleta) é ocasionalmente envolvida. A amnésia dissociativa é comumente associada a dificuldades em formar e manter relacionamentos interpessoais satisfatórios e também pode estar associada a automutilação, tentativas de suicídio, outros comportamentos de alto risco, depressão, despersonalização e problemas sexuais.

Três tipos de amnésia dissociativa foram descritos (Loewenstein et al., 2017). Na amnésia localizada, a incapacidade de recordar é circunscrita a um período discreto (p. ex., 1 ano do ensino fundamental). A amnésia seletiva é caracterizada pela capacidade de lembrar-se de alguns eventos (mas não de todos) durante um período circunscrito (p. ex., incapacidade de recordar eventos relacionados ao combate, mas não outros aspectos do desdobramento militar ocorrendo durante o mesmo período). Na amnésia generalizada, os indivíduos são incapazes de recordar toda a sua vida, muitas vezes incluindo sua identidade. Este último tipo é raro e mais frequentemente se desenvolve após eventos traumatizantes agudos, como combate ou estupro.

As falhas de recordação na amnésia dissociativa não são devidas aos efeitos de uma substância ou medicação, a uma doença do sistema nervoso (p. ex., epilepsia do lobo temporal) ou a trauma craniano. A amnésia não ocorre exclusivamente durante outro transtorno dissociativo e não pode ser mais bem explicada por outro transtorno mental (p. ex., transtorno de estresse pós-traumático [TEPT]). Muitos indivíduos com amnésia não generalizada procuram atendimento não devido à sua perda de memória, mas devido a outras queixas, como sintomas físicos (p. ex., cegueira, paralisia do braço), despersonalização/desrealização, ou sintomas comuns a outros transtornos (p. ex., humor deprimido, ideação suicida). Indivíduos com amnésia dissociativa podem estar parcialmente inconscientes de seus problemas de memória, e aqueles que estão cientes podem minimizar sua importância e ficar desconfortáveis quando solicitados a abordá-los. As memórias dissociadas podem se revelar de forma disfarçada, como em *flashbacks*, pesadelos ou sintomas físicos.

O transtorno geralmente tem um início e término bem-definidos, permitindo que a pessoa reconheça lacunas subjetivas na memória. Os episódios geralmente se resolvem dentro de horas a meses, espontaneamente ou com tratamento. No entanto, a amnésia pode se tornar crônica em algumas circunstâncias, como quando há forte motivação para não recordar as memórias (devido ao medo avassalador do que elas podem conter) ou quando o funcionamento está prejudicado e a capacidade integrativa é severamente limitada (Staniloiu & Markowitsch, 2014).

Especificadores

Na *CID-11*, os especificadores "com fuga dissociativa" ou "sem fuga dissociativa" podem ser aplicados à amnésia dissociativa. A fuga dissociativa é definida como uma viagem súbita, aparentemente intencional, para longe de casa, do trabalho ou de pessoas significativas por um período prolongado (dias, semanas ou até meses), acompanhada de amnésia para as circunstâncias habituais da pessoa e até mesmo sua identidade, que ainda permite que realizem atividades complexas. Em um estágio posterior, a pessoa pode tomar consciência da amnésia ou da perda de identidade e pode desenvolver confusão; comportamento semelhante a transe; outros sintomas dissociativos, de humor, ansiedade ou TEPT; ou comportamento suicida, frequentemente acompanhado de amnésia para o primeiro estágio da fuga.

Diagnóstico diferencial

A amnésia dissociativa deve ser distinguida de etiologias alternativas de perda de memória. Estas incluem declínio cognitivo associado à idade, outros transtornos dissociativos, outros transtornos mentais (p. ex., TEPT, transtorno psicótico agudo e transitório), os efeitos diretos do uso de substâncias, transtornos neurocognitivos, trauma craniano e outras condições médicas (p. ex., tumor cerebral). Um princípio geral do diagnóstico diferencial da amnésia dissociativa é que, em pacientes com outras condições físicas e mentais, a perda de memória para informações pessoais está inserida em um conjunto mais amplo de problemas cognitivos, linguísticos, de atenção, comportamentais e de memória (Loewenstein et al., 2017). Além disso, na amnésia não dissociativa, um fator etiológico específico ou processo de doença subjacente pode ser encontrado (p. ex., deficiência de tiamina na síndrome de Korsakoff). Além disso, diferentemente da maioria dos transtornos neurocognitivos e prejuízos de memória relacionados a substâncias, a amnésia dissociativa é frequentemente reversível, geralmente por meio de tratamento.

Avaliação

Nenhum teste ou exame único pode estabelecer se um transtorno de memória tem uma etiologia dissociativa, neurocognitiva, factícia, simulada ou mista (Staniloiu & Markowitsch, 2014). A neuroimagem pode ajudar a descartar transtornos devido à lesão cerebral grave, que não é típica da amnésia dissociativa, embora casos de traumatismo cranioencefálico leve tenham sido observados. Vários instrumentos podem facilitar a avaliação, incluindo a SCID-D e o Questionário de Amnésia Dissociativa de Steinberg (Şar et al., 2014; Steinberg & Schnall, 2000). Pode ser útil entrevistar familiares ou cuidadores sobre eventos de vida recentes, incluindo a ocorrência de eventos de vida estressantes ou traumatizantes.

TRANSTORNO DE TRANSE E TRANSTORNO DE TRANSE E DE POSSESSÃO

Apresentações e padrões de sintomas

O transtorno de transe e o transtorno de transe e de possessão são caracterizados nas *CDDR* por uma alteração involuntária marcada no estado de consciência de um indivíduo, resultando em um estado de transe ou um estado de transe e de possessão (um estado de transe que é experimentado como sendo controlado por outra entidade). Essas mudanças na consciência ocorrem durante um único episódio que dura pelo menos vários dias ou como episódios recorrentes. O estado de transe é caracterizado por um estreitamento da consciência do ambiente da pessoa ou um foco incomumente estreito e seletivo em estímulos ambientais específicos (p. ex., um olhar desfocado ou fixo, focando apenas em uma pessoa ou objeto, ou falta de resposta à dor). Também é caracterizado por um repertório limitado de movimentos, posturas e fala (Cardeña et al., 2009). A amnésia pode ou não ocorrer. No transtorno de transe e de possessão, o senso normal de identidade pessoal do indivíduo é substituído pelo que é atribuído a ser uma identidade "possessora" externa, como um espírito, poder, divindade ou outra entidade espiritual. Mudanças na consciência e a sensação subjetiva de ser externamente controlado são atribuídas ao agente possessor, como evidenciado por fenômenos como movimentos involuntários de tremor, falar com uma voz diferente ou ser incapaz de se mover ou falar (van Duijl et al., 2013). Geralmente há amnésia para o episódio de possessão. Em ambos os transtornos, de transe e de transe e de possessão, os comportamentos observados são experimentados como estando além do controle do indivíduo.

Tanto o transtorno de transe e de possessão quanto o transtorno de transe ocorrem mais comumente no contexto de eventos estressantes ou condições cronicamente estressantes. A personalidade e os comportamentos da entidade possessora no transtorno de transe e de possessão são frequentemente consistentes com padrões e crenças culturais locais. Um diagnóstico de transtorno de transe ou de transtorno de transe e de possessão só deve ser feito quando os estados de transe ou de transe e de possessão são indesejados, incontrolados e involuntários e causam sofrimento significativo ou prejuízo funcional. Um diagnóstico de transtorno de transe ou de transtorno de transe e de possessão não é justificado quando os estados de transe ocorrem apenas ao adormecer ou acordar, ou devido à fadiga, ao uso de substâncias ou a uma doença do sistema nervoso.

Globalmente, a maioria dos estados de transe e de transe e de possessão é experimentada durante práticas culturais ou religiosas coletivas que criam pouco ou apenas sofrimento transitório para a pessoa ou membros de sua comunidade cultural e não têm sequelas patológicas e, portanto, não devem ser considerados sintomas de um transtorno mental. Alguns indivíduos (p. ex., médiuns) habitualmente entram em estados de transe ou de transe e de possessão para realizar funções religiosas, espirituais ou culturais. Em comparação com indivíduos que entram em estados de transe ou de transe e de possessão para fins rituais, aqueles em que o transe é uma característica de um transtorno dissociativo diagnosticável têm uma taxa mais alta de outros transtornos mentais, como transtornos depressivos e transtornos decorrentes do uso de substâncias, pior ajuste social e maior probabilidade de exposição prévia a trauma (Moreira-Almeida & Cardeña, 2011).

Diagnóstico diferencial

Embora os indivíduos com transtorno de transe e transtorno de transe e de possessão possam experienciar amnésia para os episódios de transe ou de transe e de possessão, isso distingue-se da amnésia dissociativa, pois a ruptura de memória envolve apenas o que ocorreu durante o período de estados alterados de consciência e é acompanhada por outros sintomas de transe ou de transe e de possessão. A relação entre o transtorno de transe e de possessão e o TDI é tema de debate. Não está claro se o primeiro resulta de estados dissociativos subjacentes (identidades dissociativas), como no caso do TDI, ou se representa uma patologia dissociativa mais transitória e menos generalizada, cuja expressão é facilitada pela aceitação cultural da intrusão de forças espirituais no mundo cotidiano. É necessário um acompanhamento longitudinal de indivíduos com transtorno de transe e de possessão para determinar a frequência de sua recorrência como marcador de vulnerabilidade dissociativa generalizada. Alguns indivíduos apresentam tipos de identidades tanto internas quanto externas (algumas identidades alternativas são referidas como partes da própria mente do paciente e outras são vistas como espíritos possessores externos). Nesse caso, o diagnóstico de TDI seria mais apropriado. Vale notar que o limite entre o transtorno de transe e de possessão e o TDI é tratado de forma diferente na *CID-11* em comparação com o *DSM-5*, em que as experiências de transe e de possessão são tratadas como variantes culturalmente padronizadas do TDI. Na *CID-11*, o transtorno de transe e de possessão é um diagnóstico separado, refletindo sua prevalência e distribuição global (Spiegel et al., 2011).

O diagnóstico diferencial entre o transtorno de transe e de possessão e a esquizofrenia ou outros transtornos psicóticos primários é crucial. Embora alterações perceptivas, como ouvir vozes, sejam comuns durante episódios de transe e de possessão, esses sintomas são geralmente episódicos, diminuem após os episódios de possessão e parecem ter origem dissociativa. Sintomas negativos da esquizofrenia (p. ex., apatia) são incomuns no transtorno de transe ou no transtorno de transe e de possessão, e sintomas psicóticos crônicos são raros. Experiências muito transitórias de transe ou de transe e de possessão (geralmente de minutos a horas, em vez de vários dias) podem ocorrer no contexto de alguns outros transtornos mentais, como transtornos de ansiedade ou relacionados ao medo ou transtornos depressivos. Nesses casos, um diagnóstico adicional de transtorno de transe ou transtorno de transe e de possessão não é justificado.

A diferenciação entre transe não patológico e transe patológico apresenta um desafio semelhante a outros transtornos mentais que se assemelham a experiências espirituais: evitar os extremos de patologizar experiências normais (causando, assim, dano iatrogênico) ou considerar uma experiência como não patológica, que é, na verdade, mais bem compreendida como um sintoma de transtorno mental (e assim não oferecer o tratamento necessário). Como as normas culturais podem mascarar ou camuflar um transtorno mental real, a aceitação cultural não deve ser o único critério para avaliar se uma determinada experiência é patológica. É essencial levar em consideração outros critérios, como sofrimento, prejuízo funcional, falta de controle sobre a experiência e a presença de outros sintomas sugestivos de um transtorno mental (Moreira-Almeida & Cardeña, 2011).

Avaliação

É importante avaliar o contexto familiar e cultural dos episódios de transe ou de transe e de possessão. Questões-chave incluem o grau em que as experiências são consideradas estranhas ou assustadoras pela pessoa e outros em sua rede social, até que ponto as experiências são indesejadas e incontroladas, e o nível associado de sofrimento e prejuízo.

TRANSTORNO DISSOCIATIVO DE IDENTIDADE

Apresentações e padrões de sintomas

O TDI é descrito nas *CDDR* da *CID-11* como uma ruptura de identidade caracterizada pela presença de dois ou mais estados de personalidade distintos (identidades dissociativas) associados a descontinuidades marcadas no senso de *self* e de "essência". Cada identidade dissociativa inclui seu próprio padrão de experimentar, perceber, conceber e se relacionar com o *self*, o corpo e o ambiente; no entanto, as identidades dissociativas podem compartilhar algumas memórias autobiográficas (p. ex., eventos escolares que não evocam emoções fortes) e habilidades (p. ex., falar uma língua estrangeira). Pelo menos duas identidades dissociativas recorrentemente assumem o controle da consciência e do funcionamento da pessoa, incluindo funções da vida diária como parentalidade, trabalho ou durante situações específicas percebidas como ameaçadoras. Essas mudanças são acompanhadas por alterações na motivação, na sensação, no afeto, na percepção, na cognição, na memória, no controle motor e no comportamento. Os sintomas do TDI não são devidos aos efeitos diretos de uma substância ou medicação no sistema nervoso central, incluindo efeitos de abstinência, e não são devidos a uma doença do sistema nervoso ou a um transtorno de sono-vigília.

Episódios substanciais de amnésia geralmente ocorrem em algum ponto no curso do transtorno. No entanto, as identidades dissociativas podem estar cientes e lembrar das atividades de outras identidades dissociativas. As identidades dissociativas também podem intrometer-se em pensamentos, emoções, percepções, comportamentos ou sensações corporais umas das outras. Além de terem características psicológicas diferentes, identidades dissociativas distintas parecem estar associadas à atividade neurobiológica diferencial (Schlumpf et al., 2014). Por exemplo, um estudo descobriu que, quando confrontadas com pistas de ameaça ou lembretes de eventos traumatizantes, as identidades focadas em se defender contra uma ameaça diferiam significativamente em características fisiológicas e atividade cerebral das identidades que normalmente realizam atividades da vida diária (Reinders et al., 2016).

O TDI tem sido diagnosticado com mais frequência em mulheres do que em homens, com proporções relatadas de gênero de até 8:1 (Loewenstein et al., 2017). No entanto, é possível que diferenças na busca por ajuda ou viés do clínico possam levar a um subdiagnóstico substancial de TDI em homens.

Diagnóstico diferencial

Em contrapartida ao TDI, o TDI parcial não envolve identidades dissociativas alternantes que assumem recorrentemente o controle executivo sobre a consciência e o comportamento. No transtorno de transe e de possessão, as identidades dissociativas são atribuídas a entidades externas, geralmente espirituais, enquanto no TDI elas são usualmente interpretadas como partes da pessoa. Indivíduos com TEPT e TEPT complexo podem experimentar alterações na identidade e na essência ao reviver eventos traumáticos (p. ex., *flashbacks*), mas essas alternâncias não ocorrem em outras circunstâncias. No entanto, o TDI frequentemente coocorre com TEPT ou TEPT complexo, bem como com transtornos de ansiedade ou relacionados ao medo e transtornos depressivos.

O transtorno de personalidade é caracterizado por distúrbios persistentes no senso de identidade e autodireção e frequentemente por problemas com regulação do afeto, mas não envolve a presença de identidades dissociativas. Embora sintomas de intrusão também possam ocorrer na esquizofrenia ou em outros transtornos psicóticos primários, indivíduos com TDI não exibem transtorno formal do pensamento ou sintomas negativos da esquizofrenia (p. ex., afeto embotado, retraimento social). No entanto, alguns sintomas psicóticos enfatizados no diagnóstico de esquizofrenia, como alucinações auditivas ou verbais e experiências de influência, passividade e controle, também podem ocorrer no TDI como sintomas dissociativos intrusivos (Moskowitz & Heim, 2019). A presença de outros sintomas concorrentes ajuda a distinguir entre os transtornos dissociativos e psicóticos.

Avaliação

Muitos indivíduos com TDI não são corretamente diagnosticados por muitos anos, mesmo quando entram em contato com serviços de saúde mental. Indivíduos com esse transtorno frequentemente não revelam suas experiências por vergonha, medo ou preocupação de que não serão apoiados. Um desafio significativo para a avaliação precisa reside na natureza do transtorno; os indivíduos frequentemente têm partes aparentemente altamente funcionais de sua personalidade que podem estar cientes apenas de lacunas peculiares em sua memória ou dores de cabeça ou dores físicas inexplicáveis medicamente. Um diagnóstico correto pode levar várias sessões para estabelecer evidências de diferentes identidades dissociativas (partes dissociativas da personalidade). Podem ser necessárias múltiplas fontes de informação, incluindo entrevistas com familiares e o uso de instrumentos diagnósticos. Particularmente para TDI e TDI parcial, entrevistas diagnósticas estruturadas como a SCID-D podem ser úteis.

TRANSTORNO DISSOCIATIVO DE IDENTIDADE PARCIAL

Apresentações e padrões de sintomas

O TDI parcial é introduzido na *CID-11* para capturar apresentações clínicas relacionadas, mas menos complexas do que aquelas encontradas no TDI. Essas apresentações há muito são reconhecidas, mas foram anteriormente caracterizadas como parte de uma categoria diagnóstica residual (como "outro transtorno dissociativo [de conversão] especificado" na *CID-10* ou "transtorno dissociativo não especificado de outra forma" no *DSM*). Como o TDI, o TDI parcial é caracterizado por dois ou mais estados de personalidade distintos (identidades dissociativas), envolvendo descontinuidades marcadas no senso de *self* e essência. No entanto, no TDI parcial, essas identidades dissociativas geralmente não assumem o controle da consciência e do funcionamento da pessoa. Em vez disso, a pessoa (tecnicamente, a identidade dissociativa dominante) experimenta regularmente intrusões por outras partes dissociativas da personalidade, na forma de vozes, visões, pensamentos, percepções, movimentos ou emoções. Estas são geralmente aversivas e não são experimentadas como "pertencentes" à identidade dissociativa dominante. Episódios de amnésia são raros e geralmente breves.

Fornecer um rótulo diagnóstico para essa apresentação é importante porque é uma forma comum de patologia dissociativa (aproximadamente 40% de todos os transtornos dissociativos) tanto em ambientes hospitalares quanto ambulatoriais (Dell, 2009). O termo TDI parcial não implica que indivíduos com essa condição sofram menos do que aqueles com TDI. De fato, o funcionamento de indivíduos diagnosticados com TDI parcial, cuja consciência pode ser invadida frequentemente ao longo do dia e da noite, costuma ser significativamente prejudicado.

Diagnóstico diferencial

A distinção entre TDI e TDI parcial, no que diz respeito à sintomatologia, é, em grande parte, uma questão de grau. Em contrapartida ao TDI, identidades dissociativas alternantes são raras e transitórias no TDI parcial e são geralmente associadas a experiências altamente estressantes ou episódios de autolesão. Identidades dissociativas não dominantes também são menos elaboradas e independentes do que no TDI, com um repertório comportamental mais circunscrito. No entanto, intrusões também podem ocorrer no TDI, e esses episódios, como no TDI parcial, podem não estar associados à amnésia. A distinção principal é que episódios de controle executivo por identidades dissociativas alternativas são esporádicos e circunscritos no TDI parcial, mas são geralmente uma ocorrência regular e sustentada no TDI. Consistente com a dissociação menos profunda da personalidade no TDI parcial, a gravidade dos sintomas dissociativos psicológicos (cognitivo-emocionais) e somatoformes, embora ainda seja alta, é significativamente menor do que no TDI (Nijenhuis, 2015).

Intrusões ocorrem regularmente nos transtornos de transe e de transe e de possessão, mas, no TDI parcial, há evidências de estados de personalidade distintos que não são atribuídos a agentes possessores externos. Sintomas comuns em transtornos psicóticos, como pensamentos intrusivos e ouvir vozes, ocorrem frequentemente no TDI parcial (Moskowitz et al., 2017), mas sem delírios, transtorno formal do pensamento ou os sintomas negativos da esquizofrenia (p. ex., afeto embotado, retraimento social).

Avaliação

A avaliação do TDI parcial segue procedimentos similares aos do TDI. Pode ser necessária uma entrevista formal para transtornos dissociativos, como a SCID-D, especialmente para descartar outros diagnósticos possíveis; medidas de autorrelato de sintomas dissociativos também podem ser úteis.

TRANSTORNO DE DESPERSONALIZAÇÃO/DESREALIZAÇÃO

Apresentações e padrões de sintomas

O transtorno de despersonalização/desrealização é caracterizado por experiências persistentes ou recorrentes de despersonalização e/ou desrealização. A despersonalização envolve sentir que o *self* é estranho ou irreal, ou que se está desconectado ou se é um observador externo dos próprios pensamentos, sentimentos, sensações, corpo ou ações. Pode manifestar-se como embotamento emocional e/ou físico, sensação de observar a si mesmo à distância ou alterações perceptivas (p. ex., senso distorcido de tempo). A desrealização caracteriza-se por experimentar outras pessoas, objetos ou o mundo como estranhos ou irreais (p. ex., como em sonho, distantes, nebulosos, sem vida, sem cor ou visualmente distorcidos) ou sentir-se desconectado do próprio ambiente. Essas experiências são comuns durante eventos altamente estressantes, geralmente para distanciar-se ou desconectar-se de experiências avassaladoras, e geralmente são transitórias (Simeon, 2009). Indivíduos com transtorno de despersonalização/desrealização desenvolveram um padrão particular de respostas emocionais a estímulos estressantes, que parece ter correlatos neurobiológicos e se manifesta em hipoemocionalidade ou embotamento (Sierra & Berrios, 1998).

Os sintomas do transtorno de despersonalização/desrealização podem ser episódicos ou crônicos e persistentes. São experimentados como angustiantes e geralmente resultam em prejuízo significativo nas áreas pessoal, familiar, social, educacional, ocupacional ou outras áreas importantes de funcionamento. No entanto, o diagnóstico ainda pode ser atribuído quando o funcionamento é mantido por meio de esforço adicional significativo. Por exemplo, alguns indivíduos com esse transtorno podem ser capazes de evitar exibir ou discutir seus sintomas em contextos de trabalho altamente estruturados ou que requerem apenas contato social limitado.

Diagnóstico diferencial

Experiências de despersonalização ou desrealização podem ocorrer em outros transtornos dissociativos, transtornos do humor e transtornos de ansiedade ou relacionados ao medo, mas não justificam um diagnóstico separado, a menos que os sintomas se tornem crônicos após a melhora do transtorno concomitante. Esses sintomas também são encontrados na esquizofrenia ou em outros transtornos psicóticos primários, mas geralmente estão associados a delírios. No transtorno de despersonalização/desrealização, as experiências têm uma qualidade "como se", e a pessoa reconhece que não são "reais" (Simeon, 2009). Pode ocorrer expressão limitada de emoção (afeto embotado), mas outros sintomas de esquizofrenia estão ausentes. O diagnóstico de transtorno de despersonalização/desrealização não é justificado se as experiências forem devidas a uma substância, uma medicação ou uma condição médica.

Avaliação

O transtorno de despersonalização/desrealização comumente ocorre em concomitância com outros transtornos mentais e pode ser mascarado por sintomas de ansiedade ou depressão. Os indivíduos frequentemente relutam em descrever suas experiências aparentemente bizarras por medo de serem considerados psicóticos. Expressões faciais e corporais de emoção podem ser limitadas como parte do sintoma característico de embotamento emocional e podem ser uma pista diagnóstica. Uma entrevista de transtornos dissociativos ou uma ferramenta de avaliação especializada como a Escala de Despersonalização de Cambridge (Sierra & Berrios, 2000) pode ser útil para avaliação.

CURSO DO DESENVOLVIMENTO DOS TRANSTORNOS DISSOCIATIVOS

Os transtornos dissociativos são geralmente diagnosticados na idade adulta, mas ocorrem casos em adolescentes de TDI, transtorno de despersonalização/desrealização ou transtorno de transe e transtorno de transe e de possessão. Além disso, foram relatados casos infantis de TDI e transtorno de transe e transtorno de transe e de possessão.

Experiências adversas na infância, especialmente trauma infantil, são um grande precipitante para todos os transtornos dissociativos. Embora alguns transtornos dissociativos possam surgir em resposta ao trauma adulto, eles estão mais comumente associados a abuso físico, sexual e emocional na infância, bem como negligência emocional. A associação entre trauma infantil e dissociação é geralmente uma relação dose-resposta; quanto mais crônica e grave a adversidade, mais grave tende a ser a dissociação. A exposição a múltiplos tipos de eventos adversos, em comparação com apenas uma forma de abuso, está associada a sintomas dissociativos mais graves (Nijenhuis, 2015).

O TDI, em particular, está fortemente ligado a eventos de vida traumatizantes crônicos, incluindo abuso físico, sexual e emocional de início precoce na infância, junto com negligência emocional e rupturas relacionadas do apego (Dalenberg et al., 2012; Şar et al., 2017). Frequentemente, múltiplos perpetradores estão envolvidos, muitas vezes incluindo pais/cuidadores ou outros parentes próximos. Isso confronta a criança traumatizada com uma situação excepcionalmente difícil: para sua sobrevivência física e psicológica, ela deve se aproximar e buscar conforto das mesmas pessoas que a prejudicam. Crianças que desenvolvem TDI se ajustam a essa situação criando identidades dissociativas motivadas por necessidades de apego e identidades dissociativas motivadas por necessidades defensivas/protetoras. De fato, por essa razão, argumenta-se que o apego desorganizado (temeroso-evitativo), geralmente entendido como surgindo de uma criança que passa a temer sua figura de apego devido ao comportamento ameaçador, contribui para o desenvolvimento da dissociação e é um fator de risco para TDI (Dutra et al., 2009; Liotti, 2004; Pasquini et al., 2002). Fatores de desenvolvimento similares podem desempenhar um papel no TDI parcial, mas a pesquisa é limitada. Por fim, no transtorno de despersonalização/desrealização, relatos de abuso físico ou sexual na infância também ocorrem, mas tendem a ser classificados como menos frequentes ou graves do que os relatados em outros transtornos dissociativos; por outro lado, o abuso emocional parece ser um precipitante comum na infância desse transtorno (Simeon et al., 2001).

CONSIDERAÇÕES CULTURAIS

Os clínicos são advertidos contra interpretar experiências que fazem parte de práticas culturais, religiosas ou espirituais aceitas como evidência de um transtorno dissociativo. Deve-se evitar patologizar experiências dissociativas transitórias que são comuns em certas práticas de cura e religiosas ao redor do mundo. No entanto, padrões específicos de apresentações de transtornos dissociativos podem refletir especificidades locais. Sintomas do transtorno de sintoma neurológico dissociativo, por exemplo, podem variar por região (p. ex., sensações de calor e "de algo apimentado" em partes da Ásia e da África). As identidades e os comportamentos apresentados durante o estado alterado no transtorno de transe e de possessão variam transculturalmente, em geral correspondendo às crenças espirituais de cada sociedade.

Em alguns contextos, indivíduos com apresentações de transtorno de transe ou transtorno de transe e de possessão podem gradualmente aprender a controlar e integrar essas experiências por meio de treinamento em práticas espirituais ou psicológicas culturalmente endossadas. Embora seu nível inicial de sofrimento possa justificar o diagnóstico, ao longo do tempo essas experiências podem se tornar não angustiantes, circunscritas a ambientes rituais e até adaptativas (Moreira-Almeida, & Cardeña, 2011). Por outro lado, experiências intencionalmente induzidas de despersonalização e desrealização podem ser objetivos desejados de práticas espirituais ou meditativas. Em algumas sociedades, apresentações de TDI ou TDI parcial podem tender a ocorrer após precipitantes estressantes (p. ex., desregulação afetiva parental crônica) mesmo na ausência de abuso físico ou sexual conhecido (Şar et al., 2017). A tendência a respostas dissociativas a estressores pode ser aumentada em culturas com concepções menos individualistas do *self* ou em circunstâncias de privação socioeconômica.

VALIDADE

A validade de alguns transtornos dissociativos, particularmente aqueles associados à amnésia e a mudanças sustentadas de personalidade (i.e., TDI, TDI parcial, amnésia dissociativa e fuga dissociativa), tem sido debatida. Muitos argumentam que os transtornos dissociativos estão geralmente relacionados a eventos traumatizantes. No entanto, uma visão alternativa, frequentemente chamada de *modelo sociocognitivo*, propõe que indivíduos sugestionáveis são treinados por terapeutas a acreditar em "falsas memórias" de abuso (sobre as quais se afirma que anteriormente experimentaram "amnésia") e instruídos a agir como se experimentassem e expressassem múltiplas partes de sua personalidade (Spanos, 1996). Há, no entanto, fortes evidências empíricas contra a validade do modelo sociocognitivo. Isso inclui evidências de que: (a) memórias traumáticas são mais frequentemente lembradas, após um período de anos sem recordações, fora do contexto da terapia; (b) essas memórias parecem não ser mais ou menos precisas do que memórias traumáticas que foram continuamente lembradas; (c) pessoas diagnosticadas com TDI não são mais sugestionáveis e propensas à fantasia do que indivíduos com TEPT ou transtorno de personalidade com padrão *borderline*; (d) o funcionamento psicológico, fisiológico e neurobiológico parece significativamente diferente entre estados de identidade em indivíduos com TDI, mas não em controles altamente sugestionáveis e atores instruídos e treinados para "fingir" as identidades dissociadas do TDI; e (e) as sequelas neurobiológicas e mudanças estruturais cerebrais que ocorrem após abuso na infância, e no TEPT, são amplamente semelhantes àquelas vistas em transtornos dissociativos graves (Chalavi et al., 2015; Dalenberg et al., 2012; Nijenhuis, 2015; Vissia et al., 2016).

PREVALÊNCIA

Abundantes pesquisas demonstram a presença global de transtornos dissociativos. Estudos de população geral mostram uma prevalência ao longo da vida de amnésia dissociativa (principalmente sem fuga) de 2 a 7%, transtorno de despersonalização/desrealização de 1 a 3%, transtorno de transe e de possessão de 1 a 3,5%, TDI de 1 a 1,5%, e TDI parcial (ou transtorno dissociativo sem outra especificação do *DSM-IV*, uma categoria anterior que se sobrepõe ao TDI parcial) de 2 a 8% (Loewenstein et al., 2017; Spiegel et al., 2011). Estudos de pacientes com transtornos mentais mostram altos níveis de transtornos dissociativos não diagnosticados e sugerem que esses pacientes provavelmente são erroneamente diagnosticados com esquizofrenia (Schäfer et al., 2019).

PONTOS-CHAVE

- Os transtornos dissociativos são uma manifestação de dissociação, a expressão de componentes não integrados ou insuficientemente integrados do funcionamento mental.
- Essa falta anormal de integração dá origem a seis transtornos: transtorno de sintoma neurológico dissociativo, amnésia dissociativa, transtorno de transe e transtorno de transe e de possessão, transtorno dissociativo de identidade (TDI), TDI parcial e transtorno de despersonalização/desrealização.
- Os sintomas dissociativos incluem lacunas na memória, sintomas pseudoneurológicos sem base médica, experiências de despersonalização e desrealização, e alterações de identidade.
- Os transtornos dissociativos também podem incluir uma ampla gama de sintomas comuns a outros transtornos, particularmente transtornos de ansiedade ou relacionados ao medo, transtornos depressivos e esquizofrenia ou outros transtornos psicóticos primários.
- Há fortes evidências de que os transtornos dissociativos se desenvolvem após adversidades em uma relação dose-resposta; quanto mais crônica e grave a adversidade, mais complexa tende a ser a dissociação. Em geral, a dissociação é, pelo menos em parte, uma forma de lidar com experiências avassaladoras ou de se adaptar a elas.
- Pesquisas mostram que os transtornos dissociativos são comuns, que indivíduos com esses transtornos não são altamente sugestionáveis, e que instrução e motivação para simular identidades dissociativas não conseguem reproduzir suas características fenomenológicas ou psicobiológicas.

- O diagnóstico correto requer estabelecer a natureza dissociativa dos sintomas apresentados.
- A avaliação precisa dos transtornos dissociativos exige uma abordagem psicologicamente informada, considerando o papel das experiências traumatizantes e estressantes na geração e na manutenção dos sintomas, e pode requerer instrumentos de triagem ou entrevistas diagnósticas de transtornos dissociativos, juntamente com informações de familiares ou amigos.

REFERÊNCIAS

Cardeña, E., Van Duijl, M., Weiner, L. A., & Terhune, D. B. (2009). Possession/trance phenomena. In P. F. Dell & J. A. O'Neil (Eds.), *Dissociation and the dissociative disorders: DSM-V and beyond* (pp. 171-181). Routledge.

Carlson, E. B., & Putnam, F. W. (1993). An update on the Dissociative Experiences Scale. *Dissociation*, 6(1), 16-27.

Carlson, E. B., Waelde, L. C., Palmieri, P. A., Macia, K. S., Smith, S. R., & McDadeMontez, E. (2018). Development and validation of the Dissociative Symptoms Scale. *Assessment*, 25(1), 84-98. https://doi.org/10.1177/1073191116645904

Chalavi, S., Vissia, E. M., Giesen, M. E., Nijenhuis, E. R. S., Draijer, N., Cole, J. H., Dazzan, P., Pariante, C. M., Madsen, S. K., Rajagopalan, P., Thompson, P. M., Toga, W., Veltman, D. J., & Reinders, A. A. T. S. (2015). Abnormal hippocampal morphology in dissociative identity disorder and post-traumatic stress disorder correlates with childhood trauma and dissociative symptoms. *Human Brain Mapping*, 36(5), 1692-1704. https://doi.org/10.1002/hbm.22730

Dalenberg, C. J., Brand, B. L., Gleaves, D. H., Dorahy, M. J., Loewenstein, R. J., Cardeña, E., Frewen, P. A., Carlson, E. B., & Spiegel, D. (2012). Evaluation of the evidence for the trauma and fantasy models of dissociation. *Psychological Bulletin*, 138(3), 550-588. https://doi.org/10.1037/a0027447

Dell, P. F. (2009). The long struggle to diagnose Multiple Personality Disorder (MPD): Partial MPD. In P. F. Dell & J. A. O'Neil (Eds.), *Dissociation and the dissociative disorders: DSM-V and beyond* (pp. 403-428). Routledge.

Diseth, T. H. (2006). Dissociation following traumatic medical treatment procedures in childhood: A longitudinal follow-up. *Development and Psychopathology*, 18(1), 233-251. https://doi.org/10.1017/S0954579406060135

Dutra, L., Bureau, J. F., Holmes, B., Lyubchik, A., & Lyons-Ruth, K. (2009). Quality of early care and childhood trauma: A prospective study of developmental pathways to dissociation. *Journal of Nervous and Mental Disease*, 197(6), 383-390. https://doi.org/10.1097/NMD.0b013e3181a653b7

Liotti, G. (2004). Trauma, dissociation and disorganized attachment: Three strands of a single braid. *Psychotherapy: Theory, Research, & Practice*, 41(4), 472-486. https://doi.org/10.1037/0033-3204.41.4.472

Loewenstein, R., Frewen, P., & Lewis-Fernández, R. (2017). Dissociative disorders. In J. Sadock, V. A. Sadock, & R. Ruiz (Eds.), *Kaplan & Sadock's comprehensive textbook of psychiatry* (Vol. 1, pp. 1866-1952). Lippincott, Williams, & Wilkins.

Moreira-Almeida, A., & Cardeña, E. (2011). Differential diagnosis between non-pathological psychotic and spiritual experiences and mental disorders: A contribution from Latin American studies to the *ICD-11*. *The Brazilian Journal of Psychiatry, 33*(Suppl. 1), S21–S36. https://doi.org/10.1590/S1516-44462011000500004

Moskowitz, A., & Heim, G. (2019). The role of dissociation in the historical concept of schizophrenia. In A. Moskowitz, M. J. Dorahy, & I. Schäfer (Eds.), *Psychosis, trauma and dissociation: Evolving perspectives on severe psychopathology* (pp. 55–67). Wiley.

Moskowitz, A., Mosquera, D., & Longden, E. (2017). Auditory verbal hallucinations and the differential diagnosis of schizophrenia and dissociative disorders: Historical, empirical and clinical perspectives. *The European Journal of Trauma and Dissociation, 1*(1), 37–46. https://doi.org/10.1016/j.ejtd.2017.01.003

Müller-Pfeiffer, C., Rufibach, K., Wyss, D., Perron, N., Pitman, R., & Rufer, M. (2013). Screening for dissociative disorders in psychiatric out- and daycare patients. *Journal of Psychopathology and Behavioral Assessment, 35*(4), 592–602. https://doi.org/10.1007/s10862-013-9367-0

Nijenhuis, E. R. S. (2004). *Somatoform dissociation: Phenomena, measurement, and theoretical issues.* W.W. Norton & Company.

Nijenhuis, E. R. S. (2015). *The trinity of trauma: Ignorance, fragility, and control* (Vols. 1–2). Vandenhoeck & Ruprecht. https://doi.org/10.13109/9783666402470

Nijenhuis, E. R. S., Spinhoven, P., Van Dyck, R., Van der Hart, O., & Vanderlinden, J. (1996). The development and psychometric characteristics of the Somatoform Dissociation Questionnaire (SDQ-20). *Journal of Nervous and Mental Disease, 184*(11), 688–694. https://doi.org/10.1097/00005053-199611000-00006

Pasquini, P., Liotti, G., Mazzotti, E., Fassone, G., Picardi, A., & the Italian Group for the Study of Dissociation. (2002). Risk factors in the early family life of patients suffering from dissociative disorders. *Acta Psychiatrica Scandinavica, 105*(2), 110–116. https://doi.org/10.1034/j.1600-0447.2002.01062.x

Piedfort-Marin, O., Tarquinio, C., Steinberg, M., Azarmsa, S., Cuttelod, T., Piot, M.-E., Wisler, D., Zimmermann, E., & Nater, J. (2022). Reliability and validity study of the French-language version of the SCID-D semi-structured clinical interview for diagnosing *DSM-5* and *ICD-11* dissociative disorders. *Annales Médico-Psychologiques, Revue Psychiatrique, 180*(6S), S1–S9. https://doi.org/10.1016/j.amp.2020.12.012

Piper, A., & Merskey, H. (2004). The persistence of folly: A critical examination of dissociative identity disorder: Part 1. The excesses of an improbable concept. *Canadian Journal of Psychiatry, 49*(9), 592–600. https://doi.org/10.1177/070674370404900904

Reinders, A. A. T. S., Willemsen, A. T. M., Vissia, E. M., Vos, H. P. J., den Boer, J. A., & Nijenhuis, E. R. S. (2016). The psychobiology of authentic and simulated dissociative personality states: The full Monty. *Journal of Nervous and Mental Disease, 204*(6), 445–457. https://doi.org/10.1097/NMD.0000000000000522

Şar, V., Alioğlu, F., Akyuz, G., & Karabulut, S. (2014). Dissociative amnesia in dissociative disorders and borderline personality disorder: Self-rating assessment in a college population. *Journal of Trauma & Dissociation, 15*(4), 477–493. https://doi.org/10.1080/15299732.2014.902415

Şar, V., Dorahy, M. J., & Krüger, C. (2017). Revisiting the etiological aspects of dissociative identity disorder: A biopsychosocial perspective. *Psychology Research and Behavior Management, 10*, 137–146. https://doi.org/10.2147/PRBM.S113743

Şar, V., & Ross, C. (2006). Dissociative disorders as a confounding factor in psychiatric research. *The Psychiatric Clinics of North America, 29*(1), 129–144. https://doi.org/10.1016/j.psc.2005.10.008

Schäfer, I., Aderhold, V., Freyberger, H. J., Spitzer, C., & Schroeder, K. (2019). Dissociative symptoms in schizophrenia-spectrum disorders. In A. Moskowitz, M. J. Dorahy, & I. Schäfer (Eds.), *Psychosis, trauma and dissociation: Evolving perspectives on severe psychopathology* (pp. 179–194). Wiley.

Schlumpf, Y. R., Reinders, A. A. T. S., Nijenhuis, E. R. S., Luechinger, R., van Osch, M. J. P., & Jäncke, L. (2014). Dissociative part-dependent resting-state activity in dissociative identity disorder: A controlled fMRI perfusion study. *PLoS One, 9*(6), e98795. https://doi.org/10.1371/journal.pone.0098795

Sierra, M., & Berrios, G. E. (1998). Depersonalization: Neurobiological perspectives. *Biological Psychiatry, 44*(9), 898–908. https://doi.org/10.1016/S0006-3223(98)00015-8

Sierra, M., & Berrios, G. E. (2000). The Cambridge Depersonalization Scale: A new instrument for the measurement of depersonalization. *Psychiatry Research, 93*(2), 153–164. https://doi.org/10.1016/S0165-1781(00)00100-1

Simeon, D. (2009). Depersonalization disorder. In P. F. Dell & J. A. O'Neil (Eds.), *Dissociation and the dissociative disorders:* DSM-V *and beyond* (pp. 435–444). Routledge.

Simeon, D., Guralnik, O., Schmeidler, J., Sirof, B., & Knutelska, M. (2001). The role of childhood interpersonal trauma in depersonalization disorder. *The American Journal of Psychiatry, 158*(7), 1027–1033. https://doi.org/10.1176/appi.ajp.158.7.1027

Spanos, N. P. (1996). *Multiple identities and false memories: A sociocognitive perspective*. American Psychological Association. https://doi.org/10.1037/10216-000

Spiegel, D., Loewenstein, R. J., Lewis-Fernández, R., S̨ar, V., Simeon, D., Vermetten, E., Cardeña, E., & Dell, P. F. (2011). Dissociative disorders in *DSM-5*. *Depression and Anxiety, 28*(9), 824–852. https://doi.org/10.1002/da.20874

Staniloiu, A., & Markowitsch, H. J. (2014). Dissociative amnesia. *The Lancet Psychiatry, 1*(3), 226–241. https://doi.org/10.1016/S2215-0366(14)70279-2

Steinberg, M. (2023). *The SCID-D Interview: Dissociation assessment in therapy, forensics, and research*. American Psychiatric Association.

Steinberg, M., & Schnall, M. (2000). *The stranger in the mirror*. Cliff Street Books.

van Duijl, M., Kleijn, W., & de Jong, J. (2013). Are symptoms of spirit possessed patients covered by the *DSM-IV* or *DSM*-5 criteria for possession trance disorder? A mixed-method explorative study in Uganda. *Social Psychiatry and Psychiatric Epidemiology, 48*(9), 1417–1430. https://doi.org/10.1007/s00127-012-0635-1

Vissia, E. M., Giesen, M. E., Chalavi, S., Nijenhuis, E. R. S., Draijer, N., Brand, B. L., & Reinders, A. A. T. S. (2016). Is it trauma- or fantasy-based? Comparing dissociative identity disorder, post-traumatic stress disorder, simulators, and controls. *Acta Psychiatrica Scandinavica, 134*(2), 111–128. https://doi.org/10.1111/acps.12590

World Health Organization. (2023). *ICD-11 for mortality and morbidity statistics* (Version: 01/2023). https://icd.who.int/browse11/l-m/en#/

World Health Organization. (2024). *Clinical descriptions and diagnostic requirements for ICD-11 mental, behavioural and neurodevelopmental disorders*. https://www.who.int/publications/i/item/9789240077263

12

Transtornos alimentares ou da alimentação

Kathleen M. Pike, Robyn Sysko e Rachel Bryant-Waugh

LÓGICA ABRANGENTE

O agrupamento de transtornos alimentares ou da alimentação na 11ª revisão da *Classificação internacional de doenças* (CID-11; World Health Organization [WHO], 2023) reúne distúrbios nos padrões de comportamento relacionados à alimentação que eram categorizados de várias formas na *CID-10* como transtornos da alimentação, outros transtornos emocionais e comportamentais com início geralmente na infância e adolescência, e transtornos alimentares. Os transtornos alimentares ou da alimentação incluídos no novo agrupamento da *CID-11* são pica, transtorno de ruminação-regurgitação e transtorno alimentar restritivo evitativo. Os transtornos alimentares ou da alimentação incluídos neste agrupamento são anorexia nervosa, bulimia nervosa e transtorno da compulsão alimentar. Este agrupamento também inclui a categoria residual "outros transtornos alimentares ou da alimentação especificados", um diagnóstico para padrões de comportamentos alimentares anormais que não são totalmente consistentes com as descrições clínicas dos transtornos alimentares ou da alimentação especificados no agrupamento. Três dos transtornos neste agrupamento – transtorno da compulsão alimentar, transtorno alimentar restritivo evitativo e transtorno de ruminação-regurgitação – são novas categorias na *CID-11*, embora tenham sido reconhecidos na prática clínica há muito tempo.

Os transtornos alimentares ou da alimentação foram unidos em um único agrupamento na *CID-11* porque esses transtornos têm em comum distúrbios comportamentais essenciais na ingestão de alimentos e no comportamento alimentar. Além disso, a *CID-11* adota uma abordagem de ciclo de vida para o diagnóstico; agrupar os transtornos alimentares ou da alimentação juntos captura melhor a natureza relacionada desses transtornos ao longo da trajetória de desenvolvimento. Todos os transtornos neste agrupamento podem surgir e ocorrer ao longo da infância, adolescência ou idade adulta. Os requisitos diagnósticos neste agrupamento foram atualizados para refletir a base de evidências clínicas e de pesquisa atual (Al-Adawi et al., 2013; Claudino et al., 2019), particularmente para anorexia nervosa e bulimia nervosa. As adições e os refinamentos na CID-11 foram projetados para melhorar a utilidade clínica e a relevância global, fornecendo maior clareza sobre os distúrbios nos transtornos alimentares ou da alimentação, aprimorando a representação de variações culturais nas *Descrições Clínicas e Requisitos Diagnósticos para Transtornos Mentais, Comportamentais ou do Neurodesenvolvimento da CID-11* (CDDR; WHO, 2024), e refletindo uma maior apreciação por uma abordagem de ciclo de vida para entender esses transtornos (Al Adawi et al., 2013). Essas mudanças foram testadas em um estudo de campo global (Claudino et al., 2019). Em última análise, as mudanças na classificação dos transtornos alimentares ou da alimentação devem auxiliar nas estimativas de saúde pública de prevalência e incidência, identificação precoce de casos clínicos e desenvolvimento de intervenções clínicas personalizadas para melhorar o cuidado terapêutico e os resultados para indivíduos com transtornos alimentares ou da alimentação.

UMA ABORDAGEM PSICOLÓGICA PARA OS TRANSTORNOS ALIMENTARES OU DA ALIMENTAÇÃO

Os transtornos alimentares ou da alimentação são distúrbios multideterminados que envolvem desregulação nos comportamentos alimentares e na ingestão nutricional. Não decorrem de outra condição médica e os comportamentos são considerados inadequados para a idade, a cultura e o histórico de desenvolvimento do indivíduo. Embora compartilhem essa fenomenologia comportamental comum, diferem fundamentalmente quanto aos fatores que impulsionam as perturbações comportamentais. Os transtornos da alimentação se caracterizam por perturbações comportamentais na ingestão alimentar não relacionadas a preocupações com a forma e o peso corporais. Já nos transtornos alimentares, a preocupação com a comida e o sofrimento associado à forma e ao peso corporais desempenham papel central, particularmente na anorexia nervosa e na bulimia nervosa. O sofrimento acentuado sobre o padrão alimentar ou prejuízo significativo no funcionamento também é um aspecto essencial do transtorno da compulsão alimentar.

O modelo psicológico dos transtornos alimentares incorpora fatores cognitivos, emocionais e ambientais que aumentam o risco. Perturbações cognitivas envolvendo preocupação excessiva com alimentação, forma e peso e perturbações comportamentais que afetam a alimentação e o controle de peso interagem de maneiras que aumentam o risco de desenvolvimento de um transtorno alimentar e a manutenção dos sintomas ao longo do tempo. Fatores culturais também são significativos na preparação do cenário de risco. Em graus variados na anorexia nervosa, na bulimia nervosa e no transtorno da compulsão alimentar, baixa autoestima, ansiedade e perturbações do humor podem predispor indivíduos a serem especialmente vulneráveis à internalização de ideais socioculturais sobre aparência e importância da magreza. Adotar esses ideais socioculturais e desenvolver um esquema interno que atribui valor primário à forma, ao peso e ao controle sobre a alimentação aumenta o risco dessas perturbações e serve para perpetuá-las quando ocorrem.

APRESENTAÇÕES, PADRÕES DE SINTOMAS E ESPECIFICADORES

Anorexia nervosa

A anorexia nervosa é diagnosticada quando um indivíduo apresenta peso corporal significativamente baixo para altura, idade e estágio de desenvolvimento, não devido à indisponibilidade de alimentos e não mais bem explicado por outra condição médica (p. ex., rápida perda de peso devido à quimioterapia para câncer). A *CID-11* fornece orientações sobre o limiar para baixo peso, mas o julgamento clínico também deve ser exercido ao considerar o *status* de peso em relação ao contexto cultural e estágio de desenvolvimento. A *CID-11* indica que um limiar comumente usado para baixo peso corporal é um índice de massa corporal (IMC, calculado como quilogramas por metro quadrado, ou kg/m²) inferior a 18,5 em adultos ou abaixo do quinto percentil por sexo e idade (IMC por idade) em crianças e adolescentes. O baixo peso pode resultar de perda ponderal ou falha em ganhar peso conforme esperado com base na trajetória de desenvolvimento do indivíduo. A inclusão de orientações aprimoradas na *CID-11* sobre o que se entende por "peso corporal significativamente baixo" reflete uma apreciação da diversidade de experiências de desenvolvimento e contextos culturais. No Japão, por exemplo, o IMC normativo é significativamente menor que nos Estados Unidos, de modo que o baixo peso corporal para anorexia nervosa é frequentemente menor no Japão em comparação com os Estados Unidos (Pike & Dunne, 2015). Dois especificadores para anorexia nervosa descrevem a gravidade do baixo peso: *com peso corporal significativamente baixo* e *com peso corporal perigosamente baixo* (< 14,0 kg/m²). IMC gravemente baixo está associado a mais complicações de saúde, maior necessidade de serviços clínicos (como hospitalização) e risco de mortalidade substancialmente aumentado (Sullivan, 1995).

Duas circunstâncias são reconhecidas nas quais indivíduos ainda seriam diagnosticados com anorexia nervosa apesar de não terem baixo IMC. A primeira ocorre no contexto de rápida perda de peso (p. ex., mais de 20% do peso corporal total em 6 meses), desde que todos os outros aspectos diagnósticos estejam presentes. No segundo caso, a *CID-11* recomenda a manutenção do diagnóstico de anorexia nervosa até que uma recuperação completa e duradoura – não apenas restauração do peso – tenha sido alcançada (p. ex., por pelo menos 1 ano após a retirada do tratamento intensivo). Nessa circunstância, um especificador para "em recuperação com peso corporal normal" pode ser aplicado ao diagnóstico de anorexia nervosa. Essa orientação facilita a continuidade apropriada dos cuidados clínicos na recuperação da anorexia nervosa, o que é crítico para a prevenção de recaídas e recuperação em longo prazo (Pike et al., 2003).

Outra característica central exibida por indivíduos com anorexia nervosa é um padrão de restrição alimentar e outros comportamentos como jejum, cuspir alimentos, purgação, uso indevido de medicamentos e exercícios que levam a, ou mantêm, peso corporal anormalmente baixo. Dois especificadores com implicações para o planejamento do tratamento podem ser aplicados para descrever esses padrões: "padrão restritivo" e "padrão compulsão-purgação".

Esses comportamentos são predominantemente motivados por uma supervalorização do baixo peso corporal e medo extremo de ganho de peso. Na maioria dos casos, indivíduos com anorexia nervosa descreverão explicitamente seus medos associados ao ganho de peso e preocupações intensas sobre o peso e a forma corporais. No entanto, mesmo que não seja relatado explicitamente, a preocupação com peso e forma também pode ser inferida de comportamentos como verificar repetidamente o peso ou a forma corporal usando balanças, fitas métricas ou espelhos; monitorar constantemente a ingestão calórica; ou comportamentos extremamente evitativos, como recusa em ter espelhos em casa ou recusa em saber o próprio peso. Indivíduos com anorexia nervosa frequentemente falham em reconhecer que estão abaixo do peso e podem descartar evidências objetivas sobre seu peso ou forma reais ou a gravidade de sua condição.

Os requisitos diagnósticos da *CID-11* para anorexia nervosa provavelmente resultarão em uma proporção maior de indivíduos recebendo esse diagnóstico, incluindo aqueles que na *CID-10* foram diagnosticados com anorexia nervosa atípica, eliminada na *CID-11*, e "outro transtorno alimentar". Isso inclui indivíduos que ganharam peso mas ainda estão em estágios iniciais de recuperação do tratamento e indivíduos cujas preocupações com peso e forma não são relatadas explicitamente mas podem ser inferidas de seu comportamento. Todas essas mudanças facilitam a identificação de padrões comportamentais subjacentes à anorexia nervosa e a rápida implementação de estratégias de tratamento baseadas em evidências.

Bulimia nervosa

A bulimia nervosa se caracteriza pelos aspectos distintivos de episódios recorrentes de compulsão alimentar associados a comportamentos compensatórios inadequados, como vômitos, uso indevido de laxantes ou exercícios excessivos para prevenir o ganho de peso. As *CDDR* da *CID-11* para o diagnóstico de bulimia nervosa especificam episódios frequentes e recorrentes de compulsão alimentar e fornecem orientação de que isso geralmente seria um limiar mínimo de compulsão alimentar em média uma vez por semana ao longo de uma duração mínima de 1 mês. Esse limiar relativamente baixo de frequência de compulsão baseia-se em dados clínicos e empíricos indicando que indivíduos que apresentam compulsão alimentar em uma frequência média de uma vez por semana são comparáveis àqueles que o fazem com maior frequência (Wilson & Sysko, 2009) e visa permitir a implementação precoce do tratamento.

O construto de compulsão alimentar historicamente dependeu de duas dimensões: comer uma quantidade objetivamente grande de alimentos e experimentar perda concomitante de controle sobre o tipo ou quantidade de alimento ingerido. Embora comer uma quantidade objetivamente grande de alimentos seja típico para a maioria dos indivíduos com bulimia nervosa, a observação clínica e dados empíricos indicam que indivíduos que descrevem compulsão alimentar em quantidades menores de alimentos relatam prejuízo e sofrimento comparáveis àqueles que se envolvem em compulsão alimentar objetiva (Palavras et al., 2013; Thompson et al., 2022; Watson et al., 2013). Para muitos indivíduos, violar suas próprias regras sobre o tipo de alimento (p. ex., um alimento típico de compulsão vs. alimento de dieta) ou planos alimentares (p. ex., não planejava almoçar devido a um grande jantar previsto, mas depois come um lanche à tarde) pode levar a uma experiência significativa de perda de controle sobre seu próprio comportamento alimentar, o que é altamente saliente para muitos indivíduos (Wolfe et al., 2009). A compulsão alimentar subjetiva ocorre quando um indivíduo experimenta uma perda de controle sobre a alimentação, mas consome uma quantidade de alimentos que está objetivamente dentro dos limites normais (p. ex., uma tigela de sorvete). Indivíduos que relatam episódios de compulsão subjetiva têm níveis semelhantes de psicopatologia, comorbidade e utilização de serviços clínicos em comparação com aqueles que relatam episódios de compulsão alimentar objetiva (Fitzsimmons-Craft et al., 2014; Mond et al., 2010). Assim, de acordo com as *CDDR* da *CID-11*, não é necessário consumir uma quantidade objetivamente grande de alimentos durante um episódio de compulsão alimentar; uma quantidade subjetiva de alimentos no contexto de perda de controle é suficiente para satisfazer esse requisito. Essa inovação na *CID-11* provavelmente reduzirá o número de indivíduos classificados com um diagnóstico de "outro transtorno alimentar" em comparação com a *CID-10*, preservando semelhanças na apresentação e na resposta ao tratamento entre os indivíduos diagnosticados (Walsh & Sysko, 2009).

Além da compulsão alimentar, indivíduos com bulimia nervosa se envolvem em diversos comportamentos compensatórios inadequados e recorrentes para prevenir o ganho de peso. O comportamento compensatório mais típico é o vômito imediatamente após um episódio de compulsão alimentar. Outros comportamentos compensatórios incluem uso indevido de diuréticos ou laxantes, jejum e exercícios excessivos. O julgamento clínico é necessário para avaliar a intensidade e a duração do exercício que pode constituir um comportamento compensatório inadequado. Em muitos casos, indivíduos com bulimia nervosa se envolvem tanto em comportamentos purgativos quanto não purgativos. Semelhante à orientação da *CID-11* para o limiar de frequência de compulsão alimentar, comportamentos compensatórios inadequados repetidos são descritos como ocorrendo geralmente no mínimo uma vez por semana ao longo de uma duração mínima de 1 mês.

A preocupação com o peso e a forma corporais que influencia excessivamente a autoavaliação é uma característica essencial da bulimia nervosa. Assim como na anorexia nervosa, isso pode ser autorrelatado ou inferido a partir de comportamentos (p. ex., verificar repetidamente o peso corporal em uma balança, verificar espelhos, recusa em saber o próprio peso). A preocupação com peso e forma está associada à baixa autoestima e à avaliação geral negativa de si mesmo. O ciclo de envolvimento em compulsão alimentar seguido por comportamentos compensatórios inadequados está associado a sofrimento acentuado ou prejuízo significativo em outras áreas da vida, como pessoal, familiar, social, educacional e ocupacional.

Embora indivíduos com anorexia nervosa e bulimia nervosa possam relatar comportamentos de compulsão alimentar e/ou purgação, um diagnóstico de anorexia nervosa deve ser atribuído quando o paciente está significativamente abaixo do peso. Quando a compulsão alimentar ocorre na ausência de comportamentos compensatórios, o diagnóstico apropriado é transtorno da compulsão alimentar.

Transtorno da compulsão alimentar

Indivíduos com transtorno da compulsão alimentar relatam episódios recorrentes de compulsão alimentar (p. ex., uma vez por semana ou mais durante um período de 3 meses). Como na bulimia nervosa, os episódios de compulsão alimentar nesse transtorno incluem quantidades de alimentos objetiva e subjetivamente grandes acompanhadas de perda de controle. A CID-11 inclui episódios subjetivos de compulsão no diagnóstico do transtorno da compulsão alimentar, pois indivíduos que apresentam todos os outros sintomas, mas relatam apenas episódios subjetivos, descrevem níveis semelhantes de prejuízo, sofrimento e psicopatologia àqueles cujas compulsões são descritas como objetivamente grandes (Wolfe et al., 2009). Como na bulimia nervosa, a perda de controle durante os episódios é uma dimensão clínica altamente saliente para indivíduos com esse transtorno.

A distinção entre bulimia nervosa e transtorno da compulsão alimentar é que indivíduos com este último não relatam comportamentos compensatórios regulares para prevenir o ganho de peso após os episódios. A supervalorização da forma e do peso corporais pode ser endossada por indivíduos com transtorno da compulsão alimentar, mas esse sintoma não é necessário para o diagnóstico. Algunos estudos sugerem que indivíduos que exibem supervalorização da forma ou do peso podem ter uma forma mais grave do transtorno; no entanto, exigi-la para o diagnóstico excluiria uma proporção significativa de indivíduos com patologia clinicamente relevante. Indivíduos com transtorno da compulsão alimentar descrevem sofrimento acentuado sobre seu padrão de compulsão ou prejuízo significativo em outras áreas da vida, como pessoal, familiar, social, educacional e ocupacional.

O transtorno da compulsão alimentar é uma categoria recém-introduzida na CID-11 que descreve uma síndrome anteriormente incluída em uma categoria residual heterogênea de "outros transtornos alimentares". A inclusão do transtorno da compulsão alimentar deve reduzir o número de indivíduos que recebem um diagnóstico residual e, assim, melhorar a capacidade de fornecer esforços de prevenção e tratamento sob medida para o transtorno. O transtorno da compulsão alimentar periódica é frequentemente associado ao ganho de peso e à obesidade. No entanto, indivíduos com transtorno da compulsão alimentar também podem ter peso normal ou baixo; o diagnóstico de transtorno da compulsão alimentar não depende de nenhum *status* de peso específico. Como a obesidade é uma queixa comum entre os indivíduos que procuram tratamento para transtorno da compulsão alimentar, é importante distinguir entre um padrão de alimentação desregulada caracterizado por compulsão alimentar, como já descrito, e um caracterizado por outras formas de comer em excesso que envolvem o consumo de um excesso de calorias ao longo do dia. Ao fazer essa distinção, avaliar as seguintes características clínicas adicionais que comumente ocorrem no transtorno da compulsão alimentar periódica pode ser útil: comer muito mais rapidamente do que o normal; comer até se sentir desconfortavelmente satisfeito; comer grandes quantidades de alimentos quando não se sente fisicamente com fome; comer sozinho devido a sentir vergonha do quanto se está comendo; ou sentir nojo de si mesmo, deprimido ou muito culpado depois de comer demais. Por fim, excessos infrequentes ou ocasionais, mesmo de grandes quantidades de comida, ou banquetes culturalmente sancionados (p. ex., durante feriados ou celebrações específicas) não seriam consistentes com a atribuição de um diagnóstico de transtorno da compulsão alimentar.

Transtorno alimentar restritivo evitativo

A inclusão do novo diagnóstico de transtorno alimentar restritivo evitativo na CID-11 reflete um corpo crescente de evidências clínicas e visa melhorar o reconhecimento clínico dessa perturbação comportamental ao longo do *continuum* do desenvolvimento. Indivíduos com esse transtorno se envolvem em ingestão alimentar evitativa ou restritiva em termos de quantidade e/ou variedade de alimentos, o que resulta em falha em atender aos requisitos energéticos ou nutricionais adequados e está associado a prejuízo significativo em áreas importantes de funcionamento. Tipos comumente observados de restrição alimentar incluem alimentação errática com longos períodos entre o consumo de alimentos; ausência geral de avidez alimentar (entusiasmo); evitação de alimentos com base em suas características sensoriais (p. ex., textura, cheiro, aparência); e evitação baseada no medo, frequentemente associada a uma experiência adversa anterior (p. ex., consumo exclusivo de líquidos devido ao medo de engasgar).

Em indivíduos com transtorno alimentar restritivo evitativo, a ingestão limitada de alimentos não se deve à preocupação com a forma ou com o peso corporais ou insatisfação corporal significativa, falta de disponibilidade de alimentos, outro transtorno mental ou condição médica (p. ex., esquizofrenia ou outro transtorno psicótico primário, um transtorno gastrintestinal), ou os efeitos de um medicamento ou substância. O transtorno alimentar restritivo evitativo frequentemente coocorre com outras condições (p. ex., transtorno do espectro autista, transtornos de ansiedade ou relacionados ao medo, alergias alimentares); quando isso ocorre, a perturbação alimentar excede o que é explicado pela condição concomitante ou afeta negativamente a saúde física do indivíduo ou está associada a níveis de sofrimento e prejuízo que requerem intervenção clínica especificamente focada nos comportamentos alimentares. Comportamentos alimentares ou de alimentação evitativos frequentemente começam durante a infância, mas podem ocorrer ao longo da vida. Para a maioria dos indivíduos, não há um evento precipitante específico, e as dificuldades alimentares são de longa data. No que parece ser uma minoria dos casos, o início da evitação alimentar pode seguir um incidente traumático, como testemunhar alguém passando por um engasgo ou o próprio indivíduo engasgar-se.

A restrição da ingestão alimentar no transtorno alimentar restritivo evitativo contribui para vários resultados possíveis, às vezes concomitantes. Estes incluem: (a) perda de peso significativa; (b) falha em ganhar peso conforme esperado na infância ou na gravidez; (c) deficiências clinicamente significativas de nutrientes específicos; (d) outros impactos na saúde física do indivíduo (p. ex., dependência de alimentação enteral); ou (e) prejuízos no funcionamento psicossocial (p. ex., evitação de experiências sociais envolvendo alimentação). Indivíduos com padrões incomuns de alimentação ou que são comedores seletivos não devem ser diagnosticados com transtorno alimentar restritivo evitativo na ausência de impacto significativo no peso (perda de peso) ou consequências negativas para a saúde (p. ex., anemia) ou psicossociais (p. ex., amizades prejudicadas devido à evitação ou ao sofrimento relacionado à participação em experiências sociais que envolvem alimentação).

Pica

O diagnóstico de pica requer o consumo regular de substâncias não nutritivas (como argila, terra, giz, gesso, plástico, metal, papel) em nível persistente ou grave o suficiente para exigir atenção clínica. Ou seja, o comportamento alimentar causa danos ou riscos significativos à saúde ou prejuízo no funcionamento devido à frequência, à quantidade ou ao tipo de substâncias ingeridas. A pica pode ocorrer ao longo da vida. Como é normativo que bebês e crianças muito pequenos coloquem objetos não alimentares na boca para exploração sensorial, recomenda-se que esse transtorno seja diagnosticado apenas após os 2 anos de idade (ou nível equivalente de desenvolvimento intelectual), quando as crianças normalmente conseguem distinguir entre substâncias comestíveis e não comestíveis. Durante a gravidez, mulheres podem desejar e consumir substâncias não nutritivas como giz ou gelo, mas isso geralmente não justifica um diagnóstico, a menos que o comportamento alimentar seja extremo e potencialmente prejudicial. Não é apropriado diagnosticar pica quando o consumo de substâncias não nutritivas é um comportamento culturalmente sancionado (p. ex., comer terra ou argila em partes da África), resultado de uma deficiência nutricional explicada medicamente ou explicado por outro transtorno mental (p. ex., transtorno do espectro autista, esquizofrenia, tricotilomania), a menos que uma intervenção clínica seja necessária devido à natureza ou à quantidade das substâncias ingeridas.

Transtorno de ruminação-regurgitação

Indivíduos com transtorno de ruminação-regurgitação trazem repetidamente alimentos previamente engolidos de volta à boca (i.e., regurgitação), que podem ser remastigados e reengolidos (i.e., ruminação) ou deliberadamente cuspidos (em contrapartida ao vômito). A regurgitação de alimentos é frequente (pelo menos várias vezes por semana) por um período de várias semanas, é voluntária e ocorre com relativa facilidade. A regurgitação recorrente pode ser mantida pela redução da ansiedade, sensação de prazer ou autoconforto derivados do comportamento e não é mais bem explicada por uma condição médica (p. ex., bloqueios esofágicos ou espessamento gastrintestinal). Esse diagnóstico não deve ser dado a indivíduos com idade de desenvolvimento inferior a 2 anos. Nesse transtorno, a regurgitação deve ser voluntária e intencional, podendo ocorrer em resposta a altos níveis de ansiedade ou sofrimento emocional. O transtorno de ruminação-regurgitação deve ser diferenciado do vômito como parte de uma prática culturalmente sancionada (p. ex., praticantes de ioga, vômito sem patologia orgânica ou vômito como expressão somática de angústia, como observado no sul da Ásia; Pike et al., 2013). À medida que o transtorno progride, a regurgitação pode se tornar mais automática e mais difícil de distinguir do vômito. Além disso, pode ser episódico, com sintomas mais frequentes acompanhando maior ansiedade, ou contínuo. Os sintomas são geralmente acompanhados por sentimentos de vergonha e constrangimento, tentativas de manter o comportamento em segredo por ser socialmente inaceitável e relutância em buscar tratamento. Também está associado a impacto significativo na saúde física – principalmente cárie dentária, danos esofágicos e perda de peso significativa, pois as pessoas evitam comer para não ruminar em público.

LIMITE COM A NORMALIDADE E DIAGNÓSTICO DIFERENCIAL

A maioria das características cardinais dos transtornos alimentares ou da alimentação consiste em versões extremas de comportamentos comuns na população geral. Evitar certos alimentos, fazer dieta, comer grandes quantidades de comida de uma vez, insatisfação corporal, interesse limitado em comida e compensar o consumo excessivo, por exemplo, são generalizados. A maioria das pessoas não gosta de alguns alimentos e evita comê-los. Certas situações e experiências emocionais podem afetar a alimentação da maioria das pessoas em alguma medida. Algumas pessoas são "comedores exigentes", "comedores emocionais" ou "grandes comedores". Para atingir o limiar de um diagnóstico clínico de transtorno alimentar ou da alimentação, os sintomas devem ser suficientemente problemáticos a ponto de estarem associados a sofrimento e prejuízo significativos. O prejuízo pode ocorrer em diversos domínios, como pessoal, familiar, social, educacional, ocupacional e outras áreas da saúde.

Como os transtornos desse grupo têm múltiplas características em comum, algumas vezes pode ser difícil diferenciá-los. Indivíduos com anorexia nervosa se distinguem daqueles com bulimia nervosa com base em seu peso corporal muito baixo, mesmo que façam compulsão alimentar e purgação. Se alguém com anorexia nervosa está em recuperação e ganhou peso, ainda deve manter esse diagnóstico até que uma recuperação completa e duradoura seja alcançada, em vez de mudar para bulimia nervosa ou outros transtornos alimentares especificados. A anorexia nervosa e o transtorno alimentar restritivo evitativo às vezes podem ser difíceis de distinguir porque indivíduos com anorexia nervosa nem sempre verbalizam preocupações com o peso ou medo de ganhar peso. Se preocupações com a forma e o peso corporais puderem ser inferidas com base no comportamento do indivíduo, mesmo que não sejam relatadas explicitamente pelo paciente, o diagnóstico de anorexia nervosa é justificado. Se não houver evidências de que o indivíduo esteja preocupado com o peso ou com medo de ganhar peso, o transtorno alimentar restritivo evitativo é o diagnóstico apropriado.

O diagnóstico diferencial com transtornos fora desse agrupamento também é importante. Na pica, indivíduos com deficiências nutricionais específicas associadas à ingestão de substâncias não nutritivas relacionadas podem cessar os comportamentos alimentares anormais se a deficiência nutricional primária for tratada com sucesso. Não é incomum que pessoas com transtornos do desenvolvimento intelectual consumam substâncias não nutritivas; o diagnóstico de pica é apropriado apenas se o indivíduo consegue distinguir entre alimentos nutritivos e substâncias não nutritivas.

É comum que pessoas com transtornos alimentares ou da alimentação apresentem sintomas de ansiedade e humor intimamente ligados ao seu transtorno. Transtornos do humor e transtornos de ansiedade ou relacionados ao medo também são frequentemente concomitantes. O diagnóstico diferencial pode ser complicado nesses casos. Se os sintomas relacionados à ansiedade ou ao humor existem apenas como parte da síndrome do transtorno alimentar e da alimentação (p. ex., crenças de baixa autoestima relacionadas ao peso ou à forma corporal, preocupação com compulsão alimentar), não é apropriado atribuir um diagnóstico adicional. Por exemplo, alterações no apetite ou no peso podem ser uma característica do transtorno depressivo maior, porém, na maioria dos casos de transtornos alimentares ou da alimentação, esses sintomas são mais bem explicados pelo transtorno alimentar e não devem ser considerados uma característica de um transtorno do humor distinto. Se os sintomas de humor ou ansiedade também se relacionam a outros domínios ou são independentes dos episódios de perturbação alimentar, um diagnóstico separado deve ser atribuído se outros requisitos diagnósticos forem atendidos. A determinação principal no diagnóstico diferencial é se o sintoma se estende além e existe independentemente do transtorno alimentar.

Além disso, indivíduos com transtornos alimentares ou da alimentação podem ter crenças comprovadamente falsas ou não compartilhadas por outros (p. ex., uma pessoa com anorexia nervosa afirmando estar acima do peso com um IMC de 14 kg/m² ou um indivíduo com transtorno alimentar restritivo evitativo temendo que um alimento cause doença extrema). No extremo, podem parecer delirantes sobre seu peso, forma ou comportamento alimentar. Quando essas ideias fixas se limitam aos sintomas relacionados aos distúrbios alimentares apresentados, um diagnóstico adicional de transtorno delirante ou outro transtorno psicótico primário não é justificado. Indivíduos com transtornos alimentares ou da alimentação frequentemente relatam pensamentos obsessivos e perseverativos sobre peso e forma, podem experimentar esses pensamentos como intrusivos e podem se envolver em comportamentos compulsivos como vômitos ou exercícios excessivos. Se esses pensamentos e comportamentos se limitam às características centrais do transtorno alimentar ou da alimentação, um diagnóstico adicional de transtorno obsessivo-compulsivo não é justificado. O transtorno dismórfico corporal é caracterizado por preocupação persistente com um ou mais defeitos ou falhas percebidos na aparência que são imperceptíveis ou apenas ligeiramente perceptíveis para os outros. Distingue-se dos transtornos alimentares pela ausência de perturbação na alimentação e por essas preocupações serem focadas em características diferentes do peso, da forma e do tamanho corporal geral.

TRANSTORNOS CONCOMITANTES

Transtornos alimentares são comuns entre indivíduos com transtornos do desenvolvimento intelectual e transtorno do espectro autista. Evidências atuais sugerem que os transtornos concomitantes mais comuns para o transtorno alimentar restritivo evitativo são o transtorno do espectro autista e o transtorno de déficit de atenção e hiperatividade. Transtornos de ansiedade ou relacionados ao medo e transtornos do humor são comuns entre indivíduos com todos os transtornos alimentares ou da alimentação. A maioria das pessoas que procuram tratamento de saúde mental tem condições concomitantes associadas ao sofrimento e ao prejuízo que as levaram ao atendimento. Em todos os casos, a questão central é se os padrões de sintomas são suficientemente distintos e independentes para justificar dois diagnósticos (WHO, 2024).

CURSO DO DESENVOLVIMENTO

Os transtornos alimentares ou da alimentação ocorrem ao longo da vida, com os transtornos da alimentação surgindo mais comumente na infância e os transtornos alimentares no fim da infância e adolescência. A grande maioria dos casos de transtornos alimentares surge antes dos 25 anos (Ward et al., 2019). A extensão em que os transtornos alimentares precoces aumentam o risco de transtornos alimentares subsequentes é desconhecida. O prognóstico para indivíduos com transtornos alimentares ou da alimentação varia entre as categorias diagnósticas, sendo a anorexia nervosa associada à maior taxa de mortalidade entre todos os transtornos mentais (Zipfel et al., 2015). No entanto, indivíduos com anorexia nervosa mais jovens ou que recebem tratamento após uma curta duração dos sintomas parecem ter melhores resultados de tratamento em comparação com adultos e aqueles com um curso mais longo do transtorno (Forsberg & Lock, 2015). Como na maioria das condições de saúde, o prognóstico é melhor quanto mais cedo os indivíduos obtêm tratamento apropriado.

AVALIAÇÃO

O diagnóstico preciso aumenta a probabilidade de os indivíduos serem encaminhados para cuidados apropriados e baseados em evidências, pois grande parte de nossa base de conhecimento sobre cuidados clínicos é construída a partir de resultados de estudos que avaliam tratamentos para indivíduos com base em seu diagnóstico clínico. Considerando o risco multideterminado em todos os transtornos alimentares ou da alimentação e as potenciais consequências para a saúde e até mesmo mortalidade, uma avaliação abrangente multicomponente – e idealmente multidisciplinar – é vital.

As quatro dimensões do comportamento alimentar, comportamento compensatório, cognições associadas e peso corporal são essenciais para informar o diagnóstico de transtornos alimentares ou da alimentação. Como essas dimensões são diferencialmente relevantes entre os transtornos, porque há alguma continuidade nos padrões de sintomas entre eles e porque muitos indivíduos com transtornos alimentares não se encaixam nas síndromes bem-definidas de anorexia nervosa, bulimia nervosa ou transtorno da compulsão alimentar, Walsh e Sysko (2009) argumentaram que uma abordagem dimensional ampla para o diagnóstico (e, portanto, avaliação) dos transtornos alimentares ou da alimentação é útil. As categorias amplas propostas para o diagnóstico de transtornos alimentares consistem em três grandes grupos, em uma relação hierárquica: anorexia nervosa e transtornos comportamentalmente similares, bulimia nervosa e transtornos comportamentalmente similares, transtorno da compulsão alimentar e transtornos comportamentalmente similares, e uma categoria residual de "transtorno alimentar não especificado". Embora essa abordagem diagnóstica não tenha sido oficialmente adotada pela *CID-11*, os fundamentos conceituais informaram seu desenvolvimento, e o foco nessas dimensões é útil no processo de avaliação, como descrito aqui.

O peso corporal é mais crucial para decidir entre diagnósticos como anorexia nervosa com padrão compulsão alimentar-purgação *versus* bulimia nervosa, já que sintomas comportamentais similares estão presentes em ambos os transtornos. Obter o peso do paciente e calcular o IMC (peso em kg/altura em m²) ou o percentil de IMC no caso de pacientes mais jovens garante um diagnóstico preciso. Calculadoras para avaliar o IMC e o IMC por idade estão disponíveis *on-line*.

Antes de iniciar o tratamento, uma avaliação completa de saúde deve ser realizada para indivíduos que apresentam possíveis transtornos alimentares ou da alimentação. Muitas outras condições de saúde podem levar a sintomas que podem parecer parte de um transtorno alimentar ou da alimentação. A avaliação contínua de complicações médicas que possam surgir durante o curso do tratamento também é uma boa prática. Isso é especialmente verdadeiro para indivíduos com peso muito baixo e para aqueles com comportamentos de compulsão alimentar e purgação que estão em risco de distúrbios eletrolíticos. Indivíduos que buscam tratamento com sobrepeso (IMC > 25 kg/m²) ou obesidade (IMC > 30 kg/m²), o que inclui a maioria dos indivíduos que apresentam transtorno da compulsão alimentar, devem ser avaliados quanto a sequelas médicas importantes, como diabetes tipo 2, apneia do sono e hipertensão.

Avaliar comportamentos alimentares, preocupação com alimentos e preocupações relacionadas ao peso e à forma corporal é essencial para desenvolver um diagnóstico preciso. Primeiro, é essencial avaliar as perturbações específicas no comportamento alimentar em termos do comportamento alimentar e da experiência associada de perda de controle. Avaliar o comportamento alimentar fornecerá clareza quanto às maneiras como ele é problemático. Os padrões típicos de perturbação são comer muito pouco, comer apenas alguns tipos de alimentos, comer excessivamente devagar, compulsão alimentar, mastigar, cuspir e comer substâncias não nutritivas. Indivíduos com transtornos alimentares normalmente não consomem substâncias não nutritivas, que é a característica definidora da pica. A extensão em que os indivíduos descrevem perda de controle sobre a alimentação e sofrimento relacionado ao seu comportamento alimentar é central para a avaliação da compulsão alimentar. Além de avaliar perturbações na ingestão de alimentos, é essencial verificar se estão presentes comportamentos compensatórios e quais são eles. Os comportamentos compensatórios a serem explorados incluem comportamentos purgativos e não purgativos. Os comportamentos purgativos típicos são vômitos autoinduzidos e uso indevido de laxantes, diuréticos e enemas. Os comportamentos compensatórios não purgativos típicos são exercícios excessivos e atividade física excessiva ao longo do dia na forma de inquietação e hiperatividade. Avaliar a frequência desses comportamentos informará o diagnóstico e ajudará a enquadrar as prioridades de tratamento.

Uma das características distintivas entre os transtornos alimentares ou da alimentação é que indivíduos com transtornos alimentares descrevem obsessões e compulsões sobre comida, alimentação, forma e peso, enquanto essas perturbações são geralmente ausentes para indivíduos que sofrem de transtornos da alimentação. A preocupação com a alimentação e as preocupações com a forma e o peso corporal estão comumente ligadas a questões mais amplas de perfeccionismo, insatisfação corporal, desregulação do impulso e ideais internalizados de magreza – fatores que são geralmente entendidos como relevantes tanto no desenvolvimento quanto na manutenção das síndromes de transtornos alimentares. Assim, distinguir anorexia nervosa do transtorno alimentar restritivo evitativo requer avaliação cuidadosa da motivação e sondagem atenta para identificar a intenção por trás do comportamento alimentar alterado. Como os transtornos alimentares ou da alimentação podem se desenvolver na primeira infância e adolescência, alguns indivíduos têm *insight* limitado sobre seu comportamento. Nesses casos, pode ser útil coletar informações de um informante confiável, geralmente um dos pais ou cuidador, para auxiliar no diagnóstico diferencial.

CONSIDERAÇÕES CULTURAIS E CONTEXTUAIS

A preocupação cultural com a forma e o peso corporais, bem como o aumento populacional do sobrepeso e da obesidade globalmente, estabelecem um cenário cultural que contribui significativamente para o risco de transtornos alimentares. A anorexia nervosa tende a ser mais prevalente em comunidades de alta renda, com taxas comparáveis em muitos países ocidentais e não ocidentais de alta renda. A bulimia nervosa e o transtorno da compulsão alimentar também foram descritos globalmente; contudo, a prevalência varia mais amplamente do que para a anorexia nervosa, sugerindo que fatores socioculturais podem desempenhar um papel ainda maior em termos de risco para esses transtornos do que para a anorexia nervosa. Tendências rápidas e significativas de industrialização e globalização que contribuem para mudanças nos papéis de gênero, normas de emprego, oferta de alimentos e estilo de vida parecem ser os fatores de risco socioculturais mais salientes para os transtornos alimentares.

Apesar da significativa incapacidade associada aos transtornos alimentares ou da alimentação e sua prevalência global, uma proporção substancial desses transtornos não é detectada ou tratada, mesmo em países e sistemas de saúde de alta renda. Muitos profissionais de saúde geral têm conhecimento limitado, não avaliam transtornos alimentares ou da alimentação ou presumem que essas perturbações são condições raras que afligem apenas um segmento estreito da população (Hudson et al., 2007). A *CID-11* fornece descrições clínicas de uma gama mais ampla de expressões de transtornos alimentares entre culturas, com o objetivo de aumentar o reconhecimento e o diagnóstico desses transtornos globalmente.

Existem diferenças na prevalência dos transtornos alimentares ou da alimentação, na detecção em ambientes clínicos e na expressão entre culturas. Ao avaliar perturbações alimentares, a familiaridade com normas e práticas culturais garantirá que práticas culturalmente aceitas não sejam mal compreendidas ou interpretadas erroneamente como transtornos. Certas culturas são vegetarianas, algumas evitam carne suína e frutos do mar, algumas têm feriados nos quais o jejum desempenha um papel na prática religiosa, algumas comem terra ou outros alimentos não convencionais. Naturalmente, quando essas práticas são culturalmente aceitas pela família ou pelo grupo comunitário de um indivíduo (p. ex., jejum durante o Ramadã ou seguir as leis da *cashrut*), um diagnóstico de transtorno alimentar ou da alimentação é inadequado, a menos que o limiar diagnóstico seja atingido – ou seja, a perturbação está além do que seria considerado normativo nas circunstâncias daquele grupo cultural do indivíduo. Na prática, se os clínicos não estiverem familiarizados com as práticas culturais ou religiosas de um indivíduo, pode ser útil obter informações de outros membros da família para avaliar com precisão os comportamentos alimentares normativos e desordenados.

CONSIDERAÇÕES RELACIONADAS AO GÊNERO

Os transtornos da alimentação parecem ocorrer em taxas aproximadamente iguais entre os gêneros. Quando o transtorno alimentar restritivo evitativo coocorre com o transtorno do espectro autista, há uma prevalência mais alta entre os homens. Isso reflete amplamente o fato de que os homens são mais propensos a receber um diagnóstico de transtorno do espectro autista. No caso da anorexia nervosa e da bulimia nervosa, na maioria dos países, as mulheres estão em risco elevado em comparação com os homens, mas os dados são limitados pelo fato de que a maioria das estimativas de prevalência foi conduzida na Europa Ocidental e na América do Norte. Dados baseados em requisitos diagnósticos anteriores fornecem estimativas de vida para anorexia nervosa, bulimia nervosa e transtorno da compulsão alimentar de 0,9%, 1,5% e 3,5% entre mulheres, e 0,3%, 0,5% e 2% entre homens (Hudson et al., 2007).

Embora a anorexia nervosa seja mais prevalente entre as mulheres, parece estar aumentando entre os homens globalmente, com alguns dados sugerindo que preocupações com o peso e perturbações alimentares são mais prevalentes entre homens em algumas sociedades asiáticas e do Mediterrâneo Oriental do que nas Américas. Além do risco diferencial de desenvolver um transtorno alimentar para mulheres *versus* homens, também existem algumas diferenças clínicas por gênero. A conceitualização clínica existente para transtornos alimentares, particularmente anorexia nervosa e bulimia nervosa, centra-se no papel da busca pela magreza, e quando homens e meninos preocupados em alcançar a magreza com musculatura limitada se apresentam para tratamento, são mais prontamente reconhecidos como tendo um transtorno alimentar. Para homens que têm perturbação significativa da imagem corporal centrada em um desejo extremo de musculatura e baixa gordura corporal, o diagnóstico diferencial entre anorexia nervosa e transtorno dismórfico corporal pode ser desafiador na prática clínica (Hildebrandt et al., 2006).

PREVALÊNCIA

O Estudo Carga Global de Doenças (https://www.healthdata.org/gbd) melhorou significativamente nossa compreensão sobre a distribuição mundial e o impacto da anorexia nervosa e bulimia nervosa. Ele fornece uma estimativa do impacto de uma condição de saúde com base em um algoritmo que incorpora anos vividos com o transtorno, anos de vida perdidos devido ao transtorno e o grau de comprometimento associado. Em países de alta renda, a anorexia nervosa e bulimia nervosa juntas têm sido consistentemente classificadas como a 12ª principal causa de anos de vida ajustados por incapacidade (DALYs, do inglês *disability--adjusted life years*) para mulheres de 15 a 19 anos. Em países de baixa e média rendas, os DALYs associados à anorexia nervosa e à bulimia nervosa aumentaram da 58ª para a 46ª posição entre 1990 e 2013 (Erskine et al., 2016). Apesar das taxas de prevalência mais baixas, considerando a grande população da Índia e da China, junto com os Estados Unidos, esses países têm as maiores contribuições de DALYs totais causados por anorexia nervosa e bulimia nervosa entre mulheres de 15 a 49 anos (Thomas et al., 2016).

As estimativas epidemiológicas são, em grande parte, derivadas de estudos na Europa Ocidental e na América do Norte. Dados epidemiológicos da Ásia e de países das ilhas do Pacífico permanecem escassos; isso também vale para a América Latina e ainda mais para a África. A taxa de anorexia nervosa parece ser relativamente estável em países de alta renda, com exceção de um aumento notável entre mulheres de 15 a 19 anos (Smink et al., 2013). Estudos recentes na Europa mostram que a anorexia nervosa afeta de 1 a 4% das mulheres na Europa; nos Estados Unidos, a taxa de prevalência é aproximadamente 0,8% em adultos e 0,3% em adolescentes (Swanson et al., 2011; Udo & Grilo, 2018). As taxas de anorexia nervosa permanecem baixas na África (van Hoeken et al., 2016). A taxa de prevalência agregada da bulimia nervosa é de aproximadamente 1% (variação: 0,0-4,5%; Hoek & van Hoeken, 2003). Homens representam uma porcentagem ligeiramente maior dos indivíduos com bulimia nervosa (Swanson et al., 2011; Udo & Grilo, 2018). A bulimia nervosa foi descrita em várias culturas não ocidentais (Nobakht & Dezhkam, 2000; Pike & Mizushima, 2005). Estima-se que o transtorno da compulsão alimentar afete 1,6% dos adolescentes e entre 0,8 e 2,8% dos adultos (Swanson et al., 2011; Udo & Grilo, 2018), sendo mais comum entre homens do que anorexia nervosa ou bulimia nervosa. Em comparação com outros transtornos alimentares, o transtorno da compulsão alimentar é mais prevalente entre vários grupos raciais e étnicos (Wonderlich et al., 2009). A pesquisa epidemiológica sobre o transtorno alimentar restritivo evitativo é escassa, e os dados existentes relatam estimativas amplamente diversas de prevalência. Sabe-se ainda menos sobre a prevalência do transtorno alimentar restritivo evitativo em diferentes grupos raciais e étnicos. Não existem estimativas confiáveis de prevalência para pica e transtorno de ruminação-regurgitação.

Dada a prevalência dos transtornos alimentares e a diversidade dos indivíduos que experimentam essas perturbações, é uma boa prática clínica incluir algumas perguntas sobre preocupações alimentares e de peso nos cuidados primários e ao realizar todas as avaliações psicológicas iniciais. Como muitos indivíduos se sentem envergonhados ou constrangidos sobre suas preocupações alimentares ou de peso, eles podem não voluntariar inicialmente essas informações clínicas importantes. A avaliação precoce e rotineira dessas possíveis questões ajudará a identificar indivíduos para quem as preocupações alimentares e de peso são fonte significativa de sofrimento e comprometimento, o que será útil no desenvolvimento de uma formulação e plano de tratamento.

PONTOS-CHAVE

- O agrupamento dos transtornos alimentares ou da alimentação na CID-11 reúne distúrbios que compartilham uma base fenomenológica comum de perturbações nos comportamentos alimentares que se distinguem entre si por padrões diversos relacionados à preocupação com alimentos, preocupações elevadas com peso corporal e forma, alimentação e comportamentos compensatórios.
- A inclusão do transtorno da compulsão alimentar, do transtorno alimentar restritivo evitativo e do transtorno de ruminação-regurgitação no agrupamento dos transtornos alimentares ou da alimentação da CID-11 permite a identificação de três síndromes específicas não descritas antes sistematicamente.
- A CID-11 flexibiliza explicitamente os requisitos relacionados ao peso para anorexia nervosa e compulsão alimentar para bulimia nervosa e transtorno da compulsão alimentar. Essas mudanças provavelmente resultarão em mais indivíduos sendo diagnosticados com esses transtornos que experimentam sofrimento substancial e disfunção e poderiam se beneficiar do tratamento.
- A abordagem ao diagnóstico dos transtornos alimentares ou da alimentação ao longo da vida captura a natureza relacionada e desenvolvimental desses distúrbios, sendo o transtorno alimentar restritivo evitativo e a pica mais propensos a se desenvolverem na infância, enquanto anorexia nervosa, bulimia nervosa e transtorno da compulsão alimentar emergem mais comumente na adolescência e início da idade adulta. A grande

maioria dos indivíduos que desenvolvem um transtorno alimentar ou da alimentação ao longo da vida o fará até os 25 anos.
- Dados globais sugerem que os transtornos alimentares ou da alimentação existem em todo o mundo. As estimativas baseadas na população são limitadas, mas os dados existentes sugerem que questões de gênero e culturais contribuem substancialmente para os transtornos alimentares. Mulheres de países ricos continuam em maior risco, mas as taxas parecem estar aumentando em países não ocidentais e de renda média e entre homens.

REFERÊNCIAS

Al-Adawi, S., Baks, B., Bryant-Waugh, R., Claudino, A. M., Hay, P., Monteleone, P., Norring, C., Pike, K. M., Pilon, D. J., Herscovici, C. R., Reed, G. M., Rydelius, P.-A., Sharan, P., Thiels, C., Treasure, J., & Uher, R. (2013). Revision of ICD: Status update on feeding and eating disorders. *Advances in Eating Disorders: Theory, Research and Practice*, 1(1), 10–20. https://doi.org/10.1080/21662630.2013.742971

Claudino, A. M., Pike, K. M., Hay, P., Keeley, J. W., Evans, S. C., Rebello, T. J., Bryant-Waugh, R., Dai, Y., Zhao, M., Matsumoto, C., Herscovici, C. R., Mellor-Marsá, B., Stona, A. C., Kogan, C. S., Andrews, H. F., Monteleone, P., Pilon, D. J., Thiels, C., Sharan, P., . . . Reed, G. M. (2019). The classification of feeding and eating disorders in the ICD-11: Results of a field study comparing proposed ICD-11 guidelines with existing ICD-10 guidelines. *BMC Medicine*, 17(1), 93. https://doi.org/10.1186/s12916-019-1327-4

Erskine, H. E., Whiteford, H. A., & Pike, K. M. (2016). The global burden of eating disorders. *Current Opinion in Psychiatry*, 29(6), 346–353. https://doi.org/10.1097/YCO.0000000000000276

Fitzsimmons-Craft, E. E., Ciao, A. C., Accurso, E. C., Pisetsky, E. M., Peterson, C. B., Byrne, C. E., & Le Grange, D. (2014). Subjective and objective binge eating in relation to eating disorder symptomatology, depressive symptoms, and self-esteem among treatment-seeking adolescents with bulimia nervosa. *European Eating Disorders Review*, 22(4), 230–236. https://doi.org/10.1002/erv.2297

Forsberg, S., & Lock, J. (2015). Family-based treatment of child and adolescent eating disorders. *Child and Adolescent Psychiatric Clinics of North America*, 24(3), 617–629. https://doi.org/10.1016/j.chc.2015.02.012

Hildebrandt, T., Schlundt, D., Langenbucher, J., & Chung, T. (2006). Presence of muscle dysmorphia symptomology among male weightlifters. *Comprehensive Psychiatry*, 47(2), 127–135. https://doi.org/10.1016/j.comppsych.2005.06.001

Hoek, H. W., & van Hoeken, D. (2003). Review of the prevalence and incidence of eating disorders. *International Journal of Eating Disorders*, 34(4), 383–396. https://doi.org/10.1002/eat.10222

Hudson, J. I., Hiripi, E., Pope, H. G., Jr., & Kessler, R. C. (2007). The prevalence and correlates of eating disorders in the National Comorbidity Survey Replication. *Biological Psychiatry*, 61(3), 348–358. https://doi.org/10.1016/j.biopsych.2006.03.040

Mond, J. M., Latner, J. D., Hay, P. H., Owen, C., & Rodgers, B. (2010). Objective and subjective bulimic episodes in the classification of bulimic-type eating disorders: Another nail in the coffin of a problematic distinction. *Behaviour Research and Therapy*, 48(7), 661–669. https://doi.org/10.1016/j.brat.2010.03.020

Nobakht, M., & Dezhkam, M. (2000). An epidemiological study of eating disorders in Iran. *International Journal of Eating Disorders*, 28(3), 265–271. https://doi.org/10.1002/1098-108X(200011)28:3<265::AID-EAT3>3.0.CO;2-L

Palavras, M. A., Morgan, C. M., Borges, F. M., Claudino, A. M., & Hay, P. J. (2013). An investigation of objective and subjective types of binge eating episodes in a clinical sample of people with co-morbid obesity. *Journal of Eating Disorders*, 1, 26. https://doi.org/10.1186/2050-2974-1-26

Pike, K. M., & Dunne, P. E. (2015). The rise of eating disorders in Asia: A review. *Journal of Eating Disorders*, 3, 33. https://doi.org/10.1186/s40337-015-0070-2

Pike, K. M., Dunne, P. E., & Addai, E. (2013). Expanding the boundaries: Reconfiguring the demographics of the "typical" eating disordered patient. *Current Psychiatry Reports*, 15(11), 411. https://doi.org/10.1007/s11920-013-0411-2

Pike, K. M., & Mizushima, H. (2005). The clinical presentation of Japanese women with anorexia nervosa and bulimia nervosa: A study of the Eating Disorders Inventory–2. *International Journal of Eating Disorders*, 37(1), 26–31. https://doi.org/10.1002/eat.20065

Pike, K. M., Walsh, B. T., Vitousek, K., Wilson, G. T., & Bauer, J. (2003). Cognitive behavior therapy in the posthospitalization treatment of anorexia nervosa. *American Journal of Psychiatry*, 160(11), 2046–2049. https://doi.org/10.1176/appi.ajp.160.11.2046

Smink, F. R., van Hoeken, D., & Hoek, H. W. (2013). Epidemiology, course, and outcome of eating disorders. *Current Opinion in Psychiatry*, 26(6), 543–548. https://doi.org/10.1097/YCO.0b013e328365a24f

Sullivan, P. F. (1995). Mortality in anorexia nervosa. *The American Journal of Psychiatry*, 152(7), 1073–1074. https://doi.org/10.1176/ajp.152.7.1073

Swanson, S. A., Crow, S. J., Le Grange, D., Swendsen, J., & Merikangas, K. R. (2011). Prevalence and correlates of eating disorders in adolescents: Results from the national comorbidity survey replication adolescent supplement. *Archives of General Psychiatry*, 68(7), 714–723. https://doi.org/10.1001/archgenpsychiatry.2011.22

Thomas, J. J., Lee, S., & Becker, A. E. (2016). Updates in the epidemiology of eating disorders in Asia and the Pacific. *Current Opinion in Psychiatry*, 29(6), 354–362. https://doi.org/10.1097/YCO.0000000000000288

Thompson, K. A., DeVinney, A. A., Goy, C. N., Kuang, J., & Bardone-Cone, A. M. (2022). Subjective and objective binge episodes in relation to eating disorder and depressive symptoms among middle-aged women. *Eating and Weight Disorders*, 27, 1687–1694. https://doi.org/10.1007/s40519-021-01305-2

Udo, T., & Grilo, C. M. (2018). Prevalence and correlates of *DSM-5*-defined eating disorders in a nationally representative sample of U.S. adults. *Biological Psychiatry*, 84(5), 345–354. https://doi.org/10.1016/j.biopsych.2018.03.014

van Hoeken, D., Burns, J. K., & Hoek, H. W. (2016). Epidemiology of eating disorders in Africa. *Current Opinion in Psychiatry*, 29(6), 372–377. https://doi.org/10.1097/YCO.0000000000000274

Walsh, B. T., & Sysko, R. (2009). Broad categories for the diagnosis of eating disorders (BCD-ED): An alternative system for classification. *International Journal of Eating Disorders*, 42(8), 754–764. https://doi.org/10.1002/eat.20722

Ward, Z. J., Rodriguez, P., Wright, D. R., Austin, S. B., & Long, M. W. (2019). Estimation of eating disorders prevalence by age and associations with mortality in a simulated nationally representative U.S. cohort. *JAMA Network Open*, 2(10), e1912925–e1912925. https://doi.org/10.1001/jamanetworkopen.2019.12925

Watson, H. J., Fursland, A., Bulik, C. M., & Nathan, P. (2013). Subjective binge eating with compensatory behaviors: A variant presentation of bulimia nervosa. *International Journal of Eating Disorders*, 46(2), 119–126. https://doi.org/10.1002/eat.22052

Wilson, G. T., & Sysko, R. (2009). Frequency of binge eating episodes in bulimia nervosa and binge eating disorder: Diagnostic considerations. *International Journal of Eating Disorders*, 42(7), 603–610. https://doi.org/10.1002/eat.20726

Wolfe, B. E., Baker, C. W., Smith, A. T., & Kelly-Weeder, S. (2009). Validity and utility of the current definition of binge eating. *International Journal of Eating Disorders*, 42(8), 674–686. https://doi.org/10.1002/eat.20728

Wonderlich, S. A., Gordon, K. H., Mitchell, J. E., Crosby, R. D., & Engel, S. G. (2009). The validity and clinical utility of binge eating disorder. *International Journal of Eating Disorders*, 42(8), 687–705. https://doi.org/10.1002/eat.20719

World Health Organization. (2023). *ICD-11 for mortality and morbidity statistics* (Version: 01/2023). https://icd.who.int/browse11/l-m/en#/

World Health Organization. (2024). *Clinical descriptions and diagnostic requirements for ICD-11 mental, behavioural and neurodevelopmental disorders*. https://www.who.int/publications/i/item/9789240077263

Zipfel, S., Giel, K. E., Bulik, C. M., Hay, P., & Schmidt, U. (2015). Anorexia nervosa: Aetiology, assessment, and treatment. *The Lancet Psychiatry*, 2(12), 1099–1111. https://doi.org/10.1016/S2215-0366(15)00356-9

13

Transtorno de sofrimento corporal

Oye Gureje e Akin Ojagbemi

LÓGICA ABRANGENTE

Todos estamos ocasionalmente cientes de sensações ou sintomas corporais ou somáticos, incluindo desconforto corporal ou sensações levemente dolorosas. A menos que estejam associadas a uma doença física em curso, essas sensações são geralmente transitórias e facilmente ignoradas ou esquecidas. Quando essas preocupações corporais se tornam fonte de inquietação ou incômodo persistentes (além do que pode ser atribuído a uma condição médica que possa estar causando ou contribuindo para os sintomas), podem tornar-se fonte de sofrimento e incapacidade. O diagnóstico de transtorno de sofrimento corporal na 11ª revisão da *Classificação internacional de doenças* (CID-11; World Health Organization [WHO], 2023) visa diferenciar pessoas com sintomas corporais angustiantes aos quais é dirigida atenção excessiva e que podem se beneficiar de tratamento em saúde mental daquelas com experiências somáticas menos incapacitantes e de menor significância pessoal (Gureje & Reed, 2016). No transtorno de sofrimento corporal, os sintomas somáticos são considerados representação de perturbações emocionais e cognitivas, para as quais pode ser indicada uma gama de respostas terapêuticas.

Os precursores imediatos do transtorno de sofrimento corporal são várias categorias diagnósticas no agrupamento de transtornos somatoformes da *CID-10*. De fato, o transtorno de sofrimento corporal substitui quase todo o agrupamento de transtornos somatoformes da *CID-10* (exceto a hipocondria, que foi movida para o agrupamento de transtornos obsessivo-compulsivos ou relacionados da *CID-11*). As principais características

---

https://doi.org/10.1037/0000392-013

A Psychological Approach to Diagnosis: Using the ICD-11 as a Framework, G. M. Reed, P. L.-J. Ritchie, and A. Maercker (Editors)

Copyright © 2024 by the American Psychological Association and the International Union of Psychological Science. All rights reserved.

comuns dos transtornos somatoformes na *CID-10* eram apresentação repetida de sintomas físicos, juntamente com solicitações persistentes de investigações médicas apesar de achados negativos repetidos e garantias dos médicos de que os sintomas não têm base física. A natureza e a extensão dos sintomas ou o sofrimento e a preocupação do paciente não eram explicados por qualquer condição médica que pudesse estar presente. Em grande parte, o transtorno de sofrimento corporal da *CID-11* também substitui a neurastenia, que era uma categoria específica na *CID-10*. A característica central da neurastenia era uma sensação angustiante de exaustão persistente comumente acompanhada por uma gama de outros sintomas, como dor muscular, cefaleia, problemas de sono e irritabilidade. O conceito de neurastenia também tinha sobreposição significativa com os transtornos depressivos.

Muitas das diferentes categorias incluídas no agrupamento de transtornos somatoformes da *CID-10* (i.e., transtorno de somatização, transtorno somatoforme indiferenciado, disfunção autonômica somatoforme, transtorno doloroso somatoforme persistente) eram difíceis de distinguir umas das outras devido aos seus limites imprecisos. As características sobrepostas desses transtornos significavam que, mesmo com rótulos diferentes, os clínicos não os distinguiam em termos de manejo. Além disso, os transtornos de sofrimento somático se apresentam mais comumente em ambientes de atenção primária à saúde, onde profissionais não especializados em saúde mental tinham dificuldade em fazer distinções sutis ou até triviais entre eles. Isso parece ter sido parcialmente responsável pela constatação de que a utilidade das categorias de transtorno somatoforme da *CID-10* era geralmente baixa (Dimsdale et al., 2011). No desenvolvimento da *CID-11*, reunir essas categorias sob uma rubrica diagnóstica única, enfatizando os comportamentos envolvidos e suas consequências funcionais, foi uma forma lógica de responder à necessidade real de melhorar a utilidade clínica.

Anteriormente, o diagnóstico de transtornos somatoformes era feito com base amplamente na noção de que os sintomas somáticos não podiam ser atribuídos à presença de um transtorno físico ou médico. Assim, ser "medicamente inexplicado" era a característica definidora dos transtornos, especialmente da condição prototípica do agrupamento: o transtorno de somatização. Um problema com essa premissa é a separação que sugere entre condições mentais e físicas como estados distintos e não sobrepostos de saúde precária. No entanto, a realidade é que condições médicas e transtornos mentais, incluindo aqueles com expressões somáticas, ocorrem de forma concomitante, e o diagnóstico de um não exclui a necessidade de considerar o outro. De fato, essa dicotomia era frequentemente comunicada aos pacientes, e a dúvida implícita de que sua doença era "real" muitas vezes levava aqueles com transtornos somatoformes a ressentir o diagnóstico, minando sua confiança nos profissionais de saúde que o faziam. Um problema relacionado ao basear os diagnósticos de transtorno somatoforme na natureza "medicamente inexplicada" dos sintomas é que nem sempre é possível excluir, de forma confiável e definitiva, a possibilidade de que uma condição médica concomitante ou não detectada esteja causando os sintomas. Na verdade, evidências sugerem que o fato de os sintomas somáticos incômodos serem medicamente explicados ou inexplicados não está relacionado à utilização subsequente de cuidados de saúde ou ao estado de saúde no acompanhamento de 6 meses (Creed, 2011b).

Portanto, um foco principal da *CID-11* foi definir e classificar o transtorno de sofrimento corporal com base na presença de características psicológicas e comportamentais específicas, em vez da ausência de explicação médica para a experiência do indivíduo. Isso também permite estabelecer o limiar da condição de modo a abranger pessoas com sintomas angustiantes, porém leves, e prejuízo funcional associado, evitando a medicalização de preocupações somáticas comuns, mas relativamente não problemáticas (Creed & Gureje, 2012). Assim, evita-se a abordagem simplista de rotular sintomas somáticos como especificamente associados a uma doença física ou resultado de uma condição ou estado psicológico (Sharpe & Carson, 2001). As *Descrições Clínicas e Diretrizes Diagnósticas para Transtornos Mentais, Comportamentais ou do Neurodesenvolvimento da CID-11* (CDDR; WHO, 2024) reconhecem que sintomas corporais ou somáticos podem ser manifestações comuns de outros transtornos mentais, especialmente transtornos do humor e transtornos de ansiedade ou relacionados ao medo, e que estes podem ocorrer de forma concomitante com transtornos de sintomas corporais ou somáticos. Portanto, o transtorno de sofrimento corporal na *CID-11* é uma entidade clínica distinta que pode ocorrer em concomitância com outros transtornos mentais ou condições médicas. Essa conceituação evita o dualismo inútil mente-corpo e fornece uma base mais construtiva para a colaboração entre o profissional de saúde e o paciente. A nova categoria da *CID-11* de transtorno de sofrimento corporal parece ter boa validade preditiva, superando o diagnóstico de transtorno de sintomas somáticos da 5ª edição do *Manual diagnóstico e estatístico de transtornos mentais* na capacidade de diferenciar pessoas com transtorno daquelas sem transtorno (Schumacher et al., 2017). Um estudo de campo da *CID-11* também indicou que profissionais de saúde mental conseguiram usar a categoria de transtorno de sofrimento corporal com maior precisão e classificaram-na como tendo maior utilidade clínica do que os transtornos somatoformes da *CID-10* (Keeley et al., 2023).

UMA ABORDAGEM PSICOLÓGICA PARA O TRANSTORNO DE SOFRIMENTO CORPORAL

A presença de sintomas somáticos incômodos é uma característica essencial do transtorno de sofrimento corporal. Além disso, como transtorno mental, também há importantes aspectos psicológicos que devem estar presentes para que um diagnóstico seja feito (Rief & Isaac, 2007). As principais características psicológicas do transtorno de sofrimento corporal são o sofrimento e a atenção excessiva às sensações corporais, bem como a preocupação e o medo sobre o significado da sensação somática ou de que qualquer atividade física possa danificar o corpo. O sofrimento é um estado de dor emocional e ansiedade que, no contexto de um sintoma somático, está associado ao medo do que o sintoma pode indicar ou prenunciar. Há preocupação ou medo excessivos de que os sintomas possam se tornar mais problemáticos e resultar em maior impacto negativo na vida da pessoa. Pode haver interpretações ou atribuições catastróficas, com os indivíduos afetados atribuindo muitas dificuldades aos sintomas e expressando temores de que essas dificuldades piorem se não houver alívio dos sintomas. De fato, a tendência a fazer essas interpretações catastróficas de sensações somáticas é um fator de risco para o desenvolvimento de transtornos diagnosticáveis de preocupação somática (Woud et al., 2016).

Pessoas com transtorno de sofrimento corporal podem ter medo de que uma doença subjacente, até mesmo grave, esteja produzindo os sintomas, mas não estão fixadas nesse medo e geralmente podem ser tranquilizadas de que nenhuma doença grave está presente. O que é mais persistente no transtorno de sofrimento corporal é o medo de que os sintomas continuem ou talvez piorem. Ao buscar atenção médica ou ajuda, a pessoa com o transtorno está procurando tratamento específico dos sintomas e pode ou não ser tranquilizada em curto prazo de que seu medo de que os sintomas possam persistir ou piorar é infundado e não apoiado por exame clínico ou investigações e que nenhum tratamento médico específico é indicado. Se forem tranquilizadas, no entanto, isso geralmente é temporário, pois os sintomas tendem a persistir ou recorrer.

Em pessoas com transtorno de sofrimento corporal, uma consequência da preocupação com os sintomas, do medo irracional a eles associado e da preocupação relacionada com o curso dos sintomas é uma perturbação na realização das atividades habituais (Gureje et al., 1997), ou seja, há limitações no funcionamento. Geralmente, o grau de comprometimento funcional é desproporcional ao que seria esperado com base apenas nos sintomas somáticos, mas reflete os atributos psicológicos do transtorno. Essa reação catastrófica ou exagerada aos sintomas relatados é frequentemente uma observação importante que pode ajudar na decisão de fazer um diagnóstico de transtorno de sofrimento corporal, mesmo quando se sabe que uma condição médica que pode ter manifestações somáticas semelhantes está presente. A presença das características psicológicas do transtorno e sua associação com limitações funcionais são as características que fazem do transtorno de sofrimento corporal um transtorno mental (Rief & Isaac, 2007). O transtorno de sofrimento corporal, definido usando a presença de sintomas cognitivos, afetivos e comportamentais, juntamente com os sintomas somáticos incômodos, fornece uma base mais confiável para a avaliação de pacientes com queixas físicas e, portanto, aumenta a probabilidade de que aqueles que o experimentam recebam tratamento apropriado (Rief et al., 2010).

O diagnóstico de transtorno de sofrimento corporal requer a presença de um ou mais sintomas corporais angustiantes. Embora seja comum que indivíduos afetados por problemas somáticos onerosos apresentem múltiplos sintomas que variam ao longo do tempo, alguns podem ter apenas um sintoma persistente, geralmente dor ou fadiga (Fröhlich et al., 2006). A pessoa afetada está preocupada com os sintomas, com sua atenção constante ou intermitentemente direcionada à distração ou a limitações impostas por eles. A experiência tende a durar pelo menos vários meses, durante os quais a pessoa pode buscar ajuda repetidamente de profissionais de saúde, cujas garantias tendem a proporcionar, na melhor das hipóteses, apenas alívio temporário ao paciente. Os sintomas corporais e a angústia e a preocupação relacionadas resultam em prejuízo significativo nas áreas pessoal, familiar, social, educacional, ocupacional ou outras importantes áreas do funcionamento (Gureje et al., 1997). Uma condição médica comórbida que potencialmente explique ou contribua para os sintomas corporais pode ou não estar presente. Na presença dessa condição médica, para que o transtorno de sofrimento corporal seja diagnosticado, o indivíduo deve exibir maior angústia, preocupação com os sintomas e prejuízo funcional do que seria esperado para indivíduos com uma condição médica de natureza e gravidade semelhantes.

O transtorno de sofrimento corporal abrange uma gama de gravidade, enfatizando sua natureza dimensional subjacente (Creed, 2011a). A determinação de se o diagnóstico apropriado é transtorno de sofrimento corporal leve, moderado ou grave baseia-se na avaliação da gravidade dos problemas específicos apresentados. A gravidade é avaliada ao longo das características dimensionais incorporadas ao transtorno. Estas incluem o grau de angústia ou preocupação associada aos sintomas corporais, a quantidade de tempo e energia que o indivíduo dedica a focar nos sintomas e suas consequências, e a extensão da limitação funcional que pode ser atribuída ao transtorno. Ao avaliar essas características e formar uma impressão geral de sua intensidade, o clínico é capaz de posicionar o indivíduo afetado ao longo do *continuum* de gravidade, tanto no ponto do diagnóstico inicial quanto durante o curso do transtorno, quando se deseja determinar o grau de melhora ou falta dela (Creed, 2011a).

A provisão de categorias correspondentes a diferentes níveis de gravidade para o transtorno de sofrimento corporal na *CID-11* visa, em parte, aumentar a utilidade clínica em diversos ambientes de saúde. Em ambientes de saúde geral, pacientes com preocupações somáticas incômodas têm maior probabilidade de se apresentar quando sua condição está em um estágio inicial de desenvolvimento e, portanto, mais propensa a ser de gravidade leve a moderada. Quase 50% das pessoas com sintomas somáticos onerosos que se apresentam em ambientes de saúde geral continuarão a ser incomodadas pela condição ao longo de um período de 12 meses (Gureje & Simon, 1999; Rief et al., 2010). Quando esses indivíduos são encaminhados a um profissional de saúde mental, frequentemente já houve uma série de interações improdutivas com o sistema de saúde, as quais são frustrantes tanto para o paciente quanto para os profissionais de saúde envolvidos. As características psicológicas e comportamentais do transtorno geralmente estão bem enraizadas nesse momento, e a condição é mais propensa a ser grave, com um estreitamento de interesses, de modo que os sintomas corporais e suas consequências podem ter se tornado o foco quase exclusivo da vida do indivíduo, com consequências funcionais generalizadas e graves.

APRESENTAÇÕES E PADRÕES DE SINTOMAS

O transtorno de sofrimento corporal comumente apresenta sintomas somáticos como dor (p. ex., dor musculoesquelética, dor lombar, cefaleia), fadiga, manifestações gastrintestinais e respiratórias, embora os pacientes possam se preocupar com quaisquer outros sintomas corporais. Em alguns grupos culturais, foram descritos sintomas relacionados aos órgãos sexuais, como perda de sêmen e corrimento vaginal (Patel et al., 2008). O indivíduo pode fornecer uma descrição vaga dos sintomas ou detalhá-los especificamente, mesmo que seja difícil para o clínico explicá-los em termos anatômicos ou fisiológicos precisos.

Após estabelecer a presença de sintomas somáticos onerosos, é essencial identificar as características psicológicas associadas, como preocupação, medo irracional, ansiedade, fixação e interpretação catastrófica, bem como o grau de interferência dos problemas no desempenho das atividades habituais. A preocupação com os sintomas é indicada pela atenção que o indivíduo lhes dedica, tanto em termos de ruminações cognitivas e comportamentos quanto de esforços para encontrar soluções, frequentemente buscando exames clínicos e investigações repetidas para obter uma intervenção que elimine os sintomas. Essa busca recorrente por ajuda frequentemente resulta em mais avaliações clínicas do que o necessário, e qualquer tratamento oferecido falha em proporcionar alívio suficiente ou permanente. A procura por uma solução ou alívio do sintoma é típica de pessoas com transtorno de sofrimento corporal, em contrapartida à hipocondria, na qual os afetados fazem contatos clínicos repetidos para refutar seus temores de que os sintomas experimentados possam indicar uma doença grave, progressiva ou potencialmente fatal.

O nível de gravidade deve ser estabelecido com base no grau de sofrimento ou preocupação com os sintomas corporais, no tempo e na energia que o indivíduo dedica a focar nos sintomas e suas consequências, e no grau de comprometimento funcional (WHO, 2024). Essas dimensões tendem a evoluir paralelamente: conforme uma se agrava, as outras geralmente também se intensificam, embora nem sempre seja o caso. Por exemplo, ainda que a presença de múltiplos sintomas provavelmente esteja associada a um nível mais alto de sofrimento do que um único sintoma somático, em alguns casos este pode estar relacionado a angústia extrema e limitações consideráveis no funcionamento.

Portanto, é importante que os clínicos, ao avaliarem a gravidade, considerem o quadro clínico total e façam uma classificação global. Essa avaliação será baseada na proeminência de quaisquer das principais características clínicas do transtorno de sofrimento corporal, como intensidade dos sintomas, angústia, medo e limitação funcional. O histórico de busca por cuidados de saúde relacionados aos sintomas somáticos apresentados e outros sintomas somáticos deve ser avaliado cuidadosamente (Tomenson et al., 2012), bem como a reação do indivíduo às respostas recebidas dos profissionais de saúde, que frequentemente são percebidas como altamente negativas e culpabilizadoras.

Pessoas com **transtorno de sofrimento corporal leve** representam o maior desafio na diferenciação de seus sintomas das experiências e preocupações somáticas dentro da faixa de funcionamento normal (WHO, 2024). Indivíduos com uma forma leve do transtorno atenderão aos requisitos diagnósticos e apresentarão sintomas corporais presentes na maioria dos dias durante um período de pelo menos 3 meses. Eles podem ter sintomas únicos ou múltiplos, cuja localização ou natureza pode ter mudado durante o período. O que caracteriza o transtorno como leve é que, embora os sintomas sejam angustiantes, o indivíduo gasta apenas um tempo limitado focando neles (p. ex., não mais que 1 ou 2 horas por dia) e é capaz de se concentrar em outros tópicos não relacionados. O comprometimento funcional associado também é leve (p. ex., tensão nos relacionamentos, funcionamento acadêmico ou ocupacional menos eficaz, abandono de atividades de lazer específicas).

A pessoa afetada pode ser tranquilizada pela explicação fornecida por um profissional de saúde de que os sintomas não indicam uma doença grave não detectada. Às vezes, a própria pessoa pode atribuir a experiência dos sintomas a eventos ou circunstâncias estressantes da vida.

Diferentemente do transtorno de sofrimento corporal leve, o **transtorno de sofrimento corporal moderado** está claramente fora da faixa de experiência somática normal. As pessoas afetadas tendem a ter maior medo e ansiedade sobre o impacto que os sintomas não tratados podem ter em suas vidas, e, portanto, são necessários maiores esforços do profissional de saúde para tranquilizá-las. A preocupação do indivíduo com os sintomas angustiantes e suas consequências (p. ex., limitações nas atividades) consome uma quantidade substancial de tempo e energia (p. ex., várias horas por dia) e geralmente está associada a visitas médicas frequentes em busca de uma solução. Há comprometimento funcional suficiente para ter um efeito marcante na vida do indivíduo (p. ex., conflito nos relacionamentos, problemas de desempenho no trabalho, abandono de uma série de atividades sociais e de lazer; WHO, 2024).

No **transtorno de sofrimento corporal grave**, há preocupação persistente e generalizada com os sintomas angustiantes e suas consequências, de modo que os interesses do indivíduo podem ter se estreitado a ponto de os sintomas corporais e suas consequências se tornarem o foco quase exclusivo de sua vida (WHO, 2024). A preocupação com o impacto dos sintomas é geralmente óbvia. O indivíduo frequentemente descreve seus sintomas com muitos detalhes, com tentativas de justificar suas reações catastróficas a eles. A pessoa afetada está claramente sofrendo e tem maior probabilidade de buscar atendimento de múltiplos profissionais de saúde, considerando insatisfatória a garantia fornecida por um e buscando mais investigações e o diagnóstico "correto" de outro. Múltiplas áreas de funcionamento estão gravemente comprometidas (p. ex., o indivíduo é incapaz de trabalhar, afasta-se de todos ou quase todos os amigos e familiares e abandona quase todas as atividades sociais e de lazer).

CASOS CLÍNICOS

Os três casos clínicos a seguir ilustram características típicas de apresentação do transtorno de sofrimento corporal em diferentes níveis de gravidade. Esses exemplos baseiam-se em experiências reais dos autores, mas são composições que não representam indivíduos específicos. As identidades dos pacientes envolvidos foram devidamente ocultadas para proteger sua confidencialidade.

Exemplo de caso: transtorno de sofrimento corporal leve

A Sra. Clement, uma mulher casada de 40 anos, foi encaminhada por seu clínico geral para avaliação psicológica. Ela relata dor na planta dos pés há cerca de 6 meses, que começou quando visitou uma clínica de fertilidade com o marido. Casados há 4 anos, tentam engravidar sem sucesso. Descreve a dor como localizada nas plantas dos pés, surda e às vezes como alfinetadas, piorando ao caminhar mais de 100 metros ou ficar em pé por mais de 15 minutos. Toma 4 comprimidos de 200 mg de ibuprofeno para caminhadas mais longas, obtendo alívio temporário. Está tranquila pois pensa que a dor provavelmente não seja grave, embora esteja um pouco angustiada pelo fato de os exames médicos não identificarem a causa. Observa que a dor não interfere significativamente em seu trabalho, permitindo-lhe continuar com suas atividades habituais, exceto as que envolvem longas caminhadas ou ficar em pé por períodos prolongados. A Sra. Clement e o marido concordam que o estresse associado às tentativas frustradas de engravidar pode estar contribuindo para sua dor.

Exemplo de caso: transtorno de sofrimento corporal moderado

O Sr. Lewis, um homem solteiro de 41 anos que trabalha como escriturário, foi encaminhado para avaliação por um gastroenterologista que o atendeu devido a desconforto abdominal e alterações nos hábitos intestinais. Ele descreve uma sensação persistente de inchaço e necessidade frequente de ir ao banheiro sem evacuar muito. Relata que os sintomas começaram há pouco mais de 3 anos. Está angustiado com os sintomas, especialmente porque suas visitas frequentes ao banheiro às vezes afetam sua capacidade de realizar seu trabalho, e seu supervisor reclamou do tempo que passa longe de sua mesa. Os sintomas pioraram nos últimos 2 meses, e ele faltou ao trabalho duas vezes para esvaziar adequadamente os intestinos. Toma múltiplas doses de um laxante de venda livre nos dias de folga. Consultou três médicos e passou por várias investigações. Sentiu-se tranquilizado por nada ter aparecido nas tomografias abdominais e exames de fezes, mas seu alívio não durou muito. Recentemente, interessou-se por documentários médicos, o que o levou a indagar sobre cirurgia exploratória de laparotomia, esperando que possa levar à identificação adequada da causa do problema, permitindo um tratamento eficaz. Além de sua preocupação com os sintomas, o Sr. Lewis queixa-se de fadiga fácil e às vezes desinteresse em sair ou ver amigos. Explica que sua hesitação em participar de eventos sociais está relacionada à necessidade de ter acesso a um banheiro. Não relata outros sintomas de depressão. Diz estar feliz com sua vida e que tudo estaria bem se pudesse resolver seus problemas intestinais.

Exemplo de caso: transtorno de sofrimento corporal grave

A Sra. Johnson é uma mulher solteira de 34 anos que trabalha como caixa em um supermercado. Foi encaminhada por seu médico de atenção primária devido a dor e desconforto persistentes nos últimos 5 anos. Com aparência muito preocupada, ela explica sentir uma dor surda que irradia de ambos os membros superiores para o peito e depois para os membros inferiores. Também se queixa de uma sensação de formigamento logo abaixo do couro cabeludo. Experimenta episódios de tontura no trabalho, que frequentemente necessitam de pausas frequentes. Faltou ao trabalho devido a esses sintomas várias vezes nas últimas semanas e agora teme perder o emprego. Ela está preocupada com seus sintomas e angustiada pelos efeitos que estão tendo em sua capacidade de realizar atividades diárias. Visitou mais de 10 médicos nos últimos 5 anos, incluindo um especialista em medicina chinesa, tentando descobrir a causa de seus sintomas e obter alívio. Durante esse período, passou por numerosas investigações que não detectaram nenhuma doença que pudesse explicar seus sintomas. Até agora, não foi tranquilizada pelas visitas aos médicos e pelos resultados negativos das investigações, e diz estar certa de que estão deixando passar algo que poderia ser tratado e proporcionar alívio para sua dor. A Sra. Johnson não tem histórico prévio de consulta em saúde mental e, além dos episódios de tontura, não apresentava outros sintomas sugestivos de ansiedade e depressão. Ela afirma ter tido relacionamentos muito difíceis com homens até agora, o que atribui a seus problemas médicos não diagnosticados. Atualmente não está se relacionando com ninguém. Diz que, definitivamente, seria incapaz de lidar com um relacionamento com um homem quando está constantemente tendo que lidar com sua dor e desconforto. Ela fazia parte de um grupo de amigos próximos que saíam juntos regularmente, mas não tem mais tempo para vê-los porque precisa se concentrar em descobrir o que há de errado com ela; portanto, sente que eles não têm mais muito em comum. Parou de se exercitar, o que costumava fazer quase diariamente, porque teme que isso possa piorar seus sintomas.

AVALIAÇÃO

Para indivíduos que apresentam sintomas corporais incômodos e angustiantes, é necessária uma avaliação detalhada por meio de entrevista. Em geral, essa avaliação deve incluir um histórico dos sintomas, sua quantidade, duração e qualquer dor ou desconforto associado. Deve-se determinar se os sintomas são exemplos de preocupações somáticas comuns, frequentemente transitórias e que geralmente não levam a consultas clínicas ou, se levam, raramente a consultas repetidas. É importante notar quais fatores podem ter sido percebidos pelo indivíduo como agravantes ou aliviantes dos sintomas. Pessoas com transtorno de sofrimento corporal podem indicar se seus sintomas ocorrem em relação a algum tipo de atividade, estressor ou evento de vida recente. Deve-se obter a interpretação que o indivíduo dá aos sintomas, bem como se houve busca prévia por ajuda médica e realização de investigações.

É crucial estabelecer uma aliança terapêutica com esses pacientes, e os clínicos devem formular as perguntas da entrevista de maneira não estigmatizante e não constrangedora para aumentar o conforto do paciente e melhorar seu engajamento no processo diagnóstico. Ao serem encaminhados a um psicólogo ou outro profissional de saúde mental por um clínico geral ou outro profissional médico, a ideia de que os sintomas desses pacientes não são reais ou são "apenas psicológicos" frequentemente terá sido comunicada, mesmo que não intencionalmente. Portanto, esses indivíduos podem abordar o encontro com o profissional de saúde mental de maneira negativa e defensiva, o que deve ser superado. O clínico deve comunicar que leva os sintomas a sério e não está duvidando da experiência do paciente. É importante usar linguagem familiar, evitando ao máximo o uso de terminologia técnica. Por exemplo, seria mais compreensível para a pessoa comum dizer "sintomas físicos" em vez de "sintomas somáticos" ou "seus pensamentos sobre esses sintomas" em vez de "cognições negativas". O clínico deve permitir que o paciente forneça detalhes sobre todos os sintomas que possa ter. Um familiar ou pessoa significativa também pode estar disponível para fornecer informações que ajudem a entender até que ponto os sintomas têm sido fonte de preocupação, angústia ou inquietação, bem como o caminho da busca por ajuda. O clínico deve prestar atenção aos comportamentos verbais e não verbais que possam fornecer indicações do nível de angústia, preocupação e medos do paciente. Deve-se dar atenção especial às solicitações de exames pelo paciente, pois podem indicar crenças sobre possíveis causas.

Além de estabelecer a presença de sintomas somáticos, o diagnóstico de transtorno de sofrimento corporal também requer a identificação de angústia, preocupação ou fixação associadas. Assim, deve-se perguntar ao paciente o nível de preocupação ou angústia relacionado a cada sintoma, usando sua própria avaliação sobre se foi leve, moderada ou grave. É necessária uma descrição detalhada sobre o nível e a duração do sofrimento psicológico e quanta atenção os sintomas têm demandado. Às vezes, é possível perceber o nível de preocupação ou medo do paciente sobre os sintomas e o que podem indicar por meio da expressão facial, do comportamento geral e do tom de voz. A fixação é indicada pela atenção frequente ou constantemente direcionada aos sintomas. O indivíduo pode ter dificuldade em desviar sua atenção deles, independentemente da atividade em questão.

O medo e a fixação podem estar relacionados à maneira como os sintomas são interpretados. Em vez de ver uma dor ou sensação corporal específica como apenas incômoda, o paciente pode temer que piore muito ou que indique câncer. Mesmo que exames e investigações realizados pelo clínico e outros profissionais de saúde convençam o paciente de que a atribuição da dor a um possível câncer está incorreta, ele pode continuar temendo que o sintoma piore e, portanto, buscar mais investigações ou tratamento com outro clínico. A extensão em que o paciente continua incomodado pelos sintomas ou mantém o medo de que possam piorar determinará com que frequência ou quantas vezes buscará novas investigações ou ajuda de outros clínicos.

Os pacientes devem ser entrevistados para obter um quadro completo de como os sintomas e fatores psicológicos associados levaram a qualquer declínio no desempenho de papéis ou funções. A gravidade dos sintomas, a intensidade da preocupação ou medo e fixação, e a extensão em que tempo e recursos são dedicados à busca de investigações sobre a causa dos sintomas influenciam o quanto outras atividades são abandonadas e o nível de comprometimento funcional que acompanha os sintomas corporais. A consequência pode variar de comprometimento leve a incapacidade relativamente grave, especialmente entre pacientes com numerosos sintomas somáticos. Como mostra o caso da Sra. Clement, o comprometimento leve geralmente se limita a falhar no desempenho de um papel social esperado porque a mente está distraída pela fixação nos sintomas corporais. Por outro lado, e como exemplificado no caso do Sr. Lewis, o comprometimento moderado pode ser indicado por vários dias de ausência no trabalho em decorrência dos sintomas e abandono de atividades sociais e de lazer significativas. Pessoas com comprometimento grave podem, como a Sra. Johnson, abandonar o trabalho devido aos sintomas ou ter experimentado grandes dificuldades em realizar atividades habituais em diversos domínios. Há evidências de uma relação dose-resposta entre o número de sintomas e a extensão da incapacidade (Harris et al., 2009). Na avaliação da gravidade, é importante que o clínico utilize todas as informações disponíveis da avaliação clínica para fazer uma classificação global. Isso incluirá a consideração da intensidade dos sintomas, angústia, medo e limitação no funcionamento.

A adoção de uma abordagem dimensional para conceituar o transtorno de sofrimento corporal, abrangendo o número de preocupações somáticas, bem como características comportamentais e cognitivas, ajuda a evitar a medicalização de sintomas somáticos inofensivos e relativamente não problemáticos, que são comuns. Essa abordagem dimensional abrange o amplo espectro de preocupações somáticas onerosas, de leves a muito graves, sem a necessidade de criar categorias discretas baseadas na apresentação sintomática específica, como na *CID-10*. Embora essas dimensões tendam a evoluir paralelamente – conforme uma se agrava, as outras também se agravam –, isso nem sempre ocorre. Por exemplo, embora o transtorno de sofrimento corporal grave tenda a estar associado a numerosos sintomas corporais angustiantes, alguns indivíduos experimentam angústia extrema sobre um único sintoma somático.

É necessário um histórico detalhado sobre a ocorrência de qualquer outra condição de saúde mental, especialmente transtornos do humor e transtornos de ansiedade ou relacionados ao medo. Se outras condições estiverem presentes, é importante estabelecer sua relação temporal com as preocupações somáticas onerosas e se as duas condições ocorrem apenas juntas ou também ocorreram em momentos diferentes. Se sintomas de humor e ansiedade estiverem presentes, o clínico precisa determinar se eles atendem aos requisitos diagnósticos para um transtorno do humor ou um transtorno de ansiedade ou relacionado ao medo. Estabelecer a relação temporal da ocorrência de sintomas de humor ou ansiedade e de preocupações somáticas onerosas é importante para determinar se o diagnóstico de um transtorno do humor ou um transtorno de ansiedade ou relacionado ao medo é suficiente para explicar os problemas do paciente ou se um diagnóstico concomitante de transtorno de sofrimento corporal também é apropriado. Quando outra condição de saúde mental está presente concomitantemente com o transtorno de sofrimento corporal, pode ser difícil determinar qual delas é responsável pelo comprometimento funcional que pode ser observado. É provável que uma condição piore o impacto da outra. No entanto, alguma compreensão do impacto de uma ou outra pode ser possível se uma relação temporal clara puder ser estabelecida.

Tendo em vista a importância de excluir qualquer possível causa física dos sintomas, a avaliação por um médico é geralmente importante. O resultado de quaisquer investigações realizadas como parte dessa avaliação pode estar disponível nos registros médicos do paciente ou ser obtido com o médico. Informações claras devem ser fornecidas ao paciente sobre o motivo dessas avaliações e investigações. Contudo, é importante não solicitar a repetição de exames já realizados adequadamente nem pedir novos exames que não sejam relevantes ou essenciais apenas porque o paciente os exige. Investigações desnecessárias às vezes servem apenas para reforçar a crença do paciente de que existe uma condição de saúde física subjacente ainda não detectada. Quando os resultados das investigações são negativos, devem ser apresentados e explicados ao paciente de forma a proporcionar alívio e não como indicação de falha dos testes. A presença de uma condição médica concomitante, mesmo com sintomas semelhantes aos das preocupações somáticas apresentadas, não exclui a possibilidade de diagnóstico de transtorno de sofrimento corporal. Por exemplo, um paciente pode ter uma condição dolorosa para a qual há alguma evidência radiológica de patologia subjacente. No entanto, o diagnóstico de transtorno de sofrimento corporal pode ser justificado se o clínico determinar que os sintomas psicológicos de angústia, preocupação, medo e fixação mostrados pelo paciente são excessivos em relação ao que seria esperado como resultado da dor que pode ser devida unicamente à patologia evidenciada radiologicamente.

TRANSTORNOS CONCOMITANTES COMUNS E DIAGNÓSTICO DIFERENCIAL

Pessoas com transtornos do humor ou com transtornos de ansiedade ou relacionados ao medo frequentemente têm múltiplas queixas somáticas como manifestações de sua condição. Essas pessoas podem estar preocupadas com os sintomas somáticos e, especialmente em ambientes de atenção primária (Goldberg et al., 2017), estes podem ser suas principais queixas. Por outro lado, pacientes com transtorno de sofrimento corporal comumente terão medo, preocupação e fixação, podendo também apresentar humor deprimido como resultado de suas preocupações somáticas onerosas. Por essas razões, é importante realizar uma avaliação completa para decidir se os sintomas somáticos ocorrem exclusivamente no contexto dos sintomas de humor ou ansiedade ou em outros momentos também. Se for o primeiro caso, e houver sintomas suficientes para estabelecer o diagnóstico de um transtorno do humor ou um transtorno de ansiedade ou relacionado ao medo, então um diagnóstico de transtorno de sofrimento corporal geralmente não se justifica. Se preocupações somáticas onerosas ocorrem quando os sintomas de humor e ansiedade estão ausentes ou são insuficientes para fazer um diagnóstico e parecem fazer parte das manifestações psicológicas das preocupações somáticas, então um diagnóstico de transtorno de sofrimento corporal é geralmente apropriado.

Há evidências de que existe uma relação dose-resposta entre o número de sintomas somáticos e a prevalência de transtornos do humor ou de transtornos de ansiedade ou relacionados ao medo. No entanto, várias linhas de evidência apoiam a distinção entre o transtorno de sofrimento corporal e os transtornos do humor e transtornos de ansiedade ou relacionados ao medo. Apenas 50 a 60% dos pacientes com transtornos somatoformes têm transtornos do humor ou transtornos de ansiedade ou relacionados ao medo concomitantes (Kato et al., 2010), e há evidências de que quando pacientes com transtornos somatoformes se beneficiam de tratamento psicológico ou tratamento com antidepressivo, o benefício não é mediado por uma redução dos sintomas depressivos ou de ansiedade (Escobar et al., 2010; Kato et al., 2010; Kroenke, 2007; Kroenke & Swindle, 2000). Quando ambos os conjuntos de sintomas estão presentes em um paciente, é importante estabelecer se, com base no início temporalmente distinto de cada transtorno, um diagnóstico concomitante do humor apropriado ou de transtornos de ansiedade ou relacionados ao medo e transtorno de sofrimento corporal é indicado. Quando os sintomas somáticos fazem parte de um transtorno do humor ou de ansiedade, o tratamento deste último deve resultar em alívio do primeiro. Por outro lado, quando o transtorno de sofrimento corporal está claramente presente, mesmo no contexto de um transtorno do humor ou de ansiedade, é importante desenvolver um plano de tratamento que aborde ambas as condições. Isso porque, como indicado anteriormente, o tratamento eficaz de um nem sempre se traduz em alívio do outro (Escobar et al., 2010; Kato et al., 2010; Kroenke, 2007; Kroenke & Swindle, 2000).

Durante ataques de pânico, os pacientes podem experimentar uma variedade de sintomas somáticos e de ansiedade. O agrupamento temporal dos sintomas e seu início rápido devem tornar possível diferenciá-los do transtorno de sofrimento corporal, em que os sintomas somáticos geralmente terão ocorrido por um período muito mais longo. O padrão dos sintomas também pode ajudar o clínico a diferenciar as condições, pois os ataques de pânico são geralmente caracterizados por sintomas somáticos relacionados à excitação autonômica.

A hipocondria, que na *CID-10* era classificada como um transtorno somatoforme, é classificada na *CID-11* no agrupamento de transtornos obsessivo-compulsivos ou relacionados. Além da concomitância frequente (Fink et al., 2004), a hipocondria compartilha várias características com o transtorno de sofrimento corporal. Estas incluem estilos cognitivos perceptuais semelhantes e vários fatores de risco (Noyes et al., 2006; Rief et al., 1998). No entanto, a hipocondria, também referida como transtorno de ansiedade por saúde, é diferenciada do transtorno de sofrimento corporal por um foco maior das pessoas afetadas na possibilidade de ter uma ou mais doenças graves, progressivas ou potencialmente fatais, em vez de em sintomas específicos e seu impacto. Enquanto pacientes com transtorno de sofrimento corporal estão preocupados com seus sintomas e buscam atenção médica para removê-los, aqueles com hipocondria têm medo persistente sobre a presença de uma doença subjacente e, portanto, buscam investigações médicas para desconfirmar sua presença. Pacientes com transtorno de sofrimento corporal estão ansiosos por uma solução que resulte no alívio dos sintomas; em contrapartida, aqueles com hipocondria podem paradoxalmente estar tão temerosos da importância de seus sintomas e do que pode ser encontrado por meio de exame clínico que evitam consultas médicas. Fazer a distinção é importante porque há alguma indicação de que a hipocondria pode ser mais propensa do que o transtorno de sofrimento corporal a responder a certas classes de antidepressivos (Stein et al., 2016; van den Heuvel et al., 2014).

Pessoas com transtorno dismórfico corporal estão preocupadas com defeitos em alguma parte de seus corpos, e não com o medo de ter uma doença, como pode ser indicado por sintomas somáticos. Quando indivíduos com transtorno dismórfico corporal buscam atenção médica, é geralmente na forma de uma intervenção cirúrgica ou outro tratamento para alterar o defeito, e não devido à preocupação com sintomas específicos ou para a possível detecção e tratamento de uma doença subjacente.

Queixas sobre sintomas somáticos são centrais para condições como síndrome do intestino irritável e fibromialgia. No entanto, pessoas com essas condições podem não exibir um alto nível de preocupação e medo irracional em relação aos sintomas que experimentam e, assim, podem ser distinguidas de pessoas com transtorno de sofrimento corporal. Também existem padrões específicos de sintomas que são mais característicos dessas condições. Por exemplo, além de dores abdominais, pacientes com síndrome do intestino irritável comumente terão constipação ou diarreia como foco de suas preocupações. Na fibromialgia, mesmo que outros sintomas como fadiga e distúrbio do humor possam estar presentes, o foco é mais comumente em múltiplas dores musculoesqueléticas. Para ambas as condições, tratamentos baseados em sintomas são frequentemente úteis. Como indicado anteriormente, se condições médicas com manifestações somáticas são, no entanto, acompanhadas por medo e preocupações desproporcionais, um diagnóstico adicional de transtorno de sofrimento corporal pode ser apropriado.

CURSO DO DESENVOLVIMENTO

Sintomas somáticos incômodos podem ocorrer em crianças (Garralda, 2011). Os mais comuns são sintomas gastrintestinais, como dor abdominal, náusea ou vômito. As crianças têm maior probabilidade de apresentar sintomas únicos recorrentes do que múltiplos persistentes. O clínico deve avaliar cuidadosamente quaisquer dificuldades emocionais associadas e considerar se esses comportamentos estão sendo reforçados por respostas parentais, incluindo preocupação excessiva, superproteção e superenvolvimento.

Queixas somáticas são comuns entre idosos. O desafio clínico é distinguir preocupações somáticas que indicam transtorno de sofrimento corporal daquelas que podem ser manifestações de uma condição médica e não descartar essas preocupações com base na ideia de que dores e incômodos são simplesmente parte do processo de envelhecimento. Condições dolorosas ou múltiplas queixas em várias partes do corpo são as apresentações mais comuns do transtorno de sofrimento corporal em idosos. Quando múltiplas dores estão de fato relacionadas a problemas associados à idade, a maioria dos idosos pode ser ajudada a encontrar estratégias de enfrentamento, em vez de as dores se tornarem foco de preocupações e inquietações persistentes. Pacientes idosos com múltiplos sintomas somáticos onerosos mais sugestivos de transtorno de sofrimento corporal tendem a buscar consultas mais frequentes na atenção primária, ter pior estado de saúde, maior probabilidade de hospitalização e taxa de mortalidade aumentada (Hausteiner-Wiehle et al., 2011). Embora a persistência de sintomas somáticos onerosos entre indivíduos que se apresentam em ambientes de atenção primária à saúde seja comum (aproximadamente 50% ao longo de 1 ano), é mais frequente entre pessoas mais velhas (Gureje & Simon, 1999; Rief et al., 2010).

CONSIDERAÇÕES CULTURAIS

É importante considerar a cultura na avaliação e no tratamento do transtorno de sofrimento corporal (Gureje et al., 2019). Sintomas somáticos angustiantes ou preocupantes fortemente relacionados a problemas emocionais foram encontrados em todas as culturas em que foram estudados. Diferenças na prevalência dessas experiências têm sido comumente relatadas, mas não há evidência clara de que algumas culturas estejam mais em risco do que outras. Os sintomas somáticos específicos comumente apresentados ao clínico diferem de uma cultura para outra, provavelmente refletindo as visões e os entendimentos culturais ligados ao funcionamento de diferentes partes do corpo. Assim, enquanto sintomas abdominais (como sensação de inchaço) podem ser comuns em uma cultura, sintomas relacionados ao funcionamento dos órgãos sexuais podem ser mais prováveis em outra. A cultura também pode influenciar o significado ou atribuição associados aos sintomas, incluindo interpretações ao longo de linhas tradicionais, religiosas, espirituais e pessoais, e isso pode influenciar tanto a extensão do sofrimento experimentado quanto os comportamentos de busca por ajuda. É importante que os clínicos que atendem pessoas com preocupações somáticas tenham uma compreensão dessas influências culturais para chegar a um diagnóstico preciso e uma forma de enquadrar o problema clínico e as opções de tratamento de modo que sejam mais propensos a serem aceitáveis para o paciente.

CARACTERÍSTICAS RELACIONADAS AO GÊNERO

Preocupações somáticas incômodas e angustiantes são mais comumente relatadas por mulheres (Gureje & Simon, 1999; Schäfer et al., 2010), sendo provável que o transtorno de sofrimento corporal tenha maior prevalência entre elas, embora estudos epidemiológicos baseados no diagnóstico da *CID-11* ainda não tenham sido realizados. Padrões específicos de sintomas ou queixas podem estar relacionados ao gênero – por exemplo, apresentações culturais específicas supostamente devido à perda de sêmen em homens e sintomas relacionados ao ciclo menstrual relatados por mulheres.

PREVALÊNCIA

Preocupações somáticas associadas a sofrimento são comuns e constituem um alto ônus entre pacientes que consultam a atenção primária (Fink et al., 2007; Goldberg et al., 2017). Há poucos estudos populacionais sobre a prevalência de sintomas somáticos onerosos. Resultados indicam que a prevalência mediana do transtorno de somatização da *CID-10*, que requer muitos sintomas de diversas áreas do corpo e está mais próximo do transtorno de sofrimento corporal grave na *CID-11*, é de aproximadamente 0,4% (variação: 0,03-0,84%). Em contrapartida, as taxas relatadas para o transtorno somatoforme indiferenciado da *CID-10* são muito mais altas, variando entre 9,1 e 19,7% (Creed & Gureje, 2012). Como o transtorno de sofrimento corporal, o diagnóstico de transtorno somatoforme indiferenciado não requer a presença de múltiplos sintomas somáticos, mas os sintomas psicológicos acompanhantes são menos articulados do que no transtorno de sofrimento corporal da *CID-11*. A prevalência do transtorno de somatização da *CID-10* ainda é muito baixa na atenção primária, enquanto a prevalência de formas menos restritivamente definidas de preocupações somáticas é muito maior (Gureje et al., 1997). A inferência a ser extraída desses estudos epidemiológicos é que o limiar para definir o transtorno de somatização era muito alto, e o limiar para as formas indiferenciadas dos transtornos somatoformes da CID-10 era muito baixo. No contexto da definição revisada do transtorno de sofrimento corporal, especialmente com maior ênfase na presença de sintomas psicológicos centrais, é provável que sua prevalência em ambientes de atenção primária à saúde seja de aproximadamente 4 a 6% – muito maior do que comumente relatado para o transtorno de somatização com seu requisito de múltiplos sintomas, mas menor que a do transtorno somatoforme indiferenciado, no qual as características psicológicas podem ser menos pronunciadas. Como mostrado em estudos transculturais de transtornos somatoformes, é provável que a taxa de prevalência do transtorno de sofrimento corporal varie entre contextos.

PONTOS-CHAVE

- Preocupações somáticas associadas a sofrimento são comuns e constituem um alto ônus entre pacientes que consultam a atenção primária. O transtorno de sofrimento corporal na CID-11 é uma nova categoria especificamente conceitualizada para melhorar sua utilidade clínica e apoiar a prestação de cuidados apropriados às pessoas afetadas, especialmente em ambientes de atenção primária à saúde, onde a condição mais comumente se apresenta.
- O diagnóstico único de transtorno de sofrimento corporal substitui todo o agrupamento anterior de transtornos somatoformes na CID-10, com exceção da hipocondria. Foi dada consideração detalhada aos muitos problemas nas formas como os transtornos de preocupações somáticas onerosas haviam sido previamente definidos. O transtorno de sofrimento corporal representa uma grande reformulação da maneira como esses transtornos devem ser avaliados e diagnosticados em ambientes clínicos e estudados em ambientes de pesquisa, mais alinhada com as evidências atuais e a prática clínica.
- O transtorno de sofrimento corporal é definido de forma a dar proeminência às características psicológicas que o tornam um transtorno mental e evita a dicotomia mente-corpo simplista implícita na noção de "sintomas médicos inexplicados". Assim, para que o diagnóstico seja atribuído, junto com sintomas somáticos incômodos, é necessária a presença de sintomas psicológicos centrais como angústia, preocupação, inquietação e medo, bem como evidência de comprometimento funcional.
- O transtorno de sofrimento corporal é um transtorno mental distinto, embora tenha características sobrepostas e frequentemente coocorra com outros transtornos mentais, particularmente transtornos do humor e transtornos de ansiedade ou relacionados ao medo. Para que um diagnóstico seja feito, os sintomas somáticos não devem ocorrer exclusivamente durante episódios de um transtorno do humor ou um transtorno de ansiedade ou relacionado ao medo e ser inteiramente explicáveis por esses episódios.
- A presença de condições médicas potencialmente explicativas ou contributivas não exclui um diagnóstico de transtorno de sofrimento corporal. Nesse contexto, o clínico

deve estabelecer que as características psicológicas (p. ex., preocupação, inquietação, medo) e o comprometimento funcional associados aos sintomas somáticos são substancialmente excessivos em relação ao que seria esperado com base apenas na condição médica.

- A cultura pode afetar os sintomas específicos do transtorno de sofrimento corporal, bem como a maneira como esses sintomas são experimentados, interpretados e respondidos. Por essa razão, é importante que os clínicos levem em consideração as visões culturais na avaliação e no planejamento do tratamento do transtorno de sofrimento corporal.

REFERÊNCIAS

Creed, F. (2011a). Psychosocial factors as predictors of outcome in the medically ill. *Journal of Psychosomatic Research*, 70(5), 392-394. https://doi.org/10.1016/j.jpsychores. 2011.02.010

Creed, F. (2011b). The relationship between somatic symptoms, health anxiety, and outcome in medical out-patients. *Psychiatric Clinics of North America*, 34(3), 545-564. https://doi.org/10.1016/j.psc.2011.05.001

Creed, F., & Gureje, O. (2012). Emerging themes in the revision of the classification of somatoform disorders. *International Review of Psychiatry*, 24(6), 556-567. https://doi.org/10.3109/09540261.2012.741063

Dimsdale, J., Sharma, N., & Sharpe, M. (2011). What do physicians think of somatoform disorders? *Psychosomatics*, 52(2), 154-159. https://doi.org/10.1016/j.psym.2010.12.011

Escobar, J. I., Cook, B., Chen, C.-N., Gara, M. A., Alegría, M., Interian, A., & Diaz, E. (2010). Whether medically unexplained or not, three or more concurrent somatic symptoms predict psychopathology and service use in community populations. *Journal of Psychosomatic Research*, 69(1), 1-8. https://doi.org/10.1016/j.jpsychores. 2010.01.001

Fink, P., Ørnbøl, E., Toft, T., Sparle, K. C., Frostholm, L., & Olesen, F. (2004). A new, empirically established hypochondriasis diagnosis. *The American Journal of Psychiatry*, 161(9), 1680-1691. https://doi.org/10.1176/appi.ajp.161.9.1680

Fink, P., Toft, T., Hansen, M. S., Ørnbøl, E., & Olesen, F. (2007). Symptoms and syndromes of bodily distress: An exploratory study of 978 internal medical, neurological, and primary care patients. *Psychosomatic Medicine*, 69(1), 30-39. https://doi.org/10.1097/PSY.0b013e31802e46eb

Fröhlich, C., Jacobi, F., & Wittchen, H. U. (2006). *DSM-IV* pain disorder in the general population. An exploration of the structure and threshold of medically unexplained pain symptoms. *European Archives of Psychiatry and Clinical Neuroscience*, 256(3), 187-196. https://doi.org/10.1007/s00406-005-0625-3

Garralda, M. E. (2011). Unexplained physical complaints. *Child and Adolescent Pediatric Clinics of North America*, 58(4), 803-813, ix. https://doi.org/10.1016/j.chc.2010.01.002

Goldberg, D. P., Reed, G. M., Robles, R., Minhas, F., Razzaque, B., Fortes, S., Mari, J. J., Lam, T. P., Garcia, J. Á., Gask, L., Dowell, A. C., Rosendal, M., Mbatia, J. K., & Saxena, S. (2017). Screening for anxiety, depression, and anxious depression in primary care: A field study for *ICD-11* PHC. *Journal of Affective Disorders*, 213, 199-206. https://doi.org/10.1016/j.jad.2017.02.025

Gureje, O., Lewis-Fernandez, R., Hall, B. J., & Reed, G. M. (2019). Systematic inclusion of culture-related information in *ICD-11*. *World Psychiatry*, 18(3), 357-358. https://doi.org/10.1002/wps.20676

Gureje, O., & Reed, G. M. (2016). Bodily distress disorder in *ICD-11*: Problems and prospects. *World Psychiatry, 15*(3), 291–292. https://doi.org/10.1002/wps.20353

Gureje, O., & Simon, G. E. (1999). The natural history of somatization in primary care. *Psychological Medicine, 29*(3), 669–676. https://doi.org/10.1017/S0033291799008417

Gureje, O., Simon, G. E., Ustun, T. B., & Goldberg, D. P. (1997). Somatization in cross-cultural perspective: A World Health Organization study in primary care. *The American Journal of Psychiatry, 154*(7), 989–995. https://doi.org/10.1176/ajp.154.7.989

Harris, A. M., Orav, E. J., Bates, D. W., & Barsky, A. J. (2009). Somatization increases disability independent of comorbidity. *Journal of General Internal Medicine, 24*(2), 155–161. https://doi.org/10.1007/s11606-008-0845-0

Hausteiner-Wiehle, C., Grosber, M., Bubel, E., Groben, S., Bornschein, S., Lahmann, C., Eyer, F., Eberlein, B., Behrendt, H., Löwe, B., Henningsen, P., Huber, D., Ring, J., & Darsow, U. (2011). Patient–doctor interaction, psychobehavioural characteristics and mental disorders in patients with suspected allergies: Do they predict "medically unexplained symptoms"? *Acta Dermato-Venereologica, 91*(6), 666–673. https://doi.org/10.2340/00015555-1147

Kato, K., Sullivan, P. F., & Pedersen, N. L. (2010). Latent class analysis of functional somatic symptoms in a population-based sample of twins. *Journal of Psychosomatic Research, 68*(5), 447–453. https://doi.org/10.1016/j.jpsychores.2010.01.010

Keeley, J., Reed, G. M., Rebello, T., Brechbiel, J., Garcia-Pacheco, J. A., Adebayo, K., Esan, O., Majekodunmi, O., Ojagbemi, A., Onofa, L., Robles, R., Matsumoto, C., Medina-Mora, M. E., Kogan, C. S., Kulygina, M., Gaebel, W., Zhao, M., Roberts, M. C., Sharan, P., . . . Gureje, O. (2023). Case-controlled field study of the *ICD-11* clinical descriptions and diagnostic requirements for bodily distress disorders. *Journal of Affective Disorders, 333*, 271–277. https://doi.org/10.1016/j.jad.2023.04.086

Kroenke, K. (2007). Efficacy of treatment for somatoform disorders: A review of randomized controlled trials. *Psychosomatic Medicine, 69*(9), 881–888. https://doi.org/10.1097/PSY.0b013e31815b00c4

Kroenke, K., & Swindle, R. (2000). Cognitive-behavioral therapy for somatization and symptom syndromes: A critical review of controlled clinical trials. *Psychotherapy and Psychosomatics, 69*(4), 205–215. https://doi.org/10.1159/000012395

Noyes, R., Stuart, S., Watson, D. B., & Langbehn, D. R. (2006). Distinguishing between hypochondriasis and somatization disorder: A review of the existing literature. *Psychotherapy and Psychosomatics, 75*(5), 270–281. https://doi.org/10.1159/000093948

Patel, V., Andrew, G., & Pelto, P. J. (2008). The psychological and social contexts of complaints of abnormal vaginal discharge: A study of illness narratives in India. *Journal of Psychosomatic Research, 64*(3), 255–262. https://doi.org/10.1016/j.jpsychores.2007.10.015

Rief, W., Hiller, W., & Margraf, J. (1998). Cognitive aspects of hypochondriasis and the somatization syndrome. *Journal of Abnormal Psychology, 107*(4), 587–595. https://doi.org/10.1037/0021-843X.107.4.587

Rief, W., & Isaac, M. (2007). Are somatoform disorders "mental disorders"? A contribution to the current debate. *Current Opinion in Psychiatry, 20*(2), 143–146. https://doi.org/10.1097/YCO.0b013e3280346999

Rief, W., Mewes, R., Martin, A., Glaesmer, H., & Braehler, E. (2010). Are psychological features useful in classifying patients with somatic symptoms? *Psychosomatic Medicine, 72*(7), 648–655. https://doi.org/10.1097/PSY.0b013e3181d73fce

Schäfer, I., von Leitner, E. C., Schön, G., Koller, D., Hansen, H., Kolonko, T., Kaduszkiewicz, H., Wegscheider, K., Glaeske, G., & van den Bussche, H. (2010). Multimorbidity patterns in the elderly: A new approach of disease clustering identifies complex interrelations between chronic conditions. *PLoS One, 5*(12), e15941. https://doi.org/10.1371/journal.pone.0015941

Schumacher, S., Rief, W., Klaus, K., Brähler, E., & Mewes, R. (2017). Medium- and long-term prognostic validity of competing classification proposals for the former somatoform disorders. *Psychological Medicine, 47*(10), 1719–1732. https://doi.org/10.1017/S0033291717000149

Sharpe, M., & Carson, A. (2001). "Unexplained" somatic symptoms, functional syndromes, and somatization: Do we need a paradigm shift? *Annals of Internal Medicine, 134*(9 Pt. 2), 926–930. https://doi.org/10.7326/0003-4819-134-9_Part_2-200105011-00018

Stein, D. J., Kogan, C. S., Atmaca, M., Fineberg, N. A., Fontenelle, L. F., Grant, J. E., Matsunaga, H., Reddy, Y. C. J., Simpson, H. B., Thomsen, P. H., van den Heuvel, O. A., Veale, D., Woods, D. W., & Reed, G. M. (2016). The classification of obsessive-compulsive and related disorders in the ICD-11. *Journal of Affective Disorders, 190*, 663–674. https://doi.org/10.1016/j.jad.2015.10.061

Tomenson, B., McBeth, J., Chew-Graham, C. A., MacFarlane, G., Davies, I., Jackson, J., Littlewood, A., & Creed, F. H. (2012). Somatization and health anxiety as predictors of health care use. *Psychosomatic Medicine, 74*(6), 656–664. https://doi.org/10.1097/PSY.0b013e31825cb140

van den Heuvel, O. A., Veale, D., & Stein, D. J. (2014). Hypochondriasis: Considerations for ICD-11. *Brazilian Journal of Psychiatry, 36*(Suppl. 1), 21–27. https://doi.org/10.1590/1516-4446-2013-1218

World Health Organization. (2023). *ICD-11 for mortality and morbidity statistics* (Version: 01/2023). https://icd.who.int/browse11/l-m/en#/

World Health Organization. (2024). *Clinical descriptions and diagnostic requirements for ICD-11 mental, behavioural and neurodevelopmental disorders*. https://www.who.int/publications/i/item/9789240077263

Woud, M. L., Zhang, X. C., Becker, E. S., Zlomuzica, A., & Margraf, J. (2016). Catastrophizing misinterpretations predict somatoform-related symptoms and new onsets of somatoform disorders. *Journal of Psychosomatic Research, 81*, 31–37. https://doi.org/10.1016/j.jpsychores.2015.12.005

14

Transtornos de comportamento disruptivo ou dissocial e transtorno de déficit de atenção e hiperatividade

Spencer C. Evans, Francisco R. de la Peña, Walter Matthys e John E. Lochman

LÓGICA ABRANGENTE

Os transtornos de comportamento disruptivo ou dissocial, juntamente com o transtorno de déficit de atenção e hiperatividade (TDAH), estão entre as condições psicológicas mais comuns e incapacitantes em crianças e adolescentes. Clínicos e pesquisadores reconhecem cada vez mais essas condições como relevantes ao longo da vida, com grande heterogeneidade na apresentação, na variação nos contextos e nas perspectivas dos informantes, além de ligações com outras preocupações clínicas e funcionais importantes. Por essas razões, a avaliação psicológica eficaz nessa área é tanto uma habilidade essencial para os clínicos quanto um desafio a ser implementado na prática.

Taxonomicamente, o transtorno desafiador de oposição e o transtorno de conduta dissocial compõem as duas principais categorias de transtornos no agrupamento de transtornos de comportamento disruptivo ou dissocial da 11ª revisão da *Classificação internacional de doenças* (CID-11; World Health Organization [WHO], 2023), enquanto o TDAH é uma categoria importante no agrupamento de transtornos do neurodesenvolvimento. Clinicamente, o transtorno desafiador de oposição e o transtorno de conduta dissocial incluem diferentes grupos de comportamentos

https://doi.org/10.1037/0000392-014

A Psychological Approach to Diagnosis: Using the ICD-11 as a Framework, G. M. Reed, P. L.-J. Ritchie, and A. Maercker (Editors)

Copyright © 2024 by the American Psychological Association and the International Union of Psychological Science. All rights reserved.

opositores ou antissociais problemáticos que diferem em tipo, gravidade e frequência, enquanto o TDAH é caracterizado por sintomas persistentes de desatenção e/ou hiperatividade-impulsividade que têm impacto negativo direto no funcionamento acadêmico, ocupacional ou social.

Apesar de serem classificados em seções diferentes da *CID-11*, os transtornos de comportamento disruptivo ou dissocial e o TDAH são abordados juntos neste volume por várias razões. Primeiro, o transtorno desafiador de oposição, o transtorno de conduta dissocial e o TDAH geralmente têm seu início na infância ou adolescência. Segundo, esses sintomas e diagnósticos comumente ocorrem de forma concomitante, seja simultaneamente ou ao longo do desenvolvimento. Terceiro, a avaliação clínica de qualquer um desses problemas deve incluir um diagnóstico diferencial dos outros. Por fim, mesmo quando diferentes diagnósticos são aplicados (p. ex., transtorno desafiador de oposição vs. TDAH), o foco e os métodos de tratamento são frequentemente bastante semelhantes (p. ex., treinamento comportamental para pais, terapia cognitivo-comportamental). À luz dessa sobreposição, adotamos uma abordagem abrangente para a avaliação psicológica dos transtornos de comportamento disruptivo ou dissocial e do TDAH em jovens. Ao fazê-lo, enfatizamos princípios e práticas comuns aos três transtornos sempre que possível, ao mesmo tempo em que oferecemos orientações sobre os transtornos individuais.

UMA ABORDAGEM PSICOLÓGICA PARA OS TRANSTORNOS DE COMPORTAMENTO DISRUPTIVO OU DISSOCIAL E PARA O TRANSTORNO DE DÉFICIT DE ATENÇÃO E HIPERATIVIDADE

A atenção ao contexto social e de desenvolvimento é de extrema importância para a compreensão, a avaliação e o tratamento do transtorno desafiador de oposição, do transtorno de conduta dissocial e do TDAH. Esses transtornos são um tanto únicos, pois são definidos menos pela experiência de sofrimento e mais por se o comportamento de alguém está alinhado com as normas e as expectativas do ambiente social e do contexto sociocultural. Uma criança pequena que exibe comportamentos hiperativos, impulsivos e teimosia pode ser considerada comum em um ambiente de cuidado familiar durante a primeira infância, mas esses mesmos comportamentos podem causar considerável comprometimento, perturbação e desafios de aprendizagem ao ingressar na escola primária. Da mesma forma, é importante que os clínicos tenham alguma apreciação tanto do desenvolvimento típico quanto atípico, pois diferenciá-los é central para o diagnóstico. Características disruptivas (p. ex., explosões de temperamento, discussões, comportamentos de alta energia) são um tanto normativas em crianças pequenas, mas podem justificar atenção clínica se forem especialmente graves, persistentes ou incapacitantes em relação aos pares da mesma idade.

Por essas razões, o foco da avaliação deve incluir o ambiente social da criança em todas as suas formas (p. ex., família, colegas, escola, comunidade), além dos fatores individuais no paciente identificado. Correspondentemente, os métodos de avaliação não devem depender exclusivamente de uma única pessoa ou ferramenta. É necessária uma abordagem abrangente, informada pelo desenvolvimento e orientada por hipóteses, que considere múltiplos informantes em diferentes contextos (Matthys & Powell, 2018; McMahon & Frick, 2005; Pelham et al., 2005; Rohde et al., 2020). Em outras palavras, a avaliação requer uma conceitualização psicológica, buscando responder a algumas perguntas-chave: Qual é a natureza da preocupação?

Como ela surgiu? Quais fatores estão mantendo o problema? Como esses fatores podem ser modificados por meio do tratamento? Embora a etiologia esteja além do escopo deste capítulo, esses transtornos são influenciados por fatores genéticos e ambientais (e suas interações). Em suma, o processo de avaliação é exatamente isso: um processo. Ele envolve desenvolver e testar hipóteses usando múltiplos tipos e fontes de dados para esclarecer explicações concorrentes.

APRESENTAÇÕES E PADRÕES DE SINTOMAS

O transtorno desafiador de oposição, o transtorno de conduta dissocial e o TDAH compartilham características comuns, incluindo um padrão persistente de sintomas que é inconsistente com o nível de desenvolvimento e as expectativas socioculturais, estando associado a comprometimento funcional (WHO, 2024). Por exemplo, jovens que frequentemente discutem, desafiam instruções e se irritam (características do transtorno desafiador de oposição) tendem a experimentar dificuldades de funcionamento com pais/cuidadores e professores. Aqueles que faltam à escola, iniciam brigas e cometem furtos (como no transtorno de conduta dissocial) provavelmente enfrentarão dificuldades significativas em seu ambiente. E uma criança que tem dificuldade em prestar atenção e esperar sua vez (características do TDAH) provavelmente enfrentará problemas comportamentais, acadêmicos e sociais na escola. Assim, todos os três transtornos estão necessariamente ligados ao comprometimento funcional, embora haja variabilidade substancial entre indivíduos com o mesmo diagnóstico (Frick & Nigg, 2012; Lochman & Matthys, 2018; Loeber et al., 2000).

Transtorno desafiador de oposição

No transtorno desafiador de oposição, o padrão é predominantemente disruptivo, incluindo comportamentos marcadamente argumentativos, desafiadores e desobedientes. Essa descrição caracteriza o comportamento do indivíduo por meio de seu impacto no ambiente, e diferentes tipos de comportamentos podem se encaixar nessa descrição. Conforme descrito nas *Descrições Clínicas e Requisitos Diagnósticos para Transtornos Mentais, Comportamentais ou do Neurodesenvolvimento da CID-11* (CDDR; WHO, 2024), esses comportamentos incluem: (a) dificuldade em se relacionar com os outros, especialmente figuras de autoridade e colegas; (b) comportamento antagônico ou vingativo; ou (c) desregulação emocional incluindo irritabilidade severa e raiva. O contexto desenvolvimental e relacional é crítico. Deve-se estabelecer que as preocupações apresentadas não surgem de um relacionamento com uma única figura de autoridade (p. ex., apenas um dos pais/cuidadores ou professor) ou de um conjunto irracional de exigências impostas à criança (relativas à sua idade e capacidade). Essas situações não são suficientes para o diagnóstico; em vez disso, podem indicar a necessidade de um foco clínico no ambiente social, como consultar um professor ou cuidador.

Transtorno de conduta dissocial

O transtorno de conduta dissocial é definido por um padrão de comportamentos problemáticos resultando na violação dos direitos básicos dos outros ou violações significativas das normas sociais ou culturais, das regras ou das leis pertinentes à idade. Os quatro principais domínios incluem: (a) agressão contra pessoas ou animais, como intimidação ou agressão sexual; (b) destruição de propriedade, como incendiar objetos ou quebrar brinquedos de outras crianças; (c) engano ou roubo, como mentir persistentemente ou furtar; e (d) violações graves de regras, como fugir repetidamente de casa ou faltar à escola ou ao trabalho. Geralmente, vários desses comportamentos devem ocorrer ao longo de um período relativamente longo. Dependendo da gravidade, no entanto, um grande conjunto de muitos problemas pode não ser necessário para o diagnóstico clínico e cuidado. Por exemplo, seriam necessárias menos instâncias de crueldade contra animais ou incêndio deliberado para o diagnóstico, enquanto comportamentos como mentir podem requerer maior evidência de sua gravidade e atipicidade (p. ex., um padrão recorrente de mentir para enganar e trapacear os outros). Note que esses comportamentos frequentemente requerem outras formas de intervenção fora do domínio da saúde mental. Por exemplo, brigas, evasão escolar e furtos podem necessitar da atenção das autoridades educacionais ou legais antes que um padrão persistente possa ser documentado para diagnóstico. Por outro lado, um padrão de mentiras e enganos poderia justificar um diagnóstico de transtorno de conduta dissocial sem constituir qualquer crime específico ou violação de regra.

Transtorno de déficit de atenção e hiperatividade

O TDAH é caracterizado por um padrão persistente de desatenção e/ou hiperatividade-impulsividade que está fora dos limites da variação normal esperada para a idade e para o nível de desenvolvimento intelectual. Os sintomas devem ser suficientemente graves para ter um efeito negativo no funcionamento em múltiplos contextos (p. ex., doméstico, acadêmico, social, ocupacional). Existem três apresentações do TDAH (predominantemente desatento, predominantemente hiperativo-impulsivo e combinado) baseadas nos dois grupos de sintomas (desatenção, hiperatividade-impulsividade). A desatenção inclui dificuldade em manter a atenção em tarefas que não proporcionam alto nível de estímulo ou recompensa ou que exigem esforço mental sustentado; distração fácil por estímulos externos ou pensamentos não relacionados à tarefa em questão; e dificuldade com planejamento, gerenciamento e organização de trabalhos escolares, tarefas e outras atividades. A hiperatividade-impulsividade inclui atividade motora excessiva (p. ex., uma criança saindo do assento ou correndo quando se espera que fique quieta); dificuldade em esperar a vez ou interromper ou interferir em conversas, jogos ou atividades; e tendência a agir em resposta a estímulos imediatos sem considerar os riscos e as consequências. O conhecimento do desenvolvimento típico é fundamental para identificar o que é atípico em quais idades. Considere o significado de "dificuldade em ficar quieto" em uma criança de 4 anos *versus* uma de 10 anos ou "toma decisões impulsivas" em um adolescente de 15 anos *versus* um adulto de 30 anos.

ESPECIFICADORES

Transtorno desafiador de oposição e transtorno de conduta dissocial

Se as características essenciais nas *CDDR* para o transtorno desafiador de oposição forem atendidas, o clínico especifica se a apresentação é (a) "sem irritabilidade-raiva crônicas", um padrão comum predominantemente opositor-desafiador, não acompanhado por desregulação emocional severa; ou (b) "com irritabilidade-raiva crônicas", caracterizada por um humor persistentemente irritado/raivoso, que pode incluir sentir-se zangado ou ressentido, ser sensível ou facilmente irritável e frequentemente perder a paciência. Com base em pesquisas substanciais sobre a dimensão da irritabilidade do transtorno desafiador de oposição e sobre síndromes de desregulação do humor severa/disruptiva, a *CID-11* designou a irritabilidade-raiva crônicas como um subtipo do transtorno desafiador de oposição em vez de um novo diagnóstico independente (Evans et al., 2017; Lochman et al., 2015). A presença de irritabilidade-raiva crônicas está ligada ao risco de transtornos depressivos, transtornos de ansiedade ou relacionados ao medo, suicídio e desafios escolares, relacionais e ocupacionais.

Se as características essenciais das *CDDR* para o transtorno de conduta dissocial forem atendidas, o clínico indica se é (a) "início na infância" ou (b) "início na adolescência". Essa distinção – baseada em se quaisquer características estavam claramente presentes e persistentes antes do início da adolescência (ou com cerca de 10 anos de idade) – é significativa dos pontos de vista clínico e de desenvolvimento. O transtorno de conduta dissocial com início na infância tende a prever maior gravidade e persistência do comportamento antissocial ao longo do tempo, enquanto o início na adolescência pode frequentemente ser uma função da afiliação com pares desviantes e é mais provável que remita à medida que os jovens entram na idade adulta jovem. No entanto, esses especificadores não devem ser interpretados como significando que qualquer apresentação é menos importante clinicamente ou menos suscetível a mudanças do que a outra.

Se o transtorno de conduta dissocial e/ou o transtorno desafiador de oposição estiver presente, o clínico deve indicar se a condição ocorre (a) "com emoções pró-sociais típicas" ou (b) "com emoções pró-sociais limitadas". Esse especificador deriva de pesquisas sobre traços insensíveis-não emocionais, principalmente no contexto do transtorno de conduta dissocial (Frick et al., 2014). Emoções pró-sociais limitadas são definidas por empatia ou sensibilidade limitadas ou ausentes; remorso, culpa ou vergonha limitados; preocupação limitada com seu próprio desempenho ruim/problemático; e expressão limitada ou superficial de emoções ou sentimentos positivos/amorosos em relação aos outros. Essas características geralmente emergem antes da adolescência e preveem uma trajetória de comportamento antissocial mais severo. Pesquisas apoiam a validade dos traços insensíveis-não emocionais entre crianças mais novas com e sem transtorno desafiador de oposição (p. ex., Ezpeleta et al., 2015). Essas descobertas sugerem que detectar emoções pró-sociais limitadas dentro do transtorno desafiador de oposição pode ajudar a facilitar a identificação precoce e o tratamento das crianças com maior risco para uma trajetória antissocial severa. Ainda assim, as decisões diagnósticas devem ser guiadas por evidências de que seria esperado que as emoções pró-sociais seriam limitadas em apenas uma pequena minoria dos jovens com qualquer um dos transtornos (Frick & Nigg, 2012).

Transtorno de déficit de atenção e hiperatividade

Se os requisitos para o TDAH forem atendidos, o clínico já terá verificado que há um padrão prejudicial de desatenção e/ou hiperatividade-impulsividade; o propósito dos especificadores é designar a natureza desse padrão entre três opções: (a) apresentação predominantemente desatenta, (b) apresentação predominantemente hiperativa-impulsiva ou (c) apresentação combinada. As dimensões dos sintomas do TDAH são bem estabelecidas (Willcutt et al., 2012) e podem ter implicações clínicas importantes. Por exemplo, jovens com sintomas de hiperatividade-impulsividade podem requerer atenção para comportamentos agressivos, inapropriados e disruptivos. Aqueles com desatenção grave podem ser menos disruptivos e, portanto, menos propensos a serem identificados, mas correm maior risco de dificuldades acadêmicas e transtornos depressivos (Meinzer et al., 2014).

AVALIAÇÃO

A avaliação clínica pode ser considerada um processo de tomada de decisão de geração e teste de hipóteses, no qual o clínico avalia a presença (ou ausência) de um ou mais transtornos, considera a etiologia subjacente e planeja o tratamento. Além de produzir um diagnóstico da *CID-11*, a avaliação deve produzir uma formulação de caso que inclua fatores de risco e de proteção que desempenham um papel no desenvolvimento do transtorno. Esse processo de decisão pode ser descrito em oito etapas (Matthys & Lochman, 2017; Matthys & Powell, 2018):

- Durante uma fase de triagem inicial antes da primeira entrevista, pode ser apropriado fornecer escalas de avaliação padronizadas e abrangentes para serem preenchidas pelos pais/cuidadores e pelo professor do jovem ou, no caso de crianças pequenas, pelo responsável da creche. Exemplos de escalas de avaliação abrangentes amplamente utilizadas, bem validadas e disponíveis em vários idiomas incluem o Sistema Achenbach de Avaliação Empiricamente Baseada (Achenbach & Rescorla, 2001) e o Questionário de Capacidades e Dificuldades (SDQ, do inglês *Strengths and Difficulties Questionnaire*; Goodman & Scott, 1999). Ambos os conjuntos de instrumentos são protegidos por direitos autorais e podem ser administrados em formato eletrônico ou outro, com algum custo (embora o SDQ permita a administração em papel sem custo). Numerosas escalas gratuitas de saúde mental para jovens estão disponíveis, especialmente para aplicação em papel (para revisões de medidas que estão disponíveis gratuitamente, muitas vezes em vários idiomas, consulte Becker-Haimes et al., 2020, e Wikiversity, 2020). Idealmente, pelo menos uma medida geral poderia ser administrada a adultos com diferentes perspectivas sobre a criança, para obter uma visão rápida sobre se o jovem funciona dentro da faixa clínica ou normal de vários domínios, de acordo com seus pais/cuidadores e professores. Certamente, um diagnóstico não pode ser feito com base em qualquer resultado de teste único. Além disso, qualquer uso de medidas deve levar em conta cuidadosamente o contexto cultural e linguístico. As medidas devem ser culturalmente apropriadas, administradas no idioma preferido do(s) indivíduo(s) a quem são aplicadas (seja como foram originalmente desenvolvidas ou como uma tradução validada), e qualquer padronização (p. ex., escores *t*, pontos de corte clínicos) deve ser adequadamente normatizada para a população local. Quando essas condições não são atendidas, os resultados dos testes devem ser interpretados com cautela.

- Na entrevista inicial com o jovem e o cuidador, são obtidas informações sobre o início e o desenvolvimento dos problemas e sua progressão ao longo do tempo. O clínico pergunta em que idade os vários sintomas ocorreram pela primeira vez, em quais contextos e com quem (pais, outros adultos, professores, irmãos, colegas). O curso de desenvolvimento de cada sintoma é discutido em termos de frequência, interações com indivíduos específicos e consequências no funcionamento geral (p. ex., relações com colegas, desempenho acadêmico). Além disso, potenciais fatores de risco e de proteção são explorados. Os fatores de risco podem incluir complicações pré-natais/perinatais do nascimento, temperamento da criança, transtornos concomitantes, baixo monitoramento parental e parentalidade severa, afiliação com colegas delinquentes e baixo envolvimento com a escola e a comunidade. Os fatores de proteção podem incluir a presença de adultos que fornecem apoio, recursos para cuidados, atividades extracurriculares e habilidades sociais, amizades, resolução de problemas, inteligência e desempenho acadêmico da criança.

- Com base nas informações coletadas, o clínico gera um diagnóstico diferencial, considerando os limites com outros possíveis diagnósticos com sintomas semelhantes, bem como condições concomitantes. O diagnóstico diferencial é considerado como uma hipótese clínica a ser testada durante as próximas etapas da avaliação.

- Essa hipótese ajuda o clínico a decidir quais questões ele precisa procurar ou em quais deve se concentrar na entrevista clínica com o jovem. Os clínicos geralmente não devem esperar observar diretamente todos os problemas relatados pelos pais/cuidadores ou todas as características essenciais de qualquer diagnóstico específico, mas podem querer observar os comportamentos disruptivos centrais, pelo menos em certo grau. Embora possa haver uma presunção da presença de um transtorno com base em informações de pais/cuidadores e professores, a entrevista clínica pode ser usada para apoiar ou refutar essa presunção diagnóstica.

- Analisa-se se são necessárias avaliações adicionais, como avaliação padronizada da capacidade intelectual ou testes neuropsicológicos.

- O clínico verifica cuidadosamente cada sintoma separadamente com os pais/cuidadores, solicitando exemplos específicos de comportamentos e investigando a frequência, a duração, a gravidade, o contexto (ambientes em que os sintomas ocorrem) e as consequências. Informações adicionais são coletadas tendo em vista hipóteses sobre as questões observadas anteriormente (Qual é o problema?, Como ele surgiu?, etc.). Essas hipóteses podem incorporar o que se sabe sobre fatores de risco e proteção e alvos para intervenção. Por exemplo, se a visão do clínico é de que as características individuais e transacionais dos pais/cuidadores e da criança evoluíram para um ciclo de coerção, então o treinamento comportamental dos pais/cuidadores pode ser indicado.

- O clínico integra as informações de diferentes fontes (p. ex., pais/cuidadores, professores, entrevista, observação) no nível de cada sintoma ou grupo de sintomas e decide se as características essenciais estão presentes. Por meio desse processo, o clínico obtém um diagnóstico categórico final da *CID-11*, além de uma formulação de caso de trabalho e recomendações de tratamento. Ao gerar um plano de tratamento, deve-se dar prioridade aos fatores que parecem desempenhar um papel na manutenção do(s) transtorno(s), talvez acima daqueles que podem ter desempenhado um papel iniciador, porque os primeiros ajudarão a orientar a intervenção.

- O clínico discute o diagnóstico e o plano de tratamento com os pais/cuidadores e a criança ou o adolescente.

DIAGNÓSTICO DIFERENCIAL

O transtorno desafiador de oposição, o transtorno de conduta dissocial e o TDAH devem primeiro ser distinguidos de comportamentos que estão dentro da faixa típica, considerando a idade, o gênero e o contexto sociocultural do indivíduo. Se os problemas de comportamento são transitórios ou não resultam em comprometimento significativo, eles são vistos como dificuldades normativas. Se os problemas de comportamento surgiram logo após um estressor significativo, o diagnóstico diferencial deve incluir o transtorno de adaptação e possivelmente outros transtornos associados especificamente ao estresse.

O transtorno desafiador de oposição e o transtorno de conduta dissocial estão relacionados entre si e são distintos entre si (Lahey & Waldman, 2012). Ambos são caracterizados por sintomas que perturbam as interações e as relações com os outros, mas refletem um *continuum* de gravidade. Por exemplo, discutir, incomodar os outros e perder a paciência são atitudes menos desadaptativas do que iniciar brigas físicas, destruir propriedades e roubar. Crianças do ensino fundamental com transtorno desafiador de oposição têm risco elevado de desenvolver transtorno de conduta dissocial, mas a maioria não o desenvolve. Os sintomas do TDAH também podem perturbar as interações e as relações com os outros. Comportamentos hiperativos-impulsivos (p. ex., falar sem pensar, dificuldade em esperar a vez, interromper) são frequentemente muito disruptivos e requerem diferenciação da oposição. A desatenção também pode ser interpretada como não conformidade; crianças que têm dificuldade em prestar atenção a regras e instruções são menos propensas a segui-las. No entanto, muitos sintomas do TDAH são exclusivos do TDAH, como ser facilmente distraído e ter dificuldade em permanecer parado. É importante ressaltar que o TDAH e o transtorno desafiador de oposição ou o transtorno de conduta dissocial frequentemente ocorrem de forma concomitante. Quando esses transtornos estão presentes juntos, é provável que o TDAH tenha surgido primeiro. Em comparação com qualquer diagnóstico isolado, a concomitância do TDAH com o transtorno desafiador de oposição ou o transtorno de conduta dissocial está associada a maior comprometimento, exigindo, portanto, um plano de tratamento mais abrangente.

Acessos de raiva graves que podem ocorrer no transtorno desafiador de oposição com irritabilidade-raiva crônica podem ser semelhantes aos sintomas do transtorno explosivo intermitente (consulte os "Transtornos do controle de impulsos"). No entanto, os episódios explosivos no transtorno explosivo intermitente envolvem agressão verbal ou física e podem resultar em danos significativos à propriedade ou em lesões físicas a outras pessoas. Os indivíduos com transtorno desafiador de oposição, por outro lado, exibem agressão física com menos frequência, embora a agressão verbal e reativa seja comum. Da mesma forma, embora tanto o TDAH quanto o transtorno explosivo intermitente sejam caracterizados por comportamento impulsivo que pode ser agressivo, a agressão não é uma característica central do TDAH.

O descumprimento de regras é comum na psicopatologia da juventude e pode ser visto no contexto tanto da depressão (p. ex., devido à diminuição do interesse e do prazer) quanto dos transtornos de ansiedade (p. ex., se funcionar para ajudar a evitar um estímulo que provoque ansiedade). Da mesma forma, a irritabilidade ocorre em vários transtornos mentais que afetam os jovens (Evans et al., 2017), notadamente incluindo transtornos depressivos, bipolares, de ansiedade e associados ao estresse, além do transtorno desafiador de oposição. Geralmente, jovens com transtornos de comportamento disruptivo ou dissocial estão em risco de depressão e ansiedade. Por essas razões, os transtornos do humor e de ansiedade geralmente devem ser considerados para o diagnóstico diferencial quando a oposição ou a irritabilidade é proeminente, com atenção cuidadosa dada a se essas características são mais episódicas (características dos transtornos do humor) ou de natureza crônica (características do transtorno desafiador de oposição e transtornos não relacionados ao humor).

Da mesma forma, jovens com TDAH, particularmente a apresentação predominantemente desatenta, estão em risco de transtornos depressivos, que podem ser aumentados por experiências negativas com pais/cuidadores, professores e colegas (Meinzer et al., 2014). Problemas com atenção no TDAH também podem se assemelhar a comportamentos deprimidos/retraídos. O TDAH e os transtornos depressivos podem ser distinguidos na medida em que a desatenção do TDAH persiste ao longo do tempo e não está episodicamente ligada aos transtornos depressivos. Inquietação, agitação e dificuldades para manter a concentração, que são características do TDAH, também podem ocorrer no contexto de transtornos de ansiedade ou relacionados ao medo, que podem ocorrer de forma concomitante com o TDAH.

Descumprimento de regras, irritabilidade-raiva e agressão são comuns entre crianças e adolescentes com transtorno do espectro autista. No entanto, em indivíduos com transtorno do espectro autista, esses comportamentos são geralmente associados a um gatilho, como uma mudança súbita na rotina ou estimulação sensorial aversiva, ou a déficits de comunicação social nas interações com colegas. Da mesma forma, problemas de atenção, como ser excessivamente focado, hiperativo e impulsivo, podem ocorrer em indivíduos com transtorno do espectro autista. No entanto, indivíduos com transtorno desafiador de oposição, transtorno de conduta dissocial ou TDAH não apresentam os déficits de comunicação social e os padrões restritos, repetitivos e inflexíveis de comportamento, interesses ou atividades que são as características centrais do transtorno do espectro autista.

TRANSTORNOS CONCOMITANTES

Entre os indivíduos com qualquer transtorno mental, aproximadamente metade atenderá em algum momento aos requisitos diagnósticos para um segundo transtorno; destes, cerca de metade atenderá aos requisitos diagnósticos para um terceiro transtorno (Caspi & Moffitt, 2018). Assim, é fundamental considerar a possibilidade de transtornos concomitantes ao avaliar o TDAH, o transtorno desafiador de oposição ou o transtorno de conduta dissocial. Os padrões de concomitância mais comuns envolvem pares desses três transtornos ocorrendo concomitantemente uns com os outros. A *CID-11* aborda isso permitindo que qualquer combinação desses diagnósticos seja aplicada simultaneamente quando todos os requisitos diagnósticos para cada um forem atendidos. Tradicionalmente, a concomitância dentro dos transtornos de comportamento disruptivo ou dissocial tem sido vista dos pontos de vista hierárquico e de desenvolvimento, com o transtorno desafiador de oposição visto como um precursor do transtorno de conduta dissocial (Burke et al., 2002). No entanto, é importante observar que uma grande porcentagem de jovens com transtorno desafiador de oposição nunca desenvolve transtorno de conduta dissocial. Além disso, o TDAH comumente ocorre de forma concomitante com, e é um fator de risco para, o transtorno desafiador de oposição e o transtorno de conduta dissocial (Frick & Nigg, 2012). Indivíduos com transtorno do desenvolvimento da aprendizagem ou com transtornos do desenvolvimento intelectual frequentemente têm problemas de atenção e podem justificar um diagnóstico de TDAH se todos os requisitos forem atendidos.

Alguns dados úteis sobre concomitância vêm de Costello et al. (2003), que coletaram estimativas de prevalência de 3 meses de transtornos emocionais e comportamentais em uma população representativa de 1.420 jovens de 9 a 13 anos. Padrões semelhantes de concomitância emergiram para o transtorno desafiador de oposição, o transtorno de conduta dissocial e o TDAH. A presença de qualquer um desses transtornos estava ligada a um risco substancialmente aumentado para qualquer outro desses transtornos, especialmente entre os meninos. Geralmente, o transtorno desafiador de oposição, o transtorno de conduta dissocial e o TDAH também acarretavam risco aumentado de transtornos depressivos, transtornos de ansiedade ou relacionados ao medo e transtornos decorrentes do uso de substâncias. As taxas de concomitância tendiam a seguir as tendências de desenvolvimento e gênero dos transtornos associados. Por exemplo, entre indivíduos com um diagnóstico de transtornos de comportamento disruptivo ou dissocial ou TDAH, o risco de transtornos depressivos concomitantes ou transtornos decorrentes do uso de substâncias aumenta durante a adolescência e o início da idade adulta. Quanto ao gênero, as meninas com transtorno desafiador de oposição, transtorno de conduta dissocial e/ou TDAH apresentaram maior concomitância com transtornos de ansiedade ou relacionados ao medo e transtornos depressivos e menor concomitância com transtornos externalizantes em comparação com os meninos (Costello et al., 2003).

O transtorno desafiador de oposição, o transtorno de conduta dissocial e o TDAH também têm sido associados a outras preocupações de saúde. O distúrbio do sono é comum nos transtornos de comportamento disruptivo ou dissocial e no TDAH. Existe uma ligação entre o TDAH e a epilepsia que merece atenção tanto pela sua elevada concomitância quanto pelo diagnóstico diferencial, dada a possibilidade de crises de ausência (*petit mal*) – breves crises de "olhar fixo" com duração de alguns segundos – que podem se disfarçar de desatenção em ambientes como salas de aula. O TDAH está associado à obesidade e ao sobrepeso, que podem não ser clinicamente significativos até a adolescência ou a idade adulta (Nigg et al., 2016). Da mesma forma, lesões não intencionais (p. ex., queimaduras, envenenamento, fraturas, lesões na cabeça) estão associadas a transtornos mentais em geral e exclusivamente ligadas ao TDAH, ao transtorno desafiador de oposição e ao transtorno de conduta dissocial (Rowe et al., 2004). Não é difícil imaginar como as características desses transtornos (p. ex., busca de sensações, impulsividade, hiperatividade, assumir riscos, menor sensibilidade à punição, agressão, afiliação a pares delinquentes, violações de regras) poderiam colocar os jovens em risco de vários resultados adversos para a saúde. Os clínicos devem considerar as implicações para a segurança e a saúde física como parte de uma conceitualização biopsicossocial dos transtornos de comportamento disruptivo ou dissocial e do TDAH. Por fim, dadas as associações documentadas do comportamento externalizante com várias formas de adversidade da vida (Frick & Nigg, 2012), é importante avaliar o histórico e o risco de várias formas de maus-tratos e trauma.

CURSO DO DESENVOLVIMENTO

Do ponto de vista do desenvolvimento, acredita-se que o transtorno desafiador de oposição surja com mais frequência no ambiente familiar. À medida que as crianças se desenvolvem e os colegas desempenham um papel cada vez mais influente, os jovens podem passar de um comportamento argumentativo, desafiador e de oposição em casa para exibir comportamentos igualmente difíceis no contexto de colegas e da escola. Problemas com a regulação emocional e processos sociocognitivos estão frequentemente presentes. Jovens com transtorno desafiador de oposição e transtorno de conduta dissocial tendem a ser rejeitados por seus colegas e formar afiliações com colegas mais delinquentes. Eles podem vitimizar, ser vitimizados ou ambos (vítimas de *bullying*). Na escola, os jovens com essas condições frequentemente enfrentam desafios acadêmicos e podem estar em maior risco de abandono escolar. Parte disso pode ser devido ao TDAH concomitante, que está mais especificamente ligado a problemas acadêmicos. A estabilidade do transtorno desafiador de oposição e do transtorno de conduta dissocial é relativamente baixa, o que significa que os jovens que atendem aos requisitos para o diagnóstico em um determinado momento podem experimentar um declínio dos sintomas e retornar a uma trajetória típica. No entanto, o surgimento tanto do transtorno desafiador de oposição quanto do transtorno de conduta dissocial no início da infância (em vez de mais tarde, na adolescência) é um preditor robusto de problemas de saúde mental e funcionais na vida adulta, e aqueles que também mostram emoções pró--sociais limitadas tendem a ter padrões mais graves e persistentes (Frick et al., 2014). Por fim, embora o transtorno desafiador de oposição e o transtorno de conduta dissocial tenham sido considerados transtornos da infância e da adolescência, eles permanecem relevantes, comuns e clinicamente importantes na idade adulta. Assim, a *CID-11* permite que ambos os diagnósticos sejam dados a adultos, quando aplicável. Adultos que teriam recebido um diagnóstico de transtorno da personalidade dissocial na *CID-10* ou transtorno da personalidade antissocial de acordo com a 5ª edição do *Manual diagnóstico e estatístico de transtornos mentais* (*DSM-5*) podem ser mais bem diagnosticados com transtorno de conduta dissocial na *CID-11*, pois isso representa essencialmente o mesmo padrão de uma perspectiva de vida.

Em relação ao TDAH, desatenção e hiperatividade-impulsividade estão presentes em muitos indivíduos com desenvolvimento típico durante a primeira infância e a infância média. O que indica o TDAH é a maior gravidade, persistência e onipresença desses sintomas e o grau de comprometimento associado. Em crianças pequenas, a apresentação combinada é a mais comum. Com o aumento da idade, a hiperatividade-impulsividade tende a diminuir, e as apresentações desatentas se tornam mais comuns. Isso pode refletir um verdadeiro padrão de desenvolvimento ou uma dificuldade na medição ao longo da vida. A *CID-11* tomou medidas para abordar esta última questão, incorporando comportamentos adicionais específicos como sintomas (p. ex., direção imprudente). A maioria dos casos pré-escolares de TDAH persiste na infância e na adolescência, com a apresentação combinada mostrando a maior estabilidade; no entanto, é comum que o subtipo de apresentação de sintomas de um indivíduo mude ao longo do tempo. Para que um diagnóstico de TDAH seja feito em adolescentes e adultos, deve haver evidência de desatenção significativa e/ou hiperatividade--impulsividade na infância (p. ex., antes dos 12 anos). Por exemplo, essa evidência pode ser obtida entrevistando um membro da família ou revisando os registros escolares. Na ausência dessa evidência, um diagnóstico de TDAH em adultos deve ser feito com cautela.

Os sintomas de TDAH na primeira infância e a função executiva são preditores significativos da persistência e do comprometimento do TDAH, enquanto as práticas parentais inadequadas predizem problemas no ajuste emocional e comportamental e no transtorno desafiador de oposição concomitante. Os comportamentos dos pais e dos filhos estão relacionados bidirecionalmente, com as práticas parentais influenciando o comportamento da criança e vice-versa. Em crianças em idade escolar, a gravidade dos sintomas de TDAH e o comprometimento relacionado, o funcionamento cognitivo e os fatores familiares continuam sendo preditores importantes da persistência do TDAH e dos resultados funcionais posteriores na vida. A concomitância com o transtorno desafiador de oposição e o transtorno de conduta dissocial surge como um preditor adicional importante tanto da persistência do TDAH quanto do funcionamento prejudicado na adolescência e na idade adulta. Adultos com qualquer uma dessas condições podem apresentar prejuízos nos domínios educacional, ocupacional, relacional, familiar e comunitário. Em qualquer estágio de desenvolvimento, a intervenção eficaz pode ser um fator importante na determinação do curso e do resultado dessas condições.

PREVALÊNCIA

De acordo com as melhores evidências sobre a prevalência do transtorno desafiador de oposição, do transtorno de conduta dissocial e do TDAH, provenientes de grandes pesquisas epidemiológicas e metanálises, o National Comorbidity Survey Replication–Adolescent Supplement (Merikangas et al., 2010) coletou uma amostra representativa de 10.123 adolescentes nos Estados Unidos. Os resultados mostraram que 12,6% dos jovens tinham histórico de transtorno desafiador de oposição ao longo da vida (13,9% nos homens, 11,3% nas mulheres) e 6,8% tinham transtorno de conduta dissocial (7,9% nos homens, 5,8% nas mulheres). Para o TDAH, a prevalência ao longo da vida foi de 8,7% (13,1% dos homens, 4,2% das mulheres). No geral, aproximadamente 1 em cada 5 jovens (19,6%; 23,5% nos homens, 15,5% nas mulheres) tinha histórico de algum dos três transtornos. Ao sintetizar resultados de muitos estudos semelhantes, começa a surgir um quadro mais robusto e representativo internacionalmente. A metanálise global mais abrangente da prevalência de TDAH usou dados de 175 estudos e estimou que 7,2% (intervalo de confiança de 95%: [6,7%, 7,8%]) dos jovens na população tinham TDAH em qualquer momento (Thomas et al., 2015). Até onde sabemos, dados semelhantes não estão disponíveis para o transtorno desafiador de oposição e o transtorno de conduta dissocial, mas a pesquisa epidemiológica geralmente sugeriu que as taxas de TDAH, transtorno desafiador de oposição e transtorno de conduta dissocial não variam substancialmente ao longo do tempo ou entre as regiões do mundo – isto é, esses não são "transtornos americanos", nem estão aumentando rapidamente em prevalência (Canino et al., 2010; Thomas et al., 2015; Willcutt, 2012).

No entanto, as estimativas de prevalência não falam das variações transculturais nas práticas clínicas e percepções sociais de diagnosticar e tratar o TDAH, o transtorno desafiador de oposição e o transtorno de conduta dissocial. Há evidências nos Estados Unidos, por exemplo, de que as taxas de diagnósticos de TDAH aumentaram desde a década de 1990, com variações regionais no diagnóstico e na prescrição de medicamentos (Centers for Disease Control and Prevention, 2020). Esses desenvolvimentos para o TDAH – e talvez também para o transtorno desafiador de oposição e o transtorno de conduta dissocial – não ocorreram sem controvérsia e não parecem estar se desenrolando da mesma maneira em todos os países. Essas observações são um tanto anedóticas, ressaltando a necessidade de mais pesquisas. Em particular, são necessárias pesquisas em países de baixa e média rendas.

As estimativas de prevalência têm implicações clínicas úteis. Por exemplo, esses dados sugerem que, em uma sala de aula com 20 a 30 alunos, provavelmente há 3 a 6 alunos – mais frequentemente, meninos – que em algum momento serão afetados pelo TDAH e/ou transtornos de comportamento disruptivo ou dissocial. A qualquer momento, aproximadamente 1 a 3 desses alunos podem apresentar todas as características essenciais para um ou mais desses transtornos. Esse conhecimento fornece um quadro de referência para os clínicos que tentam elaborar formulações diagnósticas precisas sobre as dificuldades relatadas de um jovem encaminhado. No entanto, as estimativas epidemiológicas só vão até certo ponto. Elas não descrevem a prevalência do transtorno nos ambientes onde os cuidados clínicos são prestados, como a clínica ou o hospital local. Assim, encorajamos os clínicos a investigarem periodicamente as "taxas de base locais" para esses diagnósticos em seus ambientes, pois isso fornece uma linha de base estatística para orientar a avaliação baseada em evidências (Youngstrom et al., 2017).

VALIDADE E OUTRAS QUESTÕES CIENTÍFICAS ESSENCIAIS

Evidências substanciais apoiam a validade do transtorno desafiador de oposição, do transtorno de conduta dissocial e do TDAH em crianças e adolescentes (Frick & Nigg, 2012). Como um indicador dessa validade, o transtorno desafiador de oposição e o transtorno de conduta dissocial na infância predizem muitas formas comuns de psicopatologia posteriormente na adolescência e na idade adulta. Desfechos diferenciais foram encontrados para o TDAH, o transtorno desafiador de oposição (mais preditivo de ansiedade e depressão) e o transtorno de conduta dissocial (mais preditivo de delinquência e desfechos antissociais) no início da idade adulta. Esses diagnósticos também podem ser validamente feitos em períodos de desenvolvimento mais precoces. Na pré-escola, o transtorno desafiador de oposição e o transtorno de conduta dissocial mostram boas evidências de validade, incluindo relações com o comprometimento avaliado pelo professor e a estabilidade ao longo do tempo nos primeiros anos escolares.

Espera-se que as mudanças recentes na *CID-11* melhorem a validade e a utilidade clínica desses diagnósticos, permitindo um planejamento de tratamento mais refinado. Uma decisão-chave de classificação foi incluir um subtipo de irritabilidade-raiva crônicas dentro do transtorno desafiador de oposição na *CID-11*, em vez de um transtorno independente (Evans et al., 2017; Lochman et al., 2015). Nos ensaios de campo globais, essa formulação levou a uma maior precisão no diagnóstico da irritabilidade e da oposição dos jovens, em comparação com o *DSM-5* e a *CID-10* (Evans et al., 2021). Outra decisão envolveu a adição de um especificador de "emoções pró-sociais limitadas" aos diagnósticos de transtorno de conduta dissocial e transtorno desafiador de oposição, amplamente baseado em pesquisas sobre traços insensíveis-não emocionais em jovens. Descobriu-se que os traços insensíveis-não emocionais predizem desfechos criminais e de comportamento antissocial em adultos, mesmo após o controle dos sintomas de transtorno desafiador de oposição e transtorno de conduta dissocial. No entanto, os traços insensíveis-não emocionais mostram apenas estabilidade moderada durante a infância e são afetados pelas interações familiares e de pares (Frick et al., 2014).

PRINCIPAIS DIFERENÇAS COM O *DSM-5*

A pesquisa indicou que crianças com raiva e irritabilidade graves correm risco considerável de desfechos negativos específicos, incluindo transtornos depressivos e transtornos de ansiedade ou relacionados ao medo. Consequentemente, surgiu a preocupação de que a irritabilidade não havia sido adequadamente classificada em sistemas diagnósticos anteriores, e mudanças foram feitas para abordar essa preocupação tanto no *DSM-5* quanto na *CID-11*. O *DSM-5* adicionou um novo diagnóstico de transtorno depressivo na infância, o transtorno disruptivo da desregulação do humor. No entanto, essa decisão foi recebida com várias preocupações, incluindo o fato de ter sido baseada em pesquisas limitadas e de a nova síndrome não ser claramente distinta dos transtornos existentes (especialmente do transtorno desafiador de oposição). Com base nas recomendações de um grupo de trabalho e em uma revisão abrangente da literatura (Evans et al., 2017), a *CID-11* não incluiu o transtorno disruptivo da desregulação do humor, mas adicionou um especificador para o transtorno desafiador de oposição com "irritabilidade-raiva crônicas". Essa parece ser a opção mais parcimoniosa e cientificamente apoiada para identificar e tratar melhor as crianças com essa forma desadaptativa de desregulação emocional (Evans et al., 2021; Lochman et al., 2015).

Uma segunda distinção entre a *CID-11* e o *DSM-5* envolve a decisão de usar o especificador emoções pró-sociais limitadas tanto para o transtorno desafiador de oposição quanto para o transtorno de conduta dissocial. Concluiu-se que não havia dados suficientes para justificar a restrição do especificador de emoções pró-sociais limitadas apenas ao transtorno de conduta dissocial. De fato, grande parte da pesquisa sobre os efeitos preditivos dos traços insensíveis-não emocionais surgiu de amostras de jovens com e sem problemas de externalização, amplamente definidos (p. ex., Ezpeleta et al., 2015).

CONSIDERAÇÕES CULTURAIS E CONTEXTUAIS

O transtorno desafiador de oposição, o transtorno de conduta dissocial e o TDAH são diagnósticos de saúde mental com evidências de validade e aplicabilidade em nível global (Bauermeister et al., 2010; Evans et al., 2021). As dimensões dos sintomas de saúde mental dos jovens compartilham semelhanças estruturais entre os países – por exemplo, com problemas internalizantes específicos (p. ex., preocupações, tristeza) sendo mais fortemente correlacionados entre si do que com problemas externalizantes específicos (p. ex., discutir, ficar zangado; Lahey & Waldman, 2012; Rescorla et al., 2012). No entanto, a cultura e o contexto afetam a apresentação, a percepção e as implicações dos sintomas de saúde mental. As sociedades têm limiares variados para separar comportamentos normativos de clínicos (Rescorla et al., 2012), com implicações importantes para os clínicos. Ao avaliar jovens de contextos culturais nos quais os escores médios de problemas são mais baixos do que os de sua comunidade atual, as práticas comuns de avaliação (p. ex., pontos de corte únicos) poderiam fazer o transtorno desafiador de oposição, o transtorno de conduta dissocial ou o TDAH passarem despercebidos. Por outro lado, algumas vezes os jovens de grupos étnicos/raciais minoritários são identificados desproporcionalmente para problemas de comportamento; eles podem ser encaminhados inadequadamente para tratamento quando um transtorno não está presente ou receber disciplina em vez de cuidados quando um transtorno está presente. Assim, os clínicos devem considerar fatores culturais individuais, familiares e comunitários para promover cuidados apropriados e eficazes.

CONSIDERAÇÕES RELACIONADAS AO GÊNERO

Na *CID-11*, os requisitos para o transtorno desafiador de oposição, o transtorno de conduta dissocial e o TDAH são os mesmos, independentemente do gênero, mas o gênero é uma consideração fundamental para a avaliação e a conceitualização. Todas as três condições mostram uma preponderância masculina, e isso pode ajudar a calibrar as taxas de base esperadas pelos clínicos para orientar a avaliação baseada em evidências. No entanto, não está claro até que ponto os desequilíbrios de gênero refletem verdadeiras diferenças sexuais ou viés de gênero nos instrumentos e nas práticas diagnósticas. Quando as expectativas baseadas no gênero são mantidas por pais/cuidadores, professores e profissionais, os meninos podem ser superidentificados, e as meninas, subidentificadas.

Geralmente, meninos e meninas com transtornos de comportamento disruptivo ou dissocial ou TDAH exibem sintomas, comprometimento e trajetórias de desenvolvimento semelhantes. No entanto, existem alguns padrões relacionados ao gênero que os clínicos devem conhecer. As associações do transtorno desafiador de oposição, do transtorno de conduta dissocial e do TDAH com transtornos depressivos e transtornos de ansiedade ou relacionados ao medo são especialmente pronunciadas no sexo feminino. Os sintomas de transtornos de comportamento disruptivo ou dissocial e TDAH podem ser menos evidentes no sexo feminino, como níveis mais baixos de problemas externalizantes nesses transtornos e maiores sintomas de desatenção e menor hiperatividade-impulsividade no TDAH. Entre os jovens com comportamentos externalizantes, os meninos com transtornos de comportamento disruptivo ou dissocial são mais propensos do que as meninas a apresentar comportamento agressivo e destrutivo e violações graves de regras. As meninas parecem exibir mais agressão não violenta e encoberta. Como resultado, os comportamentos antissociais entre as meninas têm maior probabilidade de passar despercebidos por mais tempo e serem diagnosticados em uma idade posterior. O risco de abuso sexual e gravidez precoce merece atenção especial. Por fim, é importante que os clínicos monitorem casos "subclínicos" ou "limítrofes", que podem ser especialmente comuns em meninas, porque isso pode levar a desfechos de longo prazo clinicamente significativos. A flexibilidade das *CDDR* da *CID-11* permite que os clínicos exerçam o julgamento profissional na identificação desses indivíduos.

PONTOS-CHAVE

- Na *CID-11*, o transtorno desafiador de oposição e o transtorno de conduta dissocial são classificados no agrupamento de transtornos de comportamento disruptivo ou dissocial, e o TDAH é classificado como um transtorno do neurodesenvolvimento.

- Essas condições são comuns, geralmente surgem na infância e na adolescência e frequentemente ocorrem de forma concomitante umas com as outras e com outras condições.
- A avaliação clínica nessa área é um processo de teste de hipóteses de várias etapas, envolvendo dados de múltiplos informantes e métodos para desenvolver uma formulação e um plano.
- A avaliação abrangente de qualquer preocupação deve avaliar os três transtornos, bem como outros transtornos, e a normalidade, considerando o ambiente, o desenvolvimento, o gênero e a cultura.
- Existe uma heterogeneidade significativa de sintomas dentro e entre as condições e ao longo do desenvolvimento, com subtipos e especificadores comunicando essas informações clinicamente.
- Este capítulo e a *CID-11* podem ajudar a orientar a avaliação diagnóstica eficaz e a formulação de casos para transtornos de comportamento disruptivo ou dissocial e TDAH.

REFERÊNCIAS

Achenbach, T. M., & Rescorla, L. A. (2001). *Manual for the ASEBA school age forms and profiles*. University of Vermont. https://store.aseba.org/MANUAL-FOR-THE-ASEBA-SCHOOL-AGE-FORMS-PROFILES/productinfo/505/

Bauermeister, J. J., Canino, G., Polanczyk, G., & Rohde, L. A. (2010). ADHD across cultures: Is there evidence for a bidimensional organization of symptoms? *Journal of Clinical Child and Adolescent Psychology*, 39(3), 362–372. https://doi.org/10.1080/15374411003691743

Becker-Haimes, E. M., Tabachnick, A. R., Last, B. S., Stewart, R. E., Hasan-Granier, A., & Beidas, R. S. (2020). Evidence base update for brief, free, and accessible youth mental health measures. *Journal of Clinical Child and Adolescent Psychology*, 49(1), 1–17. https://doi.org/10.1080/15374416.2019.1689824

Burke, J. D., Loeber, R., & Birmaher, B. (2002). Oppositional defiant disorder and conduct disorder: A review of the past 10 years, part II. *Journal of the American Academy of Child & Adolescent Psychiatry*, 41(11), 1275–1293. https://doi.org/10.1097/00004583-200211000-00009

Canino, G., Polanczyk, G., Bauermeister, J. J., Rohde, L. A., & Frick, P. J. (2010). Does the prevalence of CD and ODD vary across cultures? *Social Psychiatry and Psychiatric Epidemiology*, 45(7), 695–704. https://doi.org/10.1007/s00127-010-0242-y

Caspi, A., & Moffitt, T. E. (2018). All for one and one for all: Mental disorders in one dimension. *The American Journal of Psychiatry*, 175(9), 831–844. https://doi.org/10.1176/appi.ajp.2018.17121383

Centers for Disease Control and Prevention. (2020, September). *Attention-deficit hyperactivity disorder (ADHD): Data and statistics*. U.S. Department of Health and Human Services. https://www.cdc.gov/ncbddd/adhd/data.html

Costello, E. J., Mustillo, S., Erkanli, A., Keeler, G., & Angold, A. (2003). Prevalence and development of psychiatric disorders in childhood and adolescence. *Archives of General Psychiatry*, 60(8), 837–844. https://doi.org/10.1001/archpsyc.60.8.837

Evans, S. C., Burke, J. D., Roberts, M. C., Fite, P. J., Lochman, J. E., de la Peña, F. R., & Reed, G. M. (2017). Irritability in child and adolescent psychopathology: An integrative review for *ICD-11*. *Clinical Psychology Review*, 53, 29–45. https://doi.org/10.1016/j.cpr.2017.01.004

Evans, S. C., Roberts, M. C., Keeley, J. W., Rebello, T. J., de la Peña, F., Lochman, J. E., Burke, J. D., Fite, P. J., Ezpeleta, L., Matthys, W., Youngstrom, E. A., Matsumoto, C., Andrews, H. F., Medina-Mora, M.-E., Ayuso-Mateos, J. L., Khoury, B., Kulygina, M., Robles, R., Shartan, P., . . . Reed, G. M. (2021). Diagnostic classification of irritability and oppositionality in youth: A global field study comparing ICD-11 with ICD-10 and DSM-5. *Journal of Child Psychology and Psychiatry, and Allied Disciplines*, 62(3), 303–312.

Ezpeleta, L., Granero, R., de la Osa, N., & Domènech, J. M. (2015). Clinical characteristics of preschool children with oppositional defiant disorder and callous-unemotional traits. *PLoS One*, 10(9), e0139346. https://doi.org/10.1371/journal.pone.0139346

Frick, P. J., & Nigg, J. T. (2012). Current issues in the diagnosis of attention deficit hyperactivity disorder, oppositional defiant disorder, and conduct disorder. *Annual Review of Clinical Psychology*, 8(1), 77–107. https://doi.org/10.1146/annurev-clinpsy-032511-143150

Frick, P. J., Ray, J. V., Thornton, L. C., & Kahn, R. E. (2014). Annual research review: A developmental psychopathology approach to understanding callous-unemotional traits in children and adolescents with serious conduct problems. *Journal of Child Psychology and Psychiatry, and Allied Disciplines*, 55(6), 532–548. https://doi.org/10.1111/jcpp.12152

Goodman, R., & Scott, S. (1999). Comparing the Strengths and Difficulties Questionnaire and the Child Behavior Checklist: Is small beautiful? *Journal of Abnormal Child Psychology*, 27(1), 17–24. https://doi.org/10.1023/A:1022658222914

Lahey, B. B., & Waldman, I. D. (2012). Annual research review: Phenotypic and causal structure of conduct disorder in the broader context of prevalent forms of psychopathology. *Journal of Child Psychology and Psychiatry, and Allied Disciplines*, 53(5), 536–557. https://doi.org/10.1111/j.1469-7610.2011.02509.x

Lochman, J. E., Evans, S. C., Burke, J. D., Roberts, M. C., Fite, P. J., Reed, G. M., de la Peña, F. R., Matthys, W., Ezpeleta, L., Siddiqui, S., & Garralda, M. E. (2015). An empirically based alternative to DSM-5's disruptive mood dysregulation disorder for ICD-11. *World Psychiatry*, 14(1), 30–33. https://doi.org/10.1002/wps.20176

Lochman, J. E., & Matthys, W. (Eds.). (2018). *The Wiley handbook of disruptive and impulse-control disorders*. Wiley Blackwell.

Loeber, R., Burke, J. D., Lahey, B. B., Winters, A., & Zera, M. (2000). Oppositional defiant and conduct disorder: A review of the past 10 years, part I. *Journal of the American Academy of Child & Adolescent Psychiatry*, 39(12), 1468–1484. https://doi.org/10.1097/00004583-200012000-00007

Matthys, W., & Lochman, J. E. (2017). *Oppositional defiant disorder and conduct disorder in childhood* (2nd ed.). John Wiley & Sons.

Matthys, W., & Powell, N. P. (2018). Problem-solving structure of assessment. In J. E. Lochman & W. Matthys (Eds.), *The Wiley handbook of disruptive and impulsive-control disorders* (pp. 373–389). John Wiley & Sons.

McMahon, R. J., & Frick, P. J. (2005). Evidence-based assessment of conduct problems in children and adolescents. *Journal of Clinical Child and Adolescent Psychology*, 34(3), 477–505. https://doi.org/10.1207/s15374424jccp3403_6

Meinzer, M. C., Pettit, J. W., & Viswesvaran, C. (2014). The co-occurrence of attention-deficit/hyperactivity disorder and unipolar depression in children and adolescents: A meta-analytic review. *Clinical Psychology Review*, 34(8), 595–607. https://doi.org/10.1016/j.cpr.2014.10.002

Merikangas, K. R., He, J. P., Burstein, M., Swanson, S. A., Avenevoli, S., Cui, L., Benjet, C., Georgiades, K., & Swendsen, J. (2010). Lifetime prevalence of mental disorders in U.S. adolescents: Results from the National Comorbidity Survey Replication–Adolescent Supplement (NCS-A).

Journal of the American Academy of Child & Adolescent Psychiatry, 49(10), 980–989. https://doi.org/10.1016/j.jaac.2010.05.017

Nigg, J. T., Johnstone, J. M., Musser, E. D., Long, H. G., Willoughby, M. T., & Shannon, J. (2016). Attention-deficit/hyperactivity disorder (ADHD) and being overweight/obesity: New data and meta-analysis. *Clinical Psychology Review, 43*, 67–79. https://doi.org/10.1016/j.cpr.2015.11.005

Pelham, W. E., Jr., Fabiano, G. A., & Massetti, G. M. (2005). Evidence-based assessment of attention deficit hyperactivity disorder in children and adolescents. *Journal of Clinical Child and Adolescent Psychology, 34*(3), 449–476. https://doi.org/10.1207/s15374424jccp3403_5

Rescorla, L., Ivanova, M. Y., Achenbach, T. M., Begovac, I., Chahed, M., Drugli, M. B., Emerich, D. R., Fung, D. S., Haider, M., Hansson, K., Hewitt, N., Jaimes, S., Larsson, B., Maggiolini, A., Markovic´, J., Mitrovic´, D., Moreira, P., Oliveira, J. T., Olsson, M., . . . Zhang, E. Y. (2012). International epidemiology of child and adolescent psychopathology ii: Integration and applications of dimensional findings from 44 societies. *Journal of the American Academy of Child & Adolescent Psychiatry, 51*(12), 1273–1283.e8. https://doi.org/10.1016/j.jaac.2012.09.012

Rohde, L., Coghgil, D., Asherson, P., & Banaschewski, T. (2020). ADHD assessment across the life span. In L. A. Rohde, J. K. Buitelaar, M. Gerlach, & S. V. Faraone (Eds.), *The World Federation of ADHD guide* (pp. 42–62). World Federation of ADHD/ARTMED EDITORA.

Rowe, R., Maughan, B., & Goodman, R. (2004). Childhood psychiatric disorder and unintentional injury: Findings from a national cohort study. *Journal of Pediatric Psychology, 29*(2), 119–130. https://doi.org/10.1093/jpepsy/jsh015

Thomas, R., Sanders, S., Doust, J., Beller, E., & Glasziou, P. (2015). Prevalence of attention-deficit/hyperactivity disorder: A systematic review and meta-analysis. *Pediatrics, 135*(4), e994–e1001. https://doi.org/10.1542/peds.2014-3482

Wikiversity. (2020, June 25). *Evidence-based assessment/assessment center/clinician resources.* https://en.wikiversity.org/wiki/Evidence-based_assessment/Assessment_Center/Clinician_resources

Willcutt, E. G. (2012). The prevalence of *DSM-IV* attention-deficit/hyperactivity disorder: A meta-analytic review. *Neurotherapeutics, 9*(3), 490–499. https://doi.org/10.1007/s13311-012-0135-8

Willcutt, E. G., Nigg, J. T., Pennington, B. F., Solanto, M. V., Rohde, L. A., Tannock, R., Loo, S. K., Carlson, C. L., McBurnett, K., & Lahey, B. B. (2012). Validity of *DSM-IV* attention deficit/hyperactivity disorder symptom dimensions and subtypes. *Journal of Abnormal Psychology, 121*(4), 991–1010. https://doi.org/10.1037/a0027347

World Health Organization. (2023). *ICD-11 for mortality and morbidity statistics* (Version: 01/2023). https://icd.who.int/browse11/l-m/en#/

World Health Organization. (2024). *Clinical descriptions and diagnostic requirements for ICD-11 mental, behavioural and neurodevelopmental disorders.* https://www.who.int/publications/i/item/9789240077263

Youngstrom, E. A., Van Meter, A., Frazier, T. W., Hunsley, J., Prinstein, M. J., Ong, M. L., & Youngstrom, J. K. (2017). Evidence-based assessment as an integrative model for applying psychological science to guide the voyage of treatment. *Clinical Psychology: Science and Practice, 24*(4), 331–363. https://doi.org/10.1111/cpsp.12207

15

Transtornos decorrentes do uso de substâncias

Jason P. Connor e John B. Saunders

LÓGICA ABRANGENTE

Os transtornos decorrentes do uso de substâncias estão entre as principais causas de morte e incapacidade em todo o mundo (Rehm & Shield, 2019). Ao mesmo tempo, substâncias psicoativas têm sido utilizadas pelos humanos ao longo da história. Leis e normas sociais foram desenvolvidas em diferentes sociedades para distinguir entre uso apropriado e uso indevido de substâncias, na tentativa de minimizar as consequências prejudiciais para o indivíduo, a família, a comunidade e a sociedade como um todo. Essas leis e normas tentam neutralizar a natureza atraente e a comercialização das substâncias psicoativas. Como elas geralmente aumentam o prazer temporariamente, existem incentivos individuais e comerciais para seu uso, mesmo em quantidades não saudáveis (Saunders, 2016).

Os profissionais de saúde têm vários papéis importantes relacionados ao uso de substâncias psicoativas. Estes incluem: (a) garantir que as considerações de saúde relacionadas ao uso de substâncias psicoativas sejam compreendidas e que as abordagens sejam aplicadas para minimizar os danos; (b) garantir que as pessoas que usam substâncias psicoativas de maneira perigosa tenham informações eficazes para ajudá-las a evitar as consequências prejudiciais desse uso; e (c) garantir que indivíduos com transtornos diagnosticáveis relacionados ao uso de substâncias tenham acesso a tratamentos apropriados e baseados em evidências e sejam apoiados na recuperação de seus transtornos e/ou na minimização dos danos relacionados às substâncias. Para minimizar o risco para o usuário individual de substâncias e para outras pessoas afetadas, a avaliação do uso de substâncias – incluindo seu padrão, suas características problemáticas e sua gravidade – deve ser incluída na anamnese de rotina em ambientes de cuidados de saúde.

A classificação dos transtornos decorrentes do uso de substâncias na 11ª revisão da *Classificação internacional de doenças* (*CID-11*; World Health Organization [WHO], 2023) inclui categorias para síndromes clínicas específicas que podem resultar do uso de 14 classes de substâncias psicoativas, que compreendem substâncias ilícitas ou "drogas de rua", bem como medicamentos prescritos e de venda livre. As classes de substâncias da *CID-11* são: álcool; *cannabis*; canabinoides sintéticos; opioides; sedativos, hipnóticos ou ansiolíticos; cocaína; estimulantes, incluindo anfetaminas, metanfetamina ou metcatinona; catinonas sintéticas; cafeína; alucinógenos; nicotina; inalantes voláteis; MDMA (3,4-metilenodioximetanfetamina, popularmente conhecido como *ecstasy* ou *molly*) ou drogas relacionadas, incluindo MDA; e drogas dissociativas, incluindo cetamina e fenciclidina (PCP).

A *CID-11* também inclui categorias para "outras substâncias especificadas", o que é importante, dadas as variações globais no uso, bem como a crescente disseminação de novas substâncias psicoativas ou "drogas sintéticas". Essas novas substâncias são frequentemente análogas de drogas com variações moleculares sutis em relação às drogas conhecidas, projetadas para imitar os efeitos das substâncias existentes. O uso global de dois desses tipos de substâncias – canabinoides sintéticos e catinonas sintéticas – tornou-se suficientemente importante para que elas tenham suas próprias categorias na *CID-11*.

Dentro de cada classe de substâncias, a *CID-11* fornece categorias para capturar diferentes padrões prejudiciais de uso que impactam a saúde. Isso fornece uma estrutura valiosa para orientar os profissionais de saúde na tomada de decisões clínicas importantes relacionadas aos transtornos decorrentes do uso de substâncias. As *Descrições Clínicas e Requisitos Diagnósticos* da *CID-11* (CDDR) facilitam uma abordagem mais centrada na pessoa para a avaliação, reconhecendo a variação natural nas influências culturais e individuais. Uma compreensão dos processos psicobiológicos centrais que sustentam os transtornos decorrentes do uso de substâncias, combinada com uma avaliação clínica abrangente e estruturada, auxilia na determinação de um diagnóstico confiável dos transtornos decorrentes do uso de substâncias da *CID-11* e, se necessário, no planejamento do tratamento. Este capítulo abrange os principais antecedentes e padrões dos transtornos decorrentes do uso de substâncias, os processos psicológicos centrais que levam ao uso perigoso ou repetitivo, os mecanismos que resultam na dependência de substâncias e as principais abordagens de avaliação psicológica que podem ser integradas à *CID-11* para fornecer uma avaliação abrangente e planejamento do tratamento para pacientes com transtornos decorrentes do uso de substâncias.

APRESENTAÇÕES E PADRÕES DE SINTOMAS

As categorias principais na *CID-11* que correspondem ao espectro do uso de substâncias que podem ser foco de atenção clínica variam desde o uso perigoso até o padrão nocivo de uso de substâncias e a dependência de substâncias, a forma mais grave de uso problemático de substâncias (Figura 15.1). Categorias adicionais também são fornecidas para apresentações clínicas específicas, incluindo episódio de uso nocivo de substância, intoxicação por substância, abstinência

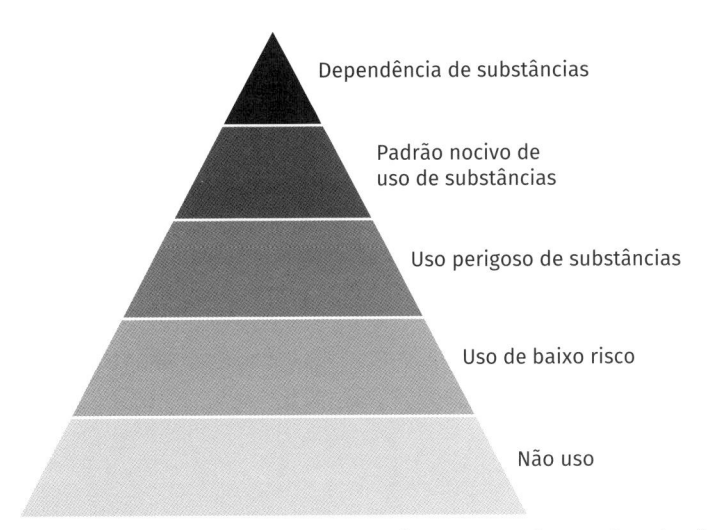

FIGURA 15.1 O espectro do uso e dos transtornos decorrentes do uso de substâncias.

Nota. De "Diagnostic Definitions and Classification of Substance Use Disorders", de J. B. Saunders e N. C. Latt, em N. el-Guebaly, G. Carrà, M. Galanter, e A. M. Baldacchino (Eds.), *Textbook of Addiction Treatment: International Perspectives* (2ª ed., p. 99), 2021, Springer Nature (https://doi.org/10.1007/978-3-030-36391-8_8). Copyright 2021 por Springer Nature. Reimpressa com permissão.

de substância e transtornos mentais induzidos por substâncias. Nas *Descrições Clínicas e Requisitos Diagnósticos para Transtornos Mentais, Comportamentais ou do Neurodesenvolvimento da CID-11* (CDDR; WHO, 2024), essas síndromes são descritas transversalmente, com tabelas descrevendo as características específicas de suas manifestações devido a diferentes substâncias.

Uso perigoso de substâncias

O uso perigoso de substâncias é caracterizado por um padrão de uso que é suficiente em frequência ou quantidade para aumentar consideravelmente o risco futuro de consequências prejudiciais à saúde física ou mental do usuário ou de outros a ponto de justificar atenção e aconselhamento por parte dos profissionais de saúde. O risco pode estar relacionado aos efeitos em curto prazo da substância ou aos efeitos cumulativos em longo prazo na saúde física ou mental. No entanto, o uso perigoso de substâncias ainda não atingiu o nível de ter causado danos específicos e concretos à saúde física ou mental do usuário ou daqueles ao seu redor. Por essa razão, o uso perigoso de substâncias não é classificado como um transtorno mental, mas sim listado no capítulo da *CID-11* sobre "Fatores que influenciam o estado de saúde ou o contato com serviços de saúde". O uso perigoso de substâncias pode ser um foco de intervenção mesmo na ausência de um transtorno diagnosticável.

O nível e o padrão de uso que podem ser considerados perigosos variam entre as substâncias, com base em evidências que ligam a quantidade, a frequência e o padrão do uso ao desenvolvimento de vários transtornos. Por exemplo, sabe-se que uma ingestão média diária de álcool etílico acima de 100 g por semana para homens e mulheres resulta em aumento significativo no risco de uma gama de transtornos físicos crônicos relacionados ao álcool

(Wood et al., 2018), bem como no risco de vários transtornos mentais incluindo transtornos depressivos e transtornos de ansiedade ou relacionados ao medo. Consumir mais de 40 g de álcool em qualquer dia é considerado um limite para um aumento significativo do risco à saúde em curto prazo (Connor et al., 2016). À medida que o consumo ultrapassa esse limite, também aumenta o risco para lesões não intencionais e intencionais e traumas para si mesmo e para os outros, além de condições médicas como pancreatite aguda. Nos últimos anos, houve uma grande ênfase na detecção do uso perigoso por profissionais da saúde para ajudar os indivíduos a modificarem sua ingestão a fim de evitar consequências à saúde. Este corpo de pesquisa está mais firmemente estabelecido para o uso perigoso do álcool (Beyer et al., 2019). Abordagens semelhantes têm sido aplicadas ao uso perigoso da *cannabis*, de psicoestimulantes e de opioides, embora com resultados mistos (Humeniuk et al., 2012; Saitz et al., 2014).

Padrão nocivo de uso de substâncias

O padrão nocivo de uso de substâncias é diagnosticado quando o uso recorrente de substâncias causou danos efetivamente. Na *CID-11*, é definido como um padrão contínuo, recorrente ou esporádico de uso de uma substância psicoativa que causou danos clinicamente significativos à saúde física ou mental de uma pessoa ou resultou em comportamento que leva a danos à saúde de outros (WHO, 2023).

O dano deve ser atribuído a um padrão identificável de uso de substâncias evidente por um período de pelo menos 12 meses se o uso for episódico ou pelo menos 1 mês se o uso for contínuo (i.e., diário ou quase diário). O dano à pessoa pode ocorrer devido a: (a) intoxicação, (b) efeitos tóxicos nos órgãos e sistemas do corpo ou exacerbação de distúrbios preexistentes, ou (c) uma via de administração prejudicial (p. ex., uso injetável de drogas). O dano à saúde de outros inclui qualquer forma de dano físico, incluindo agressão ou um transtorno mental, que seja diretamente atribuível ao comportamento da pessoa a quem o diagnóstico se aplica. É importante notar que, embora haja um padrão repetitivo de uso, as características diagnósticas da dependência de substâncias – incluindo a capacidade prejudicada de controlar o uso, continuação ou escalada do uso apesar dos danos ou consequências negativas, e características fisiológicas como tolerância e abstinência – não estão presentes. Portanto, o padrão nocivo de uso de substâncias é um diagnóstico subdependente que ocupa o espectro entre o uso perigoso ou "de risco" e o uso "dependente", capturando vários padrões de uso de substâncias – incluindo consumo regular repetido ou consumo excessivo periódico – que causaram danos físicos ou mentais identificáveis.

DEPENDÊNCIA DE SUBSTÂNCIAS

A dependência de substâncias é definida na *CID-11* como um transtorno da regulação do uso de substâncias, caracterizado por um forte impulso interno para usar uma substância (WHO, 2023). Um diagnóstico de dependência de substâncias requer a presença de dois ou mais dos seguintes:

- controle prejudicado sobre o uso da substância (i.e., início, frequência, intensidade, duração, término, contexto);

- prioridade crescente do uso da substância sobre outros aspectos da vida, incluindo manutenção da saúde e atividades e responsabilidades diárias; continuação ou escalada do uso apesar dos danos ou consequências negativas; e
- características fisiológicas incluindo (a) tolerância aos efeitos da substância, (b) sintomas de abstinência após cessação ou redução do uso, ou (c) uso repetido da substância ou uso de substâncias farmacologicamente semelhantes para prevenir ou aliviar sintomas de abstinência.

Essas características geralmente são evidentes por um período de pelo menos 12 meses, mas o diagnóstico pode ser feito se o uso for contínuo (diário ou quase diário) por pelo menos 3 meses.

Características fisiológicas não são um requisito para um diagnóstico de dependência de substâncias porque elas não parecem ocorrer para certas substâncias (p. ex., alucinógenos e drogas dissociativas incluindo cetamina e PCP), mesmo que as outras características da dependência estejam presentes. Para a maioria das substâncias, as duas características clássicas predominantemente fisiológicas da dependência são tolerância e abstinência, e nenhuma destas está presente no uso perigoso de substâncias ou no padrão nocivo de uso. A tolerância ocorre quando uma pessoa gradualmente se torna menos responsiva a uma substância com o uso repetido. A pessoa que consome a droga requer uma dose maior para obter o mesmo efeito. Isso ocorre por meio de dois mecanismos principais. Primeiro, enzimas que metabolizam a droga, geralmente no fígado, tornam-se mais eficazes na eliminação da substância. Segundo, o cérebro se adapta ao uso regular e se torna menos sensível aos efeitos da substância. A descontinuação abrupta ou reduções significativas no uso podem resultar em abstinência em pessoas com dependência de substâncias. A abstinência é limitada no tempo, específica para cada droga e influenciada pela dose ao longo da vida e pela dose recente da substância.

Um desejo intenso, uma sensação subjetiva ou um impulso para usar uma substância é frequentemente um aspecto-chave da dependência de substâncias, embora não seja necessário para o diagnóstico e não esteja invariavelmente presente para todas as substâncias produtoras de dependência. O uso repetido da maioria das substâncias psicoativas envolve excessivamente os sistemas cerebrais de recompensa. Para encorajar o cérebro a retornar à homeostase, processos opostos regulam negativamente os circuitos de recompensa. Como consequência desses processos neuroadaptativos, a abstinência das substâncias pode resultar em funções fisiológicas alteradas e estados emocionais negativos exagerados. Esses estados geram uma necessidade de aliviar o sofrimento, descrito coloquialmente como desejo intenso. Avaliações e intervenções sobre desejo intenso figuram, de forma proeminente, nas abordagens psicológicas aos transtornos decorrentes do uso de substâncias.

OUTRAS CATEGORIAS DIAGNÓSTICAS RELACIONADAS AO USO DE SUBSTÂNCIAS

A *CID-11* fornece categorias diagnósticas adicionais relacionadas ao uso de substâncias para situações clínicas específicas. Episódios prejudiciais de uso de substâncias, intoxicação por substâncias e abstinência de substâncias são particularmente prováveis de serem usados no manejo agudo de pacientes em ambientes de emergência ou em outros contextos médicos.

Transtornos mentais induzidos por substâncias são considerados para situações em que as perturbações de percepção, cognição ou comportamento apresentadas são substancialmente excessivas em relação àquelas típicas da intoxicação ou da abstinência por substâncias sem que sejam explicadas por outro transtorno mental.

Episódio de uso nocivo de substâncias

Este é um novo diagnóstico na *CID-11*. É definido como um episódio de uso de substância que causou dano clinicamente significativo à saúde física ou mental de uma pessoa ou resultou em comportamento que leva a danos à saúde de outros (WHO, 2023). Assim como no padrão nocivo de uso de substâncias, o dano à pessoa pode ocorrer devido à intoxicação, aos efeitos tóxicos nos órgãos e sistemas do corpo ou a uma via de administração prejudicial. O dano à saúde de terceiros também pode ser considerado ao atribuir um diagnóstico de episódio nocivo de uso de substâncias.

Esta categoria é destinada ao uso em uma ampla gama de contextos de serviços de saúde e pode ser particularmente importante em cuidados primários e ambientes de emergência, onde informações detalhadas sobre o histórico do uso de substâncias podem não estar disponíveis, em contrapartida a centros especializados em saúde mental e tratamento do abuso de substâncias. Episódios nos quais o uso de substâncias levou a danos, seja para si mesmo ou para outros, oferecem oportunidades importantes para intervenções breves e de baixa intensidade, como a entrevista motivacional (Frost et al., 2018), que podem ser administradas viavelmente em ambientes não especializados mesmo na ausência de informações detalhadas sobre o padrão longitudinal do uso. Se mais informações se tornarem disponíveis sobre o uso da substância pela pessoa, indicando que o episódio faz parte de um padrão contínuo ou recorrente de uso, esse diagnóstico pode ser alterado para padrão de uso nocivo de substâncias ou dependência de substância, conforme apropriado.

Intoxicação por substância

Intoxicação por substância é um grupo de transtornos na *CID-11* que refletem os efeitos agudos e geralmente limitados no tempo das substâncias psicoativas, incluindo certos medicamentos prescritos. Essas condições referem-se principalmente a episódios discretos de uso da substância. O diagnóstico pode ser feito juntamente com diagnósticos que refletem o uso repetido da substância, como dependência ou padrão nocivo de uso. As características essenciais da intoxicação por substância são:

- perturbação transitória e clinicamente significativa na consciência, na cognição, na percepção, no afeto, no comportamento ou na coordenação que se desenvolve durante ou logo após o consumo da substância;
- as características apresentadas são compatíveis com os efeitos farmacológicos conhecidos da substância, e sua intensidade está intimamente relacionada à quantidade consumida; e
- os sintomas da intoxicação são limitados no tempo e diminuem à medida que a substância é eliminada do corpo.

As características específicas da intoxicação para cada classe de substância estão estabelecidas na *CID-11*. A intoxicação por substância pode, ainda, ser especificada como leve, moderada ou grave. O diagnóstico frequentemente é apoiado pela detecção da substância ou de um metabólito no sangue, na urina ou em outro fluido corporal, mas, antes de tudo, o diagnóstico requer a presença das características clínicas compatíveis com a substância relevante.

Abstinência de substância

A abstinência de substância também é uma síndrome limitada no tempo. Pode ocorrer quando uma pessoa com dependência ou histórico prolongado e/ou significativo do uso reduz ou cessa seu nível de consumo. Sua definição na *CID-11* é a seguinte:

- ocorrência de um conjunto clinicamente significativo de sintomas, comportamentos e/ou características fisiológicas que ocorrem após a cessação ou a redução do uso em indivíduos com dependência ou uso prolongado ou em grandes quantidades; e
- as características são consistentes com aquelas conhecidas por ocorrerem após a cessação ou a redução da particularidade da substância ou das outras no mesmo grupo farmacológico. Os sintomas variam em grau e duração dependendo da substância, da quantidade e do padrão do uso anterior.

A abstinência de substância pode ocorrer em pessoas que tomam medicamentos psicoativos prescritos (p. ex., opioides, ansiolíticos e estimulantes), mesmo em doses terapêuticas padrão. Novamente, os sintomas diferem conforme a particularidade da substância ou grupo, e descrições específicas de síndromes individuais são fornecidas na *CID-11*. As características típicas da síndrome são geralmente opostas às da intoxicação aguda com essa substância. Por exemplo, o álcool é um depressor do sistema nervoso central (SNC). Na abstinência, agitação e ansiedade são características principais. Por outro lado, a anfetamina é um estimulante do SNC, e características típicas da abstinência frequentemente incluem humor deprimido e letargia. A *CID-11* fornece especificadores para certas síndromes (p. ex., "com convulsões", "com distúrbios da percepção").

Transtornos mentais induzidos por substâncias

A *CID-11* prevê o diagnóstico de uma série de transtornos mentais que o clínico considera terem sido induzidos pelo uso de uma substância psicoativa e que geralmente têm início durante a intoxicação ou a abstinência ou logo após. Existem vários transtornos mentais induzidos por substâncias que se aplicam a uma variedade de substâncias. Estes incluem:

- *delirium* induzido por substâncias;
- transtorno psicótico induzido por substâncias;
- transtorno do humor induzido por substâncias; e
- transtorno de ansiedade induzido por substâncias.

Dois transtornos mentais induzidos por substâncias aplicam-se apenas a psicoestimulantes:

- transtorno obsessivo-compulsivo ou transtorno relacionado induzido por substâncias e
- transtorno do controle de impulsos induzido por substâncias.

As características principais dos transtornos mentais induzidos por substâncias são:

- sintomas psicológicos, cognitivos ou comportamentais significativos que se desenvolvem durante ou logo após a intoxicação ou abstinência de uma substância específica ou o uso de um medicamento psicoativo;
- a substância especificada, na quantidade e na duração do uso, é capaz de produzir os sintomas;
- a duração ou a gravidade dos sintomas é substancialmente superior às perturbações características da intoxicação ou da abstinência; e
- os sintomas causam sofrimento significativo ou comprometimento significativo em áreas pessoais, familiares, sociais, educacionais, ocupacionais ou outras áreas importantes de funcionamento.

Também há o requisito de que as características não sejam mais bem explicadas por outro transtorno médico ou mental.

Os transtornos mentais induzidos por substâncias precisam ser diferenciados de transtornos mentais independentes ou subjacentes que ocorrem simultaneamente. A diferença é que as características do transtorno mental induzido por substâncias geralmente se resolvem ou melhoram após a cessação sustentada do uso da substância. Isso pode levar várias semanas e, em certos casos, os transtornos mentais induzidos por substâncias podem seguir um curso de alguns meses antes de remitir. Certas síndromes de abstinência também podem ter um curso prolongado, e a distinção entre abstinência prolongada e o transtorno mental induzido por substância (p. ex., para benzodiazepínicos) pode ser difícil.

Outros transtornos mentais induzidos por substâncias incluem transtorno amnésico induzido por substância, demência induzida por substância e catatonia induzida por substância, que são classificados em outras partes da *CID*.

UMA ABORDAGEM PSICOLÓGICA PARA OS TRANSTORNOS DECORRENTES DO USO DE SUBSTÂNCIAS

Existe um grande volume de pesquisas baseadas em psicologia que descrevem a etiologia dos transtornos decorrentes do uso de substâncias. O desenvolvimento e a manutenção de um padrão repetitivo de uso de substâncias são influenciados por processos psicológicos específicos – em particular, o efeito da associação das ações de uma substância com consequências desejadas. O padrão e a intensidade do uso de substâncias também são influenciados pelos costumes sociais, restrições informais e uma série de leis e regulamentos locais. Consequentemente, as intervenções baseadas em evidências para os transtornos decorrentes do uso de substâncias são principalmente comportamentais na natureza. As principais exceções a isso são o manejo dos efeitos agudos da intoxicação por substância e da abstinência, bem como as intervenções farmacológicas para dependência de opioides e dependência de nicotina (i.e., terapia de substituição de opioides e terapia de reposição de nicotina). Dependendo da substância específica, os tratamentos comportamentais podem ser combinados com farmacoterapia adjuvante para prevenção de recaídas e manejo do desejo intenso, particularmente para as formas mais graves do transtorno. Exemplos de tratamentos adjuvantes incluem naltrexona e acamprosato para alívio do desejo intenso e promoção da abstinência do álcool.

O uso de substâncias se desenvolve em relação à experiência dos seus efeitos e às expectativas desenvolvidas como resultado, frequentemente descritas como "expectativas dos resultados". Por exemplo, se um paciente consome uma substância, há frequentemente a expectativa de que ele se sinta mais feliz, relaxado ou socialmente confiante (Monk & Heim, 2013). Essas expectativas são modificadas pelo estado psicológico do indivíduo e pelo ambiente predominante. A repetida associação entre pistas ambientais e benefícios sociais percebidos aumenta os efeitos subjetivos e fisiológicos da substância por meio do condicionamento e da aprendizagem social e cognitiva (Bandura, 1999). Níveis mais altos de expectativas dos resultados estão associados a um risco maior de problemas relacionados ao álcool (Monk & Heim, 2013). Em alguns indivíduos, o uso da substância torna-se mais estereotipado ao longo do tempo, menos flexível, menos responsivo ao ambiente externo e mais impulsionado internamente, diminuindo a capacidade do indivíduo para manter o controle sobre o consumo. Isso prepara o terreno para a dependência da substância, na qual ocorrem mudanças neurobiológicas profundas em vários circuitos neurais no cérebro, muitos agrupados dentro dos sistemas de recompensa cerebral (Koob & Volkow, 2016; Volkow et al., 2016).

Um conjunto complexo de comportamentos herdados e aprendidos contribui para a vulnerabilidade psicológica e risco de desenvolver transtornos decorrentes do uso de substâncias. A genética desempenha um papel significativo, representando aproximadamente 50% do risco (Yu & McClellan, 2016). Os dois principais mecanismos para os efeitos genéticos são variações na atividade dos neurotransmissores cerebrais e no metabolismo das drogas no corpo. Outros fatores fortes incluem histórico familiar de transtornos decorrentes do uso de substâncias; psicopatologia concomitante; distúrbios emocionais na infância; baixo autocontrole; e alta impulsividade (Chartier et al., 2010). Por exemplo, níveis aumentados de impulsividade estão associados a uma idade mais precoce no início dos transtornos decorrentes do uso de substâncias, níveis mais altos de consumo e piores resultados no tratamento (Sher et al., 2000).

Uma avaliação clínica robusta geralmente triangula dados autorrelatados do indivíduo, os requisitos diagnósticos da *CID-11* conforme avaliados pelo clínico, instrumentos psicometricamente válidos específicos para dependência e, quando aplicável, marcadores biológicos de consumo e funcionamento dos órgãos (ver descrição na seção de Avaliação mais adiante neste capítulo). As avaliações abrangentes de dependência devem incluir instrumentos que não apenas correspondam aos requisitos diagnósticos da *CID-11*, mas também avaliem importantes alvos de tratamento comportamental. Isso é particularmente relevante para tratamentos baseados em psicologia.

Alvos importantes da avaliação e do tratamento psicológico incluem impulsos e desejo de uso, expectativas de resultados, autoeficácia e motivação (Coates et al., 2018; Moos, 2007).

O desejo é um construto multidimensional que inclui a intensidade do impulso para usar substâncias, a presença de imagens associadas (p. ex., cheiro, gosto) e a intrusividade das cognições relacionadas ao desejo de usar a substância, que frequentemente deslocam cognições mais funcionais e não relacionadas a substâncias. Não ocorre invariavelmente em pessoas com dependência de substâncias, mas é um grande fator de risco para recaída. Pode incluir desconforto fisiológico, pensamentos intrusivos relacionados à substância e sofrimento afetivo, os quais são alvos importantes das intervenções cognitivas e comportamentais. Os indivíduos podem descrever o desejo de várias maneiras, como desejos, vontades e necessidades. Desejos de intensidades moderadas e até mesmo leves podem ser importantes para avaliar, tanto como alvos para intervenções psicológicas quanto como indicadores de mudança e prognóstico do tratamento. Muitos serviços de tratamento para substâncias relatam benefícios nos resultados do tratamento relacionados ao desejo (Pavlick et al., 2009).

As expectativas do uso de substâncias se desenvolvem vicariamente, em geral antes do início do uso, por meio da modelagem social, da observação direta e da exposição à influência dos pares e da mídia. Domínios comuns de expectativas de resultados incluem ser mais assertivo (p. ex., "Usar álcool me torna mais assertivo"), modificação afetiva (p. ex., "A *cannabis* melhora meu humor"), aprimoramento sexual (p. ex., "Anfetaminas me tornam mais atraente e sedutor"), mudança cognitiva (p. ex., "Uso álcool para desacelerar meu pensamento") e redução da tensão (p. ex., "Uso *cannabis* para relaxar"). Uma avaliação detalhada das expectativas do uso de substâncias pode identificar o conjunto único de expectativas positivas ou negativas que o indivíduo possui. O próximo passo é aplicar intervenções psicológicas bem-validadas para modificar expectativas fortes e irreais do uso de substâncias e desenvolver estratégias eficazes para compensar déficits de habilidades (p. ex., treinamento em habilidades sociais como alternativa ao uso de álcool antes das interações sociais; Coates et al., 2018; Moos, 2007).

Autoeficácia refere-se à crença da pessoa de que pode regular seu comportamento com sucesso. A autoeficácia é considerada um caminho crucial para a mudança e uma base da essência humana (Bandura, 1997) e é um dos preditores mais consistentes dos resultados do tratamento para transtornos decorrentes do uso de substâncias. Dimensões da autoeficácia relevantes ao uso de substâncias incluem a capacidade de resistir à pressão social para usar (p. ex., "Acho difícil resistir a fumar quando meus amigos estão fumando"), a capacidade de resistir a oportunidades de uso (p. ex., "Quando alguém me oferece uma bebida, é difícil dizer não") e o uso de substâncias para alívio emocional (p. ex., "Quando estou estressado, é difícil não fumar *cannabis*"). Informações sobre expectativas do uso de substâncias e padrões dos perfis de autoeficácia podem fornecer uma base altamente eficaz para o planejamento do tratamento (Moos, 2007).

No entanto, além da crença na capacidade de mudar (autoeficácia), é importante avaliar o nível de motivação do indivíduo para efetuar essa mudança. O modelo teórico mais amplamente aplicado sobre motivação na avaliação e no tratamento dos transtornos decorrentes do uso de substâncias é o modelo transteórico da mudança (Prochaska et al., 2002). Esse modelo conceitualiza seis estágios da mudança, que têm grandes implicações para as estratégias de tratamento. Esses estágios incluem: *pré-contemplação* (o indivíduo não considera a mudança e é improvável que aceite ajuda ou conselho profissional; o foco terapêutico está em fornecer informações e *feedbacks*, aumentar a conscientização e desenvolver *rapport*); *contemplação* (o indivíduo está considerando mudar o uso da substância; o foco terapêutico está em explorar e resolver ambivalências); *preparação* (o indivíduo tomou a decisão de iniciar a mudança;

o foco terapêutico está em reforçar o compromisso com a mudança); *ação* (o indivíduo está realmente iniciando a mudança; o foco terapêutico está em operacionalizar tarefas e metas da mudança); *manutenção* (o indivíduo está aderindo ao comportamento modificado do uso da substância; o foco terapêutico está em manter a autoeficácia e planejar situações de alto risco); e *recaída* (o indivíduo retorna ao comportamento anterior de uso da substância; o foco terapêutico está em enquadrar a recaída como uma oportunidade para aprender).

TRANSTORNOS CONCOMITANTES

Uma ampla gama de transtornos mentais e comorbidades médicas está frequentemente presente em transtornos decorrentes do uso de substâncias e é destacada nas *CDDR*. Alguns dos transtornos mentais estão na categoria de transtornos mentais induzidos por substâncias. Outros são chamados de transtornos mentais "concomitantes". Estes frequentemente refletem fatores neurobiológicos, genéticos, psicológicos e sociais compartilhados que estão implicados no desenvolvimento, na manutenção e na exacerbação de múltiplos transtornos. Aproximadamente 1 em cada 4 indivíduos com transtornos mentais, incluindo esquizofrenia, transtornos depressivos e transtornos bipolares, também possui um transtorno decorrente do uso de substâncias (National Institute on Drug Abuse, 2018). A prevalência de transtornos mentais concomitantes é geralmente maior entre pessoas que buscam tratamento para transtornos decorrentes do uso de substâncias (Moss et al., 2010).

Na maioria dos casos de transtornos concomitantes, cada um exacerba o outro, mas muitas vezes não está claro qual surgiu primeiro. O impacto no funcionamento deve ser enfatizado ao determinar a prioridade para o tratamento. No entanto, o uso contínuo de substâncias pode afetar negativamente o engajamento na terapia e comprometer os benefícios da medicação, e muitos clínicos e serviços de tratamento focam em alcançar um período de abstinência primeiro. Além disso, isso permite que alguns transtornos mentais induzidos por substâncias remitam ou diminuam. A melhora ou remissão em um transtorno geralmente melhora a gravidade do transtorno correspondente. Por exemplo, o tratamento eficaz da dependência de álcool geralmente resulta em melhora do humor para aqueles com transtornos depressivos concomitantes. Isso não é surpreendente, dado que abordagens terapêuticas e estratégias para manejar a dependência de substâncias (como técnicas de relaxamento, resolução de problemas, reestruturação cognitiva e desenvolvimento de habilidades sociais) se sobrepõem às utilizadas para muitas outras condições de saúde mental. Neuroquímicos como dopamina e serotonina implicados em transtornos mentais também regulam sentimentos subjetivos de intoxicação por substâncias e bem-estar em resposta às substâncias.

CURSO DO DESENVOLVIMENTO

Na maioria dos países, o consumo de álcool é mais comumente iniciado durante a fase inicial da adolescência (Connor et al., 2016). As taxas de consumo aumentam de forma amplamente linear até a idade adulta jovem, que é quando ocorre o consumo mais intenso de álcool. O consumo de álcool geralmente diminui da meia-idade até a idade adulta tardia (Jackson & Sartor, 2016). Uma trajetória similar é evidente para o uso de drogas ilícitas, embora a idade de início seja geralmente posterior à do álcool (de Girolamo et al., 2019). A iniciação precoce do uso de álcool ou drogas em relação às normas sociais é um preditor do aumento da cronicidade do uso na vida adulta e da dependência de substâncias (de Girolamo et al., 2019). Aproximadamente metade daqueles com transtornos de início precoce remite até o fim dos 20 anos e atinge funcionamento social e profissional normativo. Isso frequentemente ocorre sem intervenção formal à medida que os jovens adultos entram no mercado de trabalho, casam-se e assumem responsabilidades com filhos.

AVALIAÇÃO

Uma entrevista clínica abrangente, conforme descrito nesta seção, é a abordagem mais eficaz para chegar a um diagnóstico confiável da *CID-11* e a um plano de tratamento eficaz para transtornos decorrentes do uso de substâncias. Na avaliação, é essencial o exame dos processos psicológicos e comportamentais que são fundamentais no desenvolvimento e na manutenção de um padrão repetitivo de uso de substâncias, determinando se esse padrão se conforma à *CID-11* como (a) episódio de uso nocivo, (b) padrão de uso nocivo ou (c) dependência de substâncias. Obter a história narrativa do indivíduo é essencial para fazer um diagnóstico (Dore et al., 2016), incluindo a consideração de se os requisitos de duração temporal são atendidos para diferentes diagnósticos.

Dependendo das circunstâncias da referência, o indivíduo pode ser franco sobre seu histórico de uso de substâncias ou pode exigir uma corroboração substancial e uso de informações auxiliares, como dados obtidos em entrevistas com membros da família, registros médicos e testes, além das interações anteriores com o sistema legal. Por exemplo, uma pessoa que percebeu que seu uso de uma ou mais substâncias está causando problemas pessoais ou à saúde e marcou uma consulta com o objetivo de resolver essa questão tem mais probabilidade de ser franca sobre as várias substâncias que usa e seus impactos psicológicos, físicos e pessoais. No entanto, mesmo aqueles que se apresentam voluntariamente para tratamento dos transtornos decorrentes do uso de substâncias podem exibir considerável negação sobre a extensão do seu uso e seu impacto, tornando difícil uma avaliação precisa.

A avaliação requer sofisticação se o paciente tiver motivos para subestimar o nível do uso ou seu impacto ou até mesmo negar certas formas do uso ou suas consequências. Isso é mais provável em pacientes encaminhados por seus empregadores (p. ex., por meio dos programas de assistência ao empregado), para uma avaliação da aptidão para o trabalho, para avaliação da incapacidade (após um acidente ou lesão anterior), pelo sistema judicial criminal ou se foram coagidos a buscar tratamento por membros da família. Se um resultado negativo do diagnóstico for provável devido ao uso da substância, pode ser difícil obter informações diagnósticas confiáveis. Nesses casos, dados corroborativos têm maior peso, incluindo marcadores biológicos do uso da substância e doença orgânica (derivados das amostras sanguíneas) e dados da rede familiar, social e profissional do indivíduo.

Existem três componentes centrais na avaliação do histórico do uso da substância por uma pessoa: (a) ingestão de substâncias psicoativas; (b) dependência de substâncias; e (c) danos e consequências. Essas três dimensões estão incorporadas no AUDIT (do inglês *Alcohol Use Disorders Identification Test* [Teste de Identificação dos Transtornos devidos ao Uso do Álcool]) da Organização Mundial da Saúde (OMS) (Saunders et al., 1993), que oferece um método conveniente para avaliar os transtornos devidos ao uso de álcool. (Disponível em https://www.who.int/publications/i/item/audit-the-alcohol-use-disorders-identification-test-guidelines-for-use-in-primary-health-care.)

INGESTÃO DE SUBSTÂNCIAS PSICOATIVAS

Primeiro, para cada substância ou classe de substâncias identificadas como tendo sido usadas pelo paciente, recentemente ou ao longo do histórico de consumo, a avaliação deve consistir no seguinte:

1. Uma investigação sobre o *tipo* exato de substância. Por exemplo, para o álcool, deve-se incluir uma investigação sobre se a bebida principal é cerveja, vinho, destilados ou alguma outra forma de álcool. O objetivo é quantificar a concentração de álcool consumida. Para benzodiazepínicos, o composto exato deve ser identificado – por exemplo, diazepam (Valium® é uma marca comum), lorazepam (Ativan®) ou alprazolam (Xanax®). De forma semelhante ao álcool, existe uma relação dose-dependente com o dano da substância para outras drogas, e os compostos e sistemas de entrega empregados são críticos para determinar a exposição.

2. A frequência do uso deve ser identificada; geralmente diária, várias vezes por semana, várias vezes por mês ou menos frequentemente.

3. A quantidade de uso deve ser estabelecida e relacionada a um período específico – isto é, por ocasião de uso, por dia, por semana, por mês ou por ano.

4. O padrão ou a variabilidade do uso deve ser determinado. O uso pode ser bastante estereotipado de dia para dia, ou pode haver um padrão reconhecível que seja relevante para os sintomas ou para o impacto que o indivíduo pode experimentar. Por exemplo, o álcool pode ser consumido em um padrão de compulsão todos os fins de semana, com pouco ou nenhum consumo durante a semana de trabalho. Um risco particular com esse padrão de consumo é a lesão aguda. A metanfetamina é frequentemente consumida por 3 a 5 dias consecutivos (chamado "corrida"), e como esse nível de uso não pode ser sustentado frequentemente, a pessoa cessa o uso, pode experimentar um "*crash*", e pode desenvolver síndrome de abstinência de estimulantes.

5. Modo de administração: o álcool é quase sempre consumido oralmente. A *cannabis* (maconha) é geralmente fumada. A metanfetamina é frequentemente inalada ou fumada, ou pode ser injetada. A heroína geralmente é injetada, mas pode ser fumada ou inalada, e a cocaína é mais comumente inalada. Substâncias consumidas oralmente geralmente têm uma taxa de absorção mais lenta, níveis mais moderados de intoxicação e efeitos mais duradouros. Inalar e injetar resulta na droga atravessando a barreira hematencefálica de forma mais eficaz e rápida; isso geralmente resulta em intoxicação mais imediata e – dependendo da substância – níveis mais altos de intoxicação. O uso de drogas injetáveis vem com risco elevado de doenças transmitidas pelo sangue como hepatite C e HIV. Aos indivíduos que estão sendo avaliados para transtornos decorrentes do uso de substâncias e estão injetando drogas devem ser oferecidos exames para vírus transmitidos pelo sangue.

6. Duração das principais fases do uso: para cada substância principal utilizada, deve-se investigar a progressão desde o uso perigoso até o padrão nocivo de uso até a dependência (se aplicável). Esses diferentes padrões de uso podem coincidir com eventos importantes da vida como os anos da adolescência média até tardia, durante a faculdade, durante os primeiros anos de vida profissional ou após a aposentadoria dos papéis profissionais.

7. Hora e data do último uso: isso precisa ser identificado particularmente para possíveis apresentações de alto risco e críticas no tempo como intoxicação por substância, abstinência e transtornos mentais induzidos por substâncias, incluindo *delirium* induzido por substâncias.

Ferramentas psicométricas padronizadas podem ser usadas como um estímulo para os pacientes recordarem a ingestão de substâncias. Elas são particularmente úteis para pacientes com comprometimento cognitivo, transtornos mentais graves concomitantes ou aqueles em abstinência. O instrumento mais amplamente utilizado para ingestão de substâncias é o Timeline Follow-Back (Sobell & Sobell, 1992). Ele possui fortes propriedades psicométricas e está disponível gratuitamente.

Dependência de substâncias

Os instrumentos mais comuns disponíveis publicamente para dependência de substâncias que possuem fortes propriedades psicométricas são o Addiction Severity Index (McLellan et al., 1980) e a Severity of Dependence Scale (Gossop et al., 1995). Ambos têm um limiar reconhecido para provável dependência de substâncias. O questionário AUDIT (Saunders et al., 1993) possui três perguntas (Q 4-6) sobre dependência do álcool, e uma pontuação total de 15 ou mais sugere provável dependência do álcool. Também estão disponíveis várias outras medidas específicas para dependências específicas das substâncias. O uso desses instrumentos auxilia não apenas no diagnóstico, mas também na determinação dos caminhos apropriados para tratamento.

Danos e consequências

Com base na entrevista, o clínico terá identificado várias áreas de preocupação que são as principais razões do indivíduo (ou de um familiar) para buscar assistência. A investigação deve continuar sobre problemas geralmente associados à substância em questão, que podem ser agrupados nos seguintes domínios: (a) consequências/danos à saúde mental (p. ex., presença de ansiedade, depressão, ideação suicida e tentativas, transtornos psicóticos desencadeados pelo uso da substância), (b) consequências sociais (p. ex., dificuldades em relacionamentos interpessoais; com finanças; com trabalho, como desemprego ou envolvimento em prostituição; problemas legais/forenses como dirigir embriagado, agressão ou acusações criminais), e (c) danos/consequências físicas. Isso pode ser particularmente relevante para psicólogos que trabalham em contextos gerais de saúde ou médicos (p. ex., doenças físicas agudas como gastrite, pancreatite e transtornos físicos crônicos como doença hepática e dano cerebral induzido por substâncias).

Avaliação dos alvos psicológicos específicos para tratamento de dependência

Existe uma ampla gama de escalas multifatoriais e psicometricamente robustas específicas para substâncias disponíveis para medir alvos psicológicos comuns no tratamento da dependência. Esses instrumentos também podem ser usados efetivamente para acompanhar o progresso de um paciente ao longo do tratamento. Usando o álcool como exemplo, um instrumento amplamente utilizado para desejo em pesquisa e prática clínica é a Obsessive-Compulsive Drinking Scale for Heavy Drinking (Anton et al., 1995). As expectativas de resultados também podem ser avaliadas por meio de técnicas de entrevista qualitativa ou usando um dos vários instrumentos de expectativa específicos para substâncias validados e padronizados (p. ex., Brown et al., 1987). Semelhantemente às expectativas de resultados, as crenças de autoeficácia também podem ser avaliadas por meio de técnicas de entrevista qualitativa ou por avaliações padronizadas (p. ex., Young et al., 1991). Ferramentas psicométricas podem ajudar a confirmar os estágios de motivação. O instrumento mais amplamente utilizado é o Questionário de Prontidão para Mudança (Heather et al., 1993).

Avaliação do risco de suicídio

A consideração do risco de suicídio deve ocorrer em todas as avaliações de saúde mental, mesmo que o indivíduo não atenda aos requisitos da *CID-11* para um transtorno depressivo. O uso de substâncias aumenta significativamente o risco de morte por suicídio (Conner et al., 2019). A desinibição que pode ocorrer quando uma pessoa está intoxicada contribui para essas taxas de suicídio. A desinibição também contribui para comportamentos autolesivos sem intenção suicida. Uma estratégia-chave para reduzir as taxas de suicídio é direcionar fatores de risco associados ao uso e aos transtornos decorrentes do uso de substâncias. Além do risco para o indivíduo avaliado, os profissionais de saúde precisam estar atentos ao risco de violência ou intenção homicida em relação a outros.

Exame do estado mental

Este é um componente vital da avaliação geral. Deve-se dar ênfase à identificação de transtornos mentais concomitantes comuns e comprometimentos neurocognitivos. Os componentes principais são a aparência geral da pessoa, sua reação à entrevista, fala, humor, afeto, forma do pensamento, conteúdo do pensamento, percepção, presença de alucinações, função cognitiva, atenção, concentração, orientação, memória (resgate imediato, memória de curto e longo prazo), inteligência, *insight* e julgamento. Como mencionado, a avaliação do risco (de ideação suicida e tentativas, e outras formas de autolesão e intenção homicida) é obrigatória.

Investigações laboratoriais

Em ambientes médicos, a entrevista clínica é frequentemente complementada pela realização de testes laboratoriais relevantes. Estes incluem exames sanguíneos rotineiros, triagens toxicológicas na urina (para substâncias ou seus respectivos metabólitos), análise da saliva, análise do hálito e, menos comumente, análise do cabelo. Essas amostras podem ser examinadas quanto à presença de álcool, nicotina, medicamentos prescritos e drogas ilícitas e seus metabólitos. Para o álcool, existem vários marcadores biológicos que refletem uma gama de efeitos fisiopatológicos no sangue, no fígado e em outros órgãos (p. ex., danos às células hepáticas podem ser avaliados pelos níveis de alanina-aminotransferase [ALT], aspartato-aminotransferase [AST] e gamaglutamiltransferase [GGT] no sangue). Deve-se notar que nenhum desses testes faz o diagnóstico de dependência de substâncias, episódio de uso nocivo ou padrão de uso nocivo. Eles refletem a presença da substância que pode estar afetando a saúde dos órgãos.

CARACTERÍSTICAS RELACIONADAS AO GÊNERO

Homens e mulheres podem ser afetados diferentemente pelos efeitos agudos e de longo prazo das substâncias. Diferenças de gênero na biologia da estrutura cerebral e nos sistemas endócrino e metabólico contribuem para esses riscos diferenciais à saúde. Por exemplo, as mulheres são menos eficazes na metabolização do álcool do que os homens, resultando em etanol permanecendo no corpo feminino por períodos mais longos. As mulheres também têm menos água corporal total em comparação com os homens, resultando em concentrações mais altas de álcool no sangue (maior intoxicação, portanto) a partir das mesmas quantidades consumidas. Diferenças de gênero baseadas na variação biológica em substâncias além do álcool são menos estudadas. Fatores culturais e sociais relacionados ao papel das mulheres na sociedade também contribuem para a prevalência diferencial e o impacto do uso de substâncias na saúde.

CONSIDERAÇÕES CULTURAIS E OUTRAS CONSIDERAÇÕES CONTEXTUAIS

A cultura, as crenças religiosas e as políticas e leis regionais influenciam o uso de substâncias, o desenvolvimento de transtornos decorrentes do uso de substâncias e o comportamento de busca por tratamento (McHugh et al., 2018). Por exemplo, várias religiões proíbem o consumo de álcool, o que reduz a prevalência de transtornos devidos ao uso de álcool em certas áreas geográficas. Alguns países impõem restrições legais para apoiar práticas baseadas em crenças religiosas; nesses países, os transtornos devidos ao uso de álcool são raros. Há maior variação com base nas crenças religiosas em relação ao uso de drogas não prescritas. Diferentes culturas têm seus próprios valores, crenças, costumes e tradições associados ao uso de substâncias. Por exemplo, em algumas culturas, o uso de drogas ocorre, mas é fortemente regulamentado e autorizado apenas para fins cerimoniais. As políticas nacionais e locais vigentes relacionadas ao uso de substâncias contribuem para a prevalência dos transtornos decorrentes do uso de substâncias. Alguns países têm políticas mais liberais em relação ao álcool e às drogas, enquanto outros são mais conservadores. No entanto, há uma correlação fraca entre políticas mais restritivas e menor consumo e prevalência de transtornos decorrentes do uso de substâncias. A cultura, assim como os papéis de gênero, também influencia a apresentação clínica (p. ex., a expressão específica da prioridade dada ao uso em detrimento de outras atividades na dependência de substâncias). A forma como os diagnósticos são estruturados na *CID-11* permite a consideração de fatores culturais, normativos vigentes e religiosos que podem contribuir para o diagnóstico de transtornos decorrentes do uso de substâncias.

PONTOS-CHAVE

- A *CID-11* inclui categorias específicas de transtornos relacionadas a 14 classes de substâncias psicoativas, além de categorias para "outras substâncias especificadas".
- Um objetivo central da avaliação clínica dos transtornos decorrentes do uso de substâncias é chegar a uma das quatro descrições do padrão geral de uso: (a) nenhum transtorno por uso de substância, (b) episódio de uso nocivo da substância, (c) padrão de uso nocivo de uma substância ou (d) dependência de substância.
- Categorias adicionais da *CID-11* são fornecidas para intoxicação por substância, abstinência, episódio de uso nocivo e transtornos mentais induzidos por substâncias, incluindo *delirium* induzido por substância.
- A concomitância com outros transtornos mentais é comum e ainda mais alta entre aqueles que buscam tratamento para saúde mental.
- O desenvolvimento e a manutenção de um padrão repetitivo do uso de substâncias são influenciados por processos psicológicos específicos – em particular, o efeito da associação das ações de uma substância com consequências desejadas. Alvos importantes da avaliação e do tratamento psicológico incluem desejo por substância, expectativas de resultados, autoeficácia e motivação.
- Existem três componentes centrais na avaliação do histórico do uso da substância por uma pessoa: (a) ingestão das substâncias psicoativas; (b) dependência; e (c) danos e consequências.
- Práticas culturais predominantes, crenças religiosas, leis, papéis de gênero e outras normas sociais relacionadas ao uso de substâncias devem ser consideradas nas avaliações dos transtornos decorrentes do uso de substâncias.

REFERÊNCIAS

Anton, R. F., Moak, D. H., & Latham, P. (1995). The Obsessive Compulsive Drinking Scale: A self-rated instrument for the quantification of thoughts about alcohol and drinking behavior. *Alcoholism, Clinical and Experimental Research*, 19(1), 92–99. https://doi.org/10.1111/j.1530-0277.1995.tb01475.x

Bandura, A. (1997). *Self-efficacy: The exercise of control*. W.H. Freeman & Co.

Bandura, A. (1999). A sociocognitive analysis of substance abuse: An agentic perspective. *Psychological Science*, 10(3), 214–217. https://doi.org/10.1111/1467-9280.00138

Beyer, F. R., Campbell, F., Bertholet, N., Daeppen, J. B., Saunders, J. B., Pienaar, E. D., Muirhead, C. R., & Kaner, E. F. S. (2019). The Cochrane 2018 review on brief interventions in primary care for hazardous and harmful alcohol consumption: A distillation for clinicians and policy makers. *Alcohol and Alcoholism*, 54(4), 417–427. https://doi.org/10.1093/alcalc/agz035

Brown, S. A., Christiansen, B. A., & Goldman, M. S. (1987). The Alcohol Expectancy Questionnaire: An instrument for the assessment of adolescent and adult alcohol expectancies. *Journal of Studies on Alcohol*, 48(5), 483–491. https://doi.org/10.15288/jsa.1987.48.483

Chartier, K. G., Hesselbrock, M. N., & Hesselbrock, V. M. (2010). Development and vulnerability factors in adolescent alcohol use. *Child and Adolescent Psychiatric Clinics of North America*, 19(3), 493–504. https://doi.org/10.1016/j.chc.2010.03.004

Coates, J. M., Gullo, M. J., Feeney, G. F. X., Young, R. M., & Connor, J. P. (2018). A randomized trial of personalized cognitive-behavior therapy for alcohol use disorder in a public health clinic. *Frontiers in Psychiatry*, 9, Article 297. https://doi.org/10.3389/fpsyt.2018.00297

Conner, K. R., Bridge, J. A., Davidson, D. J., Pilcher, C., & Brent, D. A. (2019). Metaanalysis of mood and substance use disorders in proximal risk for suicide deaths. *Suicide & Life-Threatening Behavior*, 49(1), 278–292. https://doi.org/10.1111/sltb.12422

Connor, J. P., Haber, P. S., & Hall, W. D. (2016). Alcohol use disorders. *The Lancet*, 387(10022), 988–998. https://doi.org/10.1016/S0140-6736(15)00122-1

de Girolamo, G., McGorry, P., & Sartorius, N. (Eds.). (2019). *The age of onset of mental disorders: Ethiopathogenetic and treatment implications*. Springer. https://doi.org/10.1007/978-3-319-72619-9

Dore, G. M., Latt, N. C., & Saunders, J. B. (2016). Establishing the diagnosis. In J. B. Saunders, K. M. Conigrave, N. C. Latt, D. J. Nutt, E. J. Marshall, W. Ling, & S. Higuchi (Eds.), *Addiction medicine* (2nd ed., pp. 67–84). Oxford University Press.

Frost, H., Campbell, P., Maxwell, M., O'Carroll, R. E., Dombrowski, S. U., Williams, B., Cheyne, H., Coles, E., & Pollock, A. (2018). Effectiveness of motivational interviewing on adult behaviour change in health and social care settings: A systematic review of reviews. *PLoS One*, 13(10), e0204890. https://doi.org/10.1371/journal.pone.0204890

Gossop, M., Darke, S., Griffiths, P., Hando, J., Powis, B., Hall, W., & Strang, J. (1995). The Severity of Dependence Scale (SDS): Psychometric properties of the SDS in English and Australian samples of heroin, cocaine and amphetamine users. *Addiction*, 90(5), 607–614. https://doi.org/10.1046/j.1360-0443.1995.9056072.x

Heather, N., Rollnick, S., & Bell, A. (1993). Predictive validity of the Readiness to Change Questionnaire. *Addiction*, 88(12), 1667–1677. https://doi.org/10.1111/j.1360-0443.1993.tb02042.x

Humeniuk, R., Ali, R., Babor, T., Souza-Formigoni, M. L., de Lacerda, R. B., Ling, W., McRee, B., Newcombe, D., Pal, H., Poznyak, V., Simon, S., & Vendetti, J. (2012). A randomized controlled trial of a brief intervention for illicit drugs linked to the Alcohol, Smoking and Substance Involvement Screening Test (ASSIST) in clients recruited from primary health-care settings in four countries. *Addiction*, 107(5), 957–966. https://doi.org/10.1111/j.1360-0443.2011.03740.x

Jackson, K. M., & Sartor, C. E. (2016). The natural course of substance use and dependence. In K. J. Sher (Ed.), *The Oxford handbook of substance use and substance use disorders* (Vol. 1, pp. 67–131). Oxford University Press.

Koob, G. F., & Volkow, N. D. (2016). Neurobiology of addiction: A neurocircuitry analysis. *The Lancet Psychiatry*, 3(8), 760–773. https://doi.org/10.1016/S2215-0366(16)00104-8

McHugh, R. K., Votaw, V. R., Sugarman, D. E., & Greenfield, S. F. (2018). Sex and gender differences in substance use disorders. *Clinical Psychology Review, 66*, 12–23. https://doi.org/10.1016/j.cpr.2017.10.012

McLellan, A. T., Luborsky, L., Woody, G. E., & O'Brien, C. P. (1980). An improved diagnostic evaluation instrument for substance abuse patients: The Addiction Severity Index. *Journal of Nervous and Mental Disease, 168*(1), 26–33. https://doi.org/10.1097/ 00005053-198001000-00006

Monk, R. L., & Heim, D. (2013). A critical systematic review of alcohol-related outcome expectancies. *Substance Use & Misuse, 48*(7), 539–557. https://doi.org/10.3109/ 10826084.2013.787097

Moos, R. H. (2007). Theory-based active ingredients of effective treatments for substance use disorders. *Drug and Alcohol Dependence, 88*(2–3), 109–121. https://doi.org/10.1016/j.drugalcdep.2006.10.010

Moss, H. B., Chen, C. M., & Yi, H. Y. (2010). Prospective follow-up of empirically derived alcohol dependence subtypes in wave 2 of the National Epidemiologic Survey on Alcohol And Related Conditions (NESARC): Recovery status, alcohol use disorders and diagnostic criteria, alcohol consumption behavior, health status, and treatment seeking. *Alcoholism, Clinical and Experimental Research, 34*(6), 1073–1083. https://doi.org/10.1111/j.1530-0277.2010.01183.x

National Institute on Drug Abuse. (2018). *Common comorbidities with substance use disorders*. https://www.drugabuse.gov/publications/research-reports/common-comorbidities-substance-use-disorders/introduction

Pavlick, M., Hoffmann, E., & Rosenberg, H. (2009). A nationwide survey of American alcohol and drug craving assessment and treatment practices. *Addiction Research and Theory, 17*(6), 591–600. https://doi.org/10.3109/16066350802262630

Prochaska, J. O., Redding, C. A., & Evers, K. (2002). The transtheoretical model and stages of change. In K. Glanz, B. K. Rimer, & F. M. Lewis (Eds.), *Health behavior and health education: Theory, research, and practice* (3rd ed., pp. 99–120). Jossey-Bass.

Rehm, J., & Shield, K. D. (2019). Global burden of disease and the impact of mental and addictive disorders. *Current Psychiatry Reports, 21*(2), Article 10. https://doi.org/10.1007/s11920-019-0997-0

Saitz, R., Palfai, T. P., Cheng, D. M., Alford, D. P., Bernstein, J. A., Lloyd-Travaglini, C. A., Meli, S. M., Chaisson, C. E., & Samet, J. H. (2014). Screening and brief intervention for drug use in primary care: The ASPIRE randomized clinical trial. *JAMA, 312*(5), 502–513. https://doi.org/10.1001/jama.2014.7862

Saunders, J. B. (2016). The nature of addictive disorders. In J. B. Saunders, K. M. Conigrave, N. C. Latt, D. J. Nutt, E. J. Marshall, W. Ling, & S. Higuchi (Eds.), *Addiction medicine* (2nd ed., pp. 449–460). Oxford University Press. https://doi.org/10.1093/med/9780198714750.003.0021

Saunders, J. B., Aasland, O. G., Babor, T. F., de la Fuente, J. R., & Grant, M. (1993). Development of the Alcohol Use Disorders Identification Test (AUDIT): WHO Collaborative Project on Early Detection of Persons with Harmful Alcohol Consumption—II. *Addiction, 88*(6), 791–804. https://doi.org/10.1111/j.1360-0443.1993.tb02093.x

Saunders, J. B., & Latt, N. C. (2021). Diagnostic definitions and classification of substance use disorders. In N. el-Guebaly, G. Carrà, M. Galanter, & A. M. Baldacchino (Eds.), *Textbook of addiction treatment: International perspectives* (2nd ed., pp. 91–113). Springer Nature. https://doi.org/10.1007/978-3-030-36391-8_8

Sher, K. J., Bartholow, B. D., & Wood, M. D. (2000). Personality and substance use disorders: A prospective study. *Journal of Consulting and Clinical Psychology, 68*(5), 818–829. https://doi.org/10.1037/0022-006X.68.5.818

Sobell, L. C., & Sobell, M. B. (1992). Timeline follow-back: A technique for assessing self-reported ethanol consumption. In J. Allen & R. Z. Litten (Eds.), *Measuring alcohol consumption: Psychosocial and biological methods* (pp. 41–72). Humana Press. https://doi.org/10.1007/978-1-4612-0357-5_3

Volkow, N. D., Koob, G. F., & McLellan, A. T. (2016). Neurobiologic advances from the brain disease model of addiction. *The New England Journal of Medicine, 374*(4), 363–371. https://doi.org/10.1056/NEJMra1511480

Wood, A. M., Kaptoge, S., Butterworth, A. S., Willeit, P., Warnakula, S., Bolton, T., Paige, E., Paul, D. S., Sweeting, M., Burgess, S., Bell, S., Astle, W., Stevens, D., Koulman, A., Selmer, R. M., Verschuren, W. M. M., Sato, S., Njølstad, I., Woodward, M., . . . the Emerging Risk Factors Collaboration/EPIC-CVD/UK Biobank Alcohol Study Group. (2018). Risk thresholds for alcohol consumption: Combined analysis of individual-participant data for 599 912 current drinkers in 83 prospective studies. *The Lancet, 391*(10129), 1513–1523. https://doi.org/10.1016/S0140-6736(18)30134-X

World Health Organization. (2023). *ICD-11 for mortality and morbidity statistics* (Version: 01/2023). https://icd.who.int/browse11/l-m/en#/

World Health Organization. (2024). *Clinical descriptions and diagnostic requirements for ICD-11 mental, behavioural and neurodevelopmental disorders.* https://www.who.int/publications/i/item/9789240077263

Young, R. M., Oei, T. P. S., & Crook, G. M. (1991). Development of a drinking self-efficacy questionnaire. *Journal of Psychopathology and Behavioral Assessment, 13*(1), 1–15. https://doi.org/10.1007/BF00960735

Yu, C., & McClellan, J. (2016). Genetics of substance use disorders. *Child and Adolescent Psychiatric Clinics of North America, 25*(3), 377–385. https://doi.org/10.1016/j.chc.2016.02.002

16

Transtornos devidos a comportamentos aditivos e transtornos do controle de impulsos

Joël Billieux, Naomi A. Fineberg, Daniel L. King e Hans-Jürgen Rumpf

LÓGICA ABRANGENTE

Este capítulo foca dois grupos de transtornos na 11ª revisão da *Classificação internacional de doenças* (*CID-11*; World Health Organization [WHO], 2023): transtornos devidos a comportamentos aditivos – especificamente, transtorno de jogo e transtorno de jogo eletrônico – e transtornos do controle de impulsos, que incluem piromania, cleptomania, transtorno do comportamento sexual compulsivo e transtorno explosivo intermitente. Conforme descrito nas *Descrições Clínicas e Requisitos Diagnósticos para Transtornos Mentais, Comportamentais ou do Neurodesenvolvimento da CID-11* (CDDR; WHO, 2024), os transtornos devidos a comportamentos aditivos e os transtornos do controle de impulsos são condições incapacitantes que compartilham a impulsividade e a perda de controle como características centrais. Uma característica comum desses transtornos é que eles se situam no extremo de um *continuum* de impulsividade que liga o comportamento normal ao comportamento desregulado e patológico (Padhi et al., 2012). No nível sintomático, esses transtornos podem também compartilhar experiências comuns de um impulso avassalador (ou desejo intenso) antes de engajar no comportamento e uma sensação de alívio ou prazer depois. Portanto, um círculo vicioso envolvendo uma interação dinâmica entre reforço positivo e negativo pode contribuir para a manutenção dessas condições (Dell'Osso et al., 2006). O reforço positivo no contexto dessas condições geralmente se relaciona a sentimentos de gratificação, prazer, excitação ou euforia, enquanto o reforço negativo geralmente se refere ao alívio ou à redução de estados emocionais aversivos (p. ex., disforia, tédio, ansiedade) pelo comportamento relevante. Em termos de bases neurocognitivas, tanto os transtornos devidos a comportamentos aditivos quanto os transtornos do controle de impulsos estão relacionados a deficiências nos circuitos neurais envolvidos no processamento de recompensas e no controle executivo descendente (Brand et al., 2019; Grant et al., 2014).

UMA ABORDAGEM PSICOLÓGICA PARA OS TRANSTORNOS DEVIDOS A COMPORTAMENTOS ADITIVOS E PARA OS TRANSTORNOS DO CONTROLE DE IMPULSOS

Existem duas razões importantes para abordar esses dois grupos de transtornos no mesmo capítulo e separá-los dos transtornos decorrentes do uso de substâncias. Primeiro, características centrais desses transtornos, como tolerância ou preocupação, não são necessariamente indicativas de comportamento patológico ou problemático quando ocorrem em atividades como jogos eletrônicos ou jogos de azar (p. ex., Billieux et al., 2019; Castro-Calvo et al., 2021). Considerando que alguns jogadores ou apostadores podem se envolver intensamente nessas atividades sem necessariamente experimentar efeitos adversos como perda de controle ou comprometimento funcional, aplicar requisitos diagnósticos de transtornos decorrentes do uso de substâncias a outros tipos de comportamentos pode patologizar comportamentos normais e promover intervenções desnecessárias ou inadequadas. Segundo, a avaliação psicológica e o tratamento tanto dos transtornos devidos a comportamentos aditivos quanto dos transtornos do controle de impulsos devem focar sistematicamente em traços de impulsividade e processos relacionados ao autocontrole, fatores conhecidos por desempenhar um papel crucial no início, na persistência e na recorrência desses transtornos (Padhi et al., 2012).

Impulsividade refere-se geralmente à tendência de engajar-se em comportamentos rápidos ou descontrolados sem reflexão prévia ou julgamento consciente e adaptativo. A impulsividade elevada é entendida como um fator etiológico transdiagnóstico (Berg et al., 2015; Slutske et al., 2005) que tem sido associado a uma ampla gama de problemas comportamentais e condições de saúde mental e desempenha um papel particular nos transtornos discutidos neste capítulo. Ao mesmo tempo, a impulsividade é um conceito abrangente que reflete uma combinação de traços de personalidade distintos. Assim, ao avaliar um paciente, uma avaliação sólida e clinicamente relevante da impulsividade que considere sua natureza multidimensional é importante como base para formular necessidades de tratamento e selecionar intervenções psicológicas adequadas.

Um modelo particularmente útil para conceituar a impulsividade é o modelo UPPS (do inglês *urgency-premeditation-perseverance-sensation seeking* [urgência-premeditação-perseverança-busca de sensações]) (Whiteside & Lynam, 2001). A principal vantagem do modelo UPPS é que ele permite considerar as várias facetas da impulsividade, enquanto outros modelos existentes se concentram apenas em um ou outro aspecto e, portanto, não permitem uma avaliação e um perfil suficientemente abrangentes da impulsividade. Numerosos estudos foram realizados com base no modelo UPPS nas últimas duas décadas, mostrando que seus vários componentes predizem sintomas psicopatológicos específicos e comportamentos problemáticos e estão relacionados a distintos mecanismos (neuro)cognitivos (p. ex., controle inibitório, capacidades atencionais, tomada de decisão) e bases neuroanatômicas (Berg et al., 2015; Rochat et al., 2018).

No modelo UPPS, *urgência* refere-se à impulsividade relacionada à emoção, geralmente definida como a tendência de agir de maneira precipitada em contextos emocionais intensos. Indivíduos com alta urgência tendem a reagir exageradamente quando estão angustiados ou irritados e têm maior risco de exibir estratégias de enfrentamento desadaptativas e comportamentos aditivos ou compulsivos (Berg et al., 2015). Indivíduos com urgência elevada também apresentam controle inibitório reduzido (i.e., a capacidade de se abster de comportamentos motores automáticos e habituais), que é uma característica central dos transtornos devidos a comportamentos aditivos e dos transtornos do controle de impulsos. Falta de *premeditação* refere-se à tendência de não considerar as consequências de uma ação antes de realizá-la. Indivíduos que demonstram falta de premeditação tendem a priorizar considerações de curto prazo, não são bons em adiar recompensas e costumam ter habilidades de tomada de decisão e resolução de problemas mais fracas, características também presentes nesses transtornos. A falta de *perseverança* é definida como dificuldade em manter o foco em tarefas que são entediantes ou cognitivamente exigentes. Esse componente atencional da impulsividade tem sido associado a dificuldades em resistir à intrusão de informações irrelevantes que interferem nas tarefas em andamento. Assim, pessoas com baixa perseverança estão em maior risco de experimentar intrusões de memória que promovem estados subjetivos de urgência ou desejo (p. ex., ocorrência de pensamentos relacionados a atividades sexuais ou jogos). Por fim, *busca de sensações* refere-se à tendência de gostar de atividades emocionantes e buscá-las e uma abertura para experimentar novas experiências. Esse componente da impulsividade tem-se mostrado um fator de risco para o início de vários comportamentos problemáticos (p. ex., uso de drogas, atos delinquentes, jogos de azar, comportamentos sexuais arriscados). É importante notar que a busca de sensações não necessariamente prediz envolvimento patológico nessas atividades, o que é mais consistentemente relacionado a outros componentes do modelo UPPS (p. ex., urgência).

Além dos traços de impulsividade, uma gama de outros fatores (neuro)psicológicos foram identificados como características-chave dos transtornos devidos a comportamentos aditivos e dos transtornos do controle de impulsos e são, portanto, relevantes na sua avaliação e tratamento (para uma revisão, ver Rochat et al., 2019). Primeiramente, os processos *motivacionais* incluem diferenças individuais na sensibilidade ao reforço (i.e., a extensão em que os indivíduos agem para buscar recompensas ou evitar punições), no viés atencional (i.e., uma alocação atencional preferencial para um tipo específico de estímulo) e na associação implícita (i.e., comportamento automático de aproximação em relação a tipos específicos de estímulos). Em segundo lugar, os processos *emocionais* incluem estratégias adaptativas e desadaptativas que os indivíduos usam para regular emoções negativas. Exemplos de estratégias desadaptativas incluem supressão ativa (i.e., tentar ignorar as emoções negativas e suprimir pensamentos relacionados) e ruminação não construtiva (i.e., padrões abstratos, negativos e repetitivos de pensamento ruminativo), que podem perpetuar e até aumentar o afeto negativo e as emoções negativas (Watkins, 2008). Exemplos de estratégias adaptativas que podem constituir fatores protetores incluem a reavaliação da situação que desencadeou as emoções adversas (i.e., tentar pensar sobre ela de maneira diferente) e o uso da ruminação construtiva (i.e., padrões concretos e orientados para soluções).

A consideração desses processos psicológicos melhorará a conceitualização do caso (p. ex., elucidando as funções dos comportamentos patológicos) e apoiará a implementação de intervenções psicológicas adaptadas ao indivíduo por meio da identificação de alvos específicos para tratamento e fatores individuais de risco e proteção. Ao mesmo tempo, a avaliação e o tratamento desses transtornos devem considerar os fatores potenciais únicos envolvidos em cada transtorno. Motivações específicas estão ligadas a atividades como jogos eletrônicos, jogos de azar ou consumo de pornografia. Por exemplo, o transtorno de jogo eletrônico está frequentemente associado a motivações relacionadas à conquista no jogo ou imersão em mundos virtuais, enquanto o consumo compulsivo de pornografia é frequentemente motivado pelo desejo de satisfazer fantasias não realizadas na vida sexual *off-line*. Cognições disfuncionais específicas também podem estar ligadas a cada transtorno. Por exemplo, a ilusão de controle, que se refere a crenças falaciosas sobre a capacidade do indivíduo de exercer controle sobre eventos incontroláveis, pode ser importante no transtorno de jogo mas não para outras condições discutidas neste capítulo.

TRANSTORNO DE JOGO

Apresentações e padrões de sintomas

Conforme descrito nas *CDDR*, indivíduos com transtorno de jogo sofrem de incapacidade de controlar o jogo em termos de contexto (situação inadequada), frequência (mais vezes do que o pretendido), intensidade (p. ex., quantidade de dinheiro gasto) ou duração (mais tempo do que o pretendido). O jogo ganha prioridade em relação a outras áreas da vida (p. ex., *hobbies*, amigos, esportes, atividades diárias ou deveres como ir à escola ou ao trabalho). O indivíduo persiste no jogo apesar das consequências negativas decorrentes disso, como problemas recorrentes nos relacionamentos, perdas financeiras substanciais, problemas no trabalho ou na escola, ou impacto negativo na saúde. O padrão de comportamento de jogo se manifesta por um período prolongado, como 12 meses, sendo contínuo ou episódico e recorrente. O comportamento resulta em sofrimento significativo ou prejuízo em áreas da vida relacionadas ao funcionamento pessoal, familiar, social, educacional ou ocupacional. Características adicionais podem incluir tentativas malsucedidas de reduzir ou controlar o comportamento de jogo, aumento das quantias de dinheiro gastas para alcançar a excitação desejada, tentativa de compensar perdas aumentando apostas subsequentes ("perseguição"), ocorrência de impulsos ou desejos para se envolver no jogo, tentativas de enganar os outros sobre perdas ou ocultar gastos com jogos, jogar para aliviar emoções negativas e ocorrência de consequências prejudiciais à saúde física e mental devido a interrupções na dieta, no sono ou no exercício físico. Indivíduos com transtorno de jogo podem ser diferenciados conforme se envolvem principalmente em jogos *on-line versus* aqueles que tendem a frequentar locais de jogos como cassinos ou hipódromos para jogar pessoalmente, usando um especificador "predominantemente *on-line*" ou "predominantemente *off-line*".

O comportamento de jogo pode ocorrer na ausência de transtornos mentais concomitantes e pode se desenvolver, por exemplo, a partir de cognições distorcidas e disfuncionais, como falsas expectativas sobre a probabilidade de ganhar ou crenças equivocadas sobre sua própria capacidade de influenciar os resultados dos jogos. Este é o padrão mais comum no transtorno e está associado a melhores resultados no tratamento. Alternativamente, o comportamento de jogo pode ocorrer no contexto de transtornos do humor preexistentes e má regulação emocional, ou em relação ao uso indevido de substâncias, transtorno de personalidade, déficits de atenção ou impulsividade.

O transtorno de jogo – como a maioria dos outros transtornos aditivos – ocorre mais frequentemente em homens do que em mulheres e geralmente se desenvolve durante a adolescência ou início da idade adulta. Dados disponíveis mostram que a prevalência em adolescentes é pelo menos tão alta quanto em adultos e às vezes até maior (Calado et al., 2017), apesar do fato de que menores não têm permissão legal para jogar na maioria dos países. Um curso progressivo crônico é frequentemente observado. No entanto, estudos mostram que uma proporção substancial (cerca de 80%) remite por períodos de 12 meses ou mais sem tratamento formal. Fatores ambientais específicos, como estar desempregado, ser imigrante e o processo relacionado à aculturação e ser filho de um jogador, podem prever um curso pior do transtorno (Donati et al., 2020; Dowling et al., 2017). A prevalência do transtorno de jogo no último ano entre adultos varia entre 0,1 e 5,8% nos estudos disponíveis (Calado & Griffiths, 2016), embora a maioria dos estudos representativos baseados na população encontre estimativas abaixo de 2%. A variabilidade nas estimativas de prevalência é parcialmente devida a diferenças metodológicas, mas também pode refletir diferenças entre países ou jurisdições, como na acessibilidade ou outras diferenças legais e culturais (Hodgins et al., 2011).

Diagnóstico diferencial

O transtorno de jogo deve ser diferenciado do jogo recreativo ou profissional que não leva a sofrimento significativo ou prejuízo funcional e não é caracterizado pelas três características principais. A *CID-11* também oferece uma categoria de jogo arriscado, que não é considerado um transtorno, mas sim incluído no capítulo "Fatores que influenciam o estado de saúde ou o contato com serviços de saúde". Essa categoria pode ser atribuída quando, no julgamento do clínico, o comportamento de jogo do indivíduo aumenta consideravelmente o risco de consequências prejudiciais à saúde física ou mental, mas a apresentação não atende aos requisitos diagnósticos para o transtorno de jogo.

O transtorno de jogo também não deve ser confundido com o transtorno de jogo eletrônico. A diferença essencial entre jogos eletrônicos e jogos de azar é que os jogos de azar envolvem centralmente a aposta de dinheiro em um resultado incerto. No entanto, a fronteira entre jogos eletrônicos e jogos de azar pode se tornar confusa às vezes, com algumas atividades de jogos envolvendo elementos financeiros e recompensas aleatórias, como caixas de recompensa (monetização de jogos por meio de itens virtuais consumíveis). Portanto, os elementos predominantes que caracterizam e mantêm o comportamento devem ser considerados ao fazer essa distinção.

O diagnóstico de transtorno de jogo deve ser atribuído apenas se o padrão relevante de comportamento de jogo ocorrer fora dos episódios de humor maníaco, misto ou hipomaníaco. Além disso, o transtorno de jogo não deve ser diagnosticado se o padrão comportamental for induzido por substâncias psicoativas específicas, como agonistas da dopamina, incluindo medicamentos que podem ser prescritos para doença de Parkinson ou síndrome das pernas inquietas. A concomitância de outros transtornos mentais com o transtorno de jogo é frequente e não é um critério de exclusão para o transtorno de jogo. Condições comuns concomitantes incluem transtornos decorrentes do uso de substâncias, transtornos do humor, transtornos de ansiedade ou relacionados ao medo, transtorno de déficit de atenção e hiperatividade (TDAH) e transtorno de personalidade (Petry et al., 2005).

TRANSTORNO DE JOGO ELETRÔNICO

Apresentações e padrões de sintomas

Há evidências clínicas e de saúde pública substanciais de que os jogos eletrônicos podem se tornar disfuncionais e gerar sofrimento psicológico e prejuízo funcional (Rumpf et al., 2018). Como resultado, o transtorno de jogo eletrônico foi incluído como uma condição oficial reconhecida na *CID-11*. Os requisitos diagnósticos detalhados nas *CDDR* para o transtorno de jogo eletrônico são análogos aos do transtorno de jogo, focando no controle prejudicado sobre o comportamento de jogar; prioridade crescente dada aos jogos em detrimento de outros interesses da vida e atividades diárias; e continuação dos jogos apesar da ocorrência de consequências negativas. O padrão dos jogos ocorre por um período prolongado, geralmente 12 meses, e deve estar associado a sofrimento ou prejuízo significativo em áreas importantes do funcionamento pessoal, familiar, social ou outras (Billieux et al., 2017). Características adicionais podem incluir esforços malsucedidos para controlar ou reduzir os jogos, a experiência de impulsos ou desejos para se envolver nos jogos, o uso dos jogos para aliviar emoções negativas, bem como a ocorrência de consequências prejudiciais à saúde física e mental devido a interrupções na dieta, no sono ou no exercício físico. O transtorno de jogo eletrônico pode ser qualificado como "predominantemente *on-line*" (quando o jogador prefere *videogames* envolvendo outros jogadores) ou "predominantemente *off-line*" (quando o jogador prefere jogos para um único jogador, muitas vezes baseados em histórias). O transtorno de jogo eletrônico predominantemente *on-line* é mais comum do que o predominantemente *off-line* (Saunders et al., 2017).

O transtorno de jogo eletrônico não deve ser diagnosticado apenas com base no alto envolvimento nos jogos na ausência das outras características distintivas do transtorno. Taxas elevadas e longas durações de jogos não problemáticos ocorrem mais comumente entre grupos etários e sociais específicos (p. ex., adolescentes do sexo masculino) e em contextos particulares como durante as férias ou como parte de atividades organizadas de jogos para entretenimento. O comportamento diário nos jogos como parte da rotina ou o uso dos jogos para desenvolver habilidades e proficiência nos jogos, mudar o humor, aliviar o tédio ou facilitar a interação social não indica, por si só, a presença do transtorno de jogo eletrônico.

Uma metanálise recente estimou a prevalência do jogo problemático entre 1 a 2% (Stevens et al., 2021). Geralmente, a idade de início ocorre durante a puberdade ou adolescência tardia, embora o transtorno possa começar na infância, início da idade adulta ou idade adulta (Saunders et al., 2017). Estudos sobre o curso do transtorno ao longo de períodos de acompanhamento de cerca de 2 anos indicam que aproximadamente metade dos indivíduos diagnosticáveis têm um transtorno persistente. Estudos sobre o curso em longo prazo do transtorno de jogo eletrônico não estão disponíveis. O transtorno de jogo eletrônico é mais frequente em homens; no entanto, o mercado para *videogames* está evoluindo e um número crescente de mulheres está jogando *videogames*, o que pode influenciar a proporção entre os gêneros no futuro.

Diagnóstico diferencial

Os *videogames* tornaram-se uma das atividades de lazer mais populares em todo o mundo, e reconhecer a distinção entre padrões elevados, mas não problemáticos, de comportamento de jogo e transtorno de jogo eletrônico é crucial para evitar a patologização excessiva e a estigmatização dos jogadores recreativos (Billieux et al., 2019). Também é importante, como parte da avaliação clínica, considerar que o comportamento de jogo pode ser uma estratégia desadaptativa para lidar com o sofrimento emocional ou outros tipos de sintomas. Por exemplo, no transtorno de ansiedade social, o jogo excessivo pode refletir uma preferência por interações *on-line* e a evitação de interações na vida real. Nos transtornos depressivos, o jogo excessivo pode ser usado para regular o humor disfórico ou emoções negativas. No transtorno de estresse pós-traumático, o jogo excessivo pode servir como uma forma de se distanciar de uma realidade insuportável. É importante que a avaliação e a intervenção se concentrem na função psicológica do comportamento de jogo e não apenas no comportamento em si, embora o diagnóstico de transtorno de jogo eletrônico ainda possa ser atribuído se todos os requisitos diagnósticos forem atendidos, juntamente com outros diagnósticos aplicáveis. O transtorno de jogo eletrônico é comumente associado a transtornos do humor, transtornos de ansiedade ou relacionados ao medo, transtornos decorrentes do uso de substâncias, TDAH, transtorno obsessivo-compulsivo e transtornos de sono-vigília (Saunders et al., 2017).

PIROMANIA

Apresentações e padrões de sintomas

A piromania é definida como uma falha recorrente em controlar impulsos fortes para provocar incêndios, resultando em múltiplos episódios deliberados e intencionais de atos ou tentativas de atear fogo a propriedades ou outros objetos. O ato de incendiar pode ocorrer oportunisticamente ou ser cuidadosamente planejado. Em ambos os casos, a falta de controle sobre os impulsos ou desejos é o componente central. A piromania está associada a um aumento nas sensações de tensão ("agitado", empolgado) ou excitação emocional antes do ato de incendiar, contrastando com prazer (uma "explosão"), gratificação ou alívio ao iniciar incêndios ou ao testemunhar ou participar das consequências destes, bem como uma fascinação ou atração pelo fogo e pelas atividades e equipamentos associados ao combate a incêndios. O transtorno é pouco estudado do ponto de vista neurobiológico. Supõe-se que a piromania possa compartilhar fisiopatologia associada à impulsividade cognitiva e má tomada de decisões com outros transtornos do controle de impulsos. Indivíduos com piromania também podem apresentar características cognitivas de compulsividade. O ato de incendiar pode ocorrer em resposta a sentimentos de depressão, ansiedade, tédio, solidão ou outros estados emocionais negativos. Muitos indivíduos com piromania exibem deficiências nas habilidades de comunicação social e um histórico de dificuldades de aprendizagem (Lindberg et al., 2005). Além disso, indivíduos com piromania, particularmente mulheres, frequentemente relatam históricos de exposição a traumas, autolesão e abuso sexual (Ducat et al., 2017).

A maioria das pesquisas sobre piromania foca o ato de incendiar em crianças e adolescentes; o curso em longo prazo da piromania é pouco compreendido. A prevalência populacional não está bem estabelecida, embora se pense que seja rara (prevalência ao longo da vida em torno de 1%; ver Odlaug & Grant, 2010); é incomum mesmo entre aqueles que chegam ao sistema criminal com repetidos atos incendiários. No entanto, em um estudo com pacientes hospitalizados com transtornos mentais, aproximadamente 3% apresentaram sintomas atuais de piromania e aproximadamente 6% com sintomas consistentes com um diagnóstico ao longo da vida, sugerindo que a piromania pode ser mais comum em amostras clínicas do que é tradicionalmente reconhecido (Grant et al., 2005). A idade média de início é 18 ± 5 anos (Grant & Kim, 2007).

A maioria dos incendiários condenados são homens (Ducat et al., 2017), e a piromania é geralmente considerada mais comum entre homens, particularmente jovens adultos com habilidades sociais deficientes ou dificuldades de aprendizagem (American Psychiatric Association, 2013). No entanto, dados epidemiológicos robustos sobre piromania são escassos, e o transtorno pode não ser tão específico quanto ao gênero como tradicionalmente se supõe: um estudo realizado em estudantes universitários não encontrou diferença baseada no gênero na taxa de piromania (Odlaug & Grant, 2010).

Diagnóstico diferencial

Os atos de provocar incêndios na piromania carecem de um motivo aparente e, portanto, são diferenciados de incêndios intencionais perpetrados para ganho financeiro ou sociopolítico, vingança, atenção ou reconhecimento (p. ex., provocar deliberadamente um incêndio e depois ser o primeiro a descobri-lo e apagá-lo), ou outra vantagem que é planejada antecipadamente. Algumas formas intencionais de provocar incêndios também podem representar uma manifestação de transtorno de conduta dissocial ou transtorno de personalidade dissocial e/ou desinibição.

O interesse por incêndios é comum durante a infância, e as crianças podem acidental ou intencionalmente provocar incêndios como parte da experimentação do desenvolvimento (p. ex., brincar com fósforos). Um diagnóstico de piromania não é apropriado nesses casos ou quando o comportamento pode ser explicado por um transtorno do desenvolvimento intelectual ou intoxicação por substâncias. Indivíduos com TDAH, particularmente crianças e jovens, também podem provocar incêndios impulsivamente, mas nesses casos geralmente se observa uma desconsideração imprudente pelas consequências em múltiplos contextos. A piromania também deve ser diferenciada da provocação de incêndios como manifestação de comportamento impulsivo ou desorganizado associado ao transtorno bipolar tipo I durante episódios maníacos ou mistos, bem como da provocação de incêndios em resposta a um delírio ou alucinação de comando associado à esquizofrenia ou a outros transtornos psicóticos primários.

A concomitância com outros transtornos do controle de impulsos e outros transtornos mentais é alta. Por exemplo, em uma amostra relativamente pequena de indivíduos com piromania (Grant & Kim, 2007), 47,6% atenderam aos critérios para outro transtorno caracterizado por dificuldades em controlar impulsos, com concomitância ao longo da vida de 23,8% para cleptomania, 9,5% para transtorno de jogo e 9,5% para transtorno explosivo intermitente, e 4,8% para tricotilomania. Também houve taxas significativas de concomitância com transtornos decorrentes do uso de substâncias (33,3%), transtornos do humor (61,9%), transtornos de ansiedade ou relacionados ao medo (19%) e transtorno de personalidade com padrão *borderline* (9,5%).

CLEPTOMANIA

Apresentações e padrões de sintomas

A cleptomania é definida como uma falha recorrente em resistir aos impulsos de furtar itens que não são necessários para uso pessoal. Paralelamente a outros transtornos do controle de impulsos, a cleptomania é caracterizada por um impulso para realizar o ato de furtar que pode ser prazeroso no momento mas posteriormente causa sofrimento significativo e disfunção (p. ex., vergonha, problemas legais). Caracteristicamente, há uma sensação crescente de tensão ou excitação emocional antes de furtar, seguida por uma sensação de prazer, excitação, alívio ou gratificação durante e imediatamente após o ato. Em alguns casos, a excitação antes do furto diminui ao longo do curso do transtorno. Embora indivíduos com cleptomania possam desejar ou ter uso para os itens furtados, eles não precisam deles, geralmente têm recursos financeiros para pagá-los e frequentemente acabam com múltiplos dos mesmos itens não utilizados. Alguns indivíduos acabam acumulando os objetos furtados ou devolvendo-os secretamente.

Episódios de furto na cleptomania podem ocorrer em resposta a sentimentos de depressão, ansiedade, tédio, solidão ou outros estados afetivos negativos. Indivíduos com cleptomania frequentemente tentam resistir aos seus impulsos para furtar e reconhecem que suas ações são erradas ou irracionais. Posteriormente, podem temer serem apreendidos e experimentar culpa ou vergonha, mas isso não impede a recorrência do furto. Alguns indivíduos com cleptomania relatam amnésia ou outros sintomas dissociativos (sensações de estar desconectado do próprio corpo ou ambiente) durante o furto.

A prevalência da cleptomania na população geral foi estimada em apenas 3 a 6 a cada 1.000. Mulheres superam os homens em uma proporção de 3:1. No entanto, a cleptomania ocorre em até um quarto dos indivíduos presos por furto em lojas e em um estudo foi encontrada como um transtorno frequentemente concomitante (aproximadamente 9%) em uma amostra de pacientes hospitalizados com múltiplos transtornos mentais (Grant et al., 2005). A idade média de início é durante a adolescência, embora o transtorno possa começar na infância ou em qualquer estágio subsequente da vida. O curso é geralmente crônico e pode continuar apesar das múltiplas condenações por furto em lojas. Em amostras clínicas, mulheres com cleptomania superam os homens (Lejoyeux et al., 2002), embora os homens possam ser mais propensos a serem sujeitos a penalidades criminais em vez de serem encaminhados para tratamento.

Diagnóstico diferencial

Furtar é comum e a maioria das pessoas que furta faz isso porque precisa ou deseja algo que não pode pagar ou como um ato de travessura, raiva ou vingança. Para diagnosticar a cleptomania, deve haver uma ausência de motivo aparente para o furto. A cleptomania pode ser diferenciada do transtorno de conduta dissocial ou do transtorno de personalidade dissocial e/ou desinibição com base nessa falta de motivo, bem como na presença de culpa ou remorso. Para diagnosticar a cleptomania, o comportamento de furto não deve ser explicado por um transtorno do desenvolvimento intelectual ou intoxicação por substâncias.

A cleptomania tem altas taxas de concomitância com outros transtornos mentais, incluindo transtornos decorrentes do uso de substâncias, transtornos obsessivo-compulsivos ou relacionados, transtornos devidos a comportamentos aditivos, outros transtornos do controle de impulsos, transtornos do humor, particularmente o transtorno bipolar tipo I, e transtornos de personalidade (Padhi et al., 2012). Está também associada à redução da qualidade de vida e ao aumento da ideação suicida (Kim et al., 2017). Esses achados indicam a necessidade de avaliar uma ampla gama de sintomas potenciais em indivíduos que apresentam cleptomania. Altas taxas de prisão, condenação e encarceramento também são comuns (Grant et al., 2009).

TRANSTORNO DO COMPORTAMENTO SEXUAL COMPULSIVO

Apresentações e padrões de sintomas

O transtorno do comportamento sexual compulsivo é caracterizado pela falha em controlar impulsos sexuais intensos e repetitivos ou desejos de se envolver em atividades sexuais, levando a um comportamento sexual repetitivo que resulta em sofrimento acentuado ou prejuízo significativo em áreas importantes do funcionamento. A incapacidade de controlar desejos ou impulsos sexuais manifesta-se em pelo menos um dos seguintes: (a) comportamento sexual repetitivo que se torna a parte central da vida a ponto de negligenciar saúde, cuidados pessoais e outras atividades, interesses ou responsabilidades; (b) tentativas frequentes mas malsucedidas de reduzir ou controlar significativamente o comportamento sexual repetitivo; (c) envolvimento em comportamento sexual repetitivo que continua apesar das consequências negativas, como conflitos conjugais, consequências financeiras ou legais, ou impacto negativo na saúde; e (d) continuação do comportamento sexual repetitivo mesmo quando a pessoa não obtém satisfação ou obtém pouca satisfação dele. Para fazer um diagnóstico, o padrão comportamental envolvendo a falha em controlar impulsos sexuais e o envolvimento em comportamento sexual repetitivo deve estar presente por um período prolongado, como 6 meses ou mais.

Assim como outros transtornos discutidos neste capítulo, a impulsividade e o reforço positivo (prazer) tendem a ser os elementos mais importantes no início do desenvolvimento do padrão comportamental. Mais tarde no curso do transtorno, aspectos compulsivos e reforço negativo (p. ex., alívio do humor negativo) provavelmente se tornam cada vez mais importantes na sustentação dos comportamentos (Briken & Basdekis-Jozsa, 2010). Além disso, apresentações do transtorno do comportamento sexual compulsivo envolvendo principalmente comportamento sexual interpessoal (p. ex., sexo casual ou sexo por dinheiro) são mais propensas a serem associadas à impulsividade, particularmente busca de sensações, enquanto apresentações envolvendo principalmente atividades sexuais solitárias (p. ex., masturbação e visualização de pornografia) são mais propensas a representar tentativas de regular emoções negativas (Gola & Potenza, 2018). O transtorno do comportamento sexual compulsivo geralmente se desenvolve no fim da adolescência ou início da idade adulta. É mais comum entre homens do que mulheres, embora estudos recentes tenham encontrado que a prevalência é maior entre mulheres do que se pensava anteriormente (Klein et al., 2014). O tratamento do transtorno do comportamento sexual compulsivo foca a melhoria do autocontrole sexual bem como no tratamento dos estados emocionais subjacentes e motivações (Briken, 2020; Stein et al., 2020). Também há evidências de que certos tratamentos farmacológicos podem ser úteis na redução dos sintomas do transtorno do comportamento sexual compulsivo (Lew-Starowicz et al., 2022).

Dados epidemiológicos disponíveis indicam que a dificuldade subjetiva em controlar impulsos sexuais é comum (Dickenson et al., 2018), embora isso não seja suficiente para um diagnóstico de transtorno do comportamento sexual compulsivo. Os requisitos diagnósticos da *CID-11* para o transtorno estão começando a ser usados em estudos epidemiológicos. Um estudo muito grande realizado em 42 países utilizando dados da International Sex Survey encontrou que 4,8% dos participantes foram considerados em alto risco para desenvolver o transtorno do comportamento sexual compulsivo (Böthe et al., 2023). Diferenças baseadas em país e gênero foram observadas, mas não houve efeito da orientação sexual. Os resultados de um grande estudo na Alemanha baseado em uma amostra nacional probabilística encontraram que 3,2% dos homens e 1,8% das mulheres relataram experiências consistentes com os requisitos diagnósticos para o transtorno durante os últimos 12 meses (Briken et al., 2022). Os pesquisadores tentaram controlar a possibilidade de que pessoas com padrões não patológicos de comportamento sexual se descrevessem como sem controle sobre seu comportamento sexual devido aos seus próprios julgamentos morais sobre ele, um fenômeno referido como incongruência moral (Grubbs et al., 2020). Quando participantes que relataram uma educação religiosa estrita ou atitudes conservadoras em relação à sexualidade foram excluídos, a taxa estimada de prevalência em 12 meses foi aproximadamente metade da taxa não corrigida (1,6% dos homens e 0,9% das mulheres). Esse achado ilustra que, devido à maior restritividade dos requisitos diagnósticos da *CID-11* para o transtorno comparado com construtos anteriores como "hipersexualidade" ou "impulso sexual excessivo", as taxas de prevalência serão correspondentemente menores (Kraus et al., 2018).

Diagnóstico diferencial

É de particular importância distinguir o alto envolvimento em atividades sexuais do comportamento sexual que é percebido como incontrolável e leva a sofrimento significativo ou prejuízo funcional. A Escala de Transtorno do Comportamento Sexual Compulsivo de 19 itens (Böthe et al., 2020) está disponível gratuitamente em vários idiomas e pode ser útil para essa determinação. Uma versão de sete itens também está disponível. Em indivíduos com transtorno do comportamento sexual compulsivo, o envolvimento em comportamento sexual repetitivo muitas vezes deixa de ser prazeroso, mas eles descobrem que são incapazes de parar de se envolver nele. Em alguns casos, preocupações religiosas ou morais podem levar os indivíduos a acreditarem que seu comportamento é errado ou anormal. É importante diferenciar essas atitudes em relação à sexualidade do transtorno do comportamento sexual compulsivo. Embora os indivíduos possam sofrer com uma discrepância entre suas visões morais ou religiosas e seu comportamento real, o diagnóstico requer a presença das características centrais descritas. Além disso, é importante considerar a ampla variação que existe na atividade sexual e nas atitudes relacionadas, bem como nas cognições, como fantasias sexuais. Interesses sexuais específicos ou um alto desejo sexual ou alta frequência de comportamento sexual não indicam a presença do transtorno do comportamento sexual compulsivo. Atividade sexual frequente e impulsos também podem estar relacionados a fases de desenvolvimento, como a adolescência, ou circunstâncias de vida específicas, como mudanças no *status* de relacionamento.

Assim como em outros transtornos discutidos neste capítulo, o aumento do comportamento sexual pode às vezes ser um sintoma de outros transtornos, como transtorno de personalidade, demência ou transtornos decorrentes do uso de substâncias. O transtorno do comportamento sexual compulsivo só deve ser atribuído se ocorrer fora dos episódios de humor maníaco, misto ou hipomaníaco. Vários transtornos mentais coocorrem com o transtorno do comportamento sexual compulsivo em amostras clínicas, incluindo transtornos depressivos, transtornos de ansiedade ou relacionados ao medo, transtornos decorrentes do uso de substâncias, TDAH e transtorno de estresse pós-traumático (Campbell & Stein, 2016). Em indivíduos com transtorno de personalidade, o transtorno do comportamento sexual compulsivo concomitante está relacionado aos domínios de traços de personalidade dissocial e desinibição, bem como ao padrão *borderline*.

TRANSTORNO EXPLOSIVO INTERMITENTE

Apresentações e padrões de sintomas

O transtorno explosivo intermitente é caracterizado por episódios recorrentes, breves e explosivos que envolvem agressão verbal (p. ex., atacar verbalmente outra pessoa, explosões de raiva, gritar) ou agressão física (p. ex., agredir outra pessoa, causar lesões pessoais, destruir propriedades) em um indivíduo com pelo menos 6 anos de idade ou idade de desenvolvimento equivalente. A intensidade das explosões ou o grau de agressão é desproporcional a qualquer provocação ou evento desencadeante e o comportamento não é mais bem explicado por outros transtornos mentais ou pelos efeitos de uma substância ou medicação. As explosões violentas são geralmente breves (p. ex., menos de 1 hora). Elas não são planejadas nem têm a intenção de alcançar um resultado desejado, mas são impulsivas ou reativas por natureza, sugerindo falha em controlar impulsos agressivos. As explosões frequentemente resultam em danos físicos para si ou para os outros, embora isso não seja um requisito diagnóstico. No entanto, o padrão de explosões agressivas deve resultar em sofrimento significativo para o indivíduo com o transtorno ou em prejuízo funcional significativo nas áreas social (perda de amigos, instabilidade conjugal), escolar ou ocupacional (suspensão ou expulsão, rebaixamento, perda de emprego) ou em outros domínios importantes. Frequentemente, o transtorno também tem um impacto profundo no *status* financeiro e legal (acusações civis ou criminais; Rynar & Coccaro, 2018).

As explosões agressivas são mais comumente desencadeadas por ameaças percebidas em contextos sociais, mesmo que nenhuma ameaça real exista, ou por frustração devido a impedimentos no curso dos eventos diários. Geralmente há pouco ou nenhum período prodrômico (nenhum aviso antes da explosão), embora em alguns casos as explosões possam ser precedidas por sintomas como tremor, sudorese, aperto no peito ou uma sensação geral de tensão ou excitação. Durante o episódio, o indivíduo pode ter uma sensação de alívio e, em alguns casos, prazer. Depois disso, geralmente experimenta humor deprimido, fadiga ou outras emoções negativas como remorso, vergonha ou culpa. As explosões ocorrem regularmente ao longo de um período de pelo menos 6 meses, sem sinais de agressão entre os episódios. Alguns indivíduos com transtorno explosivo intermitente têm histórico de exposição a traumas, como violência ou abuso físico na infância, e alguns apresentam sinais neurológicos inespecíficos que não constituem uma condição neurológica diagnosticável.

Dados da Pesquisa Mundial de Saúde Mental (Scott et al., 2020) indicam que a prevalência ao longo da vida do transtorno explosivo intermitente em 17 países foi de 0,8%. Dados de estudos nos Estados Unidos mostraram uma prevalência mais alta (Coccaro, 2012). O estudo da Pesquisa Mundial de Saúde Mental também encontrou subtipos envolvendo ataques de raiva que prejudicaram pessoas, compreendendo 73% daqueles com transtorno explosivo intermitente; esses indivíduos tinham altas taxas de transtornos externalizantes concomitantes. Subtipos envolvendo ameaçar pessoas ou destruir propriedades sem prejudicar outros foram associados a taxas mais altas de transtornos internalizantes do que externalizantes concomitantes. O comportamento suicida foi maior entre aqueles com transtornos concomitantes e aqueles que perpetraram ataques mais violentos. A prevalência de tentativas de suicídio e comportamentos autolesivos não letais entre indivíduos com transtorno explosivo intermitente foi estimada em 12,5% e 7,4%, respectivamente (McCloskey et al., 2008). Em uma pesquisa com indivíduos em liberdade condicional após condenação criminal, descobriu-se que 7,4% tinham transtorno explosivo intermitente, com taxas ainda mais altas entre aqueles com TDAH (18%; Padhi et al., 2012).

O transtorno explosivo intermitente ocorre entre crianças pré-púberes, mas a idade média de início é entre 13 e 21 anos. No início do curso do transtorno, as crianças geralmente apresentam acessos de raiva associados a explosões verbais e agressão contra objetos, embora geralmente sem destruição séria ou agressão. Durante a adolescência, as explosões muitas vezes escalam. O transtorno explosivo intermitente geralmente segue um curso crônico, embora a prevalência tenda a diminuir ao longo da vida. Embora inicialmente se acreditasse que o transtorno fosse mais prevalente em homens, pesquisas comunitárias sugerem que a proporção entre homens e mulheres provavelmente é mais próxima da igualdade, sendo a agressão física grave mais comum em homens.

Diagnóstico diferencial

Explosões agressivas, particularmente explosões verbais, são extremamente comuns, especialmente sob estresse, e não indicam necessariamente um transtorno. Um ou dois incidentes isolados são insuficientes para um diagnóstico, independentemente da gravidade ou das consequências. O transtorno explosivo intermitente deve ser diferenciado de comportamentos decorrentes dos efeitos de uma substância psicoativa ou medicação, incluindo intoxicação e abstinência, ou devido à demência ou a uma doença do sistema nervoso. Episódios de agressão explosiva ou impulsiva também podem ocorrer no transtorno do espectro autista, em que geralmente estão associados a um gatilho específico relacionado aos sintomas centrais desse transtorno (p. ex., uma mudança na rotina, estimulação sensorial aversiva). O transtorno explosivo intermitente também deve ser diferenciado de explosões de raiva regularmente ocorrentes e desproporcionalmente severas que ocorrem no contexto do transtorno desafiador de oposição com irritabilidade-raiva crônicas, particularmente em resposta a demandas de figuras de autoridade. Também deve ser diferenciado do padrão mais amplo e frequentemente premeditado ou instrumental de comportamento antissocial característico do transtorno de conduta dissocial, que geralmente também inclui comportamentos como mentir ou roubar, além da agressão motivada. A concomitância com outros transtornos mentais é comum no transtorno explosivo intermitente, particularmente com transtornos do humor, transtornos de ansiedade ou relacionados ao medo, transtornos decorrentes do uso de substâncias, transtornos alimentares (especialmente aqueles envolvendo compulsão alimentar) e TDAH (Padhi et al., 2012).

PRINCÍPIOS GERAIS DE AVALIAÇÃO

Como indicado anteriormente, os transtornos devidos a comportamentos aditivos e os transtornos do controle de impulsos compartilham muitas semelhanças etiológicas e sintomáticas, o que exige uma abordagem unificada para a avaliação psicológica. A avaliação da impulsividade é central em pacientes que apresentam esses transtornos. Ferramentas de avaliação derivadas do modelo UPPS de impulsividade avaliam múltiplas facetas da impulsividade, permitindo um perfil detalhado e individualizado. Ao contrário da maioria dos outros instrumentos que avaliam a impulsividade, as ferramentas de avaliação baseadas no UPPS também incluem um traço de impulsividade relacionado à emoção: o "traço de urgência", que tem sido consistentemente relacionado tanto a transtornos devidos a comportamentos aditivos quanto a transtornos do controle de impulsos (Berg et al., 2015).

Foram desenvolvidas versões longas e curtas da Escala de Comportamento Impulsivo UPPS (a versão longa tem 59 itens, e a curta, 20 itens). Ambas têm excelentes propriedades psicométricas, incluindo uma estrutura fatorial robusta e teoricamente fundamentada, alta confiabilidade interna e alta estabilidade teste-reteste (versão longa: Whiteside & Lynam, 2001; versão curta: Billieux, Rochat, et al., 2012). Ambas as versões da Escala de Comportamento Impulsivo UPPS foram adaptadas e validadas em muitos idiomas, incluindo inglês, francês, espanhol, italiano, alemão, árabe e chinês. A escala também foi adaptada para avaliação em crianças e adolescentes (Geurten et al., 2021). Todas as versões estão disponíveis gratuitamente.

A Figura 16.1 ilustra como os perfis individualizados de impulsividade baseados no UPPS podem ser utilizados para informar a conceituação de casos e o planejamento do tratamento (p. ex., ver Billieux, Lagrange, et al., 2012, para um estudo mostrando a heterogeneidade dos perfis de impulsividade avaliados pela escala UPPS em uma amostra

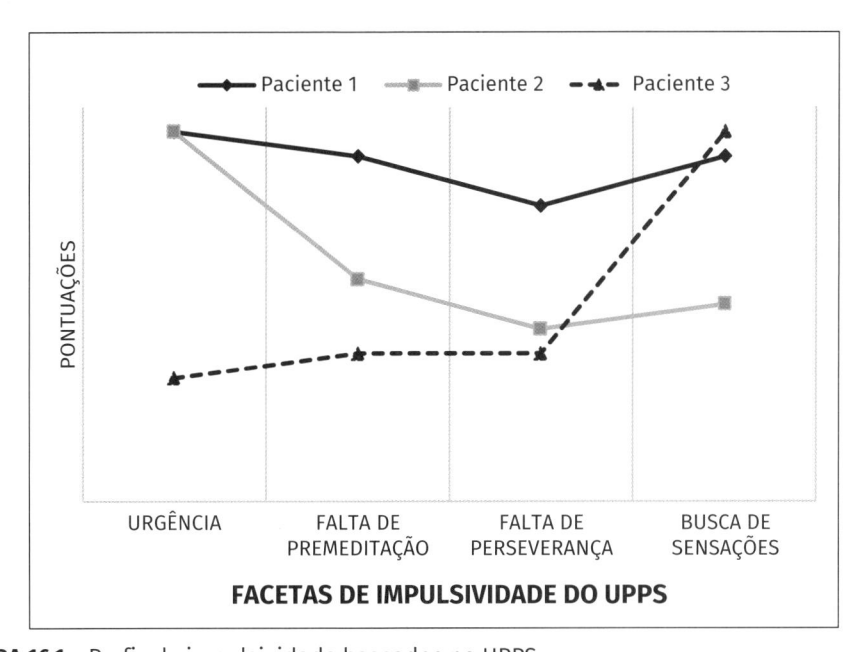

FIGURA 16.1 Perfis de impulsividade baseados no UPPS.

Nota. UPPS = modelo de impulsividade (urgência-premeditação-perseverança-busca de sensações).

de pacientes com transtorno de jogo). O Paciente 1 apresenta um perfil de impulsividade "multi-impulsivo", típico de graves transtornos devidos a comportamentos aditivos ou transtornos do controle de impulsos. Em contrapartida, o Paciente 2 apresenta um perfil de impulsividade caracterizado especialmente por uma urgência elevada – ou seja, uma tendência a agir impulsivamente em contextos emocionais. Esse perfil requer uma exploração mais aprofundada das habilidades de regulação emocional e a consideração de se o comportamento patológico alvo (p. ex., jogos, apostas, comportamento sexual) é consequência de um enfrentamento desadaptativo em vez de um transtorno primário por si só. Por fim, o Paciente 3 apresenta apenas busca de sensações elevada, sugerindo que o comportamento em questão não reflete necessariamente uma impulsividade problemática. De fato, indivíduos com alta busca de sensações mas com pontuações baixas em outros componentes de impulsividade são mais propensos a correr riscos controlados, como no caso de um jogador de pôquer habilidoso que gosta da emoção do jogo mas não perde o controle sobre ele nem "persegue" perdas com apostas adicionais descontroladas.

Os clínicos que avaliam transtornos devidos a comportamentos aditivos e transtornos do controle de impulsos também devem ser capazes de avaliar rigorosamente o prejuízo funcional. Isso é especialmente crucial em relação a padrões comportamentais que envolvem atividades comuns, como jogos, apostas ou comportamentos sexuais, que estão em risco de hiperpatologização (Billieux et al., 2015). Atualmente, isso depende principalmente de uma avaliação clínica porque não existe uma ferramenta específica para avaliação do prejuízo funcional em transtornos devidos a comportamentos aditivos e transtornos do controle de impulsos. As escalas disponíveis concentram-se principalmente em itens relacionados ao funcionamento físico, que raramente é afetado nesses transtornos. A Escala de Incapacidade de Sheehan é mais adequada em termos de conteúdo; no entanto, não é gratuita. Recentemente, o Consórcio Internacional para Medidas de Resultados em Saúde (ICHOM, do inglês *International Consortium for Health Outcome Measures*) desenvolveu um conjunto de escalas para transtornos decorrentes do uso de substâncias e transtornos devidos a comportamentos aditivos (https://www.ichom.org/portfolio/addiction/).

Devido à sobreposição sintomática e à concomitância dos transtornos devidos a comportamentos aditivos e transtornos do controle de impulsos com uma variedade de outros transtornos mentais, sua avaliação precisa estar fundamentada em uma avaliação ampla da psicopatologia, particularmente transtornos do humor, transtornos de ansiedade ou relacionados ao medo, transtornos decorrentes do uso de substâncias e transtorno de personalidade. Comportamentos como jogos excessivos, apostas, comportamento sexual, incêndios provocados, roubo ou explosões emocionais podem, às vezes, ser características apresentadas de outros transtornos (p. ex., ocorrem em resposta a estados emocionais negativos relacionados ao outro transtorno). É importante avaliar cuidadosamente os fatores que precipitam e mantêm os comportamentos para chegar ao diagnóstico mais preciso e à formulação de caso mais útil. O tratamento do outro transtorno pode estar inicialmente em primeiro plano mesmo se um diagnóstico concomitante de um transtorno devido a comportamento aditivo ou transtorno do controle de impulsos também for atribuído.

Por fim, a avaliação psicológica abrangente dos transtornos devidos a comportamentos aditivos e dos transtornos do controle de impulsos frequentemente requer consideração dos sintomas específicos do transtorno ou fatores psicológicos. Esse tipo de avaliação é particularmente útil para determinar a gravidade de um transtorno (quando dados normativos estão disponíveis) ou para medir objetivamente o efeito de uma intervenção terapêutica. Vários instrumentos para avaliar a gravidade dos sintomas para o transtorno de jogo, transtorno de jogo eletrônico e transtorno do comportamento sexual compulsivo foram desenvolvidos; a maioria está disponível gratuitamente. Itens específicos também foram desenvolvidos para avaliar a gravidade dos sintomas na piromania e na cleptomania (p. ex., Chamberlain & Grant, 2018).

QUESTÕES-CHAVE DE VALIDADE

Dadas as semelhanças discutidas neste capítulo, a fronteira entre transtornos devidos a comportamentos aditivos e transtornos do controle de impulsos é, de certa forma, arbitrária (Grant et al., 2014; Kraus et al., 2016). Em relação aos transtornos devidos a comportamentos aditivos, preocupações legítimas foram levantadas sobre abrir espaço para a criação de condições novas e controversas de validade questionável, como vício em amor, compras, exercícios ou trabalho (Billieux et al., 2015). No entanto, as evidências de que esses padrões de comportamento constituem vícios são geralmente de baixa qualidade e não consideram a distinção crítica entre alto envolvimento (não associado à perda de controle e prejuízo funcional) e envolvimento patológico. Além disso, para além de descrições anedóticas de casos isolados, esses potenciais novos transtornos não demonstraram estar associados a demandas por serviços clínicos.

PONTOS-CHAVE

- Transtornos devidos a comportamentos aditivos e transtornos do controle de impulsos compartilham semelhanças – nomeadamente, impulsividade e perda de controle como características centrais. Os padrões de comportamento que caracterizam esses transtornos são perpetuados por meio de uma interação dinâmica entre ciclos positivos e negativos de reforço.
- O prejuízo funcional é uma característica central no diagnóstico desses transtornos. O envolvimento elevado em atividades como jogos eletrônicos, apostas ou comportamento sexual que não está associado ao prejuízo funcional não deve ser visto como inerentemente patológico.
- No contexto clínico, uma avaliação detalhada da impulsividade e das dimensões psicológicas relacionadas é essencial para informar intervenções adequadamente personalizadas e baseadas em evidências.
- Transtornos devidos a comportamentos aditivos e transtornos do controle de impulsos têm altas taxas de concomitância com outros transtornos mentais, incluindo transtornos do humor, transtornos de ansiedade ou relacionados ao medo, transtornos decorrentes do uso de substâncias e transtorno de personalidade.
- Às vezes, comportamentos como jogos excessivos, apostas, comportamento sexual, incêndios provocados, roubo ou explosões emocionais podem ser características apresentadas de outros transtornos (p. ex., os comportamentos são realizados em resposta a estados emocionais negativos). A avaliação cuidadosa dos fatores que precipitam e mantêm os comportamentos é importante para chegar ao diagnóstico mais preciso e à formulação de caso mais útil.

REFERÊNCIAS

American Psychiatric Association. (2013). *Diagnostic and statistical manual of mental disorders* (5th ed.).

Berg, J. M., Latzman, R. D., Bliwise, N. G., & Lilienfeld, S. O. (2015). Parsing the heterogeneity of impulsivity: A meta-analytic review of the behavioral implications of the UPPS for psychopathology. *Psychological Assessment, 27*(4), 1129–1146. https://doi.org/10.1037/pas0000111

Billieux, J., Flayelle, M., Rumpf, H.-J., & Stein, D. J. (2019). High involvement versus pathological involvement in video games: A crucial distinction for ensuring the validity and utility of gaming disorder. *Current Addiction Reports, 6*(3), 323–330. https://doi.org/10.1007/s40429-019-00259-x

Billieux, J., King, D. L., Higuchi, S., Achab, S., Bowden-Jones, H., Hao, W., Long, J., Lee, H. K., Potenza, M. N., Saunders, J. B., & Poznyak, V. (2017). Functional impairment matters in the screening and diagnosis of gaming disorder. *Journal of Behavioral Addictions, 6*(3), 285–289. https://doi.org/10.1556/2006.6.2017.036

Billieux, J., Lagrange, G., Van der Linden, M., Lançon, C., Adida, M., & Jeanningros, R. (2012). Investigation of impulsivity in a sample of treatment-seeking pathological gamblers: A multidimensional perspective. *Psychiatry Research*, *198*(2), 291–296. https://doi.org/10.1016/j.psychres.2012.01.001

Billieux, J., Rochat, L., Ceschi, G., Carré, A., Offerlin-Meyer, I., Defeldre, A.-C., Khazaal, Y., Besche-Richard, C., & Van der Linden, M. (2012). Validation of a short French version of the UPPS-P Impulsive Behavior Scale. *Comprehensive Psychiatry*, *53*(5), 609–615. https://doi.org/10.1016/j.comppsych.2011.09.001

Billieux, J., Schimmenti, A., Khazaal, Y., Maurage, P., & Heeren, A. (2015). Are we overpathologizing everyday life? A tenable blueprint for behavioral addiction research. *Journal of Behavioral Addictions*, *4*(3), 119–123. https://doi.org/10.1556/2006.4.2015.009

Böthe, B., Koós, M., Nagy, L., Kraus, S. W., Demetrovics, Z., Potenza, M. N., Michaud, A., Ballester-Arnal, R., Batthyány, D., Bergeron, S., Billieux, J., Briken, P., Burkauskas, J., Cárdenas-López, G., Carvalho, J., Castro-Calvo, J., Chen, L., Ciocca, G., Corazza, O., . . . Vaillancourt-Morel, M. P. (2023). Compulsive sexual behavior disorder in 42 countries: Insights from the International Sex Survey and introduction of standardized assessment tools. *Journal of Behavioral Addictions*, *12*(2), 393–407. https://doi.org/10.1556/2006.2023.00028

Böthe, B., Potenza, M. N., Griffiths, M. D., Kraus, S. W., Klein, V., Fuss, J., & Demetrovics, Z. (2020). The development of the Compulsive Sexual Behavior Disorder Scale (CSBD-19): An *ICD-11* based screening measure across three languages. *Journal of Behavioral Addictions*, *9*(2), 247–258. https://doi.org/10.1556/2006.2020.00034

Brand, M., Wegmann, E., Stark, R., Müller, A., Wölfling, K., Robbins, T. W., & Potenza, M. N. (2019). The Interaction of Person-Affect-Cognition-Execution (I-PACE) model for addictive behaviors: Update, generalization to addictive behaviors beyond internet-use disorders, and specification of the process character of addictive behaviors. *Neuroscience and Biobehavioral Reviews*, *104*, 1–10. https://doi.org/10.1016/j.neubiorev.2019.06.032

Briken, P. (2020). An integrated model to assess and treat compulsive sexual behaviour disorder. *Nature Reviews Urology*, *17*(7), 391–406. https://doi.org/10.1038/s41585-020-0343-7

Briken, P., & Basdekis-Jozsa, R. (2010). Sexuelle sucht? Wenn sexuelles verhalten ausser kontrolle gerät [Sexual addiction? When sexual behavior gets out of control]. *Bundesgesundheitsblatt, Gesundheitsforschung, Gesundheitsschutz*, *53*(4), 313–318. https://doi.org/10.1007/s00103-010-1033-z

Briken, P., Wiessner, C., Štulhofer, A., Klein, V., Fuss, J., Reed, G. M., & Dekker, A. (2022). Who feels affected by "out of control" sexual behavior? Prevalence and correlates of indicators for *ICD-11* compulsive sexual behavior disorder in the German Health and Sexuality Survey (GeSiD). *Journal of Behavioral Addictions*, *11*(3), 900–911. https://doi.org/10.1556/2006.2022.00060

Calado, F., Alexandre, J., & Griffiths, M. D. (2017). Prevalence of adolescent problem gambling: A systematic review of recent research. *Journal of Gambling Studies*, *33*(2), 397–424. https://doi.org/10.1007/s10899-016-9627-5

Calado, F., & Griffiths, M. D. (2016). Problem gambling worldwide: An update and systematic review of empirical research (2000–2015). *Journal of Behavioral Addictions*, *5*(4), 592–613. https://doi.org/10.1556/2006.5.2016.073

Campbell, M. M., & Stein, D. (2016). Hypersexual disorder. In N. M. Petry (Ed.), *Behavioral addictions: DSM-5 and beyond* (pp. 101–123). Oxford University Press.

Castro-Calvo, J., King, D. L., Stein, D. J., Brand, M., Carmi, L., Chamberlain, S. R., Demetrovics, Z., Fineberg, N. A., Rumpf, H. J., Yücel, M., Achab, S., Ambekar, A., Bahar, N., Blaszczynski, A., Bowden-Jones, H., Carbonell, X., Chan, E. M. L., Ko, C. H., de Timary, P., . . . Billieux, J. (2021). Expert appraisal of criteria for assessing gaming disorder: An international Delphi study. *Addiction*, *116*(9), 2463–2475. Advance online publication. https://doi.org/10.1111/add.15411

Chamberlain, S. R., & Grant, J. E. (2018). Minnesota Impulse Disorders Interview (MIDI): Validation of a structured diagnostic clinical interview for impulse control disorders in an enriched community sample. *Psychiatry Research*, 265, 279–283. https://doi.org/10.1016/j.psychres.2018.05.006

Coccaro, E. F. (2012). Intermittent explosive disorder as a disorder of impulsive aggression for DSM-5. *The American Journal of Psychiatry*, 169(6), 577–588. https://doi.org/10.1176/appi.ajp.2012.11081259

Dell'Osso, B., Altamura, A. C., Allen, A., Marazziti, D., & Hollander, E. (2006). Epidemiologic and clinical updates on impulse control disorders: A critical review. *European Archives of Psychiatry and Clinical Neuroscience*, 256(8), 464–475. https://doi.org/10.1007/s00406-006-0668-0

Dickenson, J. A., Gleason, N., Coleman, E., & Miner, M. H. (2018). Prevalence of distress associated with difficulty controlling sexual urges, feelings, and behaviors in the United States. *JAMA Network Open*, 1(7), e184468. https://doi.org/10.1001/jamanetworkopen.2018.4468

Donati, M. A., Primi, C., Mazzarese, M., Sanson, F., & Leone, L. (2020). Immigrant status and problem-gambling severity in adolescents: Evidence for moderation by sensation seeking. *Addictive Behaviors*, 107, Article 106395. https://doi.org/10.1016/j.addbeh.2020.106395

Dowling, N. A., Merkouris, S. S., Greenwood, C. J., Oldenhof, E., Toumbourou, J. W., & Youssef, G. J. (2017). Early risk and protective factors for problem gambling: A systematic review and meta-analysis of longitudinal studies. *Clinical Psychology Review*, 51, 109–124. https://doi.org/10.1016/j.cpr.2016.10.008

Ducat, L., McEwan, T., & Ogloff, J. R. P. (2017). A comparison of psychopathology and reoffending in female and male convicted firesetters. *Law and Human Behavior*, 41(6), 588–599. https://doi.org/10.1037/lhb0000264

Geurten, M., Catale, C., Gay, P., Deplus, S., & Billieux, J. (2021). Measuring impulsivity in children: Adaptation and validation of a short version of the UPPS-P Impulsive Behaviors Scale in children and investigation of its links with ADHD. *Journal of Attention Disorders*, 25(1), 105–114. https://doi.org/10.1177/1087054718775831

Gola, M., & Potenza, M. N. (2018). Promoting educational, classification, treatment, and policy initiatives. *Journal of Behavioral Addictions*, 7(2), 208–210. https://doi.org/10.1556/2006.7.2018.51

Grant, J. E., Atmaca, M., Fineberg, N. A., Fontenelle, L. F., Matsunaga, H., Janardhan Reddy, Y. C., Simpson, H. B., Thomsen, P. H., van den Heuvel, O. A., Veale, D., Woods, C. W., & Stein, D. J. (2014). Impulse control disorders and "behavioural addictions" in the ICD-11. *World Psychiatry*, 13(2), 125–127. https://doi.org/10.1002/wps.20115

Grant, J. E., & Kim, S. W. (2007). Clinical characteristics and psychiatric comorbidity of pyromania. *The Journal of Clinical Psychiatry*, 68(11), 1717–1722. https://doi.org/10.4088/JCP.v68n1111

Grant, J. E., Levine, L., Kim, D., & Potenza, M. N. (2005). Impulse control disorders in adult psychiatric inpatients. *The American Journal of Psychiatry*, 162(11), 2184–2188. https://doi.org/10.1176/appi.ajp.162.11.2184

Grant, J. E., Odlaug, B. L., Davis, A. A., & Kim, S. W. (2009). Legal consequences of kleptomania. *Psychiatric Quarterly*, 80(4), 251–259. https://doi.org/10.1007/s11126-009-9112-8

Grubbs, J. B., Kraus, S. W., Perry, S. L., Lewczuk, K., & Gola, M. (2020). Moral incongruence and compulsive sexual behavior: Results from cross-sectional interactions and parallel growth curve analyses. *Journal of Abnormal Psychology*, 129(3), 266–278. https://doi.org/10.1037/abn0000501

Hodgins, D. C., Stea, J. N., & Grant, J. E. (2011). Gambling disorders. *The Lancet*, 378(9806), 1874–1884. https://doi.org/10.1016/S0140-6736(10)62185-X

Kim, H. S., Christianini, A. R., Bertoni, D., de Oliveira, M. D. C. M., Hodgins, D. C., & Tavares, H. (2017). Kleptomania and co-morbid addictive disorders. *Psychiatry Research*, 250, 35–37. https://doi.org/10.1016/j.psychres.2017.01.048

Klein, V., Rettenberger, M., & Briken, P. (2014). Self-reported indicators of hypersexuality and its correlates in a female online sample. *The Journal of Sexual Medicine*, *11*(8), 1974–1981. https://doi.org/10.1111/jsm.12602

Kraus, S. W., Krueger, R. B., Briken, P., First, M. B., Stein, D. J., Kaplan, M. S., Voon, V., Abdo, C. H. N., Grant, J. E., Atalla, E., & Reed, G. M. (2018). Compulsive sexual behaviour disorder in the *ICD-11*. *World Psychiatry*, *17*(1), 109–110. https://doi.org/10.1002/wps.20499

Kraus, S. W., Voon, V., & Potenza, M. N. (2016). Should compulsive sexual behavior be considered an addiction? *Addiction*, *111*(12), 2097–2106. https://doi.org/10.1111/add.13297

Lejoyeux, M., Arbaretaz, M., McLoughlin, M., & Adès, J. (2002). Impulse control disorders and depression. *Journal of Nervous and Mental Disease*, *190*(5), 310–314. https://doi.org/10.1097/00005053-200205000-00007

Lew-Starowicz, M., Draps, M., Kowalewska, E., Obarska, K., Kraus, S. W., & Gola, M. (2022). Tolerability and efficacy of paroxetine and naltrexone for treatment of compulsive sexual behaviour disorder. *World Psychiatry*, *21*(3), 468–469. https://doi.org/10.1002/wps.21026

Lindberg, N., Holi, M. M., Tani, P., & Virkkunen, M. (2005). Looking for pyromania: Characteristics of a consecutive sample of Finnish male criminals with histories of recidivist fire-setting between 1973 and 1993. *BMC Psychiatry*, *5*(1), 47. https://doi.org/10.1186/1471-244X-5-47

McCloskey, M. S., Ben-Zeev, D., Lee, R., & Coccaro, E. F. (2008). Prevalence of suicidal and self-injurious behavior among subjects with intermittent explosive disorder. *Psychiatry Research*, *158*(2), 248–250. https://doi.org/10.1016/j.psychres.2007.09.011

Odlaug, B. L., & Grant, J. E. (2010). Impulse-control disorders in a college sample: Results from the self-administered Minnesota Impulse Disorders Interview (MIDI). *The Primary Care Companion to the Journal of Clinical Psychiatry*, *12*, Article PCC.09m00842. https://doi.org/10.4088/PCC.09m00842whi

Padhi, A. K., Mehdi, A. M., Craig, K. J., & Fineberg, N. A. (2012). Current classification of impulse control disorders: Neurocognitive and behavioral models of impulsivity and the role of personality. In J. E. Grant & M. N. Potenza (Eds.), *The Oxford handbook of impulse control disorders* (pp. 26–46). Oxford University Press.

Petry, N. M., Stinson, F. S., & Grant, B. F. (2005). Comorbidity of *DSM-IV* pathological gambling and other psychiatric disorders: Results from the National Epidemiologic Survey on Alcohol and Related Conditions. *The Journal of Clinical Psychiatry*, *66*(5), 564–574. https://doi.org/10.4088/JCP.v66n0504

Rochat, L., Billieux, J., Gagnon, J., & Van der Linden, M. (2018). A multifactorial and integrative approach to impulsivity in neuropsychology: Insights from the UPPS model of impulsivity. *Journal of Clinical and Experimental Neuropsychology*, *40*(1), 45–61. https://doi.org/10.1080/13803395.2017.1313393

Rochat, L., Maurage, P., Heeren, A., & Billieux, J. (2019). Let's open the decision-making umbrella: A framework for conceptualizing and assessing features of impaired decision making in addiction. *Neuropsychology Review*, *29*(1), 27–51. https://doi.org/10.1007/s11065-018-9387-3

Rumpf, H.-J., Achab, S., Billieux, J., Bowden-Jones, H., Carragher, N., Demetrovics, Z., Higuchi, S., King, D. L., Mann, K., Potenza, M., Saunders, J. B., Abbott, M., Ambekar, A., Aricak, O. T., Assanangkornchai, S., Bahar, N., Borges, G., Brand, M., Chan, E. M., . . . Poznyak, V. (2018). Including gaming disorder in the *ICD-11*: The need to do so from a clinical and public health perspective. *Journal of Behavioral Addictions*, *7*(3), 556–561. https://doi.org/10.1556/2006.7.2018.59

Rynar, L., & Coccaro, E. F. (2018). Psychosocial impairment in *DSM-5* intermittent explosive disorder. *Psychiatry Research*, *264*, 91–95. https://doi.org/10.1016/j.psychres.2018.03.077

Saunders, J. B., Hao, W., Long, J., King, D. L., Mann, K., Fauth-Bühler, M., Rumpf, H. J., Bowden-Jones, H., Rahimi-Movaghar, A., Chung, T., Chan, E., Bahar, N., Achab, S., Lee, H. K., Potenza, M., Petry, N., Spritzer, D., Ambekar, A., Derevensky, J., . . . Poznyak, V. (2017). Gaming disorder: Its delineation as an important condition for diagnosis, management, and prevention. *Journal of Behavioral Addictions*, 6(3), 271–279. https://doi.org/10.1556/2006.6.2017.039

Scott, K. M., de Vries, Y. A., Aguilar-Gaxiola, S., Al-Hamzawi, A., Alonso, J., Bromet, C. J., Bunting, B., Caldas-de-Almeida, J. M., Cía, A., Florescu, S., Gureje, O., Hu, C. Y., Karam, E. G., Karam, A., Kawakami, N., Kessler, R. C., Lee, S., McGrath, J., Oladeji, B., . . . de Jonge, P. (2020). Intermittent explosive disorder subtypes in the general population: Association with comorbidity, impairment and suicidality. *Epidemiol- ogy and Psychiatric Sciences*, 29, Article 138. https://doi.org/10.1017/S2045796020000517

Slutske, W. S., Caspi, A., Moffitt, T. E., & Poulton, R. (2005). Personality and problem gambling: A prospective study of a birth cohort of young adults. *Archives of General Psychiatry*, 62(7), 769–775. https://doi.org/10.1001/archpsyc.62.7.769

Stein, D. J., Szatmari, P., Gaebel, W., Berk, M., Vieta, E., Maj, M., de Vries, Y. A., Roest, A. M., de Jonge, P., Maercker, A., Brewin, C. R., Pike, K. M., Grilo, C. M., Fineberg, N. A., Briken, P., Cohen-Kettenis, P. T., & Reed, G. M. (2020). Mental, behavioral and neurodevelopmental disorders in the ICD-11: An international perspective on key changes and controversies. *BMC Medicine*, 18(1), Article 21. https://doi.org/10.1186/s12916-020-1495-2

Stevens, M. W., Dorstyn, D., Delfabbro, P. H., & King, D. L. (2021). Global prevalence of gaming disorder: A systematic review and meta-analysis. *The Australian and New Zealand Journal of Psychiatry*, 55(6), 553–568. https://doi.org/10.1177/0004867420962851

Watkins, E. R. (2008). Constructive and unconstructive repetitive thought. *Psychological Bulletin*, 134(2), 163–206. https://doi.org/10.1037/0033-2909.134.2.163

Whiteside, S. P., & Lynam, D. R. (2001). The five factor model and impulsivity: Using a structural model of personality to understand impulsivity. *Personality and Individual Differences*, 30(4), 669–689. https://doi.org/10.1016/S0191-8869(00)00064-7

World Health Organization. (2023). *ICD-11 for mortality and morbidity statistics* (Version: 01/2023). https://icd.who.int/browse11/l-m/en#/

World Health Organization. (2024). *Clinical descriptions and diagnostic requirements for ICD-11 mental, behavioural and neurodevelopmental disorders*. https://www.who.int/publications/i/item/9789240077263

17
Transtorno de personalidade

Michaela A. Swales, Lee Anna Clark e Alireza Farnam

LÓGICA ABRANGENTE

O transtorno de personalidade é fundamentalmente diferente de outras formas de transtorno mental e sofrimento psíquico. Todos possuímos uma personalidade, a qual é parte integrante, se não sinônimo, de quem somos e de como nos percebemos. Assim, considerar a personalidade como transtornada toca de perto nosso senso de identidade, bem como questões de normas sociais de comportamento aceitável e típico. O diagnóstico de transtorno de personalidade já foi usado como mecanismo de controle social e pode ser fonte de poder estatal sobre os indivíduos. Recomenda-se que os profissionais de saúde façam a investigação diagnóstica com cautela.

Até o advento da 11ª revisão da *Classificação internacional de doenças* (CID-11; World Health Organization [WHO], 2023), a classificação do transtorno de personalidade baseava-se amplamente em descrições desatualizadas e não científicas de apresentações prototípicas. Os sistemas anteriores consistiam em listas de critérios para até 10 transtornos "protótipos", exigindo que os clínicos estivessem familiarizados com mais de 70 critérios diagnósticos. Na prática, os clínicos raramente diagnosticavam transtorno de personalidade e, quando o faziam, usavam principalmente apenas três categorias: transtorno de personalidade *borderline*, transtorno de personalidade antissocial e transtorno de personalidade sem outra especificação, sendo este último um reflexo de que, em muitos casos, a apresentação clínica não correspondia a nenhuma das categorias designadas. (Na *CID-10*, essas

---

Agradecemos a Jared Keeley, que permitiu a adaptação, para publicação neste capítulo, dos casos clínicos que desenvolveu para testes de campo da Word Health Organization.

https://doi.org/10.1037/0000392-017
A Psychological Approach to Diagnosis: Using the ICD-11 as a Framework, G. M. Reed, P. L.-J. Ritchie, and A. Maercker (Editors)
Copyright © 2024 by the American Psychological Association and the International Union of Psychological Science. All rights reserved.

categorias eram chamadas de transtorno de personalidade emocionalmente instável, tipo *borderline*; transtorno de personalidade dissocial; e transtorno da personalidade não especificado, respectivamente.) Como as categorias não se baseavam em pesquisas sistemáticas, não havia evidências de que fossem entidades realmente distintas, de modo que as pessoas comumente apresentavam elementos de mais de uma, levando a altos níveis de "comorbidade", o que indicava um problema na classificação.

Esses problemas e a falta de utilidade clínica das classificações anteriores foram os impulsionadores de uma recente mudança profunda na classificação do transtorno de personalidade: a *CID-11* afastou-se decisivamente de uma classificação categórica para basear o diagnóstico do transtorno de personalidade em pesquisas atuais que vinculam apresentações problemáticas da personalidade a extremos do funcionamento normal, usando um modelo de descritores de traços. A classificação enfatiza a utilidade clínica ao solicitar que os clínicos avaliem a gravidade da apresentação – que é o melhor preditor conhecido de desfecho – como parte do próprio diagnóstico. De maneira única, a classificação da *CID-11* é mais próxima da estrutura psicológica da variação normal da personalidade; portanto, acredita-se que sua avaliação e uso como parte de uma formulação psicológica das dificuldades apresentadas pelos clientes se mostrarão relativamente simples para os clínicos em exercício.

Os clínicos que consideram um diagnóstico de transtorno de personalidade pela *CID-11* devem primeiro decidir se o funcionamento interpessoal e o autofuncionamento de uma pessoa estão suficiente e difusamente prejudicados para justificar um diagnóstico. Se os problemas da pessoa estiverem acima do limiar, o próximo passo é estabelecer sua gravidade – leve, moderada ou grave – que prevê, de forma confiável, desfechos clínicos como sintomas residuais, funcionamento em longo prazo e uso e custo de serviços de saúde (Tyrer et al., 2019). Assim, incorporar a gravidade ao próprio processo diagnóstico promove a consciência dos prováveis desfechos clínicos desde o início. Após a decisão sobre o nível de gravidade, os clínicos podem aplicar até cinco especificadores de domínios de traços: "afetividade negativa", "distanciamento", "personalidade dissocial", "desinibição" e "anancastia". Os traços de personalidade dissocial às vezes são chamados de antissociais, e os traços anancásticos às vezes são chamados de traços de personalidade obsessivo-compulsiva, mas os termos "personalidade dissocial" e "anancastia" são usados na *CID-11* para evitar confusão com esses conceitos sobrepostos. Os domínios de traços são descritos em detalhes mais adiante neste capítulo. Além disso, para facilitar o acesso aos tratamentos existentes, a *CID-11* inclui um especificador de padrão *borderline*.

UMA ABORDAGEM PSICOLÓGICA PARA O TRANSTORNO DE PERSONALIDADE

As origens da personalidade encontram-se na associação da genética e das experiências ambientais precoces. Desde os 3 anos de idade, as crianças apresentam traços de personalidade com hereditariedade aproximada de 50%, que se estabilizam gradualmente ao longo da vida até pelo menos os 60 anos (Roberts & DelVecchio, 2000). As experiências de vida durante o desenvolvimento interagem com a genética e o temperamento para moldar a personalidade, de modo que cada um desses componentes influencia os demais de forma recíproca. Por exemplo, experiências adversas precoces, como traumas, podem moldar a neurobiologia em desenvolvimento de uma criança, tornando-a mais sensível e reativa, o que, por sua vez, pode provocar mais rejeição ou respostas severas dos cuidadores. Em essência, a personalidade é um conjunto de repertórios de comportamentos interpessoais e intrapessoais que o indivíduo demonstra previsivelmente, no caso de comportamentos manifestos, ou relata verbalmente, no caso de comportamentos encobertos (pensamentos e emoções), em diversos contextos e ao longo do tempo. Nos últimos 20 anos, a pesquisa sobre personalidade explorou esses repertórios comportamentais e observou, de forma confiável, uma estrutura organizada de cinco principais formas que diferenciam as pessoas umas das outras, conhecidas como "Big Five": neuroticismo (ou afetividade negativa vs. estabilidade emocional), extroversão, amabilidade, conscienciosidade e abertura à experiência (Markon et al., 2005). À medida que os traços surgem no início do desenvolvimento, eles interagem com o ambiente da pessoa de maneiras que levam a repertórios comportamentais que refletem esses traços e são mais ou menos funcionais para o indivíduo. Ambientes com alto grau de adversidade e baixo nível de cuidado parental, nutrição e apoio são mais propensos a promover formas de enfrentamento que, embora possam auxiliar na sobrevivência nesses ambientes adversos, tornam-se menos funcionais na sociedade em geral ou em outros contextos relacionais.

A *CID-11*, ao utilizar a avaliação de traços de personalidade como base, insere a compreensão do transtorno de personalidade nesse arcabouço. Os profissionais que fazem um diagnóstico de transtorno de personalidade usando a *CID-11* devem considerar o histórico de desenvolvimento dos pacientes e como seu perfil de personalidade foi formado ao longo da vida em resposta às experiências vividas. Para todos, o desenvolvimento da personalidade, seja ela transtornada ou não, pode ser entendido a partir de uma perspectiva desenvolvimental como uma tentativa do indivíduo de responder da forma mais eficaz possível nos ambientes que habita, dada sua herança genética. Manter essa perspectiva permitirá aos clínicos adotarem uma postura compassiva e não julgadora em relação aos indivíduos que apresentam essas dificuldades complexas e desafiadoras.

APRESENTAÇÕES E PADRÕES DE SINTOMAS

O diagnóstico de transtorno de personalidade requer, primeiramente, perturbação no senso de si mesmo e/ou no funcionamento interpessoal que seja significativamente diferente em qualidade ou frequência do funcionamento normal da personalidade. A disfunção do senso de si mesmo pode manifestar-se como dificuldades persistentes em manter um senso de identidade, um senso difuso de autoestima empobrecida ou altamente supervalorizada, imprecisões na autopercepção, desafios no autodirecionamento e na tomada de decisões, ou uma combinação desses fatores. As características da disfunção interpessoal comumente se manifestam como incapacidade de estabelecer e manter relacionamentos mutuamente satisfatórios, dificuldades em lidar com conflitos interpessoais ou problemas em reconhecer ou compreender as perspectivas dos outros. Os padrões de cognição, experiência e expressão emocional e comportamento são frequentemente desregulados ou excessivamente rígidos e, muitas vezes, incompatíveis com o que é exigido em determinadas circunstâncias. Ou seja, indivíduos com transtorno de personalidade lutam para adaptar seu comportamento a circunstâncias ambientais em mudança. Para um diagnóstico de transtorno de personalidade, esses padrões devem estar presentes em uma variedade de situações e contextos pessoais e sociais e não devem ser apropriados ao desenvolvimento ou explicáveis por fatores sociais ou culturais, pelos efeitos de medicamentos ou abuso de substâncias, ou por qualquer outra condição de saúde mental ou doença física. Suas características geralmente são evidentes desde a adolescência ou antes, e os problemas devem ter existido pelo menos nos últimos 2 anos.

Os clínicos podem encontrar pessoas nas quais a extensão da perturbação e seu impacto no funcionamento são insuficientes para justificar um diagnóstico de transtorno de personalidade, mas cuja personalidade, no entanto, apresenta dificuldades para elas em áreas circunscritas de funcionamento (p. ex., no acesso efetivo aos cuidados de saúde). Nessas circunstâncias, os clínicos podem diagnosticar "dificuldade de personalidade", que não é considerada um transtorno mental, mas é encontrada no capítulo "Fatores que influenciam o estado de saúde ou o contato com serviços de saúde" na *CID-11*. A dificuldade de personalidade também pode ser considerada em circunstâncias nas quais adolescentes estão demonstrando características de transtorno de personalidade que ainda não são suficientemente persistentes ao longo do tempo para justificar o diagnóstico.

GRAVIDADE DO TRANSTORNO DE PERSONALIDADE

Após determinar a presença de um transtorno de personalidade, o próximo passo do clínico é verificar a gravidade da perturbação: leve, moderada ou grave. As *Descrições Clínicas e Requisitos Diagnósticos para Transtornos Mentais, Comportamentais ou do Neurodesenvolvimento da CID-11* (CDDR; WHO, 2024) fornecem descrições detalhadas de cada nível, juntamente com exemplos de tipos comuns de perturbações. Os princípios gerais que fundamentam as distinções entre os níveis são: o número de áreas da vida do indivíduo afetadas (p. ex., funcionamento ocupacional, vida familiar, relações sociais), a extensão da ruptura na vida do indivíduo, o sofrimento causado a si mesmo e aos outros e, por fim, o nível de risco de dano a si mesmo e/ou a terceiros. Por exemplo, o transtorno de personalidade leve geralmente não está associado a ameaças de dano a si mesmo ou a outros, enquanto o transtorno de personalidade grave frequentemente está. O transtorno de personalidade leve provavelmente afetará apenas áreas circunscritas da vida ou, se a perturbação ocorrer em muitas áreas, a intensidade será menor. Em contrapartida, o transtorno de personalidade grave afeta quase todo o funcionamento de uma pessoa em diversas áreas e será evidente para aqueles ao seu redor.

CASOS CLÍNICOS

Esta seção apresenta exemplos de casos de transtorno de personalidade em diferentes níveis de gravidade. Esses exemplos baseiam-se em experiências reais dos autores, mas são composições que não representam indivíduos específicos. As identidades de quaisquer pacientes envolvidos nesses exemplos foram devidamente ocultadas para proteger sua confidencialidade.

Exemplo de caso: transtorno de personalidade leve com anancastia e afetividade negativa

Ângela é uma empresária na faixa dos 40 anos. Seu empregador a encaminhou para a consulta atual devido à queda de produtividade no trabalho. Ângela compareceu à consulta com seu filho mais velho.

Ela reconheceu que sua produtividade no trabalho estava diminuindo. Recentemente, foi encarregada de um grande projeto e seu desejo de garantir que tudo ficasse perfeito a paralisou. Seus colegas dizem que é impossível trabalhar com ela devido aos seus padrões rígidos. No passado, sempre trabalhou em projetos para essa empresa sozinha, e sua atenção aos detalhes serviu-lhe relativamente bem. Seus colegas toleravam suas excentricidades, mas agora vários ameaçam sair porque ela os deprecia por seus erros.

Ângela casou-se aos 19 anos, e ela e o marido tiveram três filhos nos três anos seguintes ao casamento. Ela descreve o casamento como muito tenso porque sentia que sempre tinha que cuidar do marido como se fosse seu próprio filho. Separaram-se quando ela tinha 26 anos e vivem separados desde então. Em uma entrevista separada, o filho de Ângela a descreve como uma "mulher dura". Ele relata várias histórias sobre a intensa pressão que ela exercia para que ele tivesse bom desempenho na escola. Quando ele praticava esportes, ela o fazia treinar por longas horas. Ele percebeu que nem todas as pessoas têm os mesmos padrões elevados e que a dureza dela o afetou negativamente durante o crescimento.

Ângela frequenta eventos religiosos várias vezes por semana, além de um grupo de mulheres. No grupo, ela descreve ter várias amigas, mas também mantém relações tensas com algumas integrantes. Frequentemente "bate de frente" com a líder do grupo quando discordam sobre algo.

Exemplo de caso: transtorno de personalidade moderado com afetividade negativa e desinibição (especificador de padrão *borderline*)

Susan, uma estudante de medicina de 24 anos, procurou ajuda após o suicídio de um colega de classe. Ela descreve um histórico de autolesão e pensamentos suicidas; esses impulsos e ações aumentaram em frequência devido ao luto pela morte de seu amigo. Ela diz que a dor de se cortar ajuda a distraí-la da dor emocional avassaladora que está sentindo por essa perda. Susan acredita que sente as coisas com mais intensidade do que as outras pessoas. Seu humor tende a mudar drasticamente em resposta a coisas pequenas. Por exemplo, ao negociar a escala de estágios clínicos com seus colegas, ela gritou e berrou quando não conseguiu os horários que queria. Poucos minutos depois, ela ficou extremamente arrependida e chorosa ao perceber que poderia ter ameaçado a amizade com eles. Ela diz que explosões como essa são comuns e, como resultado, seus colegas tendem a evitá-la ou a tratá-la com muito cuidado. Da mesma forma, ela tem tido problemas em aceitar *feedback* de seus supervisores, alternando entre chorar quando eles lhe fazem qualquer tipo de crítica e ficar muito zangada por não reconhecerem suas habilidades e capacidades. Ela está ciente de que esses problemas estão se aproximando de um ponto crítico que pode impedi-la de continuar seu treinamento. Susan também descreve dificuldades em manter relacionamentos amorosos. Quando se sente atraída por um parceiro em potencial, ela se apaixona muito rapidamente, idealizando tudo sobre ele. A intensidade de sua atração tende a afastar os namorados.

Os pais de Susan eram um casal internacional e inter-racial que se conheceu quando seu pai estava em missão militar em seu país. Ela era muito próxima de seu pai até a morte dele, quando ela tinha 16 anos. Ele sofria de uma doença crônica debilitante, e ela foi sua principal cuidadora nos últimos 4 anos de sua vida. Ela sentia que ele sempre a apoiava muito. Ela descreve sua mãe como hipercrítica em relação a tudo o que ela faz, e Susan sente que, aos olhos da mãe, nunca conseguiria fazer nada certo. Ela e sua mãe costumavam ter discussões verbais acaloradas. Após a morte de seu pai, ela começou a ficar fora de casa por dias seguidos, envolvendo-se indiscriminadamente com múltiplos parceiros sexuais e bebendo muito. Apesar de seu comportamento, ela continuou tendo um bom desempenho na escola, obtendo notas perfeitas.

Exemplo de caso: transtorno de personalidade grave com personalidade dissocial e distanciamento

Pedro, um homem de 34 anos, foi encaminhado para avaliação enquanto aguarda julgamento. Ele foi acusado de desviar dinheiro de pelo menos quatro vítimas diferentes. Apesar da gravidade da acusação, Pedro parece estar de bom humor e afirma estar confiante de que as acusações serão retiradas se ele conseguir esclarecer o mal-entendido. Nos últimos 12 anos, desenvolveu relacionamentos com quatro mulheres solteiras. Ele se vangloria de como as convenceu a se apaixonarem por ele, embora afirme não sentir nada por nenhuma delas. Uma vez que o relacionamento progredia, informava-lhes que havia identificado uma oportunidade de investimento única. De cada uma, recebeu somas consideráveis de dinheiro, mas nunca investiu nada, usando-o, em vez disso, para comprar carros caros para si mesmo ou presentes para as outras mulheres. Quando elas o confrontavam sobre o retorno do investimento, ele alegava precisar de mais tempo ou mais dinheiro para fazê-lo funcionar. Pedro alega que não deveria haver nenhum problema com suas ações porque o dinheiro que recebeu foi um "presente" e nega ter feito qualquer promessa sobre devolver o dinheiro. Ele descarta a ideia de que prejudicou essas mulheres de alguma forma, afirmando que elas deveriam estar felizes por ele estar em suas vidas. Pelo menos duas das mulheres alegam que ele as agrediu quando discordaram dele ou tentaram terminar o relacionamento.

Atualmente, Pedro não tem residência fixa, alternando entre ficar com cada uma das mulheres por não mais do que algumas noites de cada vez. Nunca teve nenhuma forma de emprego, contando, em vez disso, com essas mulheres para sustentá-lo financeiramente. Não tem outros relacionamentos substanciais em sua vida, tendo afastado todos os membros da família por pedir dinheiro constantemente.

Pedro teve uma infância conturbada, brigando frequentemente com outras crianças, alegando que elas o desrespeitavam de alguma forma. Ele resistia a todas as tentativas de disciplina dos pais, e seus professores reclamavam que ele dava desculpas para não concluir as tarefas. Seus colegas o percebiam como um valentão e faziam o possível para evitá-lo. Frequentou a faculdade por 2 anos antes de ser expulso por colar em uma prova.

Discussão dos exemplos de caso

Nesses três estudos de caso, a progressão da gravidade é evidente em termos do número de áreas da vida afetadas, da presença ou ausência de danos a si mesmo e a outros e do nível de funcionamento do cliente em termos de papéis sociais e ocupacionais desempenhados. Ângela (no primeiro caso, transtorno de personalidade leve) manteve sua ocupação de forma relativamente bem-sucedida até recentemente e ilustra como alguns traços de personalidade – neste caso, perfeccionismo e atenção aos detalhes – que podem estar no extremo podem, em alguns contextos, contribuir para a funcionalidade. A abordagem focada em detalhes de Ângela, quando trabalhava sozinha, resultava em projetos concluídos com alto padrão que eram valorizados por seu empregador. Quando as expectativas ocupacionais mudaram, exigindo que ela trabalhasse mais com os outros, sua abordagem levou a conflitos e parece ter precipitado o encaminhamento aos serviços de saúde. Seus hábitos interpessoais característicos, que compreendem expectativas excessivamente altas de si mesma e dos outros, também afetam significativamente sua vida familiar e se manifestam em seus outros relacionamentos sociais. Apesar dessas dificuldades, no entanto, Ângela mantém seus relacionamentos familiares até certo ponto e também mantém alguns contatos sociais.

No segundo caso, um transtorno de personalidade moderado, a perturbação de Susan em seus papéis interpessoais é mais extensa, e isso provavelmente está ligado ao seu estilo emocional mais desregulado. Suas explosões emocionais afetam amizades, supervisores de trabalho e potenciais parceiros românticos. Ela está à beira de perder sua vaga na faculdade de medicina como resultado de suas dificuldades de personalidade. Ela também se corta como um meio de regular emoções intensamente sentidas. A autolesão e o aspecto interpessoal mais extenso de suas dificuldades levam a um diagnóstico de transtorno de personalidade moderado. No caso de Susan, sabemos um pouco sobre seu histórico de infância, no qual podemos ver como esses padrões de comportamento e expressão emocional podem ter sido aprendidos e, de fato, podem ter funcionado como uma forma de se encaixar e lidar com sua família. Apesar da compreensibilidade de sua origem, eles permanecem padrões problemáticos no presente.

No terceiro caso, Pedro demonstra transtorno de personalidade grave principalmente devido à extensão do dano a outros. Sua exploração deliberada de quatro mulheres, juntamente com um desprezo insensível por seus sentimentos, contribui para o diagnóstico de transtorno de personalidade grave. Suas habilidades em persuadir as mulheres que explora a sustentá-lo indicam um grau de capacidade funcional, mas ele carece de papéis sociais e ocupacionais típicos. Ele também demonstra ausência de *insight*, consciência e preocupação com sua situação, combinada com uma visão de si mesmo irrealista, o que é comum no transtorno de personalidade grave.

Uma vez que o clínico estabeleceu a presença ou a ausência de transtorno de personalidade e determinou sua gravidade, há a opção de não prosseguir. Em algumas jurisdições com recursos limitados e/ou menos treinamento na avaliação da função da personalidade, isso será comum e, dado o forte poder preditivo da gravidade, será suficiente como uma ferramenta no tratamento. Em outras circunstâncias, os clínicos podem achar útil prosseguir para identificar especificadores de traços que descrevem a forma que o transtorno assume no indivíduo.

ESPECIFICADORES DE DOMÍNIOS DE TRAÇOS

A estrutura normal dos traços de personalidade do Big Five é essencialmente replicada em indivíduos com transtorno de personalidade; os especificadores de domínios de traços da *CID-11* são contínuos com os traços de personalidade normais. Identificá-los em um indivíduo com transtorno de personalidade requer que estejam em um extremo da distribuição do funcionamento típico. Embora os traços sejam contínuos por natureza, para fins de diagnóstico, os especificadores de domínios de traços são aplicados dicotomicamente, como proeminentes ou não, e os clínicos podem listar tantos especificadores quantos forem aplicáveis à apresentação (WHO, 2024). Os tratamentos para transtorno de personalidade inevitavelmente se concentram nas manifestações comportamentais desses traços. Espera-se que pesquisas futuras sobre tratamento examinem intervenções para padrões de domínios de traços mais específicos.

Afetividade negativa

A afetividade negativa caracteriza-se pela experiência de uma ampla gama de emoções negativas em alta intensidade e frequência, muitas vezes desproporcional às circunstâncias da situação. Embora possa não ser imediatamente aparente para o observador casual, clínicos habilidosos que compreendem mais sobre o histórico da pessoa reconhecerão que as respostas emocionais fazem sentido dentro do contexto e da história de aprendizagem do indivíduo, como no caso de Susan no segundo exemplo. Indivíduos com altos níveis de afetividade negativa frequentemente têm habilidades precárias de regulação emocional. As formas como lidam com sua emocionalidade excessiva serão evidentes em seus outros traços. Por exemplo, alguns indivíduos que apresentam alto grau de desinibição podem agir de maneira impulsiva ou imprudente diante de emoções fortes, como vimos no caso de Susan em suas respostas ao *feedback* de outros. Sob estresse, aqueles com alto grau de anancastia podem insistir rigidamente em padrões extremos ou inatingíveis e perseverar ainda mais que o habitual ou intensificar seus comportamentos perfeccionistas. Ângela, diante da crescente pressão da nova tarefa no trabalho, encontrou-se nessa armadilha. Aqueles com alto grau de distanciamento podem se retrair ainda mais do contato social.

Distanciamento

O especificador de traço de distanciamento compreende tanto o distanciamento social quanto o emocional, embora os indivíduos variem na extensão em que expressam esses dois componentes. O distanciamento social refere-se essencialmente à evitação de contatos sociais e falta de amizades e intimidade, enquanto o distanciamento emocional descreve um estilo interpessoal reservado e distante, frequentemente caracterizado por falta de expressividade emocional e, em casos graves, falta de experiência emocional. Os indivíduos podem descrever sentir-se mortos por dentro ou que não conseguem discernir nem mesmo sensações corporais básicas (p. ex., fome, sede ou necessidade de urinar).

Personalidade dissocial

Indivíduos com alto grau de personalidade dissocial desconsideram os sentimentos e os direitos dos outros. Esse domínio de traço inclui falta de empatia e foco extremo nas necessidades do "eu" às custas dos outros, seja aberta e diretamente, ou como consequência de uma aparente falta de consciência das necessidades alheias, como vimos no caso de Pedro. Os indivíduos podem demonstrar dramaticamente – e, em casos extremos, cruelmente – seu intenso descontentamento quando suas necessidades não são atendidas ou quando suas habilidades e atributos não são reconhecidos na medida que acreditam merecer. A falta de empatia pode levar à exploração e ao dano físico ou emocional a outros, e indivíduos com alto nível desse traço podem concentrar-se implacavelmente em seus próprios desejos e objetivos às custas dos outros.

Desinibição

O domínio da desinibição abrange uma gama de respostas impulsivas e frequentemente imprudentes ou irresponsáveis a estímulos internos ou externos. Sinais emocionais e interpessoais são os eventos desencadeadores mais comuns, embora sensações corporais internas ou pensamentos também possam provocar atos problemáticos. A desinibição pode manifestar-se em distratibilidade, acompanhada de sensações de tédio e desinteresse e busca por estímulos ou contextos mais imediatamente gratificantes, além de ausência de planejamento e tendência a focar em metas e oportunidades de curto prazo em detrimento das de longo prazo. Esse traço frequentemente terá um impacto significativo na capacidade e no funcionamento profissional e educacional.

Anancastia

O domínio da anancastia abrange restrição emocional e comportamental e perfeccionismo. Indivíduos com forte presença desse domínio de traços têm capacidade extrema de negar suas próprias necessidades em busca de precisão, detalhes e cumprimento de regras. São frequentemente hiperorganizados, asseados e metódicos em sua abordagem da vida. São capazes de altos níveis de controle comportamental e raramente expressam emoções, pois essas demonstrações constituem falta de controle. Podem ser extremamente críticos quanto à expressividade emocional dos outros. Essas características tornam os relacionamentos interpessoais extremamente desafiadores, pois exigem dos outros os mesmos altos níveis de habilidade e restrição que impõem a si mesmos, podendo ser extremamente críticos com pessoas que não atendem a seus padrões rigorosos. A ausência de expressão emocional e os altos níveis de restrição podem dar a falsa impressão de que indivíduos com alto grau de anancastia são insensíveis, mas frequentemente esses indivíduos apresentam alto grau de afetividade negativa e dedicam muita energia ao controle de seus altos níveis de excitação emocional.

Padrão *borderline*

O padrão *borderline* não é um domínio de traços, mas um conjunto de diferentes características de personalidade. Esse especificador foi incluído para garantir que pacientes em jurisdições que exigem esse diagnóstico para obter tratamento não fossem prejudicados pela nova classificação. Como o especificador visa manter a continuidade, permanece essencialmente o mesmo que o diagnóstico de transtorno de personalidade *borderline* em classificações anteriores. À medida que o transtorno de personalidade se torna mais grave, mais domínios de traços são afetados. Assim, indivíduos que recebem um especificador de padrão *borderline* geralmente terão transtorno de personalidade moderado ou grave com afetividade negativa e frequentemente desinibição ou personalidade dissocial. A *CID-11* incentiva os clínicos que usam o especificador de padrão *borderline* a seguir o processo da *CID-11* de primeiro diagnosticar um transtorno de personalidade, depois estabelecer a gravidade e, por fim, aplicar os domínios de traços relevantes, o que facilitará a transição para a nova classificação.

AVALIAÇÃO

Considerando os riscos e os potenciais danos ao fazer um diagnóstico de transtorno de personalidade, uma avaliação cuidadosa é necessária. A avaliação normalmente inclui entrevistas clínicas, observações e avaliação psicométrica. Uma avaliação de alta qualidade geralmente ocorre em mais de um encontro. Várias áreas requerem avaliação durante a entrevista clínica. Primeiramente, o clínico perguntará sobre os relatos dos indivíduos acerca de seu funcionamento e sua história. Informações simultâneas de um informante conhecido pela pessoa, com o consentimento do cliente, podem fornecer informações adicionais e/ou corroborativas úteis. Um histórico de desenvolvimento com atenção à experiência de adversidade precoce, que pode incluir trauma, também fornecerá um contexto de fundo útil. A observação da pessoa durante a entrevista pode render informações adicionais. Ao longo de todo o processo, o clínico deve buscar estabelecer a amplitude das áreas em que a pessoa está enfrentando dificuldades. Por exemplo, deve-se avaliar o funcionamento nos papéis sociais, familiares, educacionais e ocupacionais, não limitando as investigações a domínios únicos de funcionamento. A duração suficiente das dificuldades (mais de 2 anos) deve ser determinada, assim como se existem explicações alternativas para as dificuldades (p. ex., outros diagnósticos, como transtorno de estresse pós-traumático complexo, ou outros fatores contextuais, como viver em um ambiente abusivo).

De modo geral, a apresentação – e, portanto, a avaliação – é afetada pelo fato de a pessoa experimentar ou não dificuldades significativas no controle da emoção, do pensamento e do comportamento. Indivíduos com alta afetividade negativa e desinibição são mais propensos a relatar essas dificuldades diretamente e a se apresentar em uma idade mais jovem. Frequentemente, a autolesão faz parte da apresentação. Nessas circunstâncias, os clínicos são mais propensos a considerar o transtorno de personalidade como um possível diagnóstico. Indivíduos com alto grau de anancastia e distanciamento são muito menos propensos a relatar essas dificuldades e tendem a se apresentar mais tarde e com outro problema primário, como ansiedade ou depressão recorrente ou não remitente ou não adesão aos regimes de saúde recomendados.

Várias medidas, tanto para a gravidade quanto para os domínios de traços, estão disponíveis para complementar as entrevistas e as observações clínicas, a fim de apoiar os clínicos no processo de diagnóstico. A Escala de Gravidade do Transtorno de Personalidade da *CID-11* (PDS-ICD-11) é um autorrelato de 14 itens projetado especificamente para avaliar a gravidade do transtorno de personalidade conforme descrito nas *CDDR* da *CID-11* (Bach et al., 2021), com evidências emergentes de sua validade e utilidade (Brown & Sellbom, 2023). O Inventário de Personalidade para a *CID-11* (Oltmanns & Widiger, 2018), uma medida de autorrelato de 60 itens projetada para avaliar os cinco domínios de traços do transtorno de personalidade da *CID-11*, também tem evidências de validade acumuladas (Oltmanns & Widiger, 2021) e está sendo testado em múltiplos idiomas. Medidas mais abrangentes também estão sendo desenvolvidas (Clark et al., 2021).

Dado o potencial efeito estigmatizante de um diagnóstico de transtorno de personalidade, os clínicos devem garantir que não haja outros diagnósticos que reflitam o problema apresentado com mais precisão. Por exemplo, o transtorno de estresse pós-traumático complexo pode apresentar muitas das características do transtorno de personalidade, pois um trauma extenso quase sempre afetará a personalidade em desenvolvimento. Em uma entrevista breve, os clínicos podem relutar em perguntar sobre trauma precoce, e as pessoas que se apresentam para avaliação podem hesitar em divulgar informações sobre essas experiências em um primeiro encontro. Antes de perguntar se os clientes vivenciaram eventos traumáticos, tranquilizá-los de que não serão pressionados a fornecer detalhes do trauma passado além do que desejam revelar e que o foco será na experiência dos sintomas atuais pode ajudar a obter informações precisas. Embora um diagnóstico de transtorno de estresse pós-traumático complexo não exclua um diagnóstico de transtorno de personalidade, os clínicos devem estar convencidos de que os problemas de funcionamento da personalidade são, pelo menos em certa medida, separáveis das sequelas do trauma e que o diagnóstico adicional proporciona algum benefício. Por exemplo, quando um diagnóstico de transtorno de personalidade pode possibilitar o acesso a um tratamento que ajudará a pessoa a superar seus problemas de saúde mental e de personalidade, o diagnóstico adicional deve ser considerado. Esses dois princípios – se o transtorno de personalidade se apresenta claramente em distinção a outro diagnóstico de saúde mental e se o diagnóstico agrega valor ao indivíduo – são relevantes em todas as circunstâncias em que um diagnóstico adicional está sendo considerado.

Embora os clínicos devam ser cautelosos para não exagerar no diagnóstico, deixar de reconhecer outros diagnósticos de saúde mental também pode ser um problema ocasionalmente. Como indivíduos com transtorno de personalidade frequentemente apresentam desafios aos serviços de saúde, a presença do diagnóstico tem sido usada em alguns países para negar acesso a serviços de saúde ou resultou em outros aspectos da saúde mental da pessoa sendo desconsiderados ou deixados sem tratamento. A presença de um transtorno de personalidade não significa que um indivíduo não possa também experimentar ansiedade, depressão ou qualquer outra condição, e os clínicos devem assegurar que conduzam uma ampla avaliação das questões para tratamento e não permitam que uma apresentação de transtorno de personalidade estreite seu foco.

Ao fazer um diagnóstico de transtorno de personalidade, os clínicos devem estar cientes de que esse diagnóstico é um dos mais estigmatizantes – se não o mais estigmatizante.

Para todos nós, nossa personalidade é central para nosso senso de *self*, e descrever ou rotular alguém como tendo um transtorno de personalidade é uma experiência potencialmente devastadora e, quando conduzida de forma inadequada, pode ser extremamente prejudicial. No entanto, deixar de considerar a função da personalidade em uma avaliação de saúde mental também é potencialmente prejudicial, pois os clínicos podem aconselhar incorretamente sobre intervenções clínicas ou podem deixar de ajustar as intervenções para abordar o estilo de personalidade da pessoa. Ao dar um diagnóstico, os clínicos devem desenvolver e incorporar uma postura não julgadora e compassiva em relação aos clientes e ajudá-los a entender como seus próprios padrões interpessoais e autofuncionamento se desenvolveram. Considerar a função da personalidade como evoluindo a partir de uma interação precoce entre genética e eventos ambientais pode auxiliar nesse processo. Os clínicos podem usar sua compreensão de como os padrões de comportamento se desenvolveram para identificar e incorporar intervenções no plano de tratamento que podem ajudar a pessoa a superar as dificuldades resultantes de seu transtorno de personalidade. Os tratamentos atuais indicam que mesmo indivíduos com perturbação grave podem mudar; assim, permanecer focado em padrões de comportamentos manifestos e encobertos fornece uma rota mais direta para o planejamento e a intervenção do tratamento.

TRANSTORNOS CONCOMITANTES

O transtorno de personalidade pode se apresentar isoladamente, mas frequentemente ocorre de forma concomitante com outros transtornos mentais. Apresentações comuns de concomitância são depressão, ansiedade, transtorno de estresse pós-traumático e autolesão. De fato, ao avaliar um transtorno de personalidade, os clínicos devem certificar-se de que os problemas apresentados pela pessoa não podem ser descritos apenas por esses outros transtornos. Apresentações crônicas ou persistentes de depressão e ansiedade podem indicar a presença de um transtorno de personalidade – na verdade, experimentar qualquer outro transtorno mental que não responda ao tratamento provavelmente afetará a personalidade de uma pessoa e pode levar a um diagnóstico de transtorno de personalidade. Os transtornos de personalidade também costumam ocorrer de maneira concomitante com problemas de saúde de longa data. A direção da causalidade em ambas as circunstâncias não é claramente compreendida. A presença de um transtorno de personalidade pode aumentar a probabilidade de experimentar depressão, ansiedade e pior saúde física simplesmente porque as origens do transtorno de personalidade em adversidades precoces tornam uma pessoa vulnerável a muitos problemas de saúde mental e física. Igualmente, experimentar uma condição de saúde crônica limitante da vida ou um transtorno mental que não responde ao tratamento provavelmente afetará a personalidade, o que pode, então, afetar respostas futuras ao tratamento.

CARACTERÍSTICAS RELACIONADAS AO GÊNERO

A literatura científica revela mais vieses de avaliação baseados no gênero do que diferenças reais baseadas no gênero. Além disso, mesmo quando diferenças reais baseadas no gênero são encontradas, elas geralmente são pequenas a moderadas. As diferenças maiores e mais consistentes estão no domínio de personalidade dissocial, com os homens mostrando mais desses traços (p. ex., agressão, autoenaltecimento), seguidos pela afetividade negativa, com as mulheres mostrando um pouco mais de emocionalidade/labilidade emocional. Essas diferenças tendem a ser encontradas transculturalmente, embora a magnitude da diferença varie (Lippa, 2010). Por fim, consistente com os vieses de avaliação baseados no gênero, as diferenças são maiores quando os clínicos são solicitados a avaliar homens/mulheres em geral ou homens/mulheres com uma forma particular de transtorno de personalidade do que quando são solicitados a avaliar clientes particulares com a mesma forma de transtorno de personalidade. Assim, os clínicos são advertidos contra confiar em estereótipos de gênero ao considerar os traços de personalidade desadaptativos dos clientes no contexto de fazer um diagnóstico de transtorno de personalidade.

CURSO DO DESENVOLVIMENTO

Em crianças com desenvolvimento típico e ambientes esperados médios, diferenças de personalidade relativamente estáveis podem ser avaliadas aos 3 anos, com as maiores mudanças de personalidade ocorrendo na próxima década, à medida que as crianças se aventuram fora de casa no mundo e são afetadas por uma gama mais ampla de ambientes. Se uma pessoa tem relativo alto ou baixo grau de um traço específico, torna-se cada vez mais estável ao longo da adolescência até o início da idade adulta. Certos comportamentos comuns no transtorno de personalidade (p. ex., comportamentos de risco, autolesão e instabilidade de humor) são mais comuns em adolescentes. Essas características tendem a atingir o pico no início da adolescência e depois diminuem gradualmente na maioria dos indivíduos. Assim, ao avaliar adolescentes, os clínicos devem garantir que essas características tiveram um início mais precoce, são mais persistentes ou estão presentes em maior extensão do que no adolescente com desenvolvimento típico antes de considerar um diagnóstico de transtorno de personalidade (Newton-Howes et al., 2015). Se o clínico estiver com dúvida sobre diagnosticar um transtorno de personalidade, a condição "dificuldade de personalidade" pode ser listada, juntamente com os especificadores de traços relevantes. Isso garantirá um período de "espera vigilante" para determinar se a condição diminui ou se desenvolve em um transtorno de personalidade diagnosticável.

Após cerca de 30 anos de idade, as diferenças de personalidade entre os indivíduos continuam a se estabilizar, embora mais lentamente, pelo menos até os 60 anos (Roberts & DelVecchio, 2000). A afetividade negativa e o distanciamento tendem a diminuir consideravelmente ao longo da adolescência até meados dos 30 aos 40 anos, depois continuam a diminuir lentamente até meados dos 60 anos. Em contrapartida, os traços de personalidade dissocial e desinibição diminuem relativamente de maneira linear ao longo da adolescência até os 70 a 80 anos. Pouca informação está disponível sobre a anancastia no curso de vida.

Evidências sugerem que, mesmo quando a patologia da personalidade tradicionalmente diagnosticada não está mais acima do limiar, ela permanece uma disfunção psicossocial considerável (Skodol et al., 2005), o que sugere que a abordagem da *CID-11* para o diagnóstico de personalidade reflete com mais precisão o curso real do transtorno. Ou seja, embora indicadores mais flagrantes de patologia da personalidade possam se manifestar menos claramente e com menos frequência ao longo do tempo, padrões comportamentais desadaptativos de longo prazo permanecem. Dito isso, menos se sabe sobre o transtorno de personalidade mais tarde na vida, e algumas pesquisas sugerem que, embora as manifestações de traços na faixa desadaptativa diminuam quando autorrelatadas, os relatos de informantes indicam piora com a idade (Cooper et al., 2014). Portanto, as evidências fornecem mais otimismo em relação ao tratamento da patologia da personalidade, ao mesmo tempo que indicam que ela permanece desafiadora ao longo da vida.

CONSIDERAÇÕES CULTURAIS E CONTEXTUAIS

Os requisitos diagnósticos para transtorno de personalidade nas CDDR da CID-11 se baseiam em princípios fundamentalmente pan-humanos. Dado que as diferenças individuais que chamamos de personalidade sustentam o comportamento humano socialmente baseado, o funcionamento interpessoal bem-sucedido é, portanto, uma característica central da normalidade da personalidade. Da mesma forma, o trabalho e as atividades ocupacionais são funções centrais em sociedades complexas bem-sucedidas, e as habilidades sociais são fundamentais para o funcionamento da personalidade. Embora essas diferenças individuais assumam formas diferentes no arranjo global complexo das sociedades humanas, os princípios subjacentes são universalmente reconhecidos. Dada essa perspectiva, o sistema da CID-11 de diagnóstico de transtorno de personalidade garante que os requisitos diagnósticos não reflitam nenhum conjunto particular de valores culturais. Assim, foi importante enfatizar nas descrições de traços que nem a não conformidade nem a adesão firme aos valores sociais são, por si só, indicativas de psicopatologia da personalidade.

No entanto, a escassez de pesquisas fora dos contextos ocidentais e os recursos mínimos nesses contextos clínicos com poucos profissionais de saúde mental especializados significam que nosso conhecimento sobre apresentações e prevalência de transtorno de personalidade fora das culturas ocidentais é limitado. Manifestações específicas de traços proeminentes podem diferir de cultura para cultura. O neuroticismo é um domínio universal de diferenças individuais, sustentado pelos processos fisiológicos comuns do afeto negativo; no entanto, a maneira específica pela qual o afeto negativo se manifesta comportamentalmente pode variar. Por exemplo, o afeto negativo é expresso somaticamente em graus diferentes entre as culturas e, ao mesmo tempo, há variação individual dentro da cultura na expressão somática. Da mesma forma, a desinibição é reconhecida em todas as culturas, mas sua expressão e a extensão em que é vista como violadora das normas sociais em uma cultura ocidental individualizada podem diferir consideravelmente de sua expressão e interpretação em uma cultura coletivista, embora, no extremo, a expressão do traço possa ser mais semelhante do que diferente. É claro que também existem diferenças de idade e gênero dentro das culturas, conforme discutido anteriormente, que devem ser consideradas. Os profissionais que atuam fora dos contextos em que os diagnósticos de transtorno de personalidade foram estudados devem ter cautela ao fazer julgamentos sobre a presença e a gravidade do transtorno de personalidade, garantindo que os padrões de comportamento e funcionamento estejam bem fora do que é normativo e funcional para a cultura em que o profissional está operando.

A função da personalidade é fortemente interpessoal e contextual, e, portanto, os clínicos devem tomar um cuidado especial para garantir que o que observam na pessoa seja realmente resultado de disfunção da personalidade e não uma consequência das circunstâncias pessoais da pessoa ou do contexto social. As situações que exigem cautela especial incluem adolescentes mais jovens para os quais apresentações que correspondem a uma descrição de transtorno de personalidade são uma resposta normal a uma situação ambiental anormal – por exemplo, um jovem que demonstra comportamento impulsivo e de autolesão porque está sendo abusado sexualmente. Também é necessária cautela em contextos culturais nos quais normas e práticas culturais opressivas são aplicadas a grupos minoritários quando o desafio a essas normas e práticas pode resultar em indivíduos sendo considerados perturbados – por exemplo, quando expressam visões políticas ou religiosas divergentes da sociedade em que vivem.

PREVALÊNCIA

O desenvolvimento limitado de medidas confiáveis e válidas de transtorno de personalidade que sejam fáceis de usar restringiu estudos extensos de prevalência entre países, de modo que apenas estimativas amplas estão disponíveis (Tyrer et al., 2015). Estudos norte-americanos e europeus formam a maior parte da base de pesquisa e descrevem prevalências pontuais em amostras comunitárias de 4 a 15%. A prevalência aumenta significativamente em ambientes de saúde, com cerca de 25% dos pacientes na atenção primária e 50% em ambientes ambulatoriais de saúde mental atendendo aos requisitos diagnósticos para transtorno de personalidade. Os números são ainda mais altos em ambientes de internação em saúde mental. Dado o impacto do transtorno de personalidade nos resultados do tratamento de outras condições – tanto físicas quanto mentais –, esses números devem fazer todos os clínicos refletirem, já que o transtorno de personalidade é raramente considerado e diagnosticado com ainda menos frequência.

PONTOS-CHAVE

- O transtorno de personalidade se desenvolve como uma intersecção entre genética, temperamento e experiência de vida.
- O transtorno de personalidade reflete perturbações no senso de si mesmo e no funcionamento interpessoal que são difusas ao longo do tempo e do contexto.
- A *CID-11* se afasta significativamente das classificações anteriores em sua conceitualização do transtorno de personalidade. O foco, em primeiro lugar, está na presença ou ausência de transtorno de personalidade e sua gravidade. O transtorno de personalidade na *CID-11* tem três níveis de gravidade: leve, moderado e grave. Como a gravidade se relaciona de forma confiável com o desfecho, esse passo inicial orienta os clínicos a considerarem o provável nível de complexidade da intervenção em um determinado caso.
- O transtorno de personalidade também pode ser descrito com cinco especificadores de domínios de traços: "afetividade negativa", "personalidade dissocial", "distanciamento", "desinibição" e "anancastia". Os tratamentos para transtorno de personalidade inevitavelmente se concentram nas manifestações comportamentais desses traços.
- Os diagnósticos de transtorno de personalidade são altamente estigmatizantes; portanto, deve-se proceder uma avaliação cuidadosa e abrangente.

REFERÊNCIAS

Bach, B., Brown, T. A., Mulder, R. T., Newton-Howes, G., Simonsen, E., & Sellbom, M. (2021). Development and initial evaluation of the ICD-11 personality disorder severity scale: PDS-ICD-11. *Personality and Mental Health, 15*(3), 223–236. https://doi.org/10.1002/pmh.1510

Brown, T. A., & Sellbom, M. (2023). Further validation of the personality disorder severity for ICD-11 (PDS-ICD-11) scale in a community mental health sample. *Psychological Assessment, 35*(8), 706–714. https://doi.org/10.1037/pas0001253

Clark, L. A., Corona-Espinosa, A., Khoo, S., Kotelnikova, Y., Levin-Aspenson, H. F., Serapio-García, G., & Watson, D. (2021). Preliminary scales for ICD-11 personality disorder: Self and interpersonal dysfunction plus five personality disorder trait domains. *Frontiers in Psychology, 12*, Article 668724. https://doi.org/10.3389/fpsyg.2021.668724

Cooper, L. D., Balsis, S., & Oltmanns, T. F. (2014). Aging: Empirical contribution: A longitudinal analysis of personality disorder dimensions and personality traits in a community sample of older adults: Perspectives from selves and informants. *Journal of Personality Disorders, 28*(1), 151–165. https://doi.org/10.1521/pedi.2014.28.1.151

Lippa, R. A. (2010). Gender differences in personality and interests: When, where, and why? *Social and Personality Psychology Compass, 4*(11), 1098–1110. https://doi.org/10.1111/j.1751-9004.2010.00320.x

Markon, K. E., Krueger, R. F., & Watson, D. (2005). Delineating the structure of normal and abnormal personality: An integrative hierarchical approach. *Journal of Personality and Social Psychology, 88*(1), 139–157. https://doi.org/10.1037/0022-3514.88.1.139

Newton-Howes, G., Clark, L. A., & Chanen, A. (2015). Personality disorder across the life course. *The Lancet, 385*(9969), 727–734. https://doi.org/10.1016/S0140-6736(14)61283-6

Oltmanns, J. R., & Widiger, T. A. (2018). A self-report measure for the ICD-11 dimensional trait model proposal: The Personality Inventory for ICD-11. *Psychological Assessment, 30*(2), 154–169. https://doi.org/10.1037/pas0000459

Oltmanns, J. R., & Widiger, T. A. (2021). The self- and informant-personality inventories for ICD-11: Agreement, structure, and relations with health, social, and satisfaction variables in older adults. *Psychological Assessment, 33*(4), 300–310. https://doi.org/10.1037/pas0000982

Roberts, B. W., & DelVecchio, W. F. (2000). The rank-order consistency of personality traits from childhood to old age: A quantitative review of longitudinal studies. *Psychological Bulletin, 126*(1), 3–25. https://doi.org/10.1037/0033-2909.126.1.3

Skodol, A. E., Pagano, M. E., Bender, D. S., Shea, M. T., Gunderson, J. G., Yen, S., Stout, R. L., Morey, L. C., Sanislow, C. A., Grilo, C. M., Zanarini, M. C., & McGlashan, T. H. (2005). Stability of functional impairment in patients with schizotypal, borderline, avoidant, or obsessive-compulsive personality disorder over two years. *Psychological Medicine, 35*(3), 443–451. https://doi.org/10.1017/S003329170400354X

Tyrer, P., Mulder, R., Kim, Y. R., & Crawford, M. J. (2019). The development of the ICD-11 classification of personality disorders: An amalgam of science, pragmatism, and politics. *Annual Review of Clinical Psychology, 15*(1), 481–502. https://doi.org/10.1146/annurev-clinpsy-050718-095736

Tyrer, P., Reed, G. M., & Crawford, M. J. (2015). Classification, assessment, prevalence, and effect of personality disorder. *The Lancet, 385*(9969), 717–726. https://doi.org/10.1016/S0140-6736(14)61995-4

World Health Organization. (2023). *ICD-11 for mortality and morbidity statistics* (Version: 01/2023). https://icd.who.int/browse11/l-m/en#/

World Health Organization. (2024). *Clinical descriptions and diagnostic requirements for ICD-11 mental, behavioural and neurodevelopmental disorders.* https://www.who.int/publications/i/item/9789240077263

18
Transtornos neurocognitivos

Antonio E. Puente, Theophilus Lazarus, Miguel Pérez-García e Janna Glozman

A prevalência dos transtornos neurocognitivos está aumentando rapidamente devido ao aumento global da expectativa de vida. O *delirium* afeta aproximadamente 30% dos adultos hospitalizados e uma porcentagem ainda maior de idosos (Ospina et al., 2018). Entre 14 e 18% da população experimentará transtorno neurocognitivo leve aos 70 anos (Peterson et al., 2009). Globalmente, há 55 milhões de pessoas no mundo com diagnóstico de demência. Outros 10 milhões são diagnosticados a cada ano (World Health Organization [WHO], 2022), e espera-se que haja 115 milhões de indivíduos com demência em todo o mundo até 2050. Há evidências de um impacto cada vez mais desproporcional dessas tendências sobre as mulheres, em termos tanto do maior risco que elas têm de desenvolver demência (Artero et al., 2008; Chêne et al., 2015; Niu et al., 2017) quanto da maior carga de cuidar de familiares com demência que recai sobre elas (Bamford & Walker, 2012). Ao mesmo tempo, a taxa de detecção dos transtornos neurocognitivos varia muito devido ao acesso limitado, em muitos contextos, a avaliações apropriadas e pessoal adequadamente treinado.

A 11ª revisão da *Classificação internacional de doenças* (CID-11; WHO, 2023) alterou substancialmente a classificação dos transtornos neurocognitivos. A natureza desses transtornos, que incorporam componentes psicológicos e neurológicos simultaneamente, apresentou desafios conceituais e políticos para os desenvolvedores da *CID-11* em relação a se seriam classificados no capítulo sobre transtornos mentais, comportamentais ou do neurodesenvolvimento ou no capítulo sobre doenças do sistema nervoso (Gaebel et al., 2018). Após muita discussão e negociação, diferentes aspectos dos transtornos neurocognitivos são encontrados em ambas as seções e destinados a serem usados em conjunto

(Gaebel et al., 2019). Essencialmente, a divisão mente *versus* corpo, funcional *versus* orgânica incorporada na classificação desses transtornos na *CID-10* foi substituída na *CID-11* por um modelo integrativo que reconhece explicitamente os aspectos psicológicos e sindrômicos desses transtornos, bem como sua base neurológica (Reed et al., 2019). Embora esse modelo de classificação reflita com mais precisão a natureza desses transtornos, também torna sua compreensão e diagnóstico mais complexos. O diagnóstico dos transtornos neurocognitivos também é complexo devido à sua heterogeneidade, à presença de sintomas tanto somáticos quanto psicológicos e ao seu diagnóstico diferencial e concomitância com uma série de outros transtornos. Este capítulo introduz a interface entre os componentes psicológicos e neurológicos dos transtornos neurocognitivos. Esses transtornos são conceitualizados neste capítulo usando princípios psicológicos, integrando informações sobre os processos neurológicos envolvidos em sua etiologia e comprometimento associado. Sua avaliação envolve a integração de informações neuropsicológicas, bem como sociais, culturais e históricas.

LÓGICA ABRANGENTE

A *CID-11* define os transtornos neurocognitivos como déficits clínicos primários no funcionamento neurocognitivo que são adquiridos, e não desenvolvimentais. O funcionamento neurocognitivo refere-se especificamente a habilidades e capacidades cognitivas de base neurológica, consideradas diretamente relacionadas ao funcionamento cerebral, incluindo (mas não se limitando a) atenção/concentração, memória, linguagem, habilidades visuoespaciais/perceptuais, velocidade de processamento e funcionamento executivo (p. ex., resolução de problemas, julgamento). Os transtornos neurocognitivos sempre envolvem um declínio observável a partir de um nível prévio de funcionamento em uma ou mais dessas áreas. São distintos dos transtornos do neurodesenvolvimento, caracterizados por déficits no funcionamento neurocognitivo presentes desde o nascimento ou que surgem durante o período de desenvolvimento (i.e., antes dos 18 anos). O termo déficits clínicos *primários* indica que os déficits no funcionamento neurocognitivo são as características centrais do transtorno, em contrapartida aos sintomas cognitivos que podem estar presentes em muitos outros transtornos mentais (p. ex., esquizofrenia, transtornos do humor).

Os quatro principais transtornos neurocognitivos são:

- *Delirium*
- Transtorno neurocognitivo leve
- Transtorno amnéstico
- Demência

Conforme descrito nas *Descrições Clínicas e Requisitos Diagnósticos para Transtornos Mentais, Comportamentais ou do Neurodesenvolvimento da CID-11* (CDDR; WHO, 2024), os transtornos neurocognitivos são diagnósticos sindrômicos. Baseiam-se no padrão de déficits cognitivos e comportamentais, em seu padrão temporal e no grau de comprometimento funcional associado. Há uma ampla gama de causas para os transtornos neurocognitivos, e a *CID-11* fornece mecanismos para indicar uma etiologia estabelecida ou presumida para cada diagnóstico. O primeiro conjunto significativo de causas compreende doenças ou outros insultos que afetam diretamente o cérebro. Frequentemente, são doenças do sistema nervoso (p. ex., doença de Alzheimer, doença cerebrovascular), mas também podem ser doenças infecciosas (p. ex., HIV) ou causadas por deficiências nutricionais (p. ex., pelagra), exposição a toxinas ambientais ou lesões. O segundo conjunto principal de causas são substâncias psicoativas ou medicamentos. Uma ampla variedade de substâncias psicoativas pode causar *delirium*, e certas substâncias específicas (i.e., álcool; sedativos, hipnóticos ou ansiolíticos; inalantes voláteis) também podem causar transtorno amnéstico ou demência. Se conhecido, o processo de doença etiológica (p. ex., doença de Parkinson, dependência de álcool) deve ser diagnosticado juntamente com o transtorno neurocognitivo correspondente.

O diagnóstico de transtornos neurocognitivos é desafiador porque eles não são apenas altamente heterogêneos em termos de etiologia, mas também porque várias etiologias podem interagir. Além disso, a expressão cognitiva e comportamental desses transtornos é altamente variável, e o grau associado de comprometimento funcional pode variar de alterações relativamente benignas nas habilidades cognitivas até uma completa incapacidade de autocuidado. O início dos sintomas e do comprometimento pode ser súbito ou gradual e pode ser progressivo, estável ou remitir ao longo do tempo.

Conceituar e diagnosticar transtornos neurocognitivos requer que transcendamos o dualismo tradicional mente-corpo, no qual um transtorno é conceitualizado como físico ou "orgânico" (p. ex., câncer) por um lado, ou mental, "funcional" ou "não orgânico" (p. ex., transtorno de ansiedade generalizada), por outro. Os transtornos neurocognitivos eram chamados de "transtornos mentais orgânicos" na *CID-10*, implicitamente em comparação com transtornos mentais supostamente "não orgânicos", que não tinham um substrato fisiológico prontamente identificável. Agora entendemos que essa é uma falsa dicotomia em relação à maioria dos transtornos. Os transtornos neurocognitivos, em particular, estão associados a mudanças nos processos mentais e no funcionamento cerebral, produzindo não apenas sintomas neurológicos motores e sensoriais, mas também mudanças demonstráveis e clinicamente significativas na cognição e no comportamento.

UMA ABORDAGEM PSICOLÓGICA PARA OS TRANSTORNOS NEUROCOGNITIVOS

Uma abordagem psicológica para os transtornos neurocognitivos busca compreender e integrar o funcionamento neurológico e cognitivo simultaneamente, utilizando uma análise holística e abrangente. Embora esses transtornos tenham base em alterações cerebrais, a síndrome é expressa e descrita psicologicamente, pressupondo-se que as mudanças físicas ocorreram antes dos sintomas cognitivos e comportamentais observáveis. Um princípio dessa abordagem é que cada paciente deve ser entendido dentro de um sistema biopsicossociocultural (Puente & McCaffrey, 1992). Em outras palavras, os déficits neurocognitivos existem dentro de um cérebro, que vive dentro de uma pessoa que reside em um contexto psicossociocultural complexo. Parte do que define os transtornos neurocognitivos é a interação entre a pessoa e seu ambiente, por exemplo, como expresso no comprometimento na execução de tarefas da vida diária, que é, em parte, função das demandas do ambiente da pessoa e do tipo e da quantidade de suporte ou assistência disponível (WHO, 2001). Portanto, embora as *Descrições Clínicas e Requisitos Diagnósticos* (*CDDR*) ofereçam orientação autoritativa no diagnóstico de transtornos neurocognitivos, devem ser aplicadas a cada indivíduo de maneira flexível e personalizável.

APRESENTAÇÕES E PADRÕES DE SINTOMAS

Os principais sintomas de apresentação dos quatro principais diagnósticos de transtornos neurocognitivos são descritos nesta seção. Para cada diagnóstico, também é fornecida uma descrição de como a *CID-11* aborda a caracterização de sua etiologia.

Delirium

O *delirium* se caracteriza por uma perturbação da atenção, da orientação e da consciência que se desenvolve em um curto período (p. ex., dentro de horas ou dias), geralmente apresentando-se como confusão significativa ou comprometimento neurocognitivo global. Os sintomas podem ser transitórios ou flutuantes, dependendo da condição causal subjacente ou etiologia. A cognição é comumente prejudicada de maneira global, com déficits em múltiplas áreas do funcionamento neurocognitivo. Por exemplo, o *delirium* pode incluir percepção prejudicada, que pode se manifestar como ilusões (p. ex., interpretações errôneas de entradas sensoriais), delírios ou alucinações na ausência de outras características da esquizofrenia e outros transtornos psicóticos primários. O *delirium* frequentemente inclui perturbações da emoção, como sintomas de ansiedade, humor deprimido, irritabilidade, medo, raiva, euforia ou apatia. Sintomas comportamentais como agitação, inquietação ou impulsividade também podem estar presentes. Perturbação do ciclo sono-vigília está frequentemente presente, manifestada na diminuição da capacidade de dormir, inversão do ciclo sono-vigília, hipersonia ou redução do estado de alerta. Os sintomas não devem ser mais bem explicados por uma síndrome típica de intoxicação por substância ou abstinência de substância, embora o *delirium* possa ocorrer como uma complicação de estados de intoxicação ou abstinência.

Identificar e tratar o *delirium* rapidamente é muito importante. Dependendo da etiologia, o atraso no tratamento está associado a um curso mais longo de *delirium* (p. ex., em pacientes com câncer, HIV e pós-cirúrgicos) (Cerejeira & Mukaetova-Ladinska, 2011; de la Varga-Martínez et al., 2023). Em certas situações de saúde e no caso de algumas substâncias, o *delirium* pode indicar complicações com risco à vida. Adultos mais velhos com *delirium* têm maior risco de declínio funcional e mortalidade (Wan & Chase, 2017). Geralmente, espera-se que o *delirium* remita quando a etiologia subjacente é tratada ou a substância ou medicamento que o causa é eliminado do corpo. Embora medicamentos antipsicóticos ou benzodiazepínicos possam ser úteis no tratamento de curto prazo do *delirium*, eles não abordam as causas subjacentes e podem estar associados a efeitos colaterais adversos. Estratégias comportamentais reduzem efetivamente o risco de *delirium* em algumas populações hospitalizadas (National Institute for Health and Care Excellence, 2019).

Etiologia do *delirium*

A *CID-11* oferece as opções a seguir para indicar a etiologia do *delirium*. "*Delirium* devido a doença classificada em outra parte" deve ser usado quando se sabe ou se presume que o *delirium* é causado por uma condição médica específica e identificada, que deve ser diagnosticada separadamente. Opções específicas para identificar a causa do "*delirium* devido a substâncias psicoativas, incluindo medicamentos" são fornecidas para 13 classes de substâncias (p. ex., álcool; opioides; MDMA [*ecstasy*] ou drogas relacionadas), bem como para múltiplas substâncias e substâncias desconhecidas ou não especificadas. "*Delirium* devido a múltiplos fatores etiológicos" deve ser usado quando o *delirium* é atribuído a múltiplas condições médicas ou a uma ou mais condições médicas e uma ou mais substâncias. Categorias também são fornecidas para "*delirium* devido a outras causas especificadas" e "*delirium* devido a causas desconhecidas ou não especificadas".

Transtorno neurocognitivo leve

O transtorno neurocognitivo leve caracteriza-se por comprometimento leve em um ou mais domínios cognitivos em relação às expectativas para a idade e nível geral pré-mórbido de funcionamento neurocognitivo, representando um declínio do nível de funcionamento anterior do indivíduo (Blazer, 2013). Dificuldades leves em atividades complexas frequentemente estão presentes (p. ex., uso de transporte, preparação de refeições), mas não são graves o suficiente para interferir significativamente no desempenho das atividades da vida diária ou causar prejuízo substancial em áreas funcionais pessoais, familiares, sociais, educacionais, ocupacionais ou outras áreas críticas. O comprometimento cognitivo no transtorno neurocognitivo leve não é atribuível ao envelhecimento normal, à síndrome típica de intoxicação por substância ou abstinência de substância, ou a outro transtorno mental (p. ex., esquizofrenia, transtorno depressivo ou bipolar, transtorno de estresse pós-traumático, transtornos dissociativos). Sintomas comportamentais e psicológicos (p. ex., humor deprimido, ansiedade, distúrbio do sono) insuficientes para um diagnóstico separado de transtorno mental estão comumente presentes e às vezes são a queixa principal quando o indivíduo se apresenta para atendimento. Um relato subjetivo de comprometimento por si só não é base suficiente para diagnosticar transtorno neurocognitivo leve. Em vez disso, o comprometimento cognitivo em relação a um nível anterior de funcionamento deve ser corroborado por evidências objetivas de testes neuropsicológicos/cognitivos padronizados ou, na sua ausência, outra avaliação clínica quantificada (p. ex., um exame do estado neurocomportamental; American Medical Association, 2022).

O risco de transtorno neurocognitivo leve aumenta com a idade, mas pode ocorrer em qualquer ponto ao longo da vida. O curso do comprometimento depende da etiologia específica e das opções de tratamento disponíveis. Algumas formas podem melhorar com o tratamento ou resolução da condição subjacente, enquanto padrões de comprometimento podem ser mais estáveis ou progressivos. O transtorno neurocognitivo leve às vezes representa uma apresentação precoce de um processo de doença subjacente que pode posteriormente atender aos requisitos diagnósticos para demência.

Etiologia do transtorno neurocognitivo leve

O comprometimento observado no transtorno neurocognitivo leve pode ser atribuível a uma doença adquirida subjacente do sistema nervoso, um trauma, uma infecção ou outro processo de doença que afeta o cérebro, uso de substâncias ou medicamentos específicos, deficiência nutricional ou exposição a toxinas, ou a etiologia pode ser desconhecida (Saari, 2023). Uma ampla gama de condições médicas pode potencialmente causar transtornos neurocognitivos leves, incluindo todas as causas exatas observadas na demência. No entanto, categorias separadas para diferentes etiologias não são fornecidas para o transtorno neurocognitivo leve. Quando a condição etiológica for identificada, o diagnóstico correspondente a essa doença, enfermidade ou lesão deve ser atribuído além do transtorno neurocognitivo leve. Por exemplo, o transtorno neurocognitivo leve diagnosticado com a categoria doença de Alzheimer do capítulo sobre doenças do sistema nervoso poderia ser um diagnóstico apropriado quando a presença da doença de Alzheimer for estabelecida (p. ex., via biomarcadores), mas o distúrbio cognitivo está abaixo do limiar para demência.

Transtorno amnéstico

O transtorno amnéstico se caracteriza por comprometimento proeminente da memória, definido como capacidade reduzida de adquirir, aprender ou reter novas informações em relação à idade e ao nível geral de funcionamento intelectual, na ausência de comprometimento significativo em outros domínios neurocognitivos (p. ex., funcionamento executivo, atenção, habilidades visuoespaciais). Isso pode incluir a incapacidade de recordar informações previamente aprendidas. A memória recente é geralmente mais prejudicada que a memória remota, e a capacidade de reconhecer imediatamente uma quantidade limitada de informações geralmente é relativamente preservada. O comprometimento da memória representa um declínio acentuado do nível anterior de funcionamento. O início dos sintomas pode ser súbito, como quando é devido a acidente vascular cerebral ou trauma, ou gradual, como quando é causado por exposição crônica a certas substâncias psicoativas ou deficiências nutricionais.

O envelhecimento normal geralmente está associado a algum grau de mudança na memória. O transtorno amnéstico não deve ser diagnosticado se o desempenho for consistente com as expectativas para a idade do indivíduo com base em normas relacionadas à idade para o desempenho em uma avaliação padronizada, ou se os sintomas forem mais bem explicados por *delirium* ou outro distúrbio da consciência ou estado mental alterado, intoxicação ou abstinência de substância, ou outro transtorno mental.

Os sintomas podem ser estáveis ou progredir ao longo do tempo, dependendo da condição causal subjacente. Alguns sintomas podem melhorar com o tempo se a etiologia subjacente for tratada. Quando o comprometimento da memória piora progressivamente ao longo do tempo, o transtorno amnéstico pode representar uma apresentação precoce de demência.

Etiologia do transtorno amnéstico

A *CID-11* oferece as seguintes opções para indicar a etiologia do transtorno amnéstico: "transtorno amnéstico devido a doenças classificadas em outra parte" deve ser usado quando se sabe ou se presume que os problemas de memória são causados por uma condição médica específica e identificada, que deve ser diagnosticada separadamente. Opções particulares para identificar a causa do "transtorno amnéstico devido a substâncias psicoativas, incluindo medicamentos" são fornecidas para três classes de substâncias conhecidas como causas potenciais ou contribuintes para o transtorno amnéstico (i.e., álcool; sedativos, hipnóticos ou ansiolíticos; inalantes voláteis). Também é fornecida uma categoria para "transtorno amnéstico devido a causas desconhecidas ou não especificadas".

Demência

A demência é caracterizada nas *CDDR* da *CID-11* por comprometimento em dois ou mais domínios cognitivos em relação ao desempenho esperado com base na idade do indivíduo e no nível geral pré-mórbido de funcionamento neurocognitivo, o que representa um declínio do nível anterior de funcionamento do indivíduo. O comprometimento da memória está presente na maioria das formas de demência, mas o comprometimento neurocognitivo não se restringe à memória. Vários domínios cognitivos são geralmente afetados na demência, como funcionamento executivo, atenção, linguagem, cognição social, julgamento, velocidade psicomotora ou funcionamento visuoperceptual ou visuoespacial. Mudanças comportamentais (p. ex., mudanças na personalidade, desinibição, agitação ou irritabilidade) também podem estar presentes e, em algumas formas de demência, podem ser o sintoma de apresentação (Saari, 2023).

Diferentes etiologias estão associadas a padrões variados de sintomas de demência (ver a discussão a seguir sobre a etiologia da demência). No entanto, um padrão comum no desenvolvimento da demência é uma redução ao longo do tempo da capacidade do indivíduo de lembrar, entender e resolver problemas. Os problemas de memória geralmente começam como perda de memória de curto prazo, expandindo-se gradualmente para problemas substanciais com a recordação de todas as formas de informações recentemente aprendidas e, por fim, para perda de memória de longo prazo. Além disso, o comprometimento na capacidade de atenção e a dificuldade em organizar o comportamento para realizar tarefas complexas e resolver problemas (funcionamento executivo) frequentemente emergem lentamente e se tornam mais significativos ao longo do tempo. O impacto associado no funcionamento cotidiano aumenta com o tempo à medida que os comprometimentos cognitivos se tornam cada vez mais pronunciados.

Etiologia da demência

A *CID-11* fornece categorias detalhadas para identificar a etiologia específica da demência, conforme mostrado no Quadro 18.1. Quando a demência é devida a uma doença ou condição classificada em outra parte, o diagnóstico da doença ou condição etiológica deve ser atribuído juntamente com a demência. Categorias específicas também são fornecidas para demência devido a substâncias psicoativas específicas conhecidas como causas potenciais ou contribuintes para a demência (i.e., álcool; sedativos, hipnóticos ou ansiolíticos; inalantes voláteis). Quando a demência é devida a substâncias psicoativas ou medicamentos, o diagnóstico apropriado de transtorno decorrente do uso de substância para a substância

> **QUADRO 18.1**
>
> **Categorias etiológicas da *CID-11* para demência**
>
> *Demência devida a doenças classificadas em outra parte*
> - Demência devida à doença de Alzheimer
>   - Demência devida à doença de Alzheimer, tipo misto, com doença cerebrovascular
>   - Demência devida à doença de Alzheimer, tipo misto, com outras etiologias não vasculares
> - Demência devida à doença cerebrovascular
> - Demência devida à doença de corpos de Lewy
> - Demência frontotemporal
> - Demência devida à doença de Parkinson
> - Demência devida à doença de Huntington
> - Demência devida à exposição a metais pesados e outras toxinas
> - Demência devida ao vírus da imunodeficiência humana
> - Demência devida à esclerose múltipla
> - Demência devida à doença priônica
> - Demência devida à hidrocefalia de pressão normal
> - Demência devida à lesão na cabeça (traumatismo craniano)
> - Demência devida à pelagra
> - Demência devida à síndrome de Down
> - Demência devida a outras doenças especificadas classificadas em outra parte
>
> *Demência devida a substâncias psicoativas, incluindo medicamentos*
> - Demência decorrente do uso de álcool
> - Demência devida ao uso de sedativos, hipnóticos ou ansiolíticos
> - Demência devida ao uso de inalantes voláteis
> - Demência devida a outra substância psicoativa especificada

relevante (geralmente padrão nocivo de uso de substância psicoativa ou dependência de substância) também deve ser atribuído junto com a demência. Embora as categorias etiológicas para demência fornecidas na *CID-11* e apresentadas no Quadro 18.1 sejam numerosas, não se esgotam. Por essa razão, é fornecida uma categoria para demência devido a outras causas especificadas. Se a causa não foi identificada, deve-se utilizar a categoria de demência devido a causa desconhecida ou não especificada.

O início e o curso dos sintomas de demência variam consideravelmente conforme a etiologia, e o curso dos sintomas pode fornecer informações sobre a etiologia. A maioria das demências é progressiva, mas algumas são reversíveis (p. ex., quando relacionadas a anormalidades nutricionais ou metabólicas). As apresentações podem ser estáveis ou rapidamente progressivas. Às vezes, a demência pode ter múltiplas etiologias, como nas subcategorias etiológicas de "tipo misto" fornecidas para demência devida à doença de Alzheimer. As *CDDR* incluem informações sobre as características gerais e o curso típico das categorias etiológicas de demência listadas na Tabela 18.1.

TABELA 18.1 Sintomas de apresentação típicos em formas comuns de demência

Etiologia da demência	Sintomas de apresentação típicos
Demência devida à doença de Alzheimer	A perda de memória é, por vezes, acompanhada por problemas de atenção, funções executivas, velocidade de processamento, cognição social e julgamento, dificuldades visuoperceptivas ou visuoespaciais, e alterações comportamentais e/ou de humor.
Demência devida à doença cerebrovascular	Os sintomas neurocognitivos mais comuns ocorrem nas áreas de atenção, função executiva e velocidade de processamento.
Demência devida à doença de corpos de Lewy	A apresentação inicial caracteriza-se frequentemente por problemas de atenção e função executiva, que podem ser acompanhados por alucinações visuais.
Demência frontotemporal	O quadro é caracterizado por mudanças significativas na personalidade e no comportamento, às vezes acompanhadas de apatia, diminuição da cognição social, comportamentos estereotipados, déficits de linguagem e transtornos do movimento. A memória geralmente permanece intacta.
Demência devida à doença de Parkinson	Observam-se problemas de atenção, funções executivas, habilidades mnemônicas e funções visuais. Alterações afetivas e comportamentais também podem estar presentes.
Demência devida à esclerose múltipla	Há problemas significativos de atenção, funções executivas, memória e velocidade de processamento, com mudanças afetivas.
Demência devida à lesão na cabeça (traumatismo craniano)	Os déficits iniciais incluem desorientação e perda de consciência; os sintomas subsequentes podem envolver atenção, função executiva, memória e velocidade de processamento, além de alterações na personalidade e na cognição social.

As formas mais prevalentes de demência e, portanto, os tipos de demência mais prováveis de serem vistos na prática psicológica geral são demência devida à doença de Alzheimer, demência devida à doença cerebrovascular, demência devida à doença de corpos de Lewy e demência frontotemporal (Chan et al., 2013). A demência às vezes também é observada em outros transtornos neurológicos comuns, como doença de Parkinson e esclerose múltipla, bem como em lesão na cabeça. Em cada caso, os padrões de deterioração e os domínios afetados são ligeiramente diferentes. A Tabela 18.1 fornece um resumo dos problemas proeminentes associados a cada um desses tipos comuns de demência.

Gravidade da demência

A gravidade da demência para cada categoria é classificada como leve, moderada ou grave de acordo com o grau de comprometimento neurocognitivo e funcional do indivíduo e sua capacidade de independência nas atividades da vida diária. A gravidade da demência é um determinante primário do nível de suporte que um indivíduo necessitará – e, portanto, das opções de tratamento e residência disponíveis para ele. As *CDDR* indicam que pessoas com demência leve podem ser capazes de viver de maneira independente, mas alguma supervisão ou apoio é frequentemente necessário. Em geral, elas conseguem participar de atividades comunitárias ou sociais sem ajuda e podem parecer não comprometidas para aqueles que não as conhecem bem. Pessoas com demência moderada requerem suporte para funcionar fora de casa, e apenas tarefas domésticas simples são mantidas. Elas têm dificuldades com atividades básicas da vida diária, como vestir-se e realizar a higiene pessoal. A socialização se torna cada vez mais difícil, pois o indivíduo pode se comportar de maneira inadequada. As dificuldades são geralmente aparentes para a maioria das pessoas que têm contato com o indivíduo. Na demência grave, a pessoa geralmente é incapaz de fazer julgamentos ou resolver problemas. Os indivíduos podem ter dificuldade em compreender o que está acontecendo ao seu redor e geralmente são totalmente dependentes de outros para cuidados pessoais básicos como banho, uso do banheiro e alimentação. As *CDDR* fornecem informações adicionais sobre os requisitos diagnósticos para demências leve, moderada e grave.

Distúrbios comportamentais ou psicológicos na demência

A *CID-11* fornece especificadores para distúrbios comportamentais ou psicológicos. Estes são apresentados no Quadro 18.2 e podem ser usados em conjunto com qualquer diagnóstico de demência. Esses distúrbios são comuns na demência – particularmente na demência moderada e grave – e têm implicações específicas para o tratamento e o manejo. O(s) especificador(es) apropriado(s) deve(m) ser usado(s) quando o distúrbio comportamental ou psicológico correspondente for suficientemente grave para representar um foco de intervenção clínica; múltiplos especificadores podem ser aplicados. Informações adicionais sobre esses especificadores são fornecidas nas *CDDR*.

DIAGNÓSTICO DIFERENCIAL

O envelhecimento normal geralmente está associado a algum grau de mudança cognitiva. O *delirium* diferencia-se das alterações cognitivas relacionadas à idade pelo início súbito dos sintomas (p. ex., dentro de horas ou dias), confusão significativa e/ou comprometimento neurocognitivo global, e apresentação de sintomas transitórios e geralmente flutuantes. Outros diagnósticos de transtornos neurocognitivos não devem ser atribuídos se o

---

QUADRO 18.2

Especificadores para distúrbios comportamentais ou psicológicos na demência

Sintomas psicóticos na demência

Sintomas de humor na demência

Sintomas de ansiedade na demência

Apatia na demência

Agitação ou agressividade na demência

Desinibição na demência

Perambulação na demência

Outros distúrbios comportamentais ou psicológicos especificados na demência

Distúrbios comportamentais ou psicológicos na demência, não especificados

desempenho for consistente com as expectativas para a idade do indivíduo com base em normas relacionadas à idade para o desempenho em avaliações padronizadas. Quando dificuldades de memória consistentes com o envelhecimento normal estão presentes e são clinicamente relevantes, a categoria "declínio cognitivo associado à idade" do capítulo da CID-11 sobre "Sintomas, sinais ou achados clínicos não classificados em outra parte" pode ser usada para documentar um declínio subjetivo ou objetivo no funcionamento neurocognitivo que é consistente com as normas relacionadas à idade.

Quanto ao diagnóstico diferencial, deve-se ter cuidado para distinguir o *delirium* da intoxicação por substância e da abstinência de substância quando há histórico de uso de substâncias psicoativas ou medicamentos. Para que o *delirium* seja diagnosticado, a duração ou a gravidade dos sintomas deve ser substancialmente excessiva em relação à síndrome de intoxicação ou abstinência característica associada à substância específica. Em contrapartida ao *delirium*, outros transtornos neurocognitivos são caracterizados mais frequentemente por comprometimento em habilidades neurocognitivas específicas, tendem a ter início mais gradual e muitas vezes são progressivos. Indivíduos com outros transtornos neurocognitivos, particularmente demência, têm maior risco de *delirium* (Sachdev et al., 2014). Um diagnóstico de *delirium* e outro transtorno neurocognitivo devem ser atribuídos juntos se os requisitos diagnósticos para cada um forem atendidos.

Diferentemente do transtorno neurocognitivo leve, os déficits de memória no transtorno amnéstico e os déficits neurocognitivos na demência estão associados a comprometimento significativo no funcionamento. Esse limite é impreciso, no entanto, por isso frequentemente é um julgamento clínico determinar quando o transtorno neurocognitivo leve cruza para demência com base no número e na gravidade dos sintomas e seu efeito na vida do paciente. O transtorno amnéstico e a demência são distinguidos pelo fato de que o comprometimento específico e proeminente da memória é a principal característica clínica do transtorno amnéstico. Em contrapartida, a demência é caracterizada por comprometimento significativo em dois ou mais domínios cognitivos, que frequentemente inclui a memória.

Diferenciar entre diferentes etiologias para transtornos neurocognitivos, especialmente entre as diferentes categorias etiológicas para demência, pode ser complexo porque todos são caracterizados por declínios ou alterações cognitivas, bem como por mudanças comportamentais. Muitas vezes, é difícil distinguir a variabilidade na apresentação entre diferentes casos exatamente com a mesma etiologia da variabilidade devido a diferentes etiologias. Para diagnosticar transtornos neurocognitivos, os dados disponíveis (p. ex., registros, testes médicos, achados clínicos e psicométricos) são comparados com os sintomas característicos relacionados a etiologias específicas que têm alguma sobreposição sintomática com a apresentação do indivíduo. (Ver a seção sobre avaliação mais adiante neste capítulo.)

Os transtornos neurocognitivos não devem ser diagnosticados se os sintomas forem mais bem explicados por outro transtorno mental. Isso inclui transtornos do neurodesenvolvimento, especialmente transtornos do desenvolvimento intelectual. No entanto, ambos os transtornos podem estar presentes, e adultos com transtornos do desenvolvimento intelectual têm risco maior e mais precoce de desenvolver demência (p. ex., demência devida à síndrome de Down). Os sintomas de transtornos neurocognitivos, especialmente o transtorno neurocognitivo leve, devem ser distinguidos de outros transtornos mentais, sejam estes uma parte intrínseca do diagnóstico em questão (p. ex., problemas de memória e concentração em episódios depressivos; uma gama de déficits cognitivos na esquizofrenia) ou um efeito de tê-los (p. ex., desempenho comprometido em testes devido a altos níveis de ansiedade ou delírios paranoides). As CDDR fornecem informações mais detalhadas sobre transtornos que devem ser considerados no diagnóstico diferencial. Alterações cognitivas devidas a outros transtornos mentais geralmente melhoram com o tratamento apropriado do transtorno.

De forma recíproca, sintomas psicológicos estão associados a muitos transtornos neurocognitivos. Alguns dos sintomas psicológicos mais comuns e significativos são encontrados na demência frontotemporal. Os sintomas patognomônicos são mudanças incomuns e inesperadas na personalidade e no comportamento em comparação com traços caracterológicos de longa data. As mudanças são difíceis de entender, medir e controlar. Algumas dessas mudanças são inicialmente percebidas erroneamente como volitivas, ou podem ser mal compreendidas como sintomas de transtornos do humor. Outro exemplo importante de mudanças comportamentais é encontrado na demência devida à doença de Parkinson, em que pode haver tanto alterações perceptuais (p. ex., alucinações visuais) quanto mudanças no afeto (p. ex., embotamento). As alucinações visuais são frequentemente percebidas pelos pacientes como divertidas e não ameaçadoras, diferentemente daquelas geralmente encontradas na esquizofrenia ou no *delirium*. Outra mudança no comportamento que é frequentemente mal interpretada como mudança de humor é encontrada na demência devido à esclerose múltipla. Sintomas depressivos frequentemente aparecem, associados a uma diminuição na energia e na resistência. Os sintomas não são explicados por uma reação emocional à doença.

AVALIAÇÃO

A avaliação nos transtornos neurocognitivos geralmente se concentra nas funções neurocognitivas e neurocomportamentais, embora outras áreas possam ser avaliadas conforme a relevância (Armstrong & Morrow, 2019). As funções neurocognitivas são organizadas em domínios. Alguns domínios são relativamente simples de entender e medir, enquanto outros são complexos e multidimensionais. As funções neurocognitivas essenciais incluem orientação (temporal, espacial, pessoal e circunstancial), atenção (capacidade de focar e manter a atenção), funções motoras (como habilidades motoras lateralizadas, grossas e finas) e funções sensoriais (principalmente visuais e auditivas). Exemplos de funções neurocognitivas mais complexas incluem habilidades linguísticas, abrangendo capacidades de comunicação receptiva (i.e., habilidade de compreender informações verbais, escritas e não verbais) e capacidades de comunicação expressiva (i.e., habilidade de gerar informações verbais, escritas e/ou não verbais). As funções mais complexas e desafiadoras de conceituar e avaliar são frequentemente referidas como funções corticais superiores (referindo-se ao córtex cerebral). Estas incluem (mas não se limitam a) aprendizagem (aquisição e armazenamento de informações); memória (a recuperação dessas informações); funções executivas (incluindo, mas não se limitando a, planejamento, organização e execução de comportamento intencional); e funções intelectuais (que poderiam ser consideradas a amalgamação das funções corticais superiores previamente mencionadas). Esses domínios formam padrões de funcionamento característicos de diferentes diagnósticos. Além disso, mensurar a psicopatologia

(p. ex., estados afetivos) e o funcionamento da personalidade, habilidades acadêmicas e compreensão e habilidades sociais frequentemente faz parte de uma avaliação neuropsicológica abrangente, que é a abordagem padrão-ouro para avaliar transtornos neurocognitivos.

Uma avaliação neuropsicológica típica envolve a revisão de registros disponíveis (p. ex., médicos, educacionais, profissionais), entrevistas com o paciente e informantes importantes (p. ex., parceiro significativo, membros da família) e a administração de testes neuropsicológicos e psicológicos cientificamente validados e apropriadamente normatizados e padronizados. Quando o objetivo da avaliação neuropsicológica é auxiliar no diagnóstico, a abordagem usual é documentar o padrão de desempenho específico do domínio, comparar os resultados obtidos com o padrão característico para diferentes transtornos e etiologias, e então usar essa informação juntamente com os resultados de outras informações disponíveis para chegar a uma hipótese diagnóstica (American Psychological Association, 2020; Pérez-García, 2009). Por exemplo, na demência devida à doença de Huntington, os sintomas motores frequentemente afetam os movimentos motores grossos, enquanto os sintomas motores na demência devida à doença de Alzheimer tendem a afetar os movimentos motores finos. Os achados da observação clínica de diferentes atividades (p. ex., caminhar vs. escrever) e testes psicométricos (p. ex., testes simples de força motora vs. batida de dedos) são integrados nessas situações. Em outros casos, como na demência frontotemporal, os comportamentos problemáticos são difíceis de mensurar usando testes padronizados (Bang et al., 2015).

Uma bateria completa de testes neuropsicológicos geralmente avaliaria orientação, atenção, funcionamento motor, funcionamento sensorial, aprendizagem, memória, funções executivas, habilidades intelectuais, desempenho acadêmico e psicopatologia (Roebuck-Spencer et al., 2017). Os achados dos instrumentos de teste seriam comparados com amostras apropriadas para referência. As variáveis usadas para referência incluiriam *status* demográfico (p. ex., idade), condição neurológica (p. ex., pós-acidente vascular cerebral), diagnósticos de transtornos mentais (p. ex., pacientes com transtorno depressivo recorrente), *status* socioeconômico e grupo linguístico e cultural (American Education Research Association, American Psychological Association, & National Council on Measurement in Education, 2014). A comparação dos resultados dos testes frequentemente ocorreria com vários grupos específicos, como no caso de um adulto mais velho que sofreu um acidente vascular cerebral, está deprimido, é de um grupo socioeconômico mais baixo e cuja língua nativa é o espanhol. Quando amostras de referência relevantes não estão disponíveis, isso impõe limites à validade da interpretação do teste. Quando isso acontece, fontes disponíveis de documentação objetiva devem ser usadas (p. ex., histórico escolar e profissional, funcionamento diário).

Os testes de triagem mais comumente usados para disfunção cognitiva são o Miniexame do Estado Mental (MEEM; Folstein et al., 1983) e a Avaliação Cognitiva de Montreal (MoCA, do inglês *Montreal Cognitive Assessment*; Nasreddine et al., 2005). Esses testes estão em domínio público e foram traduzidos para múltiplos idiomas. Embora o MEEM seja mais frequentemente utilizado, o MoCA tem maior aceitação generalizada por especialistas em geriatria (Siqueira et al., 2019). No entanto, esses testes têm sido criticados por sua falta de utilidade em pacientes com níveis educacionais e econômicos baixos (Lezak et al., 2012). Por exemplo, pacientes que não têm acesso à tecnologia e à mídia digital por razões econômicas têm menos probabilidade de conhecer eventos sociais e políticos e, portanto, tendem a ter um desempenho pior nas questões da seção de Informações Gerais do MEEM. Da mesma forma, itens que requerem desenhar ou copiar formas, recitar frases ou uma série de dígitos, e até mesmo calcular problemas aritméticos serão tendenciosos em favor daqueles com um nível suficiente de escolaridade formal. Apesar de seus desafios, esses testes, especialmente o MoCA, são frequentemente considerados o primeiro passo na avaliação do funcionamento neurocomportamental e podem ser a única medida psicométrica usada em muitos contextos. Seu uso generalizado se deve à sua aceitação, aplicabilidade e disponibilidade em domínio público e em vários idiomas. A simplicidade dessas medidas e a alta frequência de seu uso tornam as informações que elas fornecem úteis na comunicação entre um amplo espectro de profissionais de saúde, bem como ao longo do tempo para documentar mudanças nas funções neuropsicológicas básicas.

Se houver evidência de disfunção neurocognitiva com base em testes de triagem ou outras fontes de informação, o próximo passo geralmente seria uma avaliação mais detalhada dos domínios essenciais de atenção, linguagem e funcionamento motor e sensorial. Esses domínios são considerados fundamentais para o funcionamento cognitivo e comportamental e são blocos de construção para avaliação subsequente mais complexa, se indicada (Lezak et al., 2012). Além disso, se alguma dessas áreas estiver comprometida, isso afetará a mensuração de funções mais complexas. Por exemplo, se um paciente tem habilidades de comunicação prejudicadas, seria desafiador medir a memória verbal. Existem numerosas medidas de atenção, inclusive em domínio público. Há menos medidas de domínio público de linguagem e funcionamento motor e sensorial. A avaliação das atividades da vida diária também pode ser incorporada nesta fase. As Escalas de Comportamento Adaptativo Vineland-III (Sparrow et al., 2016) consistem no teste de funcionamento adaptativo mais frequentemente utilizado e estão disponíveis em alguns idiomas além do inglês. No entanto, o teste é caro e ainda não foi adaptado para uso global. Para informações adicionais sobre testes padronizados e abordagens não padronizadas para avaliar habilidades adaptativas, especialmente aquelas envolvendo a avaliação de deficiências intelectuais, ver Reschly et al. (2002).

Após a mensuração desses domínios primários, é realizada a avaliação dos domínios de avaliação mais complexos. Isso inclui medir aprendizagem, memória, funcionamento executivo e habilidades intelectuais (American Education Research Association, American Psychological Association, & National Council on Measurement in Education, 2014). Para o funcionamento intelectual, as mais frequentemente usadas são as escalas de inteligência de Wechsler (p. ex., Wechsler, 2008, 2014), embora outros testes amplamente utilizados, como as Matrizes Progressivas de Raven (Raven et al., 1998), sejam aplicáveis, globais e disponíveis em domínio público. Outras áreas, como memória e função executiva, são mais desafiadoras de medir e menos pesquisadas, embora escalas numéricas estejam disponíveis em domínio público (ver Morgan & Ricker, 2017). Contudo, esses domínios são frequentemente afetados nos transtornos neurocognitivos e tendem a estar envolvidos mais precocemente no curso da doença. A avaliação de áreas adicionais, como psicopatologia e funcionamento acadêmico, pode ser incluída dependendo do escopo e das questões norteadoras da avaliação. Os transtornos neurocognitivos apresentam altas taxas de concomitância com outros transtornos mentais, particularmente os transtornos depressivos. Uma das medidas mais amplamente utilizadas na área de psicopatologia é o Inventário Multifásico Minnesota de

Personalidade-3 (Ben-Porath & Tellegen, 2020); essa medida está disponível em múltiplos idiomas, mas não está disponível gratuitamente. Também há testes de funcionamento afetivo que estão em domínio público e disponíveis em vários idiomas (p. ex., Questionário sobre a Saúde do Paciente-9; Kroenke et al., 2001). O desempenho acadêmico e o funcionamento ocupacional são medidos como meio de compreender a linha de base do indivíduo, bem como para ajudar a estimar eventuais oportunidades de treinamento vocacional.

Nos últimos anos, tem havido uma ênfase crescente na compreensão do esforço ou da validade de desempenho em testes neuropsicológicos. Ou seja, às vezes os pacientes podem exagerar ou minimizar seus sintomas e problemas funcionais por várias razões. A avaliação do esforço ou da validade de desempenho ajuda a determinar a validade do desempenho nos testes em todos os domínios, e uma variedade de estratégias foi descrita para fazer isso (Schroeder & Martin, 2021).

É importante enfatizar que as circunstâncias às vezes impedem o uso de testes quantitativos padronizados dos domínios relevantes devido à falta de instrumentos e normas disponíveis ou à incapacidade ou capacidade do paciente de realizar esses testes. Nessas situações, o avaliador precisará usar avaliações qualitativas mais flexíveis e ecologicamente baseadas (Luria, 1980). Essa abordagem enfatiza a compreensão dos déficits, da pessoa e dos contextos sócio-históricos e culturais. A avaliação é baseada no teste de hipóteses à medida que a avaliação progride, projetada para se adequar ao histórico sociocultural e educacional do paciente (Glozman, 1999). As informações qualitativas geradas dessa maneira fornecem dados diagnósticos ricos relacionados ao comprometimento relativo ou à preservação de vários sistemas cognitivos, permitindo ao avaliador formular um quadro do padrão de déficits cognitivos individuais experimentados pelo paciente (Melikyan et al., 2019). Essa abordagem visa fornecer uma avaliação mais precisa do indivíduo, reduzindo construtos irrelevantes (p. ex., testes de habilidades intelectuais que, na verdade, estão medindo limitações linguísticas).

A parte mais importante da avaliação é integrar os dados dos testes com os registros disponíveis, histórico, achados clínicos e comportamento para abordar a questão do encaminhamento – nesse caso, o diagnóstico de um transtorno neurocognitivo. É necessário treinamento e *expertise* consideráveis para integrar uma análise científica multidimensional (tanto quantitativa quanto qualitativa) com uma perspectiva sociocultural clinicamente focada e centrada no paciente que enfatize o contexto e as informações qualitativas. Quando esse nível de *expertise* não está disponível, o objetivo deve ser adquirir o máximo possível de informações objetivas, embora não necessariamente quantitativas, e usar esses dados como base para uma interpretação objetiva dos sintomas e se os requisitos diagnósticos para um transtorno neurocognitivo específico são atendidos.

CONSIDERAÇÕES CULTURAIS E CONTEXTUAIS

A maioria dos testes neuropsicológicos é centrada na América do Norte e na Europa, pois foi onde a especialidade da neuropsicologia se originou e está mais desenvolvida. Isso reduz a generalização da mensuração de construtos neurocognitivos, mas não deve impedir sua avaliação objetiva em outros contextos. É fundamental estar ciente da influência que fatores culturais e linguísticos podem ter sobre os resultados. A confusão dessas variáveis com o construto sendo medido (p. ex., memória) contribuirá para diagnósticos falso-positivos (Daughtery et al., 2016). Quando testes padronizados são usados para determinar comprometimento neurocognitivo, devem ser adequadamente normatizados para a população linguística e cultural da qual o indivíduo testado é membro (Glozman, 2012). Quando normas linguística e culturalmente apropriadas não estão disponíveis, a avaliação de transtornos neurocognitivos requer maior confiança no julgamento clínico e em informações colaterais e históricas de informantes ou registros. Um clínico não consciente dessas questões provavelmente confundirá sequelas do transtorno com efeitos linguísticos e culturais no desempenho do teste.

O desempenho no teste e a precisão diagnóstica podem ser afetados diretamente por vieses culturais (p. ex., referências nos itens do teste à terminologia ou objetos não familiares a uma cultura), bem como por limitações de tradução e adaptação (Puente & Puente, 2009). Ao avaliar as atividades da vida diária, as expectativas da cultura e do ambiente social do indivíduo devem ser consideradas. Da mesma forma, algum grau de perda de memória ou comprometimento neurocognitivo pode ser visto como esperado em alguns sistemas familiares ou sociais e pode não ser totalmente reconhecido quando os sistemas de apoio existentes na família e na comunidade são capazes de se adaptar.

PONTOS-CHAVE

- Evidências emergentes nas últimas duas décadas apoiaram a conceitualização dos transtornos neurocognitivos como psicológicos e neurológicos. A abordagem da *CID-11* para transtornos neurocognitivos, na qual a síndrome cognitiva é caracterizada separadamente da causa subjacente, é consistente com essa abordagem.
- O *delirium* se caracteriza por uma perturbação da atenção, da orientação e da consciência que se desenvolve rapidamente e geralmente se apresenta como confusão significativa ou comprometimento neurocognitivo global.
- O transtorno neurocognitivo leve se caracteriza por comprometimento leve em um ou mais domínios neurocognitivos, mas sem impacto no funcionamento independente nas atividades da vida diária.
- O transtorno amnéstico se caracteriza por comprometimento proeminente da memória com outros domínios neurocognitivos geralmente intactos.
- A demência se caracteriza por comprometimento em dois ou mais domínios neurocognitivos com impacto associado no funcionamento independente nas atividades da vida diária. A demência também é descrita em termos de sua gravidade e da presença de perturbações comportamentais e psicológicas com implicações diretas para o cuidado (p. ex., sintomas de humor, agitação ou agressividade, perambulação).
- Um diagnóstico de transtorno neurocognitivo deve basear-se em testes padronizados, quando disponíveis. Os testes devem ser apropriadamente desenvolvidos e normatizados para a população à qual o indivíduo pertence. A avaliação requer maior confiança no julgamento clínico quando testes apropriadamente normatizados e padronizados não estão disponíveis.

- Atenção especial deve ser dada para determinar que o comprometimento não é atribuível apenas aos efeitos do envelhecimento, que representa um declínio acentuado dos níveis anteriores de funcionamento e que os resultados dos testes não são enviesados por fatores culturais ou linguísticos.
- A heterogeneidade e a complexidade dos transtornos neurocognitivos são mais bem compreendidas quando se utiliza a metodologia de avaliação neuropsicológica. Um padrão de déficits de domínio neuropsicológico é colocado no contexto do desenvolvimento da doença, transtornos comórbidos e história do paciente, gênero, contexto social e cultural.

REFERÊNCIAS

American Education Research Association, American Psychological Association, & National Council on Measurement in Education. (2014). *Standards for educational and psychological tests*. American Psychological Association.

American Medical Association. (2022). *Current procedural terminology*.

American Psychological Association. (2020). *APA guidelines for psychological assessment and evaluation*. https://www.apa.org/about/policy/guidelines-psychological-assessment-evaluation.pdf

Armstrong, C., & Morrow, L. (Eds.). (2019). *Handbook of medical neuropsychology*. Springer. https://doi.org/10.1007/978-3-030-14895-9

Artero, S., Ancelin, M. L., Portet, F., Dupuy, A., Berr, C., Dartigues, J. F., Tzourio, C., Rouaud, O., Poncet, M., Pasquier, F., Auriacombe, S., Touchon, J., & Ritchie, K. (2008). Risk profiles for mild cognitive impairment and progression to dementia are gender specific. *Journal of Neurology, Neurosurgery, and Psychiatry*, 79(9), 979–984. https://doi.org/10.1136/jnnp.2007.136903

Bamford, S.-M., & Walker, T. (2012). Women and dementia. *Maturitas*, 73(2), 121–126. https://doi.org/10.1016/j.maturitas.2012.06.013

Bang, J., Spina, S., & Miller, B. L. (2015). Frontotemporal dementia. *The Lancet*, 386(10004), 1672–1682. https://doi.org/10.1016/S0140-6736(15)00461-4

Ben-Porath, Y. S., & Tellegen, A. (2020). *The Minnesota Multiphasic Personality Inventory–3 (MMPI-3): Technical manual*. University of Minnesota Press.

Blazer, D. (2013). Neurocognitive disorders in *DSM-5*. *The American Journal of Psychiatry*, 170(6), 585–587. https://doi.org/10.1176/appi.ajp.2013.13020179

Cerejeira, J., & Mukaetova-Ladinska, E. B. (2011). A clinical update on delirium: From early recognition to effective management. *Nursing Research and Practice*, 2011, 875196. https://doi.org/10.1155/2011/875196

Chan, K. Y., Wang, W., Wu, J. J., Liu, L., Theodoratou, E., Car, J., Middleton, L., Russ, T. C., Deary, I. J., Campbell, H., Wang, W., Rudan, I., & the Global Health Epidemiology Reference Group. (2013). Epidemiology of Alzheimer's disease and other forms of dementia in China, 1990-2010: A systematic review and analysis. *The Lancet*, 381(9882), 2016–2023. https://doi.org/10.1016/S0140-6736(13)60221-4

Chêne, G., Beiser, A., Au, R., Preis, S. R., Wolf, P. A., Dufouil, C., & Seshadri, S. (2015). Gender and incidence of dementia in the Framingham Heart Study from mid-adult life. *Alzheimer's & Dementia*, 11(3), 310–320. https://doi.org/10.1016/j.jalz.2013.10.005

de la Varga-Martínez, O., Gutiérrez-Bustillo, R., Muñoz-Moreno, M. F., López-Herrero, R., Gómez-Sánchez, E., & Tamayo, E. (2023). Postoperative delirium: An independent risk factor for poorer quality of life with long-term cognitive and functional decline after cardiac surgery. *Journal of Clinical Anesthesia, 85*, 111030. https://doi.org/10.1016/j.jclinane.2022.111030

Folstein, M. F., Robins, L. N., & Helzer, J. E. (1983). The Mini-Mental State Examination. *Archives of General Psychiatry, 40*(7), 812. https://doi.org/10.1001/archpsyc.1983.01790060110016

Gaebel, W., Jessen, F., & Kanba, S. (2018). Neurocognitive disorders in *ICD-11*: The debate and its outcome. *World Psychiatry, 17*(2), 229–230. https://doi.org/10.1002/wps.20534

Gaebel, W., Reed, G. M., & Jakob, R. (2019). Neurocognitive disorders in *ICD-11*: A new proposal and its outcome. *World Psychiatry, 18*(2), 232–233. https://doi.org/10.1002/wps.20634

Glozman, J. (2012). *Developmental neuropsychology*. Taylor and Francis.

Glozman, J. M. (1999). Quantitative and qualitative integration of Lurian procedures. *Neuropsychology Review, 9*(1), 23–32. https://doi.org/10.1023/A:1025638903874

Kroenke, K., Spitzer, R. L., & Williams, J. B. (2001). The PHQ-9: Validity of a brief depression severity measure. *Journal of General Internal Medicine, 16*(9), 606–613.

Lezak, M., Howeison, L., Bigler, E., & Tranel, D. (2012). *Neuropsychological assessment* (5th ed.). Oxford University Press.

Luria, A. (1980). *Higher cortical functions in man* (2nd ed.). Basic Books. https://doi.org/10.1007/978-1-4615-8579-4

Melikyan, Z. A., Agranovich, A. V., & Puente, A. E. (2019). Fairness in psychological testing. In G. Goldstein, D. N. Allen, & J. DeLuca (Eds.), *Handbook for psychological assessment* (pp. 551–572). Elsevier Academic Press. https://doi.org/10.1016/B978-0-12-802203-0.00018-3

Morgan, J. E., & Ricker, J. H. (Eds.). (2017). *Textbook of clinical neuropsychology* (2nd ed.). Routledge. https://doi.org/10.4324/9781315271743

Nasreddine, Z. S., Phillips, N. A., Bédirian, V., Charbonneau, S., Whitehead, V., Collin, I., Cummings, J. L., & Chertkow, H. (2005). The Montreal Cognitive Assessment, MoCA: A brief screening tool for mild cognitive impairment [see correction at https://doi.org/10.1111/jgs.15925]. *Journal of the American Geriatrics Society, 53*(4), 695–699. https://doi.org/10.1111/j.1532-5415.2005.53221.x

National Institute for Health and Care Excellence. (2019). *Delirium: Prevention, diagnosis and management in hospital and long-term care* (2023 update). https://www.nice.org.uk/guidance/cg103/chapter/Recommendations#interventions-to-prevent-delirium-2

Niu, H., Álvarez-Álvarez, I., Guillén-Grima, F., & Aguinaga-Ontoso, I. (2017). Prevalencia e incidencia de la enfermedad de Alzheimer en Europa: Metaanálisis [Prevalence and incidence of Alzheimer's disease in Europe: A meta-analysis]. *Neurologia, 32*(8), 523–532. https://doi.org/10.1016/j.nrl.2016.02.016

Ospina, J. P., King, F., IV, Madva, E., & Celano, C. M. (2018). Epidemiology, mechanisms, diagnosis, and treatment of delirium: A narrative review. *Clinical Medicine and Therapeutics, 1*(1), 3. https://doi.org/10.24983/scitemed.cmt.2018.00085

Pérez-García, M. (2009). *Manual de neuropsicología clínica* [Manual of clinical neuropsychology]. Psicología Pirámide.

Peterson, R. C., Roberts, R. O., Knopman, D. S., Boeve, B. F., Geda, Y. E., Ivnik, R. J., Smith, G. E., & Jack, C. R. (2009). Mild cognitive impairment: Ten years later. *Neurological Review, 66*(12), 1447–1455. https://doi.org/10.1001/archneurol.2009.266

Puente, A. E., & McCaffrey, R. J., III, (Eds.). (1992). *Handbook of neuropsychological assessment: A biopsychosocial perspective*. Plenum Press. https://doi.org/10.1007/978-1-4899-0682-3

Puente, A. E., & Puente, A. N. (2009). The challenge of measuring abilities and competencies in Hispanics/Latinos. In E. L. Grigorenko (Ed.), *Multicultural psychoeducational assessment* (pp. 417–441). Springer.

Raven, J., Raven, J. C., & Court, J. H. (1998). *Manual for Raven's progressive matrices and vocabulary scale: Section 1: General overview*. Oxford Psychologists Press.

Reed, G. M., First, M. B., Kogan, C. S., Hyman, S. E., Gureje, O., Gaebel, W., Maj, M., Stein, D. J., Maercker, A., Tyrer, P., Claudino, A., Garralda, E., Salvador-Carulla, L., Ray, R., Saunders, J. B., Dua, T., Poznyak, V., Medina-Mora, M. E., Pike, K. M., . . . Saxena, S. (2019). Innovations and changes in the *ICD-11* classification of mental, behavioural and neurodevelopmental disorders. *World Psychiatry, 18*(1), 3–19. https://doi.org/10.1002/wps.20611

Reschly, D. J., Myers, T. G., & Hartel, C. R. (Eds.). (2002). *Mental retardation: The role of adaptive behavior assessment*. National Academies Press. https://www.ncbi.nlm.nih.gov/books/NBK207541/

Roebuck-Spencer, T. M., Glen, T., Puente, A. E., Denney, R. L., Ruff, R. M., Hostetter, G., & Bianchini, K. J. (2017). Cognitive screening tests versus comprehensive neuropsychological test batteries: A National Academy of Neuropsychology education paper. *Archives of Clinical Neuropsychology, 32*(4), 491–498. https://doi.org/10.1093/arclin/acx021

Saari, T. T. (2023). Empirical and authoritative classification of neuropsychiatric syndromes in neurocognitive disorders. *The Journal of Neuropsychiatry and Clinical Neurosciences, 35*(1), 39–47. https://doi.org/10.1176/appi.neuropsych.21100249

Sachdev, P. S., Blacker, D., Blazer, D. G., Ganguli, M., Jeste, D. V., Paulsen, J. S., & Petersen, R. C. (2014). Classifying neurocognitive disorders: The *DSM-5* approach. *Nature Reviews Neurology, 10*(11), 634–642. https://doi.org/10.1038/nrneurol.2014.181

Schroeder, B. W., & Martin, P. K. (Eds.). (2021). *Validity assessment in clinical neuropsychological practice*. Guilford Press.

Siqueira, G. S. A., Hagemann, P. M. S., Coelho, D. S., Santos, F. H. D., & Bertolucci, P. H. F. (2019). Can MoCA and MMSE be interchangeable cognitive screening tools? A systematic review. *The Gerontologist, 59*(6), e743–e763. https://doi.org/10.1093/geront/gny126

Sparrow, S. S., Cicchetti, D. V., & Saulnier, C. A. (2016). *Vineland Adaptive Behavior Scales* (3rd ed.). Pearson.

Wan, M., & Chase, J. M. (2017). Delirium in older adults: Diagnosis, prevention, and treatment. *BC Medical Journal, 59*(3), 165–170.

Wechsler, D. (2008). *Wechsler Adult Intelligence Scale: Administration and scoring manual* (4th ed.). Pearson.

Wechsler, D. (2014). *WISC-V: Technical and interpretive manual*. Pearson.

World Health Organization. (2001). *The international classification of functioning, disability and health* (ICF). https://www.who.int/classifications/icf/en/

World Health Organization. (2022, September 20). *Dementia*. https://www.who.int/news-room/fact-sheets/detail/dementia

World Health Organization. (2023). *ICD-11 for mortality and morbidity statistics* (Version: 01/2023). https://icd.who.int/browse11/l-m/en#/

World Health Organization. (2024). *Clinical descriptions and diagnostic requirements for ICD-11 mental, behavioural and neurodevelopmental disorders*. https://www.who.int/publications/i/item/9789240077263

II

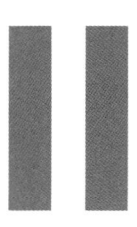

DIAGNÓSTICOS IMPORTANTES ALÉM DOS TRANSTORNOS MENTAIS OU COMPORTAMENTAIS

19
Disfunções sexuais e transtornos dolorosos associados à relação sexual

Brigitte Khoury, Elham Atallah, Iván Arango-de Montis e Sharon J. Parish

LÓGICA ABRANGENTE

Em todo o mundo, os relacionamentos sexuais desempenham um papel importante na vida da maioria das pessoas (Bhugra & de Silva, 2007). Problemas com relacionamentos sexuais e funcionamento sexual são comuns e afetam o bem-estar físico, psicológico e social, tanto daqueles que os experimentam quanto de seus parceiros (Brotto et al., 2016). A classificação das disfunções sexuais na 10ª revisão da *Classificação internacional de doenças* (CID-10) foi desenvolvida há mais de três décadas, quando a saúde sexual e a medicina sexual ainda eram áreas relativamente novas como campos distintos de pesquisa e prática. A World Association of Sexual Health foi fundada em 1978, a International Society for Sexual Medicine foi fundada em 1982, e o periódico *The Journal of Sexual Medicine* começou a ser publicado em 2004. Houve um rápido crescimento e grandes avanços no conhecimento científico e nos padrões de prática relacionados ao funcionamento sexual desde a publicação da *CID-10*, tornando esta uma área importante de foco no desenvolvimento da 11ª revisão da *CID* (*CID-11*; Khoury et al., 2012; Parish et al., 2021; Reed et al., 2016; Sharan et al., 2019).

Na *CID-11*, as disfunções sexuais são definidas como "síndromes que compreendem as várias maneiras pelas quais as pessoas adultas podem ter dificuldade em experimentar atividades sexuais pessoalmente satisfatórias e não coercitivas" (World Health Organization [WHO],

2023). A classificação das disfunções sexuais na *CID-11* representa uma área de grande inovação em comparação com a *CID-10*; o termo "mudança de paradigma" não é, neste caso, um exagero. A classificação das disfunções sexuais na *CID-10* baseava-se em uma separação entre mente e corpo, distinguindo condições "não orgânicas" das "orgânicas". O capítulo da *CID-10* sobre transtornos mentais e comportamentais incluía disfunções sexuais consideradas "não orgânicas", enquanto a maioria das disfunções sexuais "orgânicas" era classificada no capítulo da *CID-10* sobre doenças do sistema geniturinário. No entanto, essa visão do funcionamento sexual há muito é considerada ultrapassada pelos especialistas na área. Atualmente, é universalmente reconhecido, no campo da saúde sexual, que a origem e a manutenção das disfunções sexuais frequentemente envolvem a interação de fatores físicos e psicológicos (Carvalho & Nobre, 2011; Lewis et al., 2010; Parish et al., 2021; Perelman, 2009).

Com base nas evidências atuais e nas melhores práticas, a *CID-11* contém uma nova classificação integrada das disfunções sexuais como parte de um novo capítulo sobre condições relacionadas à saúde sexual (Chou et al., 2015; Reed et al., 2016). Esse novo capítulo foi considerado necessário porque as disfunções sexuais – e outras condições relacionadas à saúde sexual, como a incongruência de gênero (Reed et al., 2016; Robles et al., 2022) – não podem ser vistas como transtornos da mente ou dos órgãos sexuais (Jannini et al., 2010; Sachs, 2003). A classificação das disfunções sexuais na *CID-11* se baseia na perspectiva de que a resposta sexual é "uma interação complexa de processos psicológicos, interpessoais, sociais, culturais e fisiológicos, e um ou mais desses fatores podem afetar qualquer estágio da resposta sexual" (WHO, 2023). Essa perspectiva e a nova classificação integrada das disfunções sexuais refletem com mais precisão a pesquisa e a prática atuais (Reed et al., 2016).

A *CID-11* organiza as disfunções sexuais em cinco grupos principais (ver Quadro 19.1):

1. Desejo sexual hipoativo
2. Disfunções da excitação sexual
3. Disfunções orgásticas
4. Disfunções ejaculatórias
5. Outras disfunções sexuais especificadas

Sempre que possível, as categorias de disfunção sexual da *CID-11* aplicam-se tanto a homens quanto a mulheres, enfatizando as semelhanças na resposta sexual (p. ex., desejo sexual hipoativo, disfunções orgásticas) sem ignorar as diferenças sexuais estabelecidas em sua expressão ou experiência subjetiva (Basson, 2000; Parish et al., 2021). Categorias separadas de disfunções sexuais para homens e mulheres são fornecidas quando as diferenças sexuais estão relacionadas a apresentações clínicas distintas (p. ex., disfunção da excitação sexual da mulher em mulheres em comparação com disfunção erétil do homem em homens).

Além disso, os transtornos dolorosos associados à relação sexual compreendem dois agrupamentos separados na *CID-11*:

1. Transtorno doloroso à penetração sexual
2. Outros transtornos dolorosos associados à relação sexual especificados (ver Quadro 19.1)

> **QUADRO 19.1**
>
> **Categorias de disfunções sexuais e transtornos dolorosos associados à relação sexual da *CID-11***
>
> Disfunções sexuais
> - Desejo sexual hipoativo
> - Disfunções da excitação sexual
>   - Disfunção da excitação sexual da mulher
>   - Disfunção erétil do homem
>   - Outras disfunções da excitação sexual especificadas
>   - Disfunções da excitação sexual não especificadas
> - Disfunções orgásticas
>   - Anorgasmia
>   - Outras disfunções orgásticas especificadas
>   - Disfunções orgásticas, não especificadas
> - Disfunções ejaculatórias
>   - Ejaculação precoce do homem
>   - Ejaculação do homem retardada
>   - Outras disfunções ejaculatórias especificadas
>   - Disfunções ejaculatórias, não especificadas
> - Outras disfunções sexuais especificadas
> - Disfunções sexuais, não especificadas
>
> Transtornos dolorosos associados à relação sexual
> - Transtorno doloroso à penetração sexual
> - Outros transtornos dolorosos associados à relação sexual especificados
> - Transtornos dolorosos associados à relação sexual, não especificados

Embora estejam agrupados separadamente na *CID-11*, os transtornos dolorosos associados à relação sexual podem ser conceitualizados como um subgrupo das disfunções sexuais. A *CID-11* define os transtornos dolorosos associados à relação sexual como

> dificuldades acentuadas e persistentes ou recorrentes relacionadas à experiência de dor durante a atividade sexual em pessoas adultas, que não são totalmente atribuíveis a uma condição clínica subjacente, lubrificação insuficiente em mulheres, alterações relacionadas à idade ou alterações associadas à menopausa em mulheres, e estão associados a sofrimento clinicamente significativo (WHO, 2023).

Os transtornos dolorosos associados à relação sexual também resultam em dificuldade de experimentar atividades sexuais pessoalmente satisfatórias e não coercitivas; podem representar uma interação complexa de processos psicológicos, interpessoais, sociais, culturais e fisiológicos; e estão associados a sofrimento clinicamente significativo. Neste capítulo, quando nos referirmos a "disfunções sexuais", pretendemos incluir os transtornos dolorosos associados à relação sexual, a menos que façamos uma distinção explícita entre os dois agrupamentos.

Na classificação da *CID-10* de transtornos mentais e comportamentais, havia duas categorias separadas relacionadas à dor sexual: dispareunia não orgânica e vaginismo não orgânico. No entanto, o termo "dispareunia" tem sido cada vez mais usado para se referir à dor sexual causada por uma condição médica subjacente ou outros determinantes físicos identificados (Basson, 2005; Binik, 2005). Na dispareunia, a dor geralmente surge não apenas como resposta a tentativas de penetração durante o intercurso sexual, mas também em outras situações, como inserção de absorventes internos e exames ginecológicos. Além disso, as abordagens de tratamento para dispareunia diferem daquelas usadas para transtornos dolorosos associados à relação sexual (Dias-Amaral & Marques-Pinto, 2018). Por essas razões, a categoria dispareunia da *CID-11* foi definida explicitamente como causada por determinantes físicos e mantida no capítulo da *CID-11* sobre doenças do sistema geniturinário, junto com outras categorias de dor pélvica e menstrual consideradas como tendo determinantes amplamente físicos.

Na *CID-10*, o vaginismo não orgânico referia-se a um "espasmo dos músculos que circundam a vagina, causando oclusão da abertura vaginal" (WHO, 1992, p. 152), tornando a entrada peniana impossível ou dolorosa. Agora, reconhece-se que o medo ou a ansiedade sobre a dor vulvovaginal ou pélvica é o elemento central dessa condição (Binik, 2010). Por essa razão, o transtorno doloroso à penetração sexual substituiu o vaginismo não orgânico na *CID-11*. Em contrapartida aos tratamentos para condições de dor pélvica classificadas em doenças do sistema geniturinário, o tratamento para o transtorno doloroso à penetração sexual geralmente se concentra na redução do medo e da ansiedade, em vez de nas contrações musculares ou na dor. O transtorno doloroso à penetração sexual é o diagnóstico central no agrupamento de transtornos dolorosos associados à relação sexual no novo capítulo sobre condições relacionadas à saúde sexual.

É importante notar que pessoas transgênero e aquelas com identidades de gênero não binárias também têm disfunções sexuais e devem ter acesso a tratamento apropriado. A discussão das categorias masculina e feminina não pretende ser excludente nesse sentido, mas é parcialmente baseada na anatomia sexual. Este capítulo refere-se a homens e mulheres para enfatizar que essas categorias na *CID-11* se aplicam a adultos. O trabalho sobre disfunções sexuais com pessoas transgênero requer conhecimento e experiência especializados, particularmente após procedimentos médicos de afirmação de gênero (Holmberg et al., 2019; Marinelli et al., 2023; Vedovo et al., 2020). Isso inclui conhecimento sobre os efeitos do tratamento hormonal e procedimentos cirúrgicos relevantes no funcionamento sexual (Defreyne et al., 2020). As abordagens de tratamento serão baseadas no *status* anatômico, hormonal e cirúrgico da pessoa e nas formas desejadas de funcionamento sexual (Kerckhof et al., 2019), mas também requerem comunicação aberta, uma forte relação terapêutica e um respeito fundamental pelas experiências e pelos desejos do indivíduo e pela terminologia que desejam usar.

O CICLO DE RESPOSTA SEXUAL

Evidências recentes corroboram a ideia de que existem diferenças importantes no ciclo de resposta sexual entre homens e mulheres, as quais também estão relacionadas à organização das categorias de disfunção sexual por gênero na *CID-11*. Para os homens, as fases do funcionamento sexual são atualmente conceitualizadas como desejo, excitação, orgasmo e resolução. O ciclo começa com fantasias, seguidas pelo prazer via tumescência peniana e ereção, depois a sensação de inevitabilidade da ejaculação seguida pela ejaculação do sêmen, terminando com relaxamento muscular e refração fisiológica por períodos variáveis (Baldwin, 2001). Esse modelo é bastante semelhante ao proposto por Masters e Johnson (1966) há mais de 50 anos para ambos os sexos.

Conceitualizações mais recentes do ciclo de resposta sexual nas mulheres descrevem um ciclo de resposta circular com fases sobrepostas, em vez de um processo linear com estágios fisiológicos (Basson, 2001; Parish et al., 2021). Por exemplo, em algumas mulheres, a excitação sexual e o desejo ocorrem simultaneamente. Da mesma forma, o orgasmo da mulher não necessariamente significa um "evento de pico", mas pode ocorrer múltiplas vezes e em qualquer ponto do ciclo. Também foi constatado que, em contrapartida com as ereções masculinas que sinalizam excitação, as reações fisiológicas que as mulheres experimentam não necessariamente se traduzem em experiências subjetivas de excitação (Meston, 2000). De fato, estudos demonstraram que, para as mulheres, o uso de dispositivos que medem a lubrificação vaginal e o aumento da vasocongestão vaginal não conseguiu ser consistentemente preciso na previsão de experiências cognitivas de excitação sexual, as quais estão mais fortemente relacionadas às emoções referentes ao relacionamento e à consciência das mudanças corporais (Basson, 2002).

UMA ABORDAGEM PSICOLÓGICA PARA AS DISFUNÇÕES SEXUAIS

A avaliação e o tratamento das disfunções sexuais têm sido tradicionalmente parte do escopo da prática psicológica, dado o treinamento e a experiência apropriados. Abordagens incluindo terapia cognitivo-comportamental, terapia baseada em emoções, técnicas de comunicação para casais e *mindfulness* são pilares do tratamento para problemas sexuais (Peterson, 2017). A classificação das disfunções sexuais na *CID-11* reflete fortemente uma abordagem psicológica de várias maneiras.

Primeiro, a *CID-11* coloca a experiência subjetiva no centro, deixando claro que não há um padrão normativo para a atividade sexual. A avaliação das disfunções sexuais pode envolver exames físicos ou testes laboratoriais, mas deve se basear principalmente na experiência subjetiva relatada pelo indivíduo. O funcionamento sexual *satisfatório* é definido como sendo satisfatório para o indivíduo; ou seja, a pessoa é capaz de participar da atividade sexual e de um relacionamento sexual conforme desejado. Uma disfunção sexual não deve ser diagnosticada quando o indivíduo está satisfeito com seu padrão de experiência e atividade sexual, mesmo que seja diferente do que poderia ser satisfatório para outras pessoas ou do que é considerado normativo em uma determinada cultura ou subcultura. A experiência do indivíduo sobre seu próprio funcionamento sexual é tratada com atenção e respeito. Da mesma forma, a adequação do funcionamento sexual não é definida pela medida em que se conforma com os desejos dos outros. Isso tem sido historicamente um aspecto problemático, pois o funcionamento sexual das mulheres tem sido visto por meio da lente da satisfação masculina (p. ex., o conceito de "frigidez"). Expectativas irrealistas por parte de um parceiro, uma discrepância no desejo sexual entre parceiros ou estimulação sexual inadequada são todos alvos apropriados de tratamento, mas não são bases válidas para um diagnóstico de disfunção sexual.

Segundo, a classificação das disfunções sexuais e dos transtornos dolorosos associados à relação sexual na *CID-11* inclui um sistema de especificadores que enfatiza elementos importantes relacionados ao curso de desenvolvimento e ao contexto situacional da disfunção.

Um *especificador temporal* indica se a disfunção sempre ocorreu *ao longo da vida* (a pessoa sempre experimentou a disfunção desde o início da atividade sexual relevante) ou *adquirida* (o início da disfunção sexual seguiu-se a um período durante o qual a pessoa não a experimentava). Um *especificador situacional* indica se a disfunção é *generalizada* (a resposta desejada está ausente ou diminuída em todas as circunstâncias, incluindo a masturbação) ou *situacional* (a resposta desejada está ausente ou diminuída em algumas circunstâncias – p. ex., com alguns parceiros ou em resposta a alguns estímulos, mas não em outros).

Terceiro, um sistema de *especificadores de considerações etiológicas* que indica uma ampla gama de potenciais fatores contribuintes pode ser aplicado a todas as disfunções sexuais e transtornos dolorosos associados à relação sexual. Estes não são mutuamente exclusivos, e tantos podem ser aplicados quanto forem relevantes para um caso particular. Os especificadores de considerações etiológicas incluem (ver WHO, 2023):

- "Associadas a condição clínica, lesão ou efeitos de cirurgia ou radioterapia." Este especificador é usado quando há evidência de que uma condição médica subjacente ou comórbida, incluindo condições hormonais, neurológicas e vasculares; lesões; e consequências de tratamento cirúrgico ou radioterápico são fatores contribuintes importantes para disfunções sexuais ou transtornos dolorosos associados à relação sexual. Exemplos incluem diabetes melito, adenomas hipofisários, esclerose múltipla, síndrome metabólica, hipotireoidismo, hiperprolactinemia, mutilação genital feminina, prostatectomia radical e lesão da medula espinal.
- "Associadas a fatores psicológicos ou comportamentais, incluindo transtornos mentais." Este especificador é usado quando o clínico julga que fatores psicológicos e comportamentais ou sintomas são fatores contribuintes importantes. Exemplos incluem baixa autoestima, atitudes negativas em relação à atividade sexual, experiências sexuais adversas no passado (incluindo trauma) e padrões comportamentais como má higiene do sono e excesso de trabalho. Transtornos mentais como transtornos depressivos, transtornos de ansiedade ou relacionados ao medo, e transtornos associados especificamente ao estresse também interferem frequentemente no funcionamento sexual, assim como sintomas depressivos, de ansiedade ou de estresse subliminares.
- "Associadas ao uso de substância psicoativa ou medicamento." Este especificador é usado quando há evidência de que os efeitos fisiológicos diretos de uma substância psicoativa ou medicação são um fator contribuinte importante. Exemplos incluem inibidores seletivos da recaptação de serotonina, antagonistas do receptor de histamina-2 (p. ex., cimetidina), álcool, opioides e anfetaminas.
- "Associadas à falta de conhecimento ou experiência." Este especificador é aplicado quando a avaliação do clínico indica que a falta de conhecimento ou experiência do indivíduo sobre seu próprio corpo, funcionamento sexual e resposta sexual é um fator contribuinte importante. Isso inclui informações imprecisas ou mitos sobre o funcionamento sexual.
- "Associadas a fatores de relacionamento." Este especificador está disponível para o clínico indicar que fatores de relacionamento são fatores contribuintes importantes para a disfunção sexual ou o transtorno doloroso associado à relação sexual. Exemplos incluem conflito no relacionamento ou falta de apego romântico.

- "Associadas a fatores culturais." Este especificador é usado quando a avaliação do clínico indica que fatores culturais são fatores contribuintes importantes para a disfunção sexual ou o transtorno doloroso associado à relação sexual. Fatores culturais podem influenciar expectativas ou provocar inibições sobre a experiência do prazer sexual ou outros aspectos da atividade sexual. Outros exemplos incluem crenças culturais fortemente compartilhadas sobre a expressão sexual – por exemplo, a crença de que a perda de sêmen pode levar à fraqueza, à doença ou à morte.

Juntos, esses aspectos da classificação das disfunções sexuais e dos transtornos dolorosos associados à relação sexual na *CID-11* apoiam e promovem uma conceitualização dos transtornos sexuais que é biopsicossocial, centrada na pessoa, relacional, multidimensional e ricamente contextual. Esta é uma grande inovação no diagnóstico das disfunções sexuais que é totalmente consistente com uma abordagem psicológica.

APRESENTAÇÕES E PADRÕES DE SINTOMAS

Várias características necessárias são comuns a todas as disfunções sexuais. Para que a dificuldade de funcionamento sexual experimentada por um indivíduo seja diagnosticável, ela deve: (a) ocorrer com frequência; (b) ter estado presente de forma episódica ou persistente por um período de pelo menos vários meses, embora possa flutuar em gravidade ou estar ausente em algumas ocasiões; e (c) estar associada a sofrimento clinicamente significativo. Esses requisitos separam as disfunções sexuais na *CID-11* da variação normal. O nível e a qualidade da experiência e do funcionamento sexual flutuam ao longo do ciclo de vida e em resposta a eventos da vida ou outros estressores. Flutuações temporárias ou periódicas no funcionamento sexual em resposta a mudanças no desenvolvimento ou eventos da vida não devem ser diagnosticadas como disfunção sexual.

No entanto, a *CID-11* também indica que, nos casos em que há uma causa aguda imediata da disfunção sexual (p. ex., uma prostatectomia radical ou lesão na medula espinal no caso de disfunção erétil; efeitos do câncer de mama e seu tratamento na disfunção da excitação sexual da mulher), o diagnóstico pode ser atribuído mesmo que o requisito de duração não tenha sido atendido. Isso visa facilitar o início do tratamento para apoiar o indivíduo a retornar ao funcionamento sexual que ele considera satisfatório. Da mesma forma, não há requisitos de frequência ou duração para os transtornos dolorosos associados à relação sexual, a fim de não impor nenhuma barreira ao seu rápido tratamento.

As características de apresentação dos principais diagnósticos de disfunção sexual e transtorno doloroso associado à relação sexual são descritas nas subseções a seguir.

Desejo sexual hipoativo

O desejo sexual hipoativo caracteriza-se pela ausência ou redução acentuada do desejo sexual. Isso pode incluir desejo espontâneo reduzido ou ausente, como pensamentos ou fantasias sexuais; desejo responsivo reduzido ou ausente a estímulos e pistas eróticas; ou incapacidade de sustentar o desejo ou interesse na atividade sexual uma vez que esta tenha sido iniciada. Como resultado, o indivíduo geralmente evita iniciar ou participar de atividade sexual ou situações que possam levar a essa atividade. A maioria dos indivíduos com desejo sexual hipoativo também relata uma experiência subjetiva de prazer diminuído ou ausente quando participam de atividade sexual.

Mudanças no nível de desejo sexual frequentemente estão relacionadas a problemas de relacionamento. Além disso, o desejo sexual pode ser afetado por uma variedade de condições médicas, incluindo alterações hormonais, distúrbios endócrinos e doenças crônicas. O uso de certos medicamentos (p. ex., inibidores seletivos da recaptação de serotonina, benzodiazepínicos, antipsicóticos, hormônios, anticonvulsivantes e, em homens, inibidores da 5-alfa-redutase) ou substâncias (p. ex., opioides, uso prolongado de álcool ou anfetaminas) também pode afetar o desejo sexual. Episódios depressivos, transtornos de ansiedade ou relacionados ao medo, transtorno de estresse pós-traumático ou sintomas psicológicos e comportamentais sublimiares também podem contribuir para a falta de desejo sexual. O desejo sexual também pode ser afetado por um histórico de experiências traumáticas, incluindo abuso sexual. As contribuições desses fatores podem ser registradas usando os especificadores de considerações etiológicas para disfunção sexual e transtornos dolorosos associados à relação sexual.

Disfunção da excitação sexual da mulher

A disfunção da excitação sexual da mulher se caracteriza pela ausência ou redução acentuada de uma resposta sexual à estimulação sexual. Isso pode incluir ausência ou redução acentuada da resposta genital, incluindo: lubrificação vulvovaginal; ingurgitamento dos genitais e sensibilidade dos genitais; ausência ou redução acentuada das respostas sexuais não genitais, como endurecimento dos mamilos, rubor da pele, aumento da frequência cardíaca, aumento da pressão arterial e aumento da frequência respiratória; ou ausência ou redução acentuada de sentimentos subjetivos de excitação sexual, excitação ou prazer de qualquer tipo de estimulação sexual. Essa ausência ou redução acentuada da resposta sexual à estimulação sexual ocorre mesmo que o indivíduo deseje atividade sexual e a estimulação sexual seja adequada. Assim como a falta de desejo sexual, a falta de excitação sexual em resposta à estimulação nas mulheres pode ser uma manifestação de problemas de relacionamento. Também pode ser afetada por uma série de condições médicas (p. ex., diabetes melito, esclerose múltipla, síndrome metabólica, hipertensão e hiperlipidemia, lesões, radioterapia, tratamentos cirúrgicos), bem como por sintomas e transtornos psicológicos e comportamentais. Além disso, a excitação sexual nas mulheres pode ser afetada por substâncias ou medicamentos (p. ex., antidepressivos, incluindo inibidores seletivos da recaptação de serotonina e inibidores da recaptação de serotonina e norepinefrina, anti-hipertensivos, anti-histamínicos, antipsicóticos). Esses fatores podem ser registrados usando os especificadores de considerações etiológicas.

Disfunção erétil do homem

A disfunção erétil do homem se caracteriza pela incapacidade ou redução acentuada na capacidade de obter ou manter uma ereção peniana com duração ou rigidez suficiente para permitir a atividade sexual. A dificuldade erétil ocorre apesar do desejo de atividade sexual e estimulação sexual adequada, tendo ocorrido de forma episódica ou persistente por um período de pelo menos vários meses, embora os sintomas possam flutuar em gravidade ou estar ausentes em algumas ocasiões. A atividade sexual experimentada como insatisfatória devido a dificuldades com o funcionamento erétil pode levar à ansiedade em torno da incapacidade de obter ou manter uma ereção peniana que, em interações sexuais subsequentes, pode desviar a atenção do homem de pistas eróticas que normalmente servem para aumentar a excitação. Por sua vez, isso pode contribuir para o desenvolvimento e a manutenção da disfunção erétil.

Exemplos de condições médicas que podem afetar o funcionamento erétil incluem aquelas que afetam os sistemas nervoso e vascular, como diabetes melito, doenças cardiovasculares, distúrbios neurológicos e doenças geniturinárias, bem como lesões e tratamentos radiológicos ou cirúrgicos. Nos casos em que há uma causa aguda imediata da disfunção erétil do homem, como prostatectomia radical ou lesão na medula espinal, o diagnóstico pode ser atribuído para facilitar a entrada no tratamento quando isso for importante para a pessoa, mesmo que o requisito de duração de vários meses não tenha sido atendido. Sintomas e transtornos depressivos, de ansiedade e outros psicológicos e comportamentais podem interferir no funcionamento erétil, que também pode ser afetado por um histórico de trauma, incluindo abuso sexual e psicológico. O uso de certos medicamentos (p. ex., beta-bloqueadores, antidepressivos, incluindo inibidores seletivos da recaptação de serotonina e inibidores da recaptação de serotonina e norepinefrina) ou substâncias (p. ex., nicotina, álcool, anfetaminas, opioides, cocaína) também pode interferir no funcionamento erétil. A disfunção erétil também pode estar relacionada a problemas de relacionamento. Esses fatores podem ser registrados usando os especificadores de considerações etiológicas.

Anorgasmia

A anorgasmia se caracteriza pela ausência ou frequência acentuadamente reduzida de orgasmo ou intensidade acentuadamente diminuída das sensações orgásticas. Em mulheres, isso inclui um atraso acentuado no orgasmo, que em homens seria geralmente diagnosticado como ejaculação do homem retardada. O padrão de ausência, atraso ou frequência ou intensidade diminuída do orgasmo ocorre apesar de estimulação sexual adequada, incluindo o desejo de atividade sexual e orgasmo.

A experiência do orgasmo pode ser afetada por uma variedade de condições médicas, incluindo diabetes melito, esclerose múltipla, doença de Parkinson, lesões (p. ex., mutilação genital feminina, patologia da medula espinal, lesões cerebrais) e tratamentos cirúrgicos. Sintomas depressivos, ansiosos e outros psicológicos e comportamentais podem interferir no funcionamento orgástico. O funcionamento orgástico também pode ser afetado por um histórico de trauma, incluindo abuso sexual e psicológico. O uso de certos medicamentos (p. ex., antidepressivos, incluindo inibidores seletivos da recaptação de serotonina e inibidores da recaptação de serotonina e norepinefrina, anticonvulsivantes, antipsicóticos) ou substâncias (p. ex., opioides) pode afetar a experiência orgástica. Esses fatores contribuintes devem ser documentados usando os especificadores de considerações etiológicas.

Ejaculação precoce do homem

A ejaculação precoce do homem se caracteriza pela ejaculação que ocorre antes ou dentro de uma duração muito curta do início da penetração (p. ex., menos de 1 minuto) ou outra estimulação sexual relevante, com nenhum ou pouco controle percebido sobre a ejaculação. A latência ejaculatória pode ser influenciada por múltiplos fatores, incluindo: saúde física geral; frequência de relações sexuais; período de tempo decorrido desde a ejaculação anterior; duração e conteúdo das preliminares; posição sexual; e profundidade, força e frequência dos impulsos penianos.

Expectativas irrealistas por parte do homem ou de sua parceira em relação ao que deveria ser sua capacidade de controlar suas ejaculações ou uma discrepância no desejo sexual entre os parceiros não são uma base válida para um diagnóstico de ejaculação precoce do homem. Como ponto de referência, para a ejaculação precoce do homem ao longo da vida envolvendo penetração vaginal, uma latência ejaculatória inferior a 1 minuto é comumente usada como limiar diagnóstico em pesquisas, enquanto, para a ejaculação precoce do homem adquirida envolvendo penetração vaginal, uma latência ejaculatória inferior a 3 minutos é comumente usada.

A latência ejaculatória flutua ao longo do ciclo de vida, sendo geralmente mais curta em homens mais jovens. A ejaculação precoce transitória (p. ex., após um período de abstinência sexual) não é incomum. A latência ejaculatória também pode ser influenciada por uma variedade de fatores, incluindo eventos de vida ou outros estressores. Uma redução temporária ou periódica da latência ejaculatória em resposta a mudanças no desenvolvimento ou eventos de vida não deve ser diagnosticada como ejaculação precoce do homem.

Ejaculação do homem retardada

A ejaculação do homem retardada se caracteriza pela incapacidade de atingir a ejaculação ou por uma latência excessiva ou aumentada para alcançá-la, apesar de estimulação sexual adequada e do desejo de ejacular. Homens com ejaculação retardada podem ter pouca ou nenhuma dificuldade em obter ou manter ereções, mas frequentemente relatam baixos níveis de excitação sexual subjetiva e prazer, que podem ou não atender aos requisitos diagnósticos para desejo sexual hipoativo, e menores frequências de atividade coital. A atividade sexual experimentada como insatisfatória devido a dificuldades com o funcionamento ejaculatório pode levar à ansiedade em torno da incapacidade de ejacular que, em interações sexuais subsequentes, pode desviar a atenção do homem de pistas eróticas que normalmente servem para aumentar a excitação e a ejaculação posterior. Por sua vez, isso pode contribuir para o desenvolvimento e a manutenção da ejaculação do homem retardada.

O funcionamento ejaculatório pode ser afetado por uma variedade de condições médicas, incluindo diabetes melito, esclerose múltipla e doenças da tireoide, bem como lesões e tratamentos cirúrgicos (p. ex., prostatectomia radical). Sintomas depressivos, ansiosos e outros sintomas psicológicos e comportamentais podem interferir no funcionamento ejaculatório, assim como um histórico de trauma, incluindo abuso sexual e psicológico. O uso de certos medicamentos (p. ex., antidepressivos, incluindo inibidores seletivos da recaptação de serotonina e inibidores da recaptação de serotonina e norepinefrina, antipsicóticos, alfabloqueadores) ou substâncias (p. ex., álcool, anfetaminas, metadona, opioides) também pode interferir no funcionamento ejaculatório. A ejaculação do homem retardada também pode estar relacionada a problemas de relacionamento. Os fatores contribuintes devem ser registrados usando os especificadores de considerações etiológicas.

Transtorno doloroso à penetração sexual

O transtorno doloroso à penetração sexual se caracteriza por pelo menos um dos seguintes: dificuldades acentuadas com a penetração durante o intercurso sexual, inclusive devido ao aperto ou à tensão involuntária dos músculos do assoalho pélvico durante a tentativa de penetração; dor vulvovaginal ou pélvica acentuada durante a penetração; ou medo ou ansiedade sobre dor vulvovaginal ou pélvica em antecipação, durante ou como resultado da penetração. Os sintomas são recorrentes durante interações sexuais que potencialmente envolvem penetração, mesmo que a pessoa experimente desejo sexual e estimulação adequados. Os sintomas não são explicados por um transtorno mental ou condição médica que resulte em dor genital ou penetrativa, e não são inteiramente atribuíveis à lubrificação vaginal insuficiente ou alterações relacionadas à menopausa/idade.

A experiência de dificuldades com penetração, dor vulvovaginal ou pélvica durante o intercurso, ou medo ou ansiedade sobre o engajamento em atividade sexual, pode levar à ansiedade que, em interações sexuais subsequentes, provavelmente desviará a atenção da pessoa de pistas eróticas que normalmente servem para aumentar a excitação. Por sua vez, isso pode contribuir para o desenvolvimento e a manutenção do transtorno doloroso à penetração sexual. A evitação da atividade sexual como resultado do transtorno doloroso à penetração sexual é comum, mesmo que o desejo sexual esteja presente. Com o tempo, a evitação pode se generalizar para uma variedade de estímulos associados ao sexo ou a situações sexuais. O indivíduo pode experimentar dificuldade com penetração ou entrada, inclusive durante tentativas de exames médicos ou inserção de um objeto (como um absorvente interno), e pode mostrar sinais de envolvimento dos músculos do assoalho pélvico mesmo em repouso (i.e., na ausência de tentativa de penetração), exibindo maior tônus, mais espasmo muscular, mais dor com exame médico, menor força e pior controle muscular. Atrasos no tratamento de meses a anos são comuns no transtorno doloroso à penetração sexual. Quando os indivíduos com o transtorno chegam à atenção clínica, tanto o indivíduo quanto seu parceiro podem ter desistido das tentativas de penetração durante o sexo. O diagnóstico não deve ser atribuído com base em incidentes isolados, mas sim com base em um padrão ao longo do tempo, envolvendo episódios repetidos de dificuldade com penetração ou dor associada, tentativas abandonadas ou evitação do intercurso.

Exemplos de condições médicas que podem fundamentar ou contribuir para a dor sexual incluem vestibulodinia provocada, vulvodinia, disfunção dos músculos do assoalho pélvico, hipertonia, mialgia, trauma vulvar pós-obstétrico, atrofia vulvovaginal, síndrome geniturinária da menopausa, agenesia vaginal, doença inflamatória pélvica, endometriose, cistite intersticial ou mutilação genital feminina. Se os sintomas são totalmente explicados pela condição médica subjacente e não representam um foco independente de atenção clínica, geralmente não é necessário atribuir um diagnóstico adicional de transtorno doloroso à penetração sexual. Sintomas depressivos, ansiosos e outros sintomas psicológicos e comportamentais podem contribuir para o desconforto, a ansiedade ou a dor relacionados à penetração, que também podem estar relacionados a um histórico de trauma, incluindo abuso sexual e psicológico. O transtorno doloroso associado à penetração sexual também pode estar relacionado a problemas de relacionamento. Os especificadores etiológicos apropriados devem ser usados para documentar fatores contribuintes relevantes.

AVALIAÇÃO

Na avaliação das disfunções sexuais, é importante obter um histórico detalhado do problema, explorando os diferentes fatores que podem ter contribuído para seu início e manutenção. O clínico deve ter em mente que alguns fatores inicialmente precipitantes ou contributivos (p. ex., um episódio depressivo) podem não estar mais presentes, mesmo que a disfunção tenha persistido após sua remissão. Um exame médico é frequentemente importante para compreender a contribuição de condições médicas e seus tratamentos.

A maior parte das informações necessárias para identificar e manejar as disfunções sexuais será coletada por meio de entrevista clínica. O clínico deve focar particularmente no *status* do relacionamento, incluindo diferenças nos desejos dos parceiros, respostas do parceiro às dificuldades sexuais e violência por parceiro íntimo (Brotto et al., 2016). Ao avaliar transtornos dolorosos associados à relação sexual, é importante perguntar sobre excitação antes da tentativa, a possibilidade de entrada vaginal, o momento e a duração da dor, achados médicos relevantes e a resposta do parceiro à experiência de dor do indivíduo.

Em vez de comparar o funcionamento sexual ao que é considerado normal pela sociedade em geral, é importante comparar o desejo, a excitação, a receptividade e o orgasmo de um indivíduo com suas experiências usuais ou anteriores, bem como com a experiência sexual que consideraria satisfatória ou desejável. Experiências passadas de trauma, incluindo abuso sexual, devem ser avaliadas, pois frequentemente são fatores relevantes. É fundamental compreender como o histórico cultural do indivíduo impacta sua experiência de desejo sexual, prazer sexual, disfunção sexual e sofrimento relacionado. Uma investigação adicional importante no processo de avaliação é o ciclo de resposta sexual do parceiro, pois a disfunção apresentada às vezes pode ser secundária à disfunção sexual do parceiro.

Existem vários questionários padronizados que podem ser úteis na avaliação clínica das disfunções sexuais (Grover & Shouan, 2020). O Índice de Funcionamento Sexual Feminino (FSFI, do inglês *Female Sexual Functioning Index*) (Meston et al., 2019) é amplamente utilizado para mulheres e geralmente compatível com a *CID-11*. A Escala de Sofrimento Sexual Feminino (Derogatis et al., 2002) pode ser usada em conjunto com o FSFI, que não avalia o sofrimento relacionado ao funcionamento sexual. O Questionário de Saúde Sexual Masculina (Rosen et al., 2004) é comumente usado para homens. Todas essas escalas estão disponíveis em vários idiomas e são gratuitas para uso clínico ou projetos de pesquisa não financiados (https://eprovide.mapi-trust.org/).

TRANSTORNOS CONCOMITANTES

As disfunções sexuais podem coocorrer entre si, e todos os diagnósticos cujos requisitos diagnósticos são atendidos e que representam um foco de atenção clínica podem ser atribuídos. No entanto, múltiplos diagnósticos não devem ser atribuídos com base inteiramente em características sobrepostas. Por exemplo, se uma mulher tem dificuldades em atingir ou manter respostas genitais e não genitais, mas estas são totalmente explicadas por desejo sexual diminuído ou ausente (i.e., desejo sexual hipoativo), um diagnóstico adicional de disfunção da excitação sexual da mulher não deve ser atribuído.

As disfunções sexuais podem estar associadas a uma série de problemas de saúde que podem ser fatores contribuintes em seu desenvolvimento e manutenção, conforme descrito nas seções anteriores. Estes incluem diabetes melito, doenças cardíacas, hipertensão, câncer, infecções sexualmente transmissíveis, condições do trato urinário e infertilidade (McCabe et al., 2016).

Indivíduos que experimentam disfunções sexuais também apresentam taxas elevadas de problemas de saúde mental concomitantes em comparação com aqueles sem disfunções sexuais (Günzler & Berner, 2012; Heiman, 2002). Em particular, os efeitos adversos dos episódios depressivos sobre o desejo sexual e o prazer sexual foram bem documentados (Angst, 1998; Baldwin, 2001). Além disso, alguns medicamentos antidepressivos interferem no funcionamento sexual (Kennedy et al., 2000). Outros transtornos mentais, incluindo transtorno de pânico, transtorno de ansiedade social e transtorno obsessivo-compulsivo – bem como ansiedade relacionada ao desempenho sexual –, também demonstraram afetar o funcionamento sexual (Aksaray et al., 2001; Figueira et al., 2001; Kane et al., 2019; McCabe et al., 2016). A relação desses transtornos psicológicos com as disfunções sexuais provavelmente é bidirecional, com problemas de relacionamento potencialmente exacerbando ambos (Catalan et al., 1990).

PREVALÊNCIA

Aproximadamente um terço dos homens e mulheres relatam ter problemas sexuais em algum momento de suas vidas (Brotto et al., 2016). As disfunções sexuais mais comumente relatadas pelos homens são a ejaculação precoce do homem e a disfunção erétil do homem, enquanto as mulheres têm maior probabilidade de relatar desejo sexual hipoativo, seguido pela disfunção da excitação sexual da mulher e dor sexual. Uma grande proporção de mulheres experimenta múltiplas disfunções sexuais (McCabe et al., 2016).

CONSIDERAÇÕES CULTURAIS

O sexo é experimentado subjetivamente, e essa experiência pode ser fortemente influenciada pelo contexto cultural e pela educação de cada indivíduo. As normas variam entre as culturas em relação ao desejo sexual individual, excitação, práticas sexuais, duração do intercurso e expectativa de orgasmo (Nicolosi et al., 2004). A busca por cuidados e o sofrimento clínico relacionados às disfunções sexuais são influenciados por fatores socioculturais como as expectativas do parceiro, educação sexual, valores familiares e religiosos e mensagens da mídia. As culturas diferem quanto à visão da atividade sexual como meio de experimentar prazer ou apenas para procriação, particularmente para as mulheres (Bhugra & de Silva, 2007). Pessoas de culturas orientadas ao prazer têm maior probabilidade de reclamar e buscar cuidados para dificuldades relacionadas à excitação sexual e ao prazer, pois são mais propensas a acreditar que têm direito a essas experiências.

Em contrapartida, pessoas de sociedades mais fortemente orientadas à procriação podem se concentrar em dificuldades com dor ou excitação e orgasmo masculinos, que são percebidos como sinais de um problema físico (p. ex., Dogan, 2009; Lo & Kok, 2014). Por exemplo, em um estudo de campo para a *CID-11*, Sharan et al. (2019) descobriram, em uma amostra de mulheres indianas casadas com prováveis problemas sexuais, que a maioria tinha conhecimento limitado e se sentia pouco habilidosa no sexo, relatando ser conduzida pelos maridos em questões sexuais. Diferentemente da falta de desejo e da dor sexual, elas provavelmente não experimentavam a falta de excitação e a ausência de orgasmo como problemáticas ou angustiantes. Da mesma forma, em algumas sociedades, as disfunções sexuais podem estar mais fortemente ligadas à satisfação do casal e às ameaças relacionadas ao relacionamento, enquanto em outras estão mais fortemente relacionadas ao sentimento de vergonha e fracasso (p. ex., para os homens na expressão de potência, masculinidade, superioridade e poder).

Em sociedades que não incentivam a conversa sobre sexualidade, muitas práticas sexuais provavelmente são desconhecidas para muitos indivíduos, e mais ainda para as mulheres que são esperadas a limitar e reprimir suas necessidades sexuais antes do casamento. Ideologias religiosas podem retratar a atividade sexual fora do casamento como pecado e a virgindade como sagrada (Khoury et al., 2012), influenciando fortemente as normas sexuais de muitas sociedades orientadas por crenças. De fato, a atividade sexual de mulheres fora do casamento poderia ser punida por meio de discriminação, reputações destruídas e, em algumas sociedades tradicionais, morte (Abu-Baker, 2005; Bhugra & de Silva, 2007). Isso leva a reações que podem imitar ou ajudar a explicar disfunções ou sintomas sexuais, mas que em alguns casos poderiam ser consideradas reações normais em vez de patológicas. Quando as mulheres são ensinadas a acreditar que se interessar por sexo é vergonhoso, elas podem experimentar culpa e vergonha, ambas associadas a baixos níveis de desejo e excitação sexual (Lau et al., 2005; Woo et al., 2012).

Finalmente, enquanto crenças morais e religiosas podem moldar atitudes sobre sexo, mensagens da mídia também podem desempenhar um papel importante (Atallah et al., 2016). Por exemplo, imagens da mídia sugerindo que apenas mulheres esbeltas são sexualmente desejáveis ou atraentes podem afetar a imagem corporal das mulheres e as percepções de sua desejabilidade e direito ao prazer. Particularmente em sociedades com acesso limitado a informações precisas sobre sexo, aprender sobre sexo a partir de vídeos pornográficos pode criar expectativas irrealistas sobre a natureza das interações sexuais, bem como tamanho, desempenho e duração (Khan et al., 2008).

PONTOS-CHAVE

- A classificação das disfunções sexuais na *CID-11* é uma área de grande inovação. Ela supera a separação tradicional entre mente e corpo que caracterizava a *CID-10* e, em vez disso, fornece uma nova classificação integrada das disfunções sexuais como parte de um novo capítulo sobre condições relacionadas à saúde sexual.

- A classificação das disfunções sexuais na *CID-11* se baseia na perspectiva de que a resposta sexual é uma interação complexa de processos psicológicos, interpessoais, sociais, culturais e fisiológicos. Essa visão biopsicossocial das disfunções sexuais é altamente compatível com uma abordagem psicológica.
- A *CID-11* organiza as disfunções sexuais em cinco grupos principais: desejo sexual hipoativo, disfunções da excitação sexual, disfunções orgásticas, disfunções ejaculatórias e outras disfunções sexuais especificadas.
- Os transtornos dolorosos associados à relação sexual são caracterizados por dificuldades acentuadas e persistentes ou recorrentes relacionadas à experiência de dor durante a atividade sexual que não são inteiramente atribuíveis a uma condição médica subjacente ou outros fatores físicos. O transtorno doloroso à penetração sexual é o diagnóstico central no agrupamento de transtornos dolorosos associados à relação sexual; o medo ou ansiedade sobre dor vulvovaginal ou pélvica em antecipação, durante ou como resultado da penetração é uma de suas características principais.
- A classificação das disfunções sexuais e transtornos dolorosos associados à relação sexual na *CID-11* inclui um sistema de especificadores que enfatiza elementos importantes relacionados ao curso de desenvolvimento e ao contexto situacional da disfunção. Um sistema de especificadores de considerações etiológicas permite ao clínico documentar uma ampla gama de potenciais fatores contribuintes.
- Juntos, esses aspectos da classificação das disfunções sexuais e transtornos dolorosos associados à relação sexual na *CID-11* apoiam e promovem uma conceitualização dos transtornos sexuais que é biopsicossocial, centrada na pessoa, relacional, multidimensional, ricamente contextual e psicológica.

REFERÊNCIAS

Abu-Baker, K. (2005). The impact of social values on the psychology of gender among Arab couples: A view from psychotherapy. *The Israel Journal of Psychiatry and Related Sciences*, 42(2), 106–114.

Aksaray, G., Yelken, B., Kaptanog˘lu, C., Oflu, S., & Özaltin, M. (2001). Sexuality in women with obsessive compulsive disorder. *Journal of Sex & Marital Therapy*, 27(3), 273–277. https://doi.org/10.1080/009262301750257128

Angst, J. (1998). Sexual problems in healthy and depressed persons. *International Clinical Psychopharmacology*, 13(Suppl. 6), S1–S4. https://doi.org/10.1097/00004850-199807006-00001

Atallah, S., Johnson-Agbakwu, C., Rosenbaum, T., Abdo, C., Byers, E. S., Graham, C., Nobre, P., Wylie, K., & Brotto, L. (2016). Ethical and sociocultural aspects of sexual function and dysfunction in both sexes. *The Journal of Sexual Medicine*, 13(4), 591–606. https://doi.org/10.1016/j.jsxm.2016.01.021

Baldwin, D. S. (2001). Depression and sexual dysfunction. *British Medical Bulletin*, 57(1), 81–99. https://doi.org/10.1093/bmb/57.1.81

Basson, R. (2000). The female sexual response: A different model. *Journal of Sex & Marital Therapy*, 26(1), 51–65. https://doi.org/10.1080/009262300278641

Basson, R. (2001). Human sex-response cycles. *Journal of Sex & Marital Therapy*, 27(1), 33–43. https://doi.org/10.1080/00926230152035831

Basson, R. (2002). Are our definitions of women's desire, arousal and sexual pain disorders too broad and our definition of orgasmic disorder too narrow? *Journal of Sex & Marital Therapy, 28*(4), 289–300. https://doi.org/10.1080/00926230290001411

Basson, R. (2005). Women's sexual dysfunction: Revised and expanded definitions. *Canadian Medical Association Journal, 172*(10), 1327–1333. https://doi.org/10.1503/cmaj.1020174

Bhugra, D., & de Silva, P. (2007). Sexual dysfunction across cultures. In D. Bhugra & K. Bhui (Eds.), *Textbook of cultural psychiatry* (pp. 364–378). Cambridge University Press. https://doi.org/10.1017/CBO9780511543609.029

Binik, Y. M. (2005). Should dyspareunia be retained as a sexual dysfunction in *DSM-V*? A painful classification decision. *Archives of Sexual Behavior, 34*(1), 11–21. https://doi.org/10.1007/s10508-005-0998-4

Binik, Y. M. (2010). The *DSM* diagnostic criteria for vaginismus. *Archives of Sexual Behavior, 39*(2), 278–291. https://doi.org/10.1007/s10508-009-9560-0

Brotto, L., Atallah, S., Johnson-Agbakwu, C., Rosenbaum, T., Abdo, C., Byers, E. S., Graham, C., Nobre, P., & Wylie, K. (2016). Psychological and interpersonal dimensions of sexual function and dysfunction. *The Journal of Sexual Medicine, 13*(4), 538–571. https://doi.org/10.1016/j.jsxm.2016.01.019

Carvalho, J., & Nobre, P. (2011). Biopsychosocial determinants of men's sexual desire: Testing an integrative model. *The Journal of Sexual Medicine, 8*(3), 754–763. https://doi.org/10.1111/j.1743-6109.2010.02156.x

Catalan, J., Hawton, K., & Day, A. (1990). Couples referred to a sexual dysfunction clinic: Psychological and physical morbidity. *The British Journal of Psychiatry, 156*(1), 61–67. https://doi.org/10.1192/bjp.156.1.61

Chou, D., Cottler, S., Khosla, R., Reed, G. M., & Say, L. (2015). Sexual health in the *International Classification of Diseases* (ICD): Implications for measurement and beyond. *Reproductive Health Matters, 23*(46), 185–192. https://doi.org/10.1016/j.rhm.2015.11.008

Defreyne, J., Elaut, E., Kreukels, B., Fisher, A. D., Castellini, G., Staphorsius, A., Den Heijer, M., Heylens, G., & T'Sjoen, G. (2020). Sexual desire changes in transgender individuals upon initiation of hormone treatment: Results from the Longitudinal European Network for the Investigation of Gender Incongruence. *The Journal of Sexual Medicine, 17*(4), 812–825. https://doi.org/10.1016/j.jsxm.2019.12.020

Derogatis, L. R., Rosen, R., Leiblum, S., Burnett, A., & Heiman, J. (2002). The Female Sexual Distress Scale (FSDS): Initial validation of a standardized scale for assessment of sexually related personal distress in women. *Journal of Sex & Marital Therapy, 28*(4), 317–330. https://doi.org/10.1080/00926230290001448

Dias-Amaral, A., & Marques-Pinto, A. (2018). Female genito-pelvic pain/penetration disorder: Review of the related factors and overall approach. *Revista Brasileira de Ginecologia e Obstetrícia, 40*(12), 787–793. https://doi.org/10.1055/s-0038-1675805

Dogan, S. (2009). Vaginismus and accompanying sexual dysfunctions in a Turkish clinical sample. *The Journal of Sexual Medicine, 6*(1), 184–192. https://doi.org/10.1111/j.1743-6109.2008.01048.x

Figueira, I., Possidente, E., Marques, C., & Hayes, K. (2001). Sexual dysfunction: A neglected complication of panic disorder and social phobia. *Archives of Sexual Behavior, 30*(4), 369–377. https://doi.org/10.1023/A:1010257214859

Grover, S., & Shouan, A. (2020). Assessment scales for sexual disorders: A review. *Journal of Psychosexual Health, 2*(2), 121–138. https://doi.org/10.1177/2631831820919581

Günzler, C., & Berner, M. M. (2012). Efficacy of psychosocial interventions in men and women with sexual dysfunctions—A systematic review of controlled clinical trials. *The Journal of Sexual Medicine, 9*(12), 3108–3125. https://doi.org/10.1111/j.1743-6109.2012.02965.x

Heiman, J. R. (2002). Sexual dysfunction: Overview of prevalence, etiological factors, and treatments. *Journal of Sex Research*, 39(1), 73–78. https://doi.org/10.1080/00224490209552124

Holmberg, M., Arver, S., & Dhejne, C. (2019). Supporting sexuality and improving sexual function in transgender persons. *Nature Reviews Urology*, 16(2), 121–139. https://doi.org/10.1038/s41585-018-0108-8

Jannini, E. A., McCabe, M. P., Salonia, A., Montorsi, F., & Sachs, B. D. (2010). Organic vs. psychogenic? The Manichean diagnosis in sexual medicine. *The Journal of Sexual Medicine*, 7(5), 1726–1733. https://doi.org/10.1111/j.1743-6109.2010.01824.x

Kane, L., Dawson, S. J., Shaughnessy, K., Reissing, E. D., Ouimet, A. J., & Ashbaugh, A. R. (2019). A review of experimental research on anxiety and sexual arousal: Implications for the treatment of sexual dysfunction using cognitive behavioral therapy. *Journal of Experimental Psychopathology*, 10(2). Advance online publication. https://doi.org/10.1177/2043808719847371

Kennedy, S. H., Jr., Eisfeld, B. S., Dickens, S. E., Bacchiochi, J. R., & Bagby, R. M. (2000). Antidepressant-induced sexual dysfunction during treatment with moclobemide, paroxetine, sertraline, and venlafaxine. *The Journal of Clinical Psychiatry*, 61(4), 276–281. https://doi.org/10.4088/JCP.v61n0406

Kerckhof, M. E., Kreukels, B. P. C., Nieder, T. O., Becker-Hébly, I., van de Grift, T. C., Staphorsius, A. S., Köhler, A., Heylens, G., & Elaut, E. (2019). Prevalence of sexual dysfunctions in transgender persons: Results from the ENIGI follow-up study [erratum at https://doi.org/10.1016/j.jsxm.2020.02.003]. *The Journal of Sexual Medicine*, 16(12), 2018–2029. https://doi.org/10.1016/j.jsxm.2019.09.003

Khan, S. I., Hudson-Rodd, N., Saggers, S., Bhuiyan, M. I., Bhuiya, A., Karim, S. A., & Rauyajin, O. (2008). Phallus, performance and power: Crisis of masculinity. *Sexual and Relationship Therapy*, 23(1), 37–49. https://doi.org/10.1080/14681990701790635

Khoury, B., Attallah, E., & Fayad, Y. (2012). Classification of sexual dysfunctions in the Arab world in relation to ICD-11. *Arab Journal of Psychiatry*, 23(Suppl.), 35–41.

Lau, J. T., Wang, Q., Cheng, Y., & Yang, X. (2005). Prevalence and risk factors of sexual dysfunction among younger married men in a rural area in China. *Urology*, 66(3), 616–622. https://doi.org/10.1016/j.urology.2005.04.010

Lewis, R. W., Fugl-Meyer, K. S., Corona, G., Hayes, R. D., Laumann, E. O., Moreira, E. D., Jr., Rellini, A. H., & Segraves, T. (2010). Definitions/epidemiology/risk factors for sexual dysfunction. *The Journal of Sexual Medicine*, 7(4 Pt 2), 1598–1607. https://doi.org/10.1111/j.1743-6109.2010.01778.x

Lo, S. S. T., & Kok, W. M. (2014). Sexual behavior and symptoms among reproductive age Chinese women in Hong Kong. *The Journal of Sexual Medicine*, 11(7), 1749–1756. https://doi.org/10.1111/jsm.12508

Marinelli, L., Cagnina, S., Bichiri, A., Magistri, D., Crespi, C., & Motta, G. (2023). Sexual function of transgender assigned female at birth seeking gender affirming care: A narra- tive review. *International Journal of Impotence Research*. Advance online publication. https://doi.org/10.1038/s41443-023-00711-7

Masters, W., & Johnson, V. (1966). *Human sexual response*. Little Brown.

McCabe, M. P., Sharlip, I. D., Lewis, R., Atalla, E., Balon, R., Fisher, A. D., Laumann, E., Lee, S. W., & Segraves, R. T. (2016). Incidence and prevalence of sexual dysfunction in women and men: A consensus statement from the Fourth International Consultation on Sexual Medicine 2015. *The Journal of Sexual Medicine*, 13(2), 144–152. https://doi.org/10.1016/j.jsxm.2015.12.034

Meston, C. M. (2000). The psychophysiological assessment of female sexual function. *Journal of Sex Education and Therapy*, 25(1), 6–16. https://doi.org/10.1080/01614576.2000.11074323

Meston, C. M., Freihart, B. K., Handy, A. B., Kilimnik, C. D., & Rosen, R. C. (2019). Scoring and interpretation of the FSFI: What can be learned from 20 years of use? *The Journal of Sexual Medicine, 17*(1), 17–25. https://doi.org/10.1016/j.jsxm.2019.10.007

Nicolosi, A., Laumann, E. O., Glasser, D. B., Moreira, E. D., Jr., Paik, A., Gingell, C., & the Global Study of Sexual Attitudes and Behaviors Investigators' Group. (2004). Sexual behavior and sexual dysfunctions after age 40: The global study of sexual attitudes and behaviors. *Urology, 64*(5), 991–997. https://doi.org/10.1016/j.urology.2004.06.055

Parish, S. J., Cottler-Casanova, S., Clayton, A. H., McCabe, M. P., Coleman, E., & Reed, G. M. (2021). The evolution of female sexual disorders/dysfunctions nomenclature and definitions: A review of *DSM*, *ICSM*, *ISSWSH*, and *ICD* classification systems. *Sexual Medicine Reviews, 9*(1), 36–56. https://doi.org/10.1016/j.sxmr.2020.05.001

Perelman, M. A. (2009). The sexual tipping point: A mind/body model for sexual medicine. *The Journal of Sexual Medicine, 6*(3), 629–632. https://doi.org/10.1111/j.1743-6109.2008.01177.x

Peterson, Z. D. (Ed.). (2017). *The Wiley handbook of sex therapy*. Wiley Blackwell.

Reed, G. M., Drescher, J., Krueger, R. B., Atalla, E., Cochran, S. D., First, M. B., Cohen-Kettenis, P. T., Arango-de Montis, I., Parish, S. J., Cottler, S., Briken, P., & Saxena, S. (2016). Disorders related to sexuality and gender identity in the *ICD-11*: Revising the *ICD-10* classification based on current scientific evidence, best clinical practices, and human rights considerations. *World Psychiatry, 15*(3), 205–221. https://doi.org/10.1002/wps.20354

Robles, R., Keeley, J. W., Vega-Ramírez, H., Cruz-Islas, J., Rodríguez-Pérez, V., Sharan, P., Purnima, S., Rao, R., Rodrigues-Lobato, M. I., Soll, B., Askevis-Leherpeux, F., Roelandt, J.-L., Campbell, M., Grobler, G., Stein, D. J., Khoury, B., Khoury, J. E., Fresán, A., Medina-Mora, M. E., & Reed, G. M. (2022). Validity of categories related to gender identity in *ICD-11* and *DSM-5* among transgender individuals who seek gender-affirming medical procedures. *International Journal of Clinical and Health Psychology, 22*(1), 100281. https://doi.org/10.1016/j.ijchp.2021.100281

Rosen, R. C., Catania, J., Pollack, L., Althof, S., O'Leary, M., & Seftel, A. D. (2004). Male Sexual Health Questionnaire (MSHQ): Scale development and psychometric validation. *Urology, 64*(4), 777–782. https://doi.org/10.1016/j.urology.2004.04.056

Sachs, B. D. (2003). The false organic-psychogenic distinction and related problems in the classification of erectile dysfunction. *International Journal of Impotence Research, 15*(1), 72–78. https://doi.org/10.1038/sj.ijir.3900952

Sharan, P., Purnima, S., Rao, R., Kedia, S., Khoury, B., & Reed, G. M. (2019). Field testing of *ICD-11* proposals for female sexual dysfunctions in India: Cognitive interviews with patients. *Archives of Medical Research, 50*(8), 567–576. https://doi.org/10.1016/j.arcmed.2020.01.002

Vedovo, F., Di Blas, L., Perin, C., Pavan, N., Zatta, M., Bucci, S., Morelli, G., Cocci, A., Delle Rose, A., Caroassai Grisanti, S., Gentile, G., Colombo, F., Rolle, L., Timpano, M., Verze, P., Spirito, L., Schiralli, F., Bettocchi, C., Garaffa, G., . . . Trombetta, C. (2020). Operated male-to-female sexual function index: Validity of the first questionnaire developed to assess sexual function after male-to-female gender affirming surgery. *The Journal of Urology, 204*(1), 115–120. https://doi.org/10.1097/JU.0000000000000791

Woo, J. S., Brotto, L. A., & Gorzalka, B. B. (2012). The relationship between sex guilt and sexual desire in a community sample of Chinese and Euro-Canadian women. *Journal of Sex Research, 49*(2–3), 290–298. https://doi.org/10.1080/00224499.2010.551792

World Health Organization. (1992). *The ICD-10 classification of mental and behavioural disorders: Clinical descriptions and diagnostic guidelines*. https://www.who.int/publications/i/item/9241544228

World Health Organization. (2023). *ICD-11 for mortality and morbidity statistics* (Version: 01/2023). https://icd.who.int/browse11/l-m/en#/

20

Transtornos de sono-vigília

Gualberto Buela-Casal, Almudena Carneiro-Barrera e Katie Moraes de Almondes

LÓGICA ABRANGENTE

Na 11ª revisão da *Classificação internacional de doenças* (CID-11; World Health Organization [WHO], 2023), os transtornos de sono-vigília foram unificados em um novo capítulo separado. Essa inovação corrige a distribuição imprecisa e fragmentada desses transtornos na 10ª revisão da CID (CID-10), na qual os transtornos de sono-vigília estavam distribuídos em vários capítulos. Na *CID-10*, os chamados transtornos do sono "não orgânicos" estavam incluídos no capítulo sobre transtornos mentais e comportamentais, enquanto a maioria dos transtornos do sono "orgânicos" estava incluída no capítulo sobre doenças do sistema nervoso. Outras categorias incluídas no capítulo da *CID-11* sobre transtornos de sono-vigília haviam sido previamente classificadas nos capítulos da *CID-10* sobre doenças endócrinas, nutricionais e metabólicas; doenças do sistema respiratório; certas condições originadas no período perinatal; e sintomas, sinais e achados clínicos e laboratoriais anormais, não classificados em outra parte.

A *CID-11* resolve a divisão ultrapassada entre mente-corpo e não orgânico-orgânico inerente à *CID-10*. Muitos transtornos de sono-vigília compreendem componentes tanto fisiológicos quanto psicológicos/comportamentais; eles não são estritamente transtornos mentais nem condições médicas. A compartimentalização forçada desses transtornos em uma ou outra categoria resultou em inferências enganosas e imprecisas sobre a natureza dessas condições, com efeitos potencialmente danosos ao tratamento. A *CID-11* reflete uma conceitualização biopsicossocial integrada dos transtornos de sono-vigília que está em harmonia com as evidências atuais e as melhores práticas no campo moderno da medicina do sono.

A classificação unificada dos transtornos de sono-vigília da *CID-11* também corrige o que agora se entende como classificações errôneas de alguns transtornos. Por exemplo, as parassonias (p. ex., sonambulismo, terrores noturnos e pesadelos) têm sido historicamente classificadas como transtornos mentais, com base em suposições ultrapassadas e incorretas sobre sua etiologia. Agora se entende que essas condições são amplamente determinadas biologicamente, incluindo um componente genético substancial (Baldini et al., 2021; Broughton, 2022; Schredl, 2021). Além disso, a *CID-11* também permite a especificação de várias condições importantes relacionadas ao sono que anteriormente eram classificadas como "não especificadas", incluindo o transtorno comportamental do sono REM (do inglês *rapid eye movement* [movimento rápido dos olhos]) e o transtorno de movimentos periódicos dos membros.

O capítulo da *CID-11* sobre transtornos de sono-vigília busca aprimorar o cuidado ao paciente e a saúde pública por meio de um sistema mais visível e preciso que aumentará a conscientização dos clínicos e melhorará a precisão diagnóstica e o tratamento. A conceituação dos transtornos de sono-vigília como uma área distinta apoia a conscientização e a consideração das consequências e do impacto relacionados à saúde desses transtornos em outras condições, como transtornos mentais e transtornos decorrentes do uso de substâncias, transtornos neurológicos, respiratórios, metabólicos e endócrinos, e síndromes dolorosas. Dados emergentes sugerem que a atenção clínica a esses transtornos do sono como condições independentes que impactam significativamente a morbidade e a mortalidade pode melhorar os desfechos de saúde (Garbarino et al., 2016).

A classificação dos transtornos de sono-vigília da *CID-11* foi intencionalmente projetada para ser totalmente consistente com a 3ª edição da *Classificação internacional dos transtornos do sono* (ICSD-3; American Academy of Sleep Medicine [AASM], 2014). Ela foi desenvolvida por um grupo de trabalho internacional de especialistas nomeado conjuntamente pelo Departamento de Saúde Mental e Uso de Substâncias da Organização Mundial da Saúde (OMS) e pela AASM e presidido pelo editor da *ICSD-3*. Diferentemente das áreas abordadas neste livro que fazem parte do capítulo da *CID-11* sobre transtornos mentais, comportamentais ou do neurodesenvolvimento, os transtornos de sono-vigília não estão incluídos nas *Descrições Clínicas e Requisitos Diagnósticos* (CDDR) da *CID-11*. A parte principal da *CID-11* contém descrições de cada transtorno, que incluem um resumo dos requisitos diagnósticos que seriam suficientes para a maioria das aplicações clínicas. Por exemplo, a descrição da *CID-11* da insônia crônica é a seguinte:

> Insônia crônica é a dificuldade frequente e persistente de iniciar ou manter o sono que ocorre apesar da oportunidade e das circunstâncias adequadas para dormir e que resulta em insatisfação geral com o sono e em alguma forma de prejuízo diurno. Os sintomas diurnos incluem tipicamente fadiga, humor deprimido ou irritabilidade, mal-estar geral e prejuízo cognitivo. O distúrbio do sono e os sintomas diurnos associados ocorrem pelo menos várias vezes por semana por pelo menos 3 meses. Alguns indivíduos com insônia crônica podem mostrar um curso mais episódico, com episódios recorrentes de dificuldades para o sono e a vigília durante várias semanas em um período de vários anos. Indivíduos que relatam sintomas relacionados ao sono na ausência de prejuízo diurno não são considerados como tendo transtorno de insônia. Se a insônia ocorre devido a outro transtorno do sono e da vigília, a um transtorno mental, a outra condição clínica, ou ao uso de medicação ou substância, insônia crônica deve ser diagnosticada somente se a insônia for um foco independente da atenção clínica. (WHO, 2023)

Orientações substancialmente mais detalhadas são fornecidas na *ICSD-3*, que será particularmente útil para especialistas em medicina do sono.

UMA ABORDAGEM PSICOLÓGICA PARA OS TRANSTORNOS DE SONO-VIGÍLIA

Uma abordagem psicológica para os transtornos de sono-vigília é um elemento cada vez mais importante na avaliação clínica, no diagnóstico e no tratamento desses transtornos devido à relação bidirecional entre distúrbios do sono e condições de saúde mental. Padrões comportamentais específicos, estresse, ansiedade e depressão são fatores importantes predisponentes, preparatórios ou desencadeantes no desenvolvimento e na manutenção dos transtornos de sono-vigília (Dzierzewski et al., 2021; Fang et al., 2019). Além disso, os transtornos de sono-vigília têm consequências importantes para o sofrimento, a saúde mental e a incapacidade (Anderson & Bradley, 2013; Fang et al., 2019). A interrupção do sono ou a privação de sono, que ocorre na maioria dos transtornos de sono-vigília, geralmente leva a prejuízo no funcionamento diurno e no humor, redução da função cognitiva e distúrbios comportamentais (Medic et al., 2017), geralmente associados à sonolência diurna. A psicologia desempenha um papel essencial na compreensão e na abordagem dos componentes psicológicos dos transtornos de sono-vigília, tanto como fatores de risco quanto como desfechos (Meltzer et al., 2009; Stepanski & Perlis, 2000). Consequentemente, os psicólogos estão sendo cada vez mais integrados em equipes multidisciplinares de medicina do sono, aprimorando tanto a pesquisa quanto a prática clínica (Stepanski & Perlis, 2000).

Este capítulo inclui informações destinadas a serem úteis para a prática clínica geral de psicólogos e outros profissionais de saúde mental sobre os seguintes agrupamentos dentro do capítulo de transtornos de sono-vigília: transtornos de insônia; transtornos de hipersonolência; transtornos de sono-vigília do ritmo circadiano; e transtornos de parassonia. Esses agrupamentos cobrem as áreas que haviam sido classificadas como transtornos do sono não orgânicos na *CID-10* (WHO, 1992).

Este capítulo não abrange os agrupamentos de transtornos respiratórios relacionados ao sono e transtornos do movimento relacionados ao sono. Os transtornos respiratórios relacionados ao sono são caracterizados por anormalidades da respiração durante o sono e incluem apneias centrais do sono, apneia obstrutiva do sono e transtornos de hipóxia ou hipoventilação relacionados ao sono. Os transtornos do movimento relacionados ao sono são caracterizados principalmente por movimentos relativamente simples, geralmente estereotipados, que perturbam o sono ou seu início. Entre os transtornos do movimento relacionados ao sono, a síndrome de pernas inquietas é única porque é parcialmente uma experiência sensório-motora em vigília que também normalmente envolve movimentos periódicos dos membros durante o sono. Informações adicionais sobre transtornos respiratórios relacionados ao sono e transtornos do movimento relacionados ao sono podem ser encontradas na *CID-11* (WHO, 2023) e na *ICSD-3* (AASM, 2014).

TRANSTORNOS DE INSÔNIA

Apresentações e padrões de sintomas

Os transtornos de insônia são caracterizados por dificuldade persistente com o início do sono, duração, manutenção ou qualidade que ocorre apesar de oportunidade e circunstâncias adequadas para o sono. Para ser diagnosticado como um transtorno de insônia, os problemas de sono devem resultar em insatisfação geral com o sono e alguma forma de prejuízo diurno, como fadiga, humor deprimido ou irritabilidade, mal-estar geral ou comprometimento cognitivo (p. ex., déficits nas funções executivas, memória e atenção). Para um diagnóstico de transtorno de insônia, as latências de início do sono e os períodos de vigília durante o sono devem durar pelo menos 30 minutos para adultos de meia-idade e idosos ou pelo menos 20 minutos em crianças e adultos jovens. O despertar precoce pela manhã é operacionalizado como ocorrendo pelo menos 30 minutos mais cedo em comparação com o padrão de sono habitual.

Um diagnóstico de insônia crônica pode ser atribuído se os problemas de sono e o prejuízo diurno associado ocorreram pelo menos várias vezes por semana por pelo menos 3 meses. Alguns indivíduos com insônia crônica têm um curso mais episódico, com episódios que duram várias semanas por vez ao longo de um período de vários anos. Um diagnóstico de insônia de curta duração pode ser estabelecido se as dificuldades de sono e o prejuízo diurno associado duraram menos de 3 meses. Frequentemente há um precipitante identificável para a insônia de curta duração. A insônia de curta duração também pode ocorrer esporadicamente, muitas vezes coincidindo com estressores diurnos. A insônia e os prejuízos associados no funcionamento diurno podem ser fatores de risco para doenças cardiovasculares, diabetes, transtornos depressivos, suicídio e declínio cognitivo (Buysse, 2013). Outros desfechos incluem absenteísmo no trabalho, risco de acidentes e diminuição da produtividade (Daley et al., 2009).

Diagnóstico diferencial

Ao fazer um diagnóstico de insônia crônica ou de insônia de curta duração, é importante considerar a frequência, a cronicidade e a recorrência dos sintomas, bem como fatores que parecem precipitar os episódios ou contribuir para sua gravidade e manutenção. Quando a insônia faz parte da apresentação de outro transtorno de sono-vigília, um transtorno mental (p. ex., um transtorno do humor, um transtorno de ansiedade) ou uma condição médica (p. ex., dor, doença do refluxo gastroesofágico), ela deve ser diagnosticada apenas se for um foco independente de atenção clínica – por exemplo, quando a condição subjacente melhorou, mas a insônia persiste. Uma regra semelhante deve ser aplicada à insônia devido aos efeitos de uma substância ou medicamento no sistema nervoso central (p. ex., cafeína, metilfenidato). Circunstâncias ambientais que contribuem para o distúrbio do sono devem ser identificadas (p. ex., ruído, luz, conflito de relacionamento). Os transtornos de insônia devem ser distinguidos da síndrome do sono insuficiente, que se refere à restrição voluntária do sono quando os indivíduos optam por renunciar ao sono em favor de outras obrigações ou atividades e normalmente não requer intervenção além de fornecer a oportunidade de dormir. Os transtornos de insônia também devem ser distinguidos do transtorno de fase do sono-vigília atrasada e do transtorno de avanço de fase do sono-vigília, que se referem ao deslocamento do período principal de sono em comparação com o horário de sono convencional ou desejado.

Curso do desenvolvimento

O início dos transtornos de insônia pode ser gradual ou súbito (Buysse, 2013; Morin et al., 2009). Quando crônica ou recorrente, os indivíduos frequentemente relatam que os sintomas começaram no início da vida ou na juventude. O início frequentemente está ligado a eventos importantes da vida, estressores diários ou mudanças no horário de sono. A insônia de curta duração pode remitir com a resolução do estressor precipitante, mas nem sempre. A maioria dos indivíduos com insônia diagnosticável ainda a terá 1 ano depois, e cerca de metade ainda a terá após 3 anos (Buysse, 2013; Morin et al., 2009). Se não tratado, o distúrbio do sono, o prejuízo diurno e a apreensão sobre a insônia podem piorar com o tempo.

Os sintomas, bem como os fatores precipitantes e mantenedores, podem mudar ao longo do desenvolvimento, em parte devido a fatores biológicos como a fase de sono-vigília atrasada no ritmo circadiano típica de adolescentes e adultos jovens (i.e., início do sono mais tarde e despertar mais tarde), a fase de sono-vigília avançada (início do sono mais cedo e despertar mais cedo) e o aumento do número de despertares observados entre os idosos (Buysse, 2013; Morin et al., 2009). Outras condições médicas e medicamentos como fatores precipitantes ou mantenedores são mais proeminentes entre os idosos. As pessoas mais jovens têm maior probabilidade de se queixar de dificuldade para adormecer, enquanto os adultos mais velhos relatam mais dificuldade em manter o sono.

Avaliação

A avaliação clínica deve incluir o início e o curso da insônia, condições médicas preexistentes ou comorbidades, dor, comprometimento da mobilidade, menopausa, queixas de declínio cognitivo, transtornos mentais ou sintomas concomitantes, uso de medicamentos, funcionamento diurno, hábitos de sono, ambiente de sono e intervenções para insônia já tentadas. A Escala de Insônia de Atenas (Soldatos et al., 2000) é uma escala amplamente utilizada de oito itens disponível em vários idiomas que pode ajudar a estruturar a avaliação da ocorrência, a duração e a variabilidade da insônia, bem como da sonolência diurna e do funcionamento.

Um exame médico pode ser importante para compreender a contribuição de condições médicas subjacentes e seu tratamento. A actigrafia é um método não invasivo para medir a atividade motora e outros parâmetros do sono que pode ser usado no ambiente de sono normal do indivíduo e fornecer uma avaliação objetiva da quantidade e da qualidade do sono (Smith et al., 2018). Em casos crônicos e persistentes, a polissonografia (PSG), que deve ser realizada em um laboratório do sono, pode ser útil no diagnóstico diferencial de condições que podem estar associadas à insônia, como apneia do sono e transtorno de movimentos periódicos dos membros. Indivíduos com queixas persistentes de insônia acompanhadas de sonolência diurna também podem justificar um teste de latência múltipla do sono (TLMS), particularmente se houver suspeita de narcolepsia.

Prevalência

Os transtornos de insônia são os transtornos de sono-vigília mais prevalentes (Roth, 2007). Estimativas baseadas na população indicam que aproximadamente um terço dos adultos relata sintomas de insônia em algum momento de suas vidas (30-35% da população), 10 a 15% experimentam comprometimento diurno associado e 10% apresentam sintomas que atendem aos requisitos diagnósticos para transtorno de insônia. Como a maioria dos transtornos de sono-vigília, a prevalência dos transtornos de insônia aumenta com a idade. Em crianças, a insônia associada à necessidade de presença dos pais/cuidadores na hora de dormir e/ou durante a noite, juntamente com a insônia devido a dificuldades de estabelecimento de limites, é estimada em 10 a 30% das crianças, dependendo da definição exata utilizada (Roth, 2007). Estudos com adolescentes indicam taxas de prevalência de 3 a 12% para insônia crônica após a puberdade, dependendo, em parte, da definição utilizada, com uma frequência maior em meninas do que em meninos (Calhoun et al., 2014; Roth, 2007). Os dados sobre a prevalência de insônia de curta duração entre adolescentes são limitados, mas alguns estudos sugerem uma faixa de 15 a 20%.

TRANSTORNOS DE HIPERSONOLÊNCIA

Apresentações e padrões de sintomas

Os transtornos de hipersonolência são caracterizados por sonolência diurna excessiva que não se deve a sono perturbado ou insuficiente ou a outro transtorno de sono-vigília (p. ex., transtorno de sono-vigília do ritmo circadiano ou um transtorno respiratório relacionado ao sono). A sonolência diurna excessiva é definida como a incapacidade de permanecer acordado e alerta durante os principais episódios de vigília do dia, resultando em períodos de necessidade irreprimível de sono ou lapsos não intencionais de sonolência ou sono. A sonolência excessiva pode levar a irritabilidade, falta de energia, problemas de atenção e concentração, vigilância reduzida, motivação reduzida, disforia, fadiga, inquietação e falta de coordenação. A narcolepsia tipo 1 e a narcolepsia tipo 2, a hipersonia idiopática e a síndrome de Kleine-Levin são às vezes referidas como hipersonia primária, sendo os demais transtornos de hipersonia às vezes referidos como hipersonia secundária por serem devidos a outra causa identificada (p. ex., uma condição médica, um transtorno mental, uma substância, sono insuficiente).

Narcolepsia

A narcolepsia é caracterizada por períodos diários de necessidade irreprimível de sono ou lapsos diurnos de sono ocorrendo por pelo menos vários meses, acompanhados por manifestações anormais do sono REM. Na narcolepsia tipo 1, há níveis anormalmente baixos de hipocretina no líquido cerebrospinal (LCS). A hipocretina é um neuropeptídeo hipotalâmico que se acredita ter um papel importante na regulação dos estados de sono e vigília (Sutcliffe & de Lecea, 2000). O sintoma patognomônico da narcolepsia tipo 1 é a cataplexia, que é uma perda súbita e incontrolável do tônus muscular que surge durante a vigília e é geralmente desencadeada por uma emoção forte, como excitação ou riso. No entanto, a cataplexia pode não se manifestar até anos após o início da sonolência diurna. Alucinações hipnagógicas, paralisia do sono e fragmentação do sono geralmente se manifestam mais tarde no curso do transtorno. Um diagnóstico definitivo de narcolepsia tipo 1 requer: (a) cataplexia e achados de TLMS e/ou PSG característicos de narcolepsia, ou (b) deficiência demonstrada de hipocretina no LCS. Na narcolepsia tipo 2, nem a cataplexia nem os baixos níveis de hipocretina no LCS estão presentes, mas achados de TLMS/PSG característicos de narcolepsia são necessários para o diagnóstico.

Hipersonia idiopática

A hipersonia idiopática é caracterizada por períodos diários de necessidade irreprimível de sono ou lapsos diurnos de sono por um período de pelo menos 3 meses, sem cataplexia e com um achado confirmado de não mais que um período REM no início do sono (SOREMP, do inglês *sleep-onset REM period*) no TLMS. A hipersonolência não é mais bem explicada por outro transtorno (p. ex., síndrome do sono insuficiente, apneia obstrutiva do sono, transtorno de sono-vigília do ritmo circadiano, uma substância ou medicamento, ou uma condição médica). Além disso, a hipersonolência deve ser notada no TLMS demonstrando uma média de latência do sono de 8 minutos ou menos ou por PSG ou actigrafia mostrando um tempo total de sono ≥ 660 minutos em 24 horas. Dificuldade prolongada para despertar com retornos repetidos ao sono (inércia do sono) está presente, e os cochilos são geralmente longos – frequentemente mais de 60 minutos – e não reparadores. Para um diagnóstico de hipersonia idiopática, a hipersonolência deve persistir por pelo menos 3 meses.

Síndrome de Kleine-Levin

A síndrome de Kleine-Levin caracteriza-se por episódios recorrentes de sonolência grave acompanhados de distúrbios cognitivos, psicológicos e comportamentais característicos. Durante os episódios, os pacientes podem dormir até 16 a 20 horas por dia, acordando apenas para comer e urinar. Quando acordados durante os episódios, a maioria dos pacientes está exausta, apática, confusa e lenta para falar e responder. Hiperfagia, hipersexualidade, comportamento infantil, depressão, ansiedade, alucinações e delírios são frequentemente observados durante os episódios. Um episódio típico dura em média 10 dias (variação de 2,5-80 dias), com episódios raros durando várias semanas a meses. Após os episódios, a maioria dos indivíduos tem amnésia do ocorrido. Amnésia, disforia transitória ou euforia com insônia podem sinalizar o término de um episódio. Entre os episódios, os indivíduos com síndrome de Kleine-Levin apresentam estado de alerta, função cognitiva, comportamento e humor normais.

Na hipersonia devida a uma condição médica, a sonolência diurna, o sono noturno excessivo ou os cochilos excessivos ocorrem como consequência fisiológica direta de uma condição médica ou neurológica subjacente significativa (p. ex., trauma craniano; doença de Parkinson; certas condições genéticas e transtornos metabólicos, neurológicos ou endócrinos). Na hipersonia devida ao uso de medicamento ou substância, a hipersonia é atribuível aos efeitos sedativos de um medicamento, álcool ou outras substâncias psicoativas, incluindo síndromes de abstinência (p. ex., de estimulantes). Na hipersonia associada a um transtorno mental, ela é atribuível a um transtorno mental concomitante, como um transtorno do humor ou um transtorno dissociativo; isso é mais típico dos episódios depressivos. Para atribuir qualquer um desses três diagnósticos, a hipersonia deve ser grave o suficiente para ser um foco independente de intervenção clínica.

A síndrome do sono insuficiente caracteriza-se pela dificuldade em obter a quantidade de sono necessária para manter níveis normais de alerta e vigília. A restrição do sono é voluntária, dado que o indivíduo opta por renunciar ao sono em favor de outras obrigações ou atividades. Um histórico detalhado do padrão de sono revela uma disparidade substancial entre a quantidade de sono necessária e a quantidade realmente obtida, deixando o indivíduo cronicamente privado de sono. Dada a oportunidade de dormir, a capacidade da pessoa de iniciar e manter o sono não está prejudicada. Como resultado, o tempo de sono é frequentemente muito prolongado nas noites de fim de semana ou durante os feriados em comparação com os dias úteis. Quando o sono adequado é obtido, os sintomas de sonolência desaparecem.

Diagnóstico diferencial

A sonolência diurna excessiva pode ser um aspecto da apresentação de outros transtornos de sono-vigília, como apneia do sono e transtornos de sono-vigília do ritmo circadiano, que devem ser incluídos no diagnóstico diferencial. Uma avaliação de saúde mental é importante porque a sonolência diurna pode ocorrer em transtornos do humor, transtornos dissociativos e outros transtornos mentais. A cataplexia, característica da narcolepsia, deve ser diferenciada de hipotensão, ataques isquêmicos transitórios, crises de queda, crises acinéticas, transtornos neuromusculares, transtornos vestibulares, paralisia do sono e catatonia. Variações normais na duração do sono devem ser consideradas, pois indivíduos que necessitam de mais sono do que a média podem apresentar sonolência excessiva se a quantidade necessária de sono noturno não for obtida.

Curso do desenvolvimento

Os transtornos de hipersonolência primária tendem a ter seu início em algum momento entre a infância média e o início da idade adulta (Khan & Trotti, 2015), com um primeiro pico ocorrendo na adolescência, por volta dos 15 anos, e um segundo pico por volta dos 35 anos. Em crianças pequenas, a sonolência pode se expressar como sono noturno excessivamente longo ou episódios de cochilos descontínuos, com comportamento hiperativo ou baixo desempenho escolar (Khan & Trotti, 2015; Moreira & Pradella-Hallinan, 2017). A presença de desatenção, fadiga, insônia e alucinações que podem ocorrer nesses transtornos pode levar a um diagnóstico inadequado de esquizofrenia, transtorno de déficit de atenção e hiperatividade (TDAH) ou depressão. Dados normativos não estão disponíveis para o TLMS em crianças menores de 6 anos de idade. Na idade adulta, prejuízo no desempenho no trabalho, obesidade e depressão são comuns. A direção pode ser evitada por medo de um acidente de trânsito. O curso de desenvolvimento dos transtornos de hipersonolência secundária baseia-se no curso da condição subjacente.

Avaliação

A gravidade da sonolência diurna pode ser avaliada subjetivamente usando escalas de gravidade como a Escala de Sonolência de Epworth (Johns, 1991). Essa escala de oito itens avalia a probabilidade subjetiva de adormecer em diferentes situações; ela está disponível gratuitamente para uso clínico e pesquisa não financiada e foi traduzida para vários idiomas (ver https://eprovide.mapi-trust.org/instruments/epworth-sleepiness-scale). A sonolência pode ser avaliada objetivamente usando a PSG noturna e o TLMS.

Prevalência

Em comparação com a insônia, a narcolepsia é rara. A incidência de narcolepsia nos Estados Unidos (o número de novos casos por ano) foi estimada em 7,7 pessoas por 100.000 habitantes, incluindo narcolepsia tipos 1 e 2, sendo a incidência de narcolepsia sem cataplexia várias vezes mais comum do que narcolepsia com cataplexia (Longstreth et al., 2007). A maior incidência foi entre indivíduos no início dos 20 anos e no fim da adolescência. Estudos de outras regiões, incluindo Europa e Hong Kong, estimaram uma prevalência total de narcolepsia entre 20 e 50 pessoas por 100.000 habitantes (Longstreth et al., 2007). A prevalência de hipersonia idiopática e síndrome do sono insuficiente é desconhecida. A síndrome de Kleine-Levin é rara, com prevalência estimada em aproximadamente 1 a 2 casos a cada 1 milhão (Arnulf et al., 2005).

TRANSTORNOS DE SONO-VIGÍLIA DO RITMO CIRCADIANO

Apresentações e padrões de sintomas

Os transtornos de sono-vigília do ritmo circadiano são distúrbios persistentes ou recorrentes do ciclo sono-vigília devidos a alterações do sistema de marcação do tempo circadiano, seus mecanismos de sincronização ou um desalinhamento entre o ritmo circadiano endógeno e o ambiente externo (demandas sociais, horários de trabalho e escola, ambiente claro-escuro). As queixas mais comuns são sonolência excessiva ou insônia, ou ambas. Os transtornos de sono-vigília do ritmo circadiano podem ser caracterizados por deslocamento dos ritmos circadianos (transtorno de fase do sono-vigília atrasada e transtorno de avanço de fase do sono-vigília), dessincronização temporária dos ritmos endógenos e horários do dia (transtornos de sono-vigília do ritmo circadiano, tipo trabalhador de turno e tipo *jet lag*), amplitude reduzida dos ritmos circadianos (transtorno de ritmo sono-vigília irregular) ou falha de sincronização em relação à duração do dia (transtorno de ritmo sono-vigília não 24 horas). Para diagnosticar qualquer transtorno de sono-vigília do ritmo circadiano, os sintomas devem resultar em sofrimento significativo ou prejuízo mental, físico, social, ocupacional ou acadêmico significativo. Para todos os transtornos do agrupamento, exceto o tipo *jet lag*, os sintomas devem estar presentes por vários meses (p. ex., 3 meses) para atribuir um diagnóstico.

O transtorno de fase do sono-vigília atrasada caracteriza-se por um atraso persistente e estável no período principal de sono (para um horário mais tardio), em comparação com os horários de sono convencionais ou desejados. Quando os indivíduos podem estabelecer seus próprios horários de sono-vigília de modo que ocorram no horário atrasado, a qualidade e a duração do sono são normais. A queixa é uma incapacidade crônica ou recorrente de adormecer e dificuldade para despertar devido ao ritmo circadiano atrasado.

O transtorno de avanço de fase do sono-vigília caracteriza-se por um avanço persistente e estável no período principal de sono (para um horário mais precoce), em comparação com os horários de sono convencionais ou desejados. Isso resulta em sonolência noturna (antes do horário de dormir desejado) e despertar mais cedo do que os horários desejados ou necessários. Quando os indivíduos podem estabelecer seus próprios horários de sono-vigília para ocorrer no horário avançado, a qualidade e a duração do sono são normais.

O transtorno de ritmo sono-vigília irregular caracteriza-se pela falta de um ritmo circadiano claramente definido de períodos de sono e vigília. O padrão crônico ou recorrente de sono-vigília é temporalmente desorganizado, de modo que os episódios de sono e vigília são variáveis ao longo do ciclo de 24 horas. A apresentação clínica inclui sintomas de insônia e sonolência excessiva, dependendo da hora do dia e do padrão particular de sono-vigília.

O transtorno de ritmo sono-vigília não 24 horas caracteriza-se por sintomas de insônia ou sonolência excessiva que ocorrem porque o relógio circadiano intrínseco não está sincronizado com o ciclo ambiental de 24 horas. O período não 24 horas é geralmente mais longo do que 24 horas, embora possa ser mais curto. Os sintomas ocorrem à medida que a propensão ao sono-vigília controlada pelo ritmo circadiano entra e sai de fase com o ciclo dia-noite ambiental. O transtorno de ritmo sono-vigília não 24 horas é mais comumente observado entre indivíduos com cegueira completa.

O transtorno de sono-vigília do ritmo circadiano, tipo trabalhador de turno, caracteriza-se por queixas de insônia ou sonolência excessiva que ocorrem em associação com turnos de trabalho que se sobrepõem a todos os períodos convencionais de sono noturno, ou a uma parte deles. O transtorno também está associado a uma redução no tempo total de sono.

O transtorno de sono-vigília do ritmo circadiano, tipo *jet lag*, caracteriza-se por um descompasso temporário entre o momento do ciclo sono-vigília gerado pelo relógio circadiano endógeno e o padrão de sono e vigília exigido pela viagem por pelo menos dois fusos horários. Os indivíduos queixam-se de sono perturbado, sonolência e fadiga, sintomas somáticos (p. ex., desconforto gastrintestinal) ou função diurna prejudicada. A gravidade e a duração dos sintomas dependem do número de fusos horários percorridos, da capacidade de dormir durante a viagem, da exposição a pistas circadianas apropriadas no novo ambiente, da tolerância ao desalinhamento circadiano quando acordado durante a noite biológica e do destino da viagem.

Diagnóstico diferencial

É importante avaliar o padrão e a variação normal do sono ao longo do desenvolvimento do indivíduo para não confundir transtornos de sono-vigília do ritmo circadiano com horários irregulares de sono que não estão associados a sofrimento ou prejuízo funcional. Os transtornos de insônia são importantes no diagnóstico diferencial. Algum grau de fase de sono-vigília atrasada é normal para adolescentes e adultos jovens, e a fase de sono-vigília avançada é comumente observada entre adultos mais velhos sem estar associada a sofrimento ou prejuízo funcional. Entre as crianças, o transtorno de avanço de fase do sono-vigília pode ser confundido com sono cronicamente insuficiente, e os transtornos do neurodesenvolvimento também devem ser avaliados.

Curso do desenvolvimento

Os sintomas do transtorno de fase do sono-vigília atrasada geralmente começam na adolescência e no início da idade adulta. O início do transtorno de sono-vigília do ritmo circadiano, tipo trabalhador de turno, do transtorno de avanço de fase do sono-vigília e do transtorno de ritmo sono-vigília irregular é mais comum entre adultos, com incidência crescente com o aumento da idade. A recorrência dos sintomas é comum, embora a gravidade possa diminuir com a idade. A expressão clínica pode variar ao longo da vida dependendo das obrigações sociais, educacionais e profissionais. Esses transtornos frequentemente persistem por anos antes que um diagnóstico seja feito.

Avaliação

A avaliação deve incluir um histórico cuidadoso do sono e dos transtornos do sono para verificar o desalinhamento do principal episódio de sono noturno em relação ao horário de sono desejado e socialmente estabelecido (Reid, 2019). Um histórico de condições de saúde mental e médicas é importante, bem como um histórico social e de desenvolvimento, um diário do sono e actigrafia de pelo menos 1 semana documentando a queixa de horário de sono.

Prevalência

A prevalência do transtorno de fase do sono-vigília atrasada diagnosticável é maior entre adolescentes e adultos jovens, estimada em 7 a 16% (AASM, 2014). No entanto, algum grau de fase de sono-vigília atrasada é normal entre essa faixa etária, portanto sua ocorrência isolada não indica necessariamente um transtorno. Estima-se que aproximadamente 10% dos pacientes que se apresentam a clínicas do sono com queixas recorrentes de insônia tenham transtorno de fase do sono-vigília atrasada. Há poucos estudos sobre o transtorno de avanço de fase do sono-vigília, embora os dados disponíveis sugiram uma prevalência de aproximadamente 1% em adultos entre 40 e 64 anos. Novamente, deve-se ter em mente que algum grau de fase de sono-vigília avançada é normal entre essa faixa etária, embora seja menos provável que cause prejuízo funcional. Acredita-se que a prevalência do transtorno de ritmo sono-vigília não 24 horas seja alta entre pessoas com cegueira completa, mas muito baixa em indivíduos com visão (AASM, 2014). A prevalência dos transtornos de sono-vigília do ritmo circadiano tipo trabalhador de turno e tipo *jet lag* não é clara, mas dependeria dos hábitos de trabalho e de viagem da população. A prevalência do transtorno tipo trabalhador de turno entre trabalhadores rotativos e noturnos foi estimada entre 10 e 38%. Estudos recentes estimaram que a prevalência de todos os transtornos de sono-vigília era de 32,1% entre trabalhadores noturnos e 10,1% entre trabalhadores diurnos (AASM, 2014).

TRANSTORNOS DE PARASSONIA

Apresentações e padrões de sintomas

Os transtornos de parassonia são caracterizados por comportamentos, experiências ou eventos fisiológicos anormais que aparecem durante a transição da vigília para o sono, durante o sono ou ao despertar do sono. Movimentos complexos, comportamentos, emoções, percepções, sonhos e/ou atividade do sistema nervoso autônomo relacionados ao sono problemáticos/incomuns são as características centrais desses transtornos, afetando o paciente, o parceiro de cama ou ambos. Com base em suas características e momento de ocorrência durante o ciclo do sono, as parassonias podem ser divididas em três subtipos principais: transtornos do despertar do sono não REM, parassonias relacionadas ao sono REM e outras parassonias. Um diagnóstico clínico desses transtornos requer que os sintomas sejam de gravidade suficiente para causar sofrimento significativo ou prejuízo significativo nas áreas pessoal, familiar, social, educacional, ocupacional ou outras áreas importantes de funcionamento ou risco significativo de lesão ao indivíduo ou a outros (p. ex., agitar-se ou golpear em resposta a esforços para conter o indivíduo). Perturbação do sono, ansiedade e medo de dormir podem ocorrer como consequências dos transtornos de parassonia e ter um impacto no funcionamento do indivíduo.

Transtornos do despertar do sono não REM
A *CID-11* inclui quatro transtornos do despertar do sono não REM: despertar confusional, transtorno de sonambulismo, terrores do sono e transtorno alimentar relacionado ao sono. Esses transtornos são caracterizados por despertares incompletos ou excitações do sono não REM profundo que geram episódios de confusão mental ou comportamentos confusos enquanto o paciente está na cama (despertar confusional), comportamentos complexos fora da cama ou deambulação (transtorno de sonambulismo), terror intenso com ativação autonômica (terrores do sono) ou alimentação ou ingestão de líquidos excessiva e perigosa involuntária (transtorno alimentar relacionado ao sono). As características dos episódios incluem responsividade ausente ou mínima a outras pessoas, funcionamento cognitivo limitado e amnésia subsequente para o episódio específico. Olhos abertos, fala e gritos são comumente presentes.

Parassonias relacionadas ao sono REM
As parassonias relacionadas ao sono REM incluem o transtorno comportamental do sono REM, a paralisia do sono isolada recorrente e o transtorno de pesadelo. O transtorno comportamental do sono REM é caracterizado por episódios repetidos de vocalização ou comportamentos motores complexos relacionados ao sono que geralmente representam a encenação de sonhos. A paralisia do sono isolada recorrente é caracterizada pela incapacidade recorrente de mover o tronco e os membros no início do sono ou ao despertar do sono, com episódios geralmente durando de alguns segundos a alguns minutos. No transtorno de pesadelo, o indivíduo experimenta sonhos recorrentes, vívidos e altamente disfóricos que geralmente ocorrem durante o sono REM e, na maioria das vezes, resultam em despertar com ansiedade. Diferentemente do despertar confusional ou dos terrores do sono, indivíduos com transtorno de pesadelo ficam rapidamente orientados e alertas ao despertar.

Outras parassonias
As outras parassonias incluem a síndrome da cabeça explodindo hipnagógica, alucinações relacionadas ao sono, transtorno de parassonia devido a uma condição médica e parassonia devida ao uso de medicamento ou substância. A síndrome da cabeça explodindo hipnagógica caracteriza-se pela percepção episódica de um ruído súbito e alto ou sensação de explosão violenta na cabeça que normalmente ocorre durante a transição vigília-sono, embora também possa ocorrer ao despertar. Os episódios produzem excitação abrupta e frequentemente

uma sensação de medo. As alucinações relacionadas ao sono surgem no início do sono ou ao despertar. São principalmente visuais, mas também podem ser auditivas, táteis ou cinéticas. O transtorno de parassonia devido a uma condição médica e a parassonia devida ao uso de medicamento ou substância caracterizam-se por movimentos complexos anormais relacionados ao sono, comportamentos, emoções, percepções, sonhos ou atividade do sistema nervoso autônomo atribuíveis a um transtorno neurológico ou condição médica ou aos efeitos de um medicamento ou substância, respectivamente.

Diagnóstico diferencial

Os transtornos do despertar do sono não REM podem ser distinguidos por sua principal ocorrência no primeiro terço ou metade do período de sono, durante o qual há predominância do sono não REM. Em contrapartida, as parassonias relacionadas ao sono REM geralmente aparecem na segunda metade do período de sono. Os diagnósticos diferenciais de parassonias devem incluir outros transtornos relacionados ao sono, como narcolepsia (em que sensações ou experiências anormais geralmente ocorrem durante o dia e são desencadeadas por emoções) e transtornos respiratórios relacionados ao sono (nos quais a atividade do sistema nervoso autônomo ocorre devido a cessações respiratórias). Os efeitos do uso de álcool ou substâncias, bem como variantes não patológicas como falar durante o sono, também devem ser considerados ao diagnosticar transtornos de parassonia.

Curso do desenvolvimento

Os transtornos do despertar do sono não REM e as parassonias relacionadas ao sono REM geralmente aparecem na infância, sem diferenças de sexo no início ou prevalência, e com frequência se resolvem espontaneamente na puberdade (Bloomfield & Shatkin, 2009; Laberge et al., 2000; Mason & Pack, 2007). Uma exceção é o transtorno comportamental do sono REM, que geralmente aparece em homens de meia-idade com um curso progressivo e sem remissão (Iranzo et al., 2009) e tem sido associado a condições neurológicas subjacentes, incluindo doença de Parkinson, atrofia de múltiplos sistemas, demência com corpos de Lewy e acidente vascular cerebral. O início de outras parassonias, como a síndrome da cabeça explodindo hipnagógica e as alucinações relacionadas ao sono, é mais comum durante a idade adulta, com maior prevalência em mulheres (Bjorvatn et al., 2010). Os transtornos de parassonia podem ser precipitados por privação de sono, angústia ou ansiedade, estímulos ambientais ou transtornos respiratórios relacionados ao sono.

Avaliação

A avaliação dos transtornos de parassonia é realizada principalmente por entrevista clínica, que deve incluir uma avaliação do impacto dos sintomas no funcionamento do indivíduo em uma ampla gama de áreas, bem como o impacto dos sintomas em outras pessoas. A PSG pode apoiar um diagnóstico diferencial mais preciso e é especialmente importante para o transtorno comportamental do sono REM (Malhotra & Avidan, 2012).

Prevalência

A prevalência dos transtornos de parassonia é maior entre crianças e adultos com menos de 35 anos (AASM, 2014; Bjorvatn et al., 2010). Os transtornos do despertar do sono não REM são comuns na população geral (American Psychiatric Association, 2013). Episódios de sonambulismo e terrores noturnos são frequentes entre crianças, sendo muito menor a prevalência do transtorno de sonambulismo e dos terrores do sono, marcados por episódios repetidos e sofrimento, prejuízo ou lesão significativos. Cerca de 2 a 8% da população geral relatam um problema atual com pesadelos, e esse número é maior entre populações clínicas. A prevalência do transtorno comportamental do sono REM é de 0,38 a 0,5% na população geral. As estimativas da prevalência da paralisia do sono variam amplamente devido a diferenças na definição utilizada, na idade da população amostrada e possivelmente em fatores culturais.

CONCOMITÂNCIA DE TRANSTORNOS DE SONO-VIGÍLIA E TRANSTORNOS MENTAIS

Há evidências de que a relação entre transtornos de sono-vigília e transtornos mentais é bidirecional e interativa (Van Dyk et al., 2016). Dificuldade para adormecer ou manter o sono, má qualidade do sono, pesadelos e sonolência diurna excessiva são alguns dos principais sintomas clínicos de transtornos do sono observados em pessoas com transtorno depressivo maior, transtorno de ansiedade generalizada, transtorno bipolar e transtorno de estresse pós-traumático (TEPT). As evidências disponíveis sugerem que aproximadamente 90% dos pacientes com transtorno depressivo relatam sintomas de sono-vigília, especialmente insônia, 23 a 78% dos pacientes com transtorno bipolar relatam sintomas de hipersonia durante fases não maníacas do transtorno, e 60 a 70% dos pacientes com transtorno de ansiedade generalizada e transtorno de pânico relatam problemas importantes com o sono (Papadimitriou & Linkowski, 2005). Pesadelos relacionados a trauma estão entre os sintomas mais comuns relatados por pacientes com TEPT. O distúrbio do sono pode ter um impacto negativo no curso e no tratamento de transtornos mentais e aumentar o risco de recaída de episódios depressivos, ideação suicida e desenvolvimento de mania no transtorno bipolar ou episódios psicóticos na esquizofrenia (Fang et al., 2019; Stewart et al., 2020). Transtornos decorrentes do uso de substâncias também podem resultar de tentativas de reduzir o distúrbio do sono por meio do uso de álcool, medicamentos (p. ex., benzodiazepínicos) ou outras substâncias psicoativas.

CARACTERÍSTICAS RELACIONADAS AO GÊNERO

A insônia crônica é mais prevalente entre mulheres do que homens, com início frequentemente associado ao nascimento de um filho ou à menopausa (Krishnan & Collop, 2006; Yoshioka et al., 2012). Apesar da maior prevalência entre mulheres mais velhas, estudos polissonográficos sugerem que a continuidade do sono e o sono de ondas lentas são mais bem preservados em mulheres idosas do que em homens idosos. A insônia de curta duração também é mais prevalente em mulheres e em grupos etários mais velhos. Em contrapartida, a prevalência geral de transtornos de hipersonolência pode ser ligeiramente maior em homens. Não há diferenças de gênero conhecidas nos transtornos de sono-vigília do ritmo circadiano. As diferenças de gênero relacionadas às parassonias mostram que o sonambulismo ocorre com mais frequência em meninas durante a infância e em homens durante a idade adulta. Comer durante episódios de sonambulismo é mais comum entre mulheres. Entre crianças, os terrores do sono são mais comuns em meninos do que em meninas; entre adultos, não há diferença na prevalência por gênero (AASM, 2014). Mulheres adultas relatam transtorno de pesadelo com mais frequência do que homens (AASM, 2014; Schredl, 2014).

PONTOS-CHAVE

- Devido à relação bidirecional entre distúrbios do sono e transtornos de saúde mental, uma abordagem psicológica é um elemento cada vez mais importante na avaliação, no diagnóstico e no tratamento. Mudanças nesse agrupamento foram feitas para melhor refletir e apoiar a pesquisa e a prática clínica para melhorar a saúde pública e o atendimento ao paciente.
- Na *CID-11*, os transtornos de sono-vigília foram incorporados em um único capítulo integrado. Essa inovação reflete a conceitualização mais precisa dos transtornos do sono e é totalmente consistente com a *ICSD-3*.
- Os transtornos de sono-vigília são caracterizados por dificuldade em iniciar ou manter o sono (transtornos de insônia), sonolência excessiva (transtornos de hipersonolência), distúrbio respiratório durante o sono (transtornos respiratórios relacionados ao sono), transtornos do ritmo sono-vigília (transtornos de sono-vigília do ritmo circadiano), movimentos anormais durante o sono (transtornos do movimento relacionados ao sono) ou eventos comportamentais ou fisiológicos problemáticos que ocorrem ao adormecer, durante o sono ou ao despertar do sono (transtornos de parassonia).
- Os diagnósticos de transtorno de sono-vigília geralmente são feitos com base em informações de entrevistas clínicas envolvendo autorrelatos de comportamento e experiência (como déficits de atenção e memória ou interrupções do sono), às vezes apoiados por escalas padronizadas (p. ex., a Escala de Insônia de Atenas, a Escala de Sonolência de Epworth). Testes fisiológicos diagnósticos como actigrafia, polissonografia ou testes de latência múltipla do sono são frequentemente úteis e, em alguns casos, são necessários para um diagnóstico preciso.
- Dificuldade para adormecer ou manter o sono, má qualidade do sono, pesadelos e sonolência diurna excessiva são alguns dos principais sintomas clínicos de transtornos do sono observados em pessoas com depressão maior, transtorno de ansiedade generalizada, transtorno bipolar e TEPT.
- Por sua vez, o distúrbio do sono pode ter um impacto negativo no curso e no tratamento de transtornos mentais e aumentar o risco de recaída de episódios depressivos, ideação suicida e desenvolvimento de mania no transtorno bipolar ou episódios psicóticos na esquizofrenia. Transtornos decorrentes do uso de substâncias também podem resultar de tentativas de automedicação para distúrbios do sono.

REFERÊNCIAS

American Academy of Sleep Medicine. (2014). *International classification of sleep disorders* (3rd ed.).

American Psychiatric Association. (2013). *Diagnostic and statistical manual of mental disorders* (5th ed.).

Anderson, K. N., & Bradley, A. J. (2013). Sleep disturbance in mental health problems and neurodegenerative disease. *Nature and Science of Sleep*, 5, 61–75. https://doi.org/10.2147/NSS.S34842

Arnulf, I., Zeitzer, J. M., File, J., Farber, N., & Mignot, E. (2005). Kleine–Levin syndrome: A systematic review of 186 cases in the literature. *Brain: A Journal of Neurology*, 128(Pt. 12), 2763–2776. https://doi.org/10.1093/brain/awh620

Baldini, T., Loddo, G., Ferri, R., & Provini, F. (2021). Neurobiology of parasomnias. In L. M. DelRosso & R. Ferri, R. (Eds.), *Sleep neurology—A comprehensive guide to basic and clinical aspects* (pp. 121–145). Springer. https://doi.org/10.1007/978-3-030-54359-4_9

Bjorvatn, B., Grønli, J., & Pallesen, S. (2010). Prevalence of different parasomnias in the general population. *Sleep Medicine*, 11(10), 1031–1034. https://doi.org/10.1016/j.sleep.2010.07.011

Bloomfield, E. R., & Shatkin, J. P. (2009). Parasomnias and movement disorders in children and adolescents. *Child and Adolescent Psychiatric Clinics of North America*, 18(4), 947–965. https://doi.org/10.1016/j.chc.2009.04.010

Broughton, R. J. (2022). The parasomnias and sleep related movement disorders—A look back at six decades of scientific studies. *Clinical and Translational Neuroscience*, 6(1), Article 3. https://doi.org/10.3390/ctn6010003

Buysse, D. J. (2013). Insomnia. *JAMA*, 309(7), 706–716. https://doi.org/10.1001/jama.2013.193

Calhoun, S. L., Fernandez-Mendoza, J., Vgontzas, A. N., Liao, D., & Bixler, E. O. (2014). Prevalence of insomnia symptoms in a general population sample of young children and preadolescents: Gender effects. *Sleep Medicine*, 15(1), 91–95. https://doi.org/10.1016/j.sleep.2013.08.787

Daley, M., Morin, C. M., LeBlanc, M., Grégoire, J. P., & Savard, J. (2009). The economic burden of insomnia: Direct and indirect costs for individuals with insomnia syndrome, insomnia symptoms, and good sleepers. *Sleep*, 32(1), 55–64.

Dzierzewski, J. M., Sabet, S. M., Ghose, S. M., Perez, E., Soto, P., Ravyts, S. G., & Dautovich, N. D. (2021). Lifestyle factors and sleep health across the lifespan. *International Journal of Environmental Research and Public Health*, 18(12), 6626. https://doi.org/10.3390/ijerph18126626

Fang, H., Tu, S., Sheng, J., & Shao, A. (2019). Depression in sleep disturbance: A review on a bidirectional relationship, mechanisms and treatment. *Journal of Cellular and Molecular Medicine*, 23(4), 2324–2332. https://doi.org/10.1111/jcmm.14170

Garbarino, S., Lanteri, P., Durando, P., Magnavita, N., & Sannita, W. G. (2016). Comorbidity, mortality, quality of life and the healthcare/welfare/social costs of disordered sleep: A rapid review. *International Journal of Environmental Research and Public Health*, 13(8), 831. https://doi.org/10.3390/ijerph13080831

Iranzo, A., Santamaria, J., & Tolosa, E. (2009). The clinical and pathophysiological relevance of REM sleep behavior disorder in neurodegenerative diseases. *Sleep Medicine Reviews*, 13(6), 385–401. https://doi.org/10.1016/j.smrv.2008.11.003

Johns, M. W. (1991). A new method for measuring daytime sleepiness: The Epworth Sleepiness Scale. *Sleep*, 14(6), 540–545. https://doi.org/10.1093/sleep/14.6.540

Khan, Z., & Trotti, L. M. (2015). Central disorders of hypersomnolence: Focus on the narcolepsies and idiopathic hypersomnia. *Chest*, 148(1), 262–273. https://doi.org/10.1378/chest.14-1304

Krishnan, V., & Collop, N. A. (2006). Gender differences in sleep disorders. *Current Opinion in Pulmonary Medicine*, 12(6), 383–389. https://doi.org/10.1097/01.mcp.0000245705.69440.6a

Laberge, L., Tremblay, R. E., Vitaro, F., & Montplaisir, J. (2000). Development of para- somnias from childhood to early adolescence. *Pediatrics, 106*(1, Pt. 1), 67–74. https://doi.org/10.1542/peds.106.1.67

Longstreth, W. T., Jr., Koepsell, T. D., Ton, T. G., Hendrickson, A. F., & van Belle, G. (2007). The epidemiology of narcolepsy. *Sleep, 30*(1), 13–26. https://doi.org/10.1093/sleep/30.1.13

Malhotra, R. K., & Avidan, A. Y. (2012). Parasomnias and their mimics. *Neurologic Clinics, 30*(4), 1067–1094. https://doi.org/10.1016/j.ncl.2012.08.016

Mason, T. B., II, & Pack, A. I. (2007). Pediatric parasomnias. *Sleep, 30*(2), 141–151. https://doi.org/10.1093/sleep/30.2.141

Medic, G., Wille, M., & Hemels, M. E. (2017). Short- and long-term health consequences of sleep disruption. *Nature and Science of Sleep, 9*, 151–161. https://doi.org/10.2147/NSS.S134864

Meltzer, L. J., Phillips, C., & Mindell, J. A. (2009). Clinical psychology training in sleep and sleep disorders. *Journal of Clinical Psychology, 65*(3), 305–318. https://doi.org/10.1002/jclp.20545

Moreira, G. A., & Pradella-Hallinan, M. (2017). Sleepiness in children: An update. *Sleep Medicine Clinics, 12*(3), 407–413. https://doi.org/10.1016/j.jsmc.2017.03.013

Morin, C. M., Bélanger, L., LeBlanc, M., Ivers, H., Savard, J., Espie, C. A., Mérette, C., Baillargeon, L., & Grégoire, J. P. (2009). The natural history of insomnia: A population based 3-year longitudinal study. *Archives of Internal Medicine, 169*(5), 447–453. https://doi.org/10.1001/archinternmed.2008.610

Papadimitriou, G. N., & Linkowski, P. (2005). Sleep disturbance in anxiety disorders. *International Review of Psychiatry, 17*(4), 229–236. https://doi.org/10.1080/09540260500104524

Reid, K. J. (2019). Assessment of circadian rhythms. *Neurologic Clinics, 37*(3), 505–526. https://doi.org/10.1016/j.ncl.2019.05.001

Roth T. (2007). Insomnia: Definition, prevalence, etiology, and consequences. *Journal of Clinical Sleep Medicine, 3*(Suppl. 5), S7–S10.

Schredl, M. (2014). Explaining the gender difference in nightmare frequency. *The American Journal of Psychology, 127*(2), 205–213. https://doi.org/10.5406/amerjpsyc.127.2.0205

Schredl, M. (2021). Parasomnias. In B. A. Stuck, J. T. Maurer, A. A. Schlarb, M. Schredl, & H.-G. Weeβ (Eds.), *Practice of sleep medicine: Sleep disorders in children and adults* (pp. 197–217). Springer. https://doi.org/10.1007/978-3-030-17412-5_7

Smith, M. T., McCrae, C. S., Cheung, J., Martin, J. L., Harrod, C. G., Heald, J. L., & Carden, K. A. (2018). Use of actigraphy for the evaluation of sleep disorders and circadian rhythm sleep–wake disorders: An American Academy of Sleep Medicine clinical practice guideline. *Journal of Clinical Sleep Medicine, 14*(7), 1231–1237. https://doi.org/10.5664/jcsm.7230

Soldatos, C. R., Dikeos, D. G., & Paparrigopoulos, T. J. (2000). Athens Insomnia Scale: Validation of an instrument based on *ICD-10* criteria. *Journal of Psychosomatic Research, 48*(6), 555–560. https://doi.org/10.1016/S0022-3999(00)00095-7

Stepanski, E. J., & Perlis, M. L. (2000). Behavioral sleep medicine: An emerging sub- specialty in health psychology and sleep medicine. *Journal of Psychosomatic Research, 49*(5), 343–347. https://doi.org/10.1016/S0022-3999(00)00171-9

Stewart, E. M., Landry, S., Edwards, B. A., & Drummond, S. P. A. (2020). The bidirec- tional relationship between sleep and health. In K. Sweeny, M. L. Robbins, & L. M. Cohen (Eds.), *The Wiley encyclopedia of health psychology* (pp. 165–188). John Wiley & Sons. https://doi.org/10.1002/9781119057840.ch200

Sutcliffe, J. G., & de Lecea, L. (2000). The hypocretins: Excitatory neuromodulatory peptides for multiple homeostatic systems, including sleep and feeding. *Journal of Neuroscience Research, 62*(2), 161–168. https://doi.org/10.1002/1097-4547(20001015)62:2<161::AID-JNR1>3.0.CO;2-1

Van Dyk, T. R., Thompson, R. W., & Nelson, T. D. (2016). Daily bidirectional relationships between sleep and mental health symptoms in youth with emotional and behavioral problems. *Journal of Pediatric Psychology*, *41*(9), 983–992. https://doi.org/10.1093/jpepsy/jsw040

World Health Organization. (1992). *The ICD-10 classification of mental and behavioural disorders: Clinical descriptions and diagnostic guidelines*. https://www.who.int/publications/i/item/9241544228

World Health Organization. (2023). *ICD-11 for mortality and morbidity statistics* (Version: 01/2023). https://icd.who.int/browse11/l-m/en#/

Yoshioka, E., Saijo, Y., Kita, T., Satoh, H., Kawaharada, M., Fukui, T., & Kishi, R. (2012). Gender differences in insomnia and the role of paid work and family responsibilities. *Social Psychiatry and Psychiatric Epidemiology*, *47*(4), 651–662. https://doi.org/10.1007/s00127-011-0370-z

21

Problemas de relacionamento e maus-tratos

Richard E. Heyman, Amy M. Smith Slep e Claudia García-Moreno

LÓGICA ABRANGENTE

Este capítulo aborda problemas nos relacionamentos entre parceiros íntimos e entre pais/cuidadores e filhos (i.e., problemas de relacionamento e maus-tratos). Um leitor curioso pode se perguntar por que esses problemas estão na *Classificação internacional de doenças* (CID) ou por que estão incluídos neste livro focado em transtornos mentais, comportamentais ou do neurodesenvolvimento. Para responder a essas questões, este capítulo: (a) introduz o que é saúde e como ela é afetada por relacionamentos íntimos e de cuidado; (b) descreve como e onde a 11ª revisão da *CID* (CID-11; World Health Organization [WHO], 2023) aborda problemas de relacionamento e maus-tratos; (c) fornece uma orientação psicológica para lidar com esses problemas; (d) introduz sua avaliação, suas apresentações clínicas, seus sintomas e seus diagnósticos diferenciais; e (e) discute considerações relacionadas a cultura e gênero. Este capítulo visa complementar e ampliar a seção sobre problemas de relacionamento e maus-tratos incluída nas *Descrições Clínicas e Requisitos Diagnósticos para Transtornos Mentais, Comportamentais ou do Neurodesenvolvimento da CID-11* (CDDR; WHO, 2024).

A Organização Mundial da Saúde (OMS) define saúde como "um estado de completo bem-estar físico, mental e social e não meramente a ausência de doença ou enfermidade" (WHO, 2020, p. 1). Os relacionamentos familiares influenciam fortemente a saúde mental e física e o bem-estar dos indivíduos (p. ex., Repetti et al., 2002; Robles et al., 2014). O bem-estar social depende da saúde das unidades de vínculo que os indivíduos formam, principalmente com pais (ou outros cuidadores primários), parceiros íntimos e filhos (Flinn, 2011).

Considerando que saúde e transtorno – tanto para indivíduos quanto para casais/famílias – estão em um *continuum*, sistemas de classificação como a *CID*, que definem os critérios que diferenciam o que é patológico do que é saúde, devem lidar com (a) o que constitui relacionamentos íntimos e familiares saudáveis (e, por outro lado, o que constitui problemas nesses relacionamentos) e (b) onde localizar problemas de relacionamentos íntimos e familiares dentro do sistema de classificação. Decisões sobre ambas as questões são desafiadoras, dado que os relacionamentos são inerentemente *simbióticos* (i.e., uma "associação próxima e prolongada entre dois ou mais organismos diferentes... que pode, mas não necessariamente, beneficiar cada membro"; American Heritage Dictionary, 2019), exigindo consideração tanto da saúde de cada indivíduo quanto da saúde do próprio relacionamento.

Definimos relacionamentos íntimos e familiares saudáveis como aqueles que (a) salvaguardam a integridade física dos indivíduos, (b) minimizam seu risco de transtornos físicos e mentais evitáveis e (c) promovem seu bem-estar físico e mental. Relacionamentos que fogem do que é considerado saudável são preocupantes. Aqueles que ameaçam a integridade física ou aumentam o risco de transtornos físicos e mentais podem ser considerados problemas de saúde por si só (Foran et al., 2013). A seguir, abordaremos os detalhes de como a *CID* classifica esses problemas.

CLASSIFICAÇÃO DE PROBLEMAS DE RELACIONAMENTO E MAUS-TRATOS NA *CID-11*

A *CID-11* inclui diversas formas de classificar problemas e maus-tratos em relacionamentos íntimos e familiares, dependendo do contexto e do propósito da avaliação. Um conjunto de códigos de maus-tratos, localizado no capítulo "Causas externas de morbidade ou mortalidade", é usado para indicar a causa de uma lesão ou morte específica de um indivíduo. Inclui maus-tratos físicos, sexuais e psicológicos, além de negligência. Essas categorias se referem a atos ou omissões que comprometeram diretamente a integridade física, causaram ou exacerbaram problemas mentais, ou degradaram o bem-estar físico ou mental. Elas são usadas juntamente com uma classificação das lesões físicas associadas (p. ex., fratura dos ossos nasais; queimaduras da superfície corporal) ou das consequências para a saúde mental. Os códigos de maus-tratos no capítulo "Causas externas de morbidade ou mortalidade" também podem ser especificados para indicar a relação perpetrador-vítima (p. ex., cônjuge ou parceiro, pai/mãe), o gênero do perpetrador e o contexto de agressão e maus-tratos (p. ex., altercação). Essas categorias são usadas quando o foco principal é documentar a causa de morte ou lesão ou outro dano presente à saúde física ou mental.

Categorias do capítulo "Fatores que influenciam o estado de saúde ou o contato com serviços de saúde" são usadas quando o foco é registrar um dos três tipos de fenômenos de relacionamento clinicamente importantes. O primeiro tipo de fenômeno coberto neste capítulo é um histórico de maus-tratos que está sendo identificado por si só, e não em relação a uma lesão específica ou outro dano. Categorias da seção sobre histórico pessoal de maus-tratos são usadas para descrever um padrão atual ou passado de abuso físico, sexual ou psicológico ou negligência. O período da vida em que os maus-tratos ou a negligência ocorreram também pode ser especificado. Uma categoria para histórico de violência por cônjuge ou parceiro também está disponível. O segundo tipo é um padrão de conflito de relacionamento clinicamente significativo com um parceiro íntimo, pai/mãe ou outro cuidador. As categorias da seção sobre problemas associados a relacionamentos – problema de relacionamento cuidador-filho e sofrimento no relacionamento com cônjuge ou parceiro – são usadas para descrever insatisfação substancial e sustentada com relacionamentos íntimos associada a uma perturbação significativa no funcionamento. Por fim, o terceiro tipo é um possível episódio de maus-tratos que está sendo atualmente avaliado. Categorias da seção sobre exame ou observação para suspeita de maus-tratos – incluindo maus-tratos físicos, sexuais e psicológicos, bem como negligência ou abandono – são usadas quando o foco está em um incidente recente que está sendo atualmente avaliado e/ou julgado.

As *CDDR* da *CID-11* fornecem definições consistentes de maus-tratos e negligência em todos esses diferentes conjuntos de códigos (ver WHO, 2023). Todas as categorias são aplicadas à vítima dos maus-tratos ou da negligência, e não ao perpetrador.

- Maus-tratos físicos ou abuso físico define-se como "atos não acidentais de força física que resultam ou têm potencial razoável para resultar em dano físico ou que evocam medo significativo". (Código PJ20 Maus-tratos físicos, seção Descrição)
- Maus-tratos sexuais ou abuso sexual define-se em adultos como "atos sexuais forçados ou coagidos ou atos sexuais com alguém que é incapaz de consentir"; em crianças, como "atos sexuais envolvendo uma criança com o objetivo de proporcionar gratificação sexual a um adulto". (Código PJ21 Maus-tratos sexuais, seção Descrição)
- Maus-tratos psicológicos ou abuso psicológico define-se como "atos verbais ou simbólicos não acidentais que resultam em dano psicológico significativo". (Código PJ22 Maus-tratos psicológicos, seção Descrição)
- Negligência é definida como "atos ou omissões flagrantes por um cuidador que priva uma criança de cuidado apropriado à idade ou um adulto que é incapaz de cuidar de si próprio e que resulta, ou apresenta razoável potencial para resultar, em dano físico ou psicológico". (Código QE82.3 História pessoal de negligência, seção Descrição)

Como discutido mais detalhadamente posteriormente no capítulo, os requisitos diagnósticos para cada tipo de problema incluem um indicador característico (p. ex., infelicidade com o relacionamento; atos físicos, verbais/simbólicos ou sexuais) e sinais de dano real ou potencial.

UMA ABORDAGEM PSICOLÓGICA PARA OS PROBLEMAS DE RELACIONAMENTO E MAUS-TRATOS

Os vínculos entre parceiros íntimos e entre cuidadores e filhos estão entre os mais fundamentais para a saúde humana. Todas as teorias psicológicas – do apego à comportamental, da psicodinâmica à neurobiológica – reconhecem a importância biopsicossocial desses relacionamentos. Assim, ameaças a esses vínculos, por atos ou omissões, têm vastos impactos no bem-estar físico, mental e social. Os maus-tratos envolvem ameaças reais ou potenciais à integridade física ou mental de um parceiro íntimo ou de uma criança. Nas formas físicas e psicológicas, os atos geralmente fazem parte de um *continuum* de comportamentos que parceiros ou cuidadores usam para influenciar o comportamento do outro. Por exemplo, a força física não acidental pode variar de uma leve palmada no bumbum da criança até o uso de armas potencialmente letais; atos verbais ou simbólicos podem variar de uma repreensão por uma criança violar uma regra até ameaças de danos corporais graves. Na negligência, o problema é a falha em fornecer cuidados necessários ou esperados (p. ex., alimento, abrigo, segurança). Nos maus-tratos sexuais entre adultos, a questão é se o comportamento envolvido é mutuamente consensual; para atos envolvendo crianças, é um cuidador introduzindo comportamento sexual em um relacionamento cuidador-criança.

Como esses atos ou omissões estão em um *continuum* do normativo (p. ex., contato físico, dizer coisas hostis, falhar em fornecer alguns cuidados necessários) ao manifestamente delituoso (p. ex., assassinato, contato sexual cuidador-criança), estabelecer uma linha entre comportamento potencialmente problemático e maus-tratos envolve definir um padrão de que o ato causou, ou tinha alto potencial de causar, lesão ou sofrimento significativo (i.e., um critério de dano). Assim, exceto em casos em que a ameaça à integridade corporal é evidente, inequívoca e imediata (limitada principalmente ao abuso sexual e a atos físicos com lesão), os padrões para o que constitui maus-tratos envolvem a violação de expectativas sociais de que relacionamentos íntimos e de cuidado não devem prejudicar o bem-estar físico, mental e social dos indivíduos.

Enquanto os maus-tratos envolvem danos a um indivíduo, os problemas associados aos relacionamentos envolvem ameaças ao próprio relacionamento ou à capacidade do relacionamento de funcionar conforme necessário. Para a maioria das pessoas, os vínculos com parceiros íntimos ou pais/cuidadores são os relacionamentos mais próximos que elas têm; ameaças físicas, mentais e sociais a esses relacionamentos apresentam desafios agudos e crônicos à saúde. No entanto, como a ameaça ao relacionamento ocorre via processos psicológicos – como atribuições, esquemas e expectativas –, o sinal característico dos problemas de relacionamento é a percepção negativa de pelo menos um indivíduo sobre esse relacionamento (p. ex., sentir-se infeliz, desejar romper o relacionamento). Assim, os diagnósticos de problemas de relacionamento se baseiam no relato ou em inferências daqueles dentro do relacionamento sobre sua falha em proporcionar uma sensação de bem-estar físico, mental ou social. Embora os diagnósticos de maus-tratos às vezes envolvam similarmente relatos ou inferências dos envolvidos, muitas vezes também envolvem inferências de um clínico, agente de serviço social ou outro observador externo sobre a ameaça ao bem-estar de um indivíduo.

Em resumo, casais e famílias são compostos por indivíduos. Embora devam promover saúde e crescimento, também podem representar importantes riscos ambientais para a saúde física e psicológica. Os profissionais não podem diagnosticar adequadamente aqueles que se apresentam com problemas de parceiros íntimos ou cuidadores-filhos sem também considerar os problemas físicos e psicológicos individuais que podem estar afetando seus relacionamentos; por outro lado, os profissionais não podem diagnosticar adequadamente aqueles que se apresentam com problemas individuais sem também considerar se problemas de parceiros íntimos ou cuidadores-filhos também podem estar presentes e afetando a saúde e as apresentações dos problemas.

APRESENTAÇÕES E PADRÕES DE SINTOMAS

Maus-tratos

Os sintomas relacionados a maus-tratos recentes são variáveis, a depender de se o problema apresentado está relacionado a um ato (abuso) ou a uma omissão (negligência). Nas *CDDR* da *CID-11*, as características essenciais para maus-tratos ou negligência física e psicológica requerem impactos que atendam ou excedam o critério de dano. Os requisitos diagnósticos para maus-tratos sexuais exigem apenas um ato qualificador (i.e., o dano ou potencial de dano é presumido), devido à violação intensamente pessoal envolvida e à linha distinta traçada em torno de qualquer ato de contato sexual coercitivo, não consensual ou entre cuidador e criança (p. ex., na Convenção das Nações Unidas sobre os Direitos da Criança; United Nations, 1989). Maus-tratos prévios podem ser um motivo para buscar serviços, ou podem exacerbar outros problemas físicos ou psicológicos.

Maus-tratos físicos

Como observado anteriormente, maus-tratos físicos referem-se a atos não acidentais de força física que resultam, ou têm potencial razoável de resultar, em dano físico ou evocar medo significativo. Os comportamentos mais essenciais para rastrear são empurrar, arranhar, dar tapas, jogar algo que possa machucar, socar e morder (Heyman et al., 2021). A presença de qualquer um desses deve ser seguida de avaliação mais detalhada, incluindo a avaliação de comportamentos mais graves (que podem ser menos comuns) como queimaduras ou uso de armas potencialmente letais. Os impactos compreendem qualquer lesão física (p. ex., hematomas, cortes, entorses, fraturas, perda de consciência, dor que dura pelo menos 4 horas), potencial razoável de sofrer uma lesão física significativa (p. ex., um objeto duro arremessado que quase atinge a cabeça, pendurar uma criança sobre uma sacada) ou medo significativo (p. ex., medo de dano corporal acompanhado por sintomas como hipervigilância ou distúrbio do sono). Excluem-se incidentes nos quais o ato ocorreu para proteção física de si mesmo (p. ex., para evitar o uso de força por outros) ou de outros (p. ex., impedir que o parceiro ou a criança tente suicídio).

A apresentação de cuidados de saúde para maus-tratos físicos é extremamente variável – de problemas interacionais do casal ou entre cuidadores e filhos a alguns dos problemas psicológicos e comportamentais individuais mais prevalentes em adultos ou crianças. Isso se deve aos principais efeitos dos maus-tratos físicos no funcionamento físico e psicológico, que frequentemente duram muitos anos após a ocorrência do comportamento. Para maus-tratos físicos em adultos, dados mundiais da OMS indicam taxas significativamente elevadas de problemas psicológicos (incluindo transtorno de estresse pós-traumático [TEPT] e pensamentos e tentativas suicidas) e físicos (p. ex., saúde geral precária, dor, distúrbios de sono) (Kessler et al., 2017; Potter et al., 2021). Da mesma forma, o abuso físico na infância aumenta o risco de TEPT (Kessler et al., 2017), transtornos depressivos, uso de drogas, tentativas de suicídio, comportamento sexual de risco e infecções sexualmente transmissíveis (Norman et al., 2012). Essa ampla gama de problemas apresentados em ambientes de saúde ressalta a importância do rastreamento de maus-tratos físicos para entender possíveis fatores contribuintes.

Maus-tratos psicológicos
Referem-se a atos verbais ou simbólicos não acidentais (p. ex., danificar um objeto precioso ou machucar um animal de estimação) que resultam em dano psicológico significativo. Exemplos de atos qualificadores são hostilidade verbal (p. ex., repreender, depreciar, degradar, humilhar), ameaças, prejudicar pessoas ou coisas de que a vítima gosta e comportamentos controladores ou isoladores. Os impactos compreendem: medo significativo; dano ou sofrimento psicológico significativo (p. ex., causar ou exacerbar problemas psicológicos); sintomas somáticos que interferem no funcionamento normal; e, em crianças, potencial razoável de perturbação do desenvolvimento físico, psicológico, cognitivo ou social.

Entre as várias formas de maus-tratos, os maus-tratos psicológicos requerem a maior inferência dos clínicos e outros avaliadores sobre se o comportamento viola as normas culturais o suficiente para ser considerado um ato de maus-tratos. Por exemplo, em muitas culturas, os adultos têm o direito de ir e vir livremente; nessas sociedades, controlar essa atividade em parceiros adultos poderia constituir um ato qualificador. Em contrapartida, os cuidadores de crianças devem supervisionar e estabelecer regras para o paradeiro dos menores; comportamentos semelhantes de controle ou isolamento em relação às crianças teriam que ser muito mais restritivos para se qualificarem como uma violação flagrante dos direitos das crianças (e, portanto, um ato potencial).

As apresentações de cuidados de saúde para maus-tratos psicológicos são semelhantes às discutidas para maus-tratos físicos porque as sequelas físicas e psicológicas são comparáveis (p. ex., Norman et al., 2012; Potter et al., 2021). Para os profissionais de saúde mental, é importante destacar que o impacto dos maus-tratos psicológicos infantis na depressão é marcadamente maior do que o impacto dos maus-tratos físicos (Norman et al., 2012).

Maus-tratos sexuais
Em adultos, maus-tratos sexuais referem-se a atos sexuais que foram forçados, coagidos ou com uma pessoa que era incapaz de consentir (p. ex., sonolência excessiva, embriagado em decorrência do uso de drogas lícitas e/ou ilícitas, inclusive álcool etílico). Em crianças, maus-tratos sexuais referem-se a qualquer ato sexual envolvendo uma criança que tenha como objetivo proporcionar gratificação sexual a um adulto. Isso inclui atos entre cuidador e criança envolvendo contato sexual e aqueles envolvendo exploração sem contato (i.e., um cuidador fazendo uma criança participar de atos para a gratificação sexual de qualquer pessoa sem contato sexual direto entre criança e cuidador, como pornografia, voyeurismo ou prostituição).

A prestação de cuidados de saúde pode ser para as sequelas físicas ou psicológicas agudas dos maus-tratos ou para uma ampla gama de problemas infantis ou adultos. O abuso sexual está associado a aumentos significativos nos diagnósticos ao longo da vida de transtornos de ansiedade, transtornos depressivos, transtornos alimentares, TEPT, transtornos de sono-vigília e tentativas de suicídio (Chen et al., 2010). É um dos fatores de risco mais fortes para

TEPT (Kessler et al., 2017). Assim, embora a maioria dos indivíduos que se apresentam com esses problemas não seja vítima de abuso sexual, um número desproporcional será.

Negligência

A negligência refere-se a atos ou omissões flagrantes por um cuidador que privam a criança ou o adulto dependente de cuidados apropriados à idade necessários em saúde, alimentação, abrigo ou segurança (e, em crianças, educação e desenvolvimento emocional). Exemplos incluem não supervisionar uma criança de 3 anos (p. ex., que está vagando pelo trânsito) ou não a proteger de produtos químicos perigosos (resultando em queimaduras graves ou em ingestões acidentais). Para que atos ou omissões sejam potencialmente negligentes, eles não devem ser apenas desaconselháveis ou deficientes, mas devem claramente estar abaixo dos limites inferiores das normas de cuidado para uma comunidade, demonstrando desconsideração marcante pelo bem-estar do dependente. Isso se aplica especialmente à falta de supervisão (em que as normas variam amplamente) e à exposição a perigos físicos (em que as expectativas locais variam quanto ao que é exposição ordinária ou excepcional a perigos ambientais ou ferramentas [p. ex., armas, objetos cortantes]). Além disso, a negligência deve ser distinguida da pobreza; deve ser considerada apenas quando recursos razoáveis estão disponíveis para o cuidador, mas não são utilizados. A negligência envolve descuidos flagrantes por parte de um cuidador em relação à saúde, alimentação, abrigo ou segurança (e, para crianças, educação e desenvolvimento emocional). Os impactos nas vítimas incluem causar ou exacerbar qualquer um dos seguintes: lesão física (ou potencial razoável de lesão), medo significativo ou sofrimento psicológico, ou sintomas somáticos relacionados ao estresse. Para vítimas infantis, o potencial razoável de interferência significativa no desenvolvimento físico, psicológico, cognitivo ou social também é considerado um impacto.

Dada a natureza ampla dos atos/omissões do cuidador envolvidos nas várias formas de negligência infantil (p. ex., falta de supervisão; exposição a perigos físicos; falha em fornecer alimentação, vestuário, abrigo, educação ou cuidados médicos mesmo quando financeiramente viável), as apresentações de cuidados de saúde são variadas. Estas podem variar desde médicos notando a falha das crianças em atingir marcos de desenvolvimento, a professores ou psicólogos notando problemas de comportamento, a agentes comunitários notando maturidade e independência incomumente avançadas. Apresentações como assaduras, condições médicas crônicas e lesões infantis repetidas também podem justificar uma avaliação adicional para investigação de negligência. Além disso, como a negligência na infância aumenta o risco de transtornos depressivos, uso de drogas, tentativas de suicídio e problemas sexuais (i.e., infecções sexualmente transmissíveis e comportamento sexual de risco; Norman et al., 2012), a negligência infantil atual ou histórica pode ser um fator contribuinte para outras apresentações clínicas.

Problemas associados aos relacionamentos

A *CID-11* inclui diagnósticos separados para problemas de relacionamento entre parceiros íntimos e entre cuidador e filho. Esses diagnósticos são independentes das categorias de maus-tratos; os relacionamentos podem ser problemáticos com ou sem a presença de maus-tratos (e vice-versa). Ou seja, a maioria dos casais que se apresentam com sofrimento no relacionamento não atenderá aos critérios para maus-tratos do parceiro, e muitos indivíduos que relatam maus-tratos (especialmente durante os primeiros anos de relacionamentos) não relatarão sofrimento no relacionamento (p. ex., Jose & O'Leary, 2009). Isso também é verdadeiro para problemas entre cuidadores e filhos e maus-tratos. Assim, embora esses diagnósticos estejam relacionados, eles podem ocorrer separadamente; por outro lado, os códigos de problema de relacionamento e maus-tratos podem ser usados juntos se os requisitos de definição para cada um forem atendidos.

Para relacionamentos adultos, o sofrimento no relacionamento com cônjuge ou parceiro envolve insatisfação substancial e sustentada com um cônjuge ou parceiro íntimo associada à perturbação significativa no funcionamento (i.e., impacto no comportamento, cognição, afeto, saúde, interação social ou papéis essenciais da vida). Essa categoria é aplicável a todos os relacionamentos íntimos, independentemente de sexo, identificação de gênero ou orientação sexual dos indivíduos no relacionamento ou outras características do relacionamento (p. ex., casamento, coabitação, exclusividade).

A insatisfação é geralmente expressa por infelicidade generalizada com o relacionamento percebida por um ou ambos os parceiros (p. ex., sentir-se insatisfeito na maioria dos dias durante 1 mês) ou pensamentos recorrentes de terminar o relacionamento. Se apenas um parceiro estiver infeliz, ainda pode ser apropriado atribuir o diagnóstico a ambos os parceiros porque o relacionamento compreende ambas as partes. As perturbações no funcionamento podem ocorrer em uma variedade de domínios: comportamento (p. ex., conflitos persistentes e intensos, retraimento ou negligência, falta de comportamentos positivos); cognição (p. ex., atribuições negativas generalizadas da intenção do parceiro); emoção (p. ex., raiva, desprezo, tristeza ou apatia persistentes e intensos); saúde física (p. ex., sintomas psicossomáticos); interação interpessoal (p. ex., isolamento social, diminuição do envolvimento em atividades sociais); ou atividades de papéis importantes da vida (p. ex., trabalho, escola, cuidado). Os impactos relacionados ou exacerbados por problemas com um parceiro íntimo também podem fazer parte de um conjunto que atende aos requisitos diagnósticos para um ou mais transtornos mentais da *CID-11*, caso em que esse diagnóstico também deve ser atribuído.

O problema de relacionamento cuidador-filho é descrito de forma semelhante: insatisfação substancial e sustentada dentro de um relacionamento cuidador-filho associada à perturbação significativa no funcionamento. Essa categoria é potencialmente aplicável a todos os relacionamentos significativos entre cuidador e filho, independentemente do parentesco biológico do cuidador e da criança ou do *status* de cuidador com custódia. A insatisfação pode ocorrer por parte do cuidador ou da criança e deve ser prolongada (p. ex., presente na maioria dos dias durante o último mês). Exemplos incluem um sentimento geral de infelicidade com o relacionamento por parte do cuidador ou da criança, pensamentos recorrentes da criança de fugir ou fantasias de ter outro cuidador, ou o desejo do cuidador de que a criança fosse totalmente diferente ou não tivesse nascido. A perturbação associada ao funcionamento (no cuidador, na criança ou em ambos) pode ser evidenciada em diversas áreas: comportamento (p. ex., conflitos persistentes e intensos; retraimento ou negligência; escassez de comportamentos positivos; falha do cuidador em socializar a criança por meio de limites inexistentes ou mal-aplicados; monitoramento deficiente das atividades da criança pelo cuidador ou ocultação de atividades pela criança; envolvimento excessivo do cuidador nas atividades da criança; rejeição persistente à criança, depreciação e crítica do cuidador em relação à criança sem causa); cognição (p. ex., atribuições negativas generalizadas da intenção do outro pelo cuidador ou pela criança); emoção (p. ex., raiva, desprezo, tristeza ou apatia persistentes e intensos); ou saúde (p. ex., exacerbação de sintomas físicos ou psicológicos). Assim como nos problemas de parceiros íntimos, os impactos dos problemas entre cuidador e filho também podem fazer parte de um conjunto que atende aos requisitos diagnósticos para um ou mais transtornos mentais da *CID-11*, que também devem ser diagnosticados.

DIAGNÓSTICOS DIFERENCIAIS

No caso de maus-tratos, devem estar presentes tanto um ato qualificador quanto um impacto. Um ato que é impactante para uma criança pode não ser para outra: um pai zombando de uma criança muito resiliente que tem muitos adultos carinhosos em sua vida pode ter pouco impacto, enquanto o mesmo ato direcionado a uma criança muito vulnerável sem outros adultos carinhosos pode ser muito mais prejudicial. Por outro lado, nem todo sofrimento ou mesmo lesão atribuída a um cuidador ou parceiro indica maus-tratos. O divórcio frequentemente causa sofrimento psicológico entre as crianças, mas não constitui maus-tratos. Certamente, problemas e conflitos entre cuidador-filho ou parceiros que não são maus-tratos ainda podem atender aos requisitos diagnósticos para um diagnóstico de problema de relacionamento. Alternativamente, relacionamentos entre parceiros íntimos e cuidador-filho podem ser problemáticos sem atingir o nível de atender aos requisitos para um diagnóstico de problema de relacionamento ou maus-tratos.

Problemas importantes de saúde mental e física podem causar, exacerbar ou ser exacerbados por problemas de relacionamento ou maus-tratos; capturar adequadamente tanto os diagnósticos individuais quanto os de problemas de relacionamento ou maus-tratos permite uma intervenção mais apropriada. Por exemplo, todas as formas de problemas de relacionamento e maus-tratos estão associadas a um risco substancial de transtornos mentais e outras condições médicas da *CID-11*, incluindo ideação e tentativas suicidas (p. ex., Norman et al., 2012; Potter et al., 2021). Os maus-tratos estão associados ao TEPT e ao TEPT complexo (Kessler et al., 2017). Quanto à saúde, problemas de relacionamento e maus-tratos são uma das formas mais comuns de estresse crônico e inevitável, com implicações para o funcionamento imunológico e uma variedade de processos de doença (Kiecolt-Glaser & Wilson, 2017; Repetti et al., 2002).

CURSO DO DESENVOLVIMENTO DOS PROBLEMAS

O risco de maus-tratos infantis varia com a idade da criança, com alguns estudos mostrando risco mais alto de abuso físico entre crianças mais velhas (p. ex., Finkelhor et al., 2019) e outros sugerindo que o risco atinge o pico quando as crianças chegam aos 6 anos (p. ex., Slep et al., 2022). Em países de alta renda, o risco de maus-tratos por parceiro geralmente diminui com a idade (O'Leary, 1999); estudos da OMS não mostram esse declínio nos maus-tratos de homem para mulher em países de baixa e média renda (WHO, 2021). (Certamente, mesmo que o risco nas comunidades diversificadas diminua com a idade, o risco em um relacionamento específico pode não diminuir ou pode até mesmo escalar ao longo do tempo. Nesses relacionamentos, é o padrão de mudança ao longo do tempo que deve ser considerado ao avaliar o provável curso futuro.) Alguns marcos de desenvolvimento também afetam o risco de maus-tratos por parceiro, como o período perinatal, durante o qual há um risco elevado de violência interpessoal (Charles & Perreira, 2007) e uma diminuição na satisfação com o relacionamento (p. ex., Mitnick et al., 2009).

Embora pesquisas transversais anteriormente implicassem que o relacionamento íntimo começa bem, declina durante os anos de criação dos filhos e depois se recupera um pouco (p. ex., S.A. Anderson et al., 1983), pesquisas longitudinais indicam que existem várias trajetórias, com dois terços mostrando satisfação estavelmente alta e um terço em risco de desenvolver sofrimento no relacionamento com cônjuge ou parceiro (p. ex., J.R. Anderson et al., 2010). O curso de desenvolvimento de um problema de relacionamento cuidador-filho não recebeu atenção da pesquisa.

PREVALÊNCIA

Extrapolando a partir de dados da WHO (2010), no mundo todo, cerca de 15% das mulheres (com 15 anos de idade ou mais) experimentam maus-tratos físicos ou sexuais por parceiro que atendem aos critérios da *CID-11* durante suas vidas. Estimativas mundiais para a vitimização dos homens não estão disponíveis. Por fim, globalmente 38% dos assassinatos de mulheres e 6% de homens são cometidos por um parceiro íntimo ou ex-parceiro.

Prevalências globais de maus-tratos psicológicos por parceiro segundo a *CID-11* não estão disponíveis; extrapolando a partir de estudos limitados comparando maus-tratos físicos e psicológicos da *CID-11*, estimamos que mais de 1 a cada 3 mulheres e 1 a cada 4 homens experimentam maus-tratos psicológicos que atendem aos critérios da *CID-11* durante suas vidas.

Para maus-tratos na infância, estima-se que 23% das crianças sofram abuso físico antes dos 18 anos, 36% das crianças sofram abuso emocional, 18% das meninas e 8% dos meninos sofram abuso sexual, e 16% das crianças sejam negligenciadas em todo o mundo (WHO, 2014). Além disso, em países de alta renda, a negligência é a forma mais prevalente de maus-tratos, e sua prevalência pode ser consideravelmente subestimada.

Para problemas de relacionamento entre parceiros e cuidador-filho, um estudo nacional representativo nos Estados Unidos descobriu que uma média de 32% dos casais na população geral provavelmente atenderia aos requisitos diagnósticos da *CID-11* para problemas de relacionamento (Beach & Whisman, 2013); nenhum estudo comparável para problemas de relacionamento cuidador-filho foi conduzido. Prevalências globais são desconhecidas.

AVALIAÇÃO

Dada a prevalência de problemas de relacionamento e maus-tratos e os impactos significativos mencionados anteriormente na saúde psicológica e física, o rastreamento desses problemas deve ser um componente regular dos cuidados de saúde psicológica e física.

Resultados positivos devem ser seguidos de forma privada para avaliar se os problemas de relacionamento ou maus-tratos atingem níveis diagnósticos, explorar a conexão entre os sintomas apresentados e a presença ou histórico de problemas de relacionamento ou maus--tratos, fornecer apoio emocional e garantir a segurança (p. ex., Liebschutz et al., 2008).

Foram desenvolvidas e testadas ferramentas de rastreamento e avaliação para problemas de relacionamento e maus-tratos da *CID-11*. Estas incluem triagens breves, avaliações completas por questionário e entrevistas clínicas estruturadas. Para exemplos de cada tipo de avaliação, ver Heyman et al., 2013 (maus-tratos por parceiro); Slep et al., 2013 (maus-tratos infantis); Beach et al., 2013 (sofrimento no relacionamento com parceiro); e Wamboldt e Cordaro, 2013 (problema de relacionamento cuidador-filho).

O rastreamento é vital porque apenas uma pequena parcela daqueles com problemas de relacionamento ou maus-tratos iniciará um relato a um profissional de saúde sobre o problema, mas frequentemente relatará se explicitamente questionado (p. ex., O'Leary et al., 1992). Dada a alta prevalência de experiência ao longo da vida de pelo menos um desses problemas, recomendamos o rastreamento universal por aqueles que fornecem serviços de saúde mental, atendimento em obstetrícia/ginecologia e em medicina de família, entre outros.

O rastreamento de problemas de relacionamento entre parceiros íntimos e entre cuidadores e filhos pode ser realizado com um único item para cada um, perguntando sobre a satisfação com o relacionamento (p. ex., "Por favor, indique o grau de felicidade do seu relacionamento, considerando todos os itens"; Funk & Rogge, 2007). As várias formas de maus-tratos podem ser avaliadas eficientemente (ver Heyman et al., 2013; Slep et al., 2013). Por exemplo, os maus--tratos físicos de homem para mulher podem ser rastreados de forma ideal com quatro itens (empurrou, agarrou, socou ou bateu, mordeu) e de mulher para homem com seis itens (empurrou, socou ou bateu, mordeu, deu tapa, jogou algo que poderia machucar, arranhou; Heyman et al., 2021) e os maus-tratos físicos infantis com três itens (deu palmada, deu tapa, agarrou; Slep et al., 2013). Então, indivíduos com rastreamento positivo podem ser entrevistados por um profissional de saúde para verificar se o problema atende aos requisitos diagnósticos da *CID-11* (i.e., tanto atos quanto impactos) e como ele se relaciona com outros problemas de saúde física ou mental apresentados. Antes de realizar o rastreamento de maus-tratos infantis, os profissionais devem estar cientes sobre se sua jurisdição exige denúncia e, em caso afirmativo, sobre os requisitos legais aplicáveis e definições. Embora os itens de rastreamento possam não identificar comportamentos que justifiquem denúncia, os cuidadores precisariam ser informados se houver implicações de denúncia antes de serem entrevistados sobre atos e impactos.

Como os impactos dos problemas de relacionamento e maus-tratos frequentemente envolvem degradação significativa da saúde física e do funcionamento psicológico afetivo, comportamental ou cognitivo, uma avaliação abrangente para indivíduos que apresentam problemas físicos ou psicológicos idealmente incluiria o rastreamento de problemas de relacionamento e maus-tratos. Em alguns contextos, os clínicos têm acesso a informações colaterais que vão além do autorrelato individual (p. ex., avaliações de pronto-socorro, radiografias médicas ou odontológicas, relatórios policiais, relatórios de professores); todas as fontes disponíveis devem ser usadas na avaliação. Por exemplo, uma mulher levada ao pronto-socorro pela polícia após uma briga documentada com o parceiro íntimo pode posteriormente negar a um profissional de saúde mental que tenham ocorrido atos de maus-tratos físicos por parceiro íntimo, mesmo que tenham sido documentados por outros contemporaneamente. Dadas as contradições e as inconsistências comuns aos relatos inter e intrarrelatores de maus-tratos, os clínicos devem ponderar fatores como contemporaneidade, ganho secundário do relato ou retratação e trauma para inferir qual relato parece mais crível.

Considerando o risco bastante elevado apresentado por problemas de relacionamento e maus-tratos, indivíduos que se apresentam com ideação suicida e transtornos depressivos, de ansiedade e decorrentes do uso de substâncias (Norman et al., 2012; Potter et al., 2021) e TEPT (Kessler et al., 2017) devem ser rotineiramente rastreados para problemas de relacionamento e maus-tratos. Além disso, organizações profissionais também recomendaram que profissionais de saúde rastreiem todas as mulheres em idade fértil para maus-tratos por parceiro íntimo (Feltner et al., 2018).

Por fim, como em todos os diagnósticos de saúde física e mental, os clínicos devem avaliar se os atos e os impactos atendem aos requisitos diagnósticos da *CID-11*, bem como fatores como gravidade, cronicidade e trajetória dos atos e impactos na criação de planos de tratamento. Além disso, as avaliações devem ser culturalmente sensíveis, colocando a unidade familiar dentro da ecologia mais ampla de sua comunidade e subcultura. Por exemplo, os maus-tratos físicos infantis podem ser devidos à raiva impulsiva de um dos cuidadores, sua interpretação de mandatos religiosos ou seu desejo de impor regras destinadas a proteger as crianças de perigos racistas. Os planos de tratamento para cada um desses cenários teriam que ser diferentes para trabalhar com a família de forma eficaz.

CONSIDERAÇÕES CULTURAIS E QUESTÕES DE GÊNERO

As normas e os valores sociais locais dos profissionais de saúde indubitavelmente afetam o modo como eles abordam problemas de relacionamento e maus-tratos (p. ex., Domínguez-Martínez et al., no prelo). Embora pessoas de várias culturas em todo o mundo possam discordar se causar lesões a um parceiro íntimo ou filho é "errado", o critério de dano da *CID-11* fornece um padrão comum a partir do qual é possível traçar linhas claras entre atos abusivos ou negligentes, por um lado, e atos não abusivos ou não negligentes, por outro. A vantagem do critério de dano da *CID-11* é que ele exige que os atos sejam prejudiciais (ou tenham um potencial razoável de serem prejudiciais) para serem considerados maus-tratos (e não apenas desaconselhados). O critério de dano é imperfeito; quando não há dano claro, ele requer considerável inferência dos clínicos. No entanto, testes de campo com vinhetas clínicas padronizadas indicaram que profissionais de saúde mental em todo o mundo parecem aplicar os requisitos diagnósticos da *CID-11* para problemas de relacionamento e maus-tratos de maneiras relativamente semelhantes (Heyman et al., 2018).

Além disso, as questões culturais se cruzam com as questões de gênero no *status* desigual das mulheres em muitas sociedades e na "normalização" da violência contra elas, particularmente no contexto de relacionamentos sexuais ou outros relacionamentos íntimos. Isso contribui para a variabilidade da prevalência de maus-tratos por parceiro por regiões em todo o mundo e entre níveis de renda (WHO, 2021). Globalmente, os seguintes fatores relacionados ao gênero estão associados a níveis locais mais altos de violência de homens contra mulheres por parceiros: normas relacionadas à autoridade masculina sobre o comportamento feminino; normas que justificam "espancar a esposa"; a extensão em que a lei e a prática desfavorecem as mulheres, em comparação com os homens, no acesso à terra, à propriedade e a recursos econômicos; e discriminação relacionada ao gênero dentro das famílias (Heise & Kotsadam, 2015).

O gênero também é um fator importante nos maus-tratos infantis. A prevalência de abuso sexual autorrelatado é maior para meninas, enquanto a prevalência de abuso físico é maior para meninos (Moody et al., 2018). As prevalências de abuso emocional e negligência autorrelatados diferiram por gênero em algumas regiões e não em outras (Moody et al., 2018). Não há um corpo de pesquisa grande o suficiente para tirar conclusões sobre o gênero do cuidador como fator de risco (Stith et al., 2009).

Embora criar um limiar entre o que é socialmente sancionado e o que é problemático seja uma decisão inerentemente baseada na cultura, há dificuldades semelhantes na criação de padrões internacionais em outras áreas com fortes influências culturais, como os direitos das mulheres e das crianças. No entanto, países ao redor do mundo concordaram com a Convenção sobre os Direitos da Criança (United Nations, 1989) e com a Convenção das Nações Unidas sobre a Eliminação de Todas as Formas de Discriminação contra as Mulheres (United Nations, 1979), as quais estabelecem esses tipos de padrões. A orientação mais elaborada nas *CDDR* da *CID-11* fornece aos profissionais de saúde mental em todo o mundo um padrão aprimorado para usar na codificação de atos e omissões abusivos e negligentes. Esperamos que as *CDDR* da *CID-11* para problemas de relacionamento e maus-tratos contribuam para a avaliação desses poderosos fatores na saúde e na saúde mental e para a coleta e as estatísticas de dados relevantes, desenvolvimento de políticas e práticas de saúde que apoiem o objetivo da OMS de 1946: "a realização por todos os povos do mais alto nível possível de saúde" (conforme citado em WHO, 2020, p. 2).

PONTOS-CHAVE

- Os códigos de problemas de relacionamento envolvem uma ameaça ao bem-estar de um relacionamento íntimo ou de um relacionamento cuidador-filho. As categorias de maus-tratos compreendem problemas que ameaçam a saúde ou o bem-estar de um indivíduo (maus-tratos – compreendendo maus-tratos físicos, sexuais e psicológicos e negligência).
- Os códigos de maus-tratos na seção "Causas externas de morbidade ou mortalidade" são usados para indicar (a) a causa de uma lesão ou morte específica de um indivíduo e (b) se o indivíduo é o perpetrador ou a vítima. Os códigos de maus-tratos também estão na seção "Fatores que influenciam o estado de saúde ou o contato com serviços de saúde" para registrar um histórico de maus-tratos; códigos nesta seção também estão disponíveis para problemas de cônjuge/parceiro e cuidador-filho. Finalmente, a *CID-11* tem códigos para documentar o exame ou a observação para suspeita de maus-tratos.
- A linha das *CDDR* da *CID-11* entre comportamento problemático e maus-tratos (o "critério de dano") exige que atos ou omissões causem, ou tenham alto potencial de causar, danos substanciais à saúde.

- Problemas de relacionamento e maus-tratos são comuns, afetando cerca de metade dos indivíduos durante suas vidas.
- Problemas de relacionamento e maus-tratos podem causar, ser causados, exacerbar ou ser exacerbados por transtornos mentais, comportamentais ou do neurodesenvolvimento. Assim, o tratamento apropriado de problemas individuais e relacionais depende de uma avaliação cuidadosa de ambos os tipos de problemas.
- Devido à prevalência e ao risco inerente aos problemas de relacionamento e maus-tratos, o rastreamento desses problemas deve ser um componente regular dos cuidados de saúde psicológica e física. Resultados positivos devem ser seguidos de forma privada para avaliar se os problemas de relacionamento e/ou maus-tratos atendem aos níveis diagnósticos, para explorar a conexão entre os sintomas apresentados e a presença ou histórico de problemas de relacionamento e/ou maus-tratos, para fornecer apoio emocional e para garantir a segurança.
- Problemas de relacionamento e maus-tratos são mais bem compreendidos por meio de uma avaliação informada pelo desenvolvimento e pela cultura, visando entender como os comportamentos dentro da unidade familiar se encaixam na ecologia mais ampla de sua comunidade e subcultura. Além disso, essas avaliações precisam considerar a intersecção de gênero e cultura em parceiros, cuidadores e crianças nos fatores comportamentais, cognitivos e afetivos que influenciam (a) o risco de perpetração e vitimização e (b) o significado atribuído a esses problemas.

REFERÊNCIAS

American Heritage Dictionary. (2019). *American Heritage dictionary of the English language* (5th ed.). Houghton Mifflin Harcourt Publishing Company.

Anderson, J. R., Van Ryzin, M. J., & Doherty, W. J. (2010). Developmental trajectories of marital happiness in continuously married individuals: A group-based modeling approach. *Journal of Family Psychology*, 24(5), 587–596. https://doi.org/10.1037/a0020928

Anderson, S. A., Russell, C. S., & Schumm, W. R. (1983). Perceived marital quality and family life cycle categories. *Journal of Marriage and the Family*, 45(1), 127–139. https://doi.org/10.2307/351301

Beach, S. R. H., & Whisman, M. A. (2013). Relationship distress: Impact on mental illness, physical health, children, and family economics. In H. M. Foran, S. R. H. Beach, A. M. S. Slep, R. E. Heyman, & M. Z. Wamboldt (Eds.), *Family problems and family violence: Reliable assessment and the* ICD-11 (pp. 91–100). Springer.

Beach, S. R. H., Whisman, M. A., Snyder, D. K., & Heyman, R. E. (2013). Practical tools for assessing marital or intimate partner relational problems in clinical practice and public health settings. In H. M. Foran, S. R. H. Beach, A. M. S. Slep, R. E. Heyman, & M. Z. Wamboldt (Eds.), *Family problems and family violence: Reliable assessment and the* ICD-11 (pp. 101–109). Springer.

Charles, P., & Perreira, K. M. (2007). Intimate partner violence during pregnancy and 1-year postpartum. *Journal of Family Violence*, 22(7), 609–619. https://doi.org/10.1007/s10896-007-9112-0

Chen, L. P., Murad, M. H., Paras, M. L., Colbenson, K. M., Sattler, A. L., Goranson, E. N., Elamin, M. B., Seime, R. J., Shinozaki, G., Prokop, L. J., & Zirakzadeh, A. (2010). Sexual abuse and lifetime diagnosis of psychiatric disorders: Systematic review and meta-analysis. *Mayo Clinic Proceedings*, 85(7), 618–629. https://doi.org/10.4065/mcp.2009.0583

Domínguez-Martínez, T., Arango de Montis, I., Robles García, R., García, J. A., Medina Mora, M. E., Burns, S. C., Kogan, C. S., Heyman, R. E., Foran, H. M., Slep, A. M. S., Keeley, J. W., & Reed, G. M. (in press). Clinicians' diagnostic accuracy of intimate partner relational problems and maltreatment: An international ICD-11 field study. *Psychology of Violence*.

Feltner, C., Wallace, I., Berkman, N., Kistler, C. E., Middleton, J. C., Barclay, C., Higginbotham, L., Green, J. T., & Jonas, D. E. (2018). Screening for intimate partner violence, elder abuse, and abuse of vulnerable adults: Evidence report and systematic review for the US Preventive Services Task Force. *Journal of the American Medical Association, 320*(16), 1688–1701. https://doi.org/10.1001/jama.2018.13212

Finkelhor, D., Turner, H., Wormuth, B. K., Vanderminden, J., & Hamby, S. (2019). Corporal punishment: Current rates from a national survey. *Journal of Child and Family Studies, 28*(7), 1991–1997. https://doi.org/10.1007/s10826-019-01426-4

Flinn, M. (2011). Evolutionary anthropology of the human family. In T. Shackelford & C. Salmon (Eds.), *The Oxford handbook of evolutionary family psychology* (pp. 12–32). Oxford University Press. https://doi.org/10.1093/oxfordhb/9780195396690.013.0002

Foran, H. M., Beach, S. R. H., Slep, A. M. S., Heyman, R. E., & Wamboldt, M. Z. (Eds.). (2013). *Family problems and family violence: Reliable assessment and the ICD-11*. Springer.

Funk, J. L., & Rogge, R. D. (2007). Testing the ruler with item response theory: Increasing precision of measurement for relationship satisfaction with the Couples Satisfaction Index. *Journal of Family Psychology, 21*(4), 572–583. https://doi.org/10.1037/0893-3200.21.4.572

Heise, L. L., & Kotsadam, A. (2015). Cross-national and multilevel correlates of partner violence: An analysis of data from population-based surveys. *The Lancet Global Health, 3*(6), e332–e340. https://doi.org/10.1016/S2214-109X(15)00013-3

Heyman, R. E., Baucom, K. J. W., Xu, S., Slep, A. M. S., Snarr, J. D., Foran, H. M., Lorber, M. F., Wojda, A. K., & Linkh, D. J. (2021). High sensitivity and specificity screening for clinically significant intimate partner violence. *Journal of Family Psychology, 35*(1), 80–91. https://doi.org/10.1037/fam0000781

Heyman, R. E., Kogan, C. S., Foran, H. M., Burns, S. C., Smith Slep, A.M., Wojda, A. K., Keeley, J. W., Rebello, T. J., & Reed, G. M. (2018). A case-controlled field study evaluating ICD-11 proposals for relational problems and intimate partner violence. *International Journal of Clinical and Health Psychology, 18*(2), 113–123. https://doi.org/10.1016/j.ijchp.2018.03.001

Heyman, R. E., Slep, A. M. S., Snarr, J. D., & Foran, H. M. (2013). Practical tools for assessing partner maltreatment in clinical practice and public health settings. In H. M. Foran, S. R. H. Beach, A. M. S. Slep, R. E. Heyman, & M. Z. Wamboldt (Eds.), *Family problems and family violence: Reliable assessment and the ICD-11* (pp. 43–70). Springer.

Jose, A., & O'Leary, K. D. (2009). Prevalence of partner aggression in representative and clinic samples. In K. D. O'Leary & E. M. Woodin (Eds.), *Psychological and physical aggression in couples: Causes and interventions* (pp. 15–35). American Psychological Association. https://doi.org/10.1037/11880-001

Kessler, R. C., Aguilar-Gaxiola, S., Alonso, J., Benjet, C., Bromet, E. J., Cardoso, G., Degenhardt, L., de Girolamo, G., Dinolova, R. V., Ferry, F., Florescu, S., Gureje, O., Haro, J. M., Huang, Y., Karam, E. G., Kawakami, N., Lee, S., Lepine, J., Levinson, D., . . . Koenen, K. C. (2017). Trauma and PTSD in the WHO World Mental Health Surveys. *European Journal of Psychotraumatology, 8*(Suppl. 5), Article 1353383. https://doi.org/10.1080/20008198.2017.1353383

Kiecolt-Glaser, J. K., & Wilson, S. J. (2017). Lovesick: How couples' relationships influence health. *Annual Review of Clinical Psychology, 13*(1), 421–443. https://doi.org/10.1146/annurev-clinpsy-032816-045111

Liebschutz, J., Battaglia, T., Finley, E., & Averbuch, T. (2008). Disclosing intimate partner violence to health care clinicians—What a difference the setting makes: A qualitative study. *BMC Public Health*, *8*(1), 229–237. https://doi.org/10.1186/1471-2458-8-229

Mitnick, D. M., Heyman, R. E., & Smith Slep, A. M. (2009). Changes in relationship satisfaction across the transition to parenthood: A meta-analysis. *Journal of Family Psychology*, *23*(6), 848–852. https://doi.org/10.1037/a0017004

Moody, G., Cannings-John, R., Hood, K., Kemp, A., & Robling, M. (2018). Establishing the international prevalence of self-reported child maltreatment: A systematic review by maltreatment type and gender. *BMC Public Health*, *18*(1), 1164. https://doi.org/10.1186/s12889-018-6044-y

Norman, R. E., Byambaa, M., De, R., Butchart, A., Scott, J., & Vos, T. (2012). The longterm health consequences of child physical abuse, emotional abuse, and neglect: A systematic review and meta-analysis. *PLoS Medicine*, *9*(11), Article e1001349. https://doi.org/10.1371/journal.pmed.1001349

O'Leary, K. D. (1999). Developmental and affective issues in assessing and treating partner aggression. *Clinical Psychology: Science and Practice*, *6*(4), 400–414. https://doi.org/10.1093/clipsy.6.4.400

O'Leary, K. D., Vivian, D., & Malone, J. (1992). Assessment of physical aggression against women in marriage: The need for multimodal assessment. *Behavioral Assessment*, *14*, 5–14.

Potter, L. C., Morris, R., Hegarty, K., García-Moreno, C., & Feder, G. (2021). Categories and health impacts of intimate partner violence in the World Health Organization multi-country study on women's health and domestic violence. *International Journal of Epidemiology*, *50*(2), 652–662. https://doi.org/10.1093/ije/dyaa220

Repetti, R. L., Taylor, S. E., & Seeman, T. E. (2002). Risky families: Family social environments and the mental and physical health of offspring. *Psychological Bulletin*, *128*(2), 330–366. https://doi.org/10.1037/0033-2909.128.2.330

Robles, T. F., Slatcher, R. B., Trombello, J. M., & McGinn, M. M. (2014). Marital quality and health: A meta-analytic review. *Psychological Bulletin*, *140*(1), 140–187. https://doi.org/10.1037/a0031859

Slep, A. M. S., Heyman, R. E., Snarr, J. D., & Foran, H. M. (2013). Practical tools for assessing child maltreatment in clinical practice and public health settings. In H. M. Foran, S. R. H. Beach, A. M. S. Slep, R. E. Heyman, & M. Z. Wamboldt (Eds.), *Family problems and family violence: Reliable assessment and the* ICD-11 (pp. 159–183). Springer.

Slep, A. M. S., Rhoades, K. A., Lorber, M. F., & Heyman, R. E. (2022). Glimpsing the iceberg: Parent-child physical aggression and abuse. *Child Maltreatment*. Advance online publication. https://doi.org/10.1177/10775595221112921

Stith, S. M., Liu, T., Davies, L. C., Boykin, E. L., Alder, M. C., Harris, J. M., Som, A., McPherson, M., & Dees, J. E. M. E. G. (2009). Risk factors in child maltreatment: A meta-analytic review of the literature. *Aggression and Violent Behavior*, *14*(1), 13–29. https://doi.org/10.1016/j.avb.2006.03.006

United Nations. (1979). *Convention on the elimination of all forms of discrimination against women*. https://www.un.org/womenwatch/daw/cedaw/cedaw.htm

United Nations. (1989). Convention on the rights of the child (Treaty no. 27531), *United Nations Treaty Series*, *1577*, 3–178. https://treaties.un.org/doc/Treaties/1990/09/19900902%2003-14%20AM/Ch_IV_11p.pdf

Wamboldt, M. Z., & Cordaro, A. R. (2013). Practical tools for assessing marital or intimate partner relational problems in clinical practice and public health settings. In H. M. Foran, S. R. H. Beach, A. M. S. Slep, R. E. Heyman, & M. Z. Wamboldt (Eds.), *Family problems and family violence: Reliable assessment and the* ICD-11 (pp. 216–228). Springer.

World Health Organization. (2010). *Global and regional estimates of violence against women: Prevalence and health effects of intimate partner violence and non-partner sexual violence.* https://www.who.int/publications/i/item/9789241564625

World Health Organization. (2014). *Global status report on violence prevention 2014.* https://www.who.int/publications/i/item/9789241564793

World Health Organization. (2020). *Basic documents* (49th ed., amended effective May 31, 2019). https://apps.who.int/gb/bd/

World Health Organization. (2021). *Violence against women prevalence estimates, 2018.* https://www.who.int/publications/i/item/9789240022256

World Health Organization. (2023). *ICD-11 for mortality and morbidity statistics* (Version: 01/2023). https://icd.who.int/browse11/l-m/en#/

World Health Organization. (2024). *Clinical descriptions and diagnostic requirements for ICD-11 mental, behavioural and neurodevelopmental disorders.* https://www.who.int/publications/i/item/9789240077263

ÍNDICE

A

AAIDD (American Association on Intellectual and Developmental Disabilities), 43
Abordagem baseada em formulação, para intervenções, 81
Abordagem do curso de vida, para o diagnóstico de transtornos mentais, 32
Absenteísmo no trabalho, 372
Abstinência
    e ataques de pânico, 141-143
    e TDI, 204
    sintomas de, 275
Abstinência de álcool, 278
Abstinência de substâncias, 275, 277, 278, 284. *Ver também* Abstinência
    e transtorno explosivo intermitente, 304
    e transtornos bipolares, 123
    transtorno neurocognitivo leve vs., 333
Abuso emocional e negligência, no TDI, 208
Abuso físico, 389-391, 399
Abuso psicológico, 359, 360, 362, 389
Abuso sexual, 389, 392-393
    e anorgasmia, 359
    e disfunção do desejo sexual hipoativo, 358
    e disfunção erétil do homem, 359
    e ejaculação do homem retardada, 360
    e piromania, 298
    e TDAH, 267
    e transtorno doloroso à penetração sexual, 362
Acamprosato, 278
Acidente vascular cerebral, 127, 381
Addiction Severity Index, 284
Adolescentes
    com TEPT complexo, 185
    diagnóstico de transtornos bipolares em, 126
    ideação suicida em transtornos depressivos, 108
    sintomas cognitivos em transtornos depressivos, 108
    TEPT em, 181
    transtornos dissociativos em, 208
    uso de substâncias por, 281
Adultos
    mais velhos, transtorno de luto prolongado em, 187
    uso de substâncias por, 281
Adultos mais velhos, e início dos transtornos bipolares, 127
Adversidade familiar, e transtorno de ansiedade de separação, 147-148
Afeto embotado, 83, 340
Afeto negativo, nos transtornos de personalidade, 325-326
Agenesia vaginal, 361
Agorafobia, 137, 142-145
Agressão
    e TEA, 73
    em comportamento de conduta dissocial, 255
    em relação aos outros, 45
    no TDAH, 258
    no TEPT complexo, 185
    no transtorno explosivo intermitente, 302
Agressão física, no transtorno explosivo intermitente, 302
Agressão verbal, no transtorno explosivo intermitente, 302
Agressões físicas, 179
Agressões sexuais, 179
Ajuste social, e transtorno de transe, 202-203
Álcool
    abstinência de, 278
    como causa de demência, 336
    como causa de transtorno amnéstico ou demência, 331
    metabolismo, diferenças de gênero no, 286

Alergias alimentares, e transtorno alimentar restritivo evitativo, 221
Alfabetização, 46, 55, 66
Aliança terapêutica nos transtornos de sofrimento corporal, 241–244
Alimentos sólidos, introdução de, no TEA, 63
Alogia, na esquizofrenia, 83
Alterações hormonais, e desejo sexual hipoativo, 358
Alucinações, 79, 80, 179
　auditivas, na esquizofrenia, 83–84
　e piromania, 298
　no transtorno psicótico agudo e transitório, 88
　nos transtornos bipolares, 120, 123
　nos transtornos depressivos, 101
Alucinações hipnagógicas, 374
Alucinações relacionadas ao sono, 380–381
Alucinações verbais, na esquizofrenia, 83–84
Alucinações visuais, 340
Alucinógenos, 272
Alvos de tratamento, psicológicos específicos para dependência, 285
Alvos específicos para tratamento psicológico da dependência, 285
Ambiente
　e insônia, 372
　e parassonia, 381
　nos transtornos de personalidade, 324
　nos transtornos do desenvolvimento intelectual, 47
Ambiente familiar, 262
Ambiente social, e avaliação do funcionamento adaptativo, 49
Ameaça, sensação contínua de, 182
Ameaças, fazer, 301, 392
American Association on Intellectual and Developmental Disabilities (AAIDD), 43
American Psychological Association (APA), 33
Amizades, no TEA, 65
Amnésia. Ver também Amnésia dissociativa
　e cleptomania, 299
　em transtornos dissociativos, 196
　generalizada, 200
　no TDI, 204
　no transtorno de transe, 202
　seletiva, 200
Amnésia dissociativa, 200–203, 210
Amnésia generalizada, 200
Amnésia localizada, 200
Amnésia não dissociativa vs. amnésia dissociativa, 201
Amnésia seletiva, 200
Análise de saliva, nas avaliações do uso de substâncias, 285
Análise funcional, 81

Anedonia, 140–141
　em transtornos depressivos, 102
　na esquizofrenia, 83–84
Anestesia, em transtornos dissociativos, 196
Anfetaminas, 272
Anorexia nervosa, 215, 217–218
　e transtorno alimentar restritivo evitativo, 223
　e transtorno dismórfico corporal, 162
　mortalidade, 225
　prevalência da, 226–228
Anorgasmia, 359
Anormalidades sensoriais neurológicas, e transtornos de sintoma neurológico dissociativo, 199
Anos de vida ajustados por incapacidade (DALYs), 228
Ansiolíticos, 272
　como causa de transtorno amnéstico ou demência, 331
APA (American Psychological Association), 33
Apego desorganizado, em transtornos dissociativos, 197
Apego desorganizado, no TDI, 208
Apego temeroso-evitativo, no TDI, 208
Apetite, 102, 140–141
Aplicação de limites, 394
Apneia do sono, 376
Apreensão, foco de. Ver Foco de apreensão
Apresentação combinada, do TDAH, 257
Apresentação hiperativa-impulsiva, do TDAH, 257
Aprimoramento sexual, 280
Aptidão para o trabalho, 282
Armas, 391
Arremessar, 391
Associalidade, na esquizofrenia, 83–84
"Ataque de nervios", nas considerações culturais dos transtornos depressivos, 110
Ataques de pânico
　e transtorno de acumulação, 165
　e transtorno de pânico, 141–146
　e transtorno dismórfico corporal, 161
　e transtornos de sofrimento corporal, 245
　no transtorno de ansiedade social, 145–146
　nos transtornos de ansiedade ou relacionados ao medo, 104, 138–139
　nos transtornos depressivos, 101, 102
Ataques isquêmicos transitórios, e cataplexia, 376
Atenção, 330
　dos pais, desinteresse da criança em, 63
　ganhando, 45
　na avaliação de transtornos neurocognitivos, 340
　na demência, 335
　no transtorno psicótico agudo e transitório, 89
Atenção excessiva às sensações corporais, 235
Ativação comportamental, 98–99
Atividade dos neurotransmissores cerebrais, 279

Atividades de papel de vida importantes, no sofrimento relacional em adultos, 394
Atividades sociais
   perda de interesse em, no transtorno esquizoafetivo, 87
   relacionadas ao trabalho, de adultos com TEA, 69
Atraso no tratamento, no *delirium*, 332
Atrofia de múltiplos sistemas, e transtorno comportamental do sono REM, 381
Audição
   e TEA, 63, 70
   e transtorno do desenvolvimento da aprendizagem, 55
Audiometria, 63
AUDIT (Teste de Identificação dos Transtornos devidos ao Uso do Álcool da OMS), 282-284
Autoconceito, no TEPT complexo, 183, 185, 186
Autodireção, 315
Autoeficácia, 279, 280
Autoestima, 54, 55, 82, 315
   no TEPT complexo, 185
   nos transtornos alimentares ou da alimentação, 216
   nos transtornos bipolares, 121
Autolesão (automutilação), 45
   e piromania, 298
   e transtorno de escoriação, 166
   na amnésia dissociativa, 200
   no TEA, 67, 68
   no transtorno de adaptação, 188
   no transtorno explosivo intermitente, 301
   nos transtornos de personalidade, 322, 324
Autorregistros, 110
Autorrelato, 198, 399
Avaliação Cognitiva de Montreal (MoCA), 341-342
Avaliação comportamental funcional, 45
Avaliação da capacidade intelectual, 259
Avaliação de traços de personalidade, 315
Avaliação pessoal, na avaliação do TEA, 71
Avaliações de incapacidade, 282
Avolição, na esquizofrenia, 83-84

B

Baixa autoestima, 103
Barreira hematencefálica, 283
BDI (Inventário de Depressão de Beck), 110
Benzodiazepínicos, 283, 332
Brincadeira funcional, no TEA, 65
Bulimia nervosa, 215, 218-219
   e transtorno dismórfico corporal, 162
   prevalência de, 227-228
Busca por sensações, 293, 301

C

Canabinoides, 272
Canabinoides sintéticos, 272
Câncer, 110, 363
Cannabis, 272, 274, 283
Capacidade de aprendizagem, 42, 340
Características de vulnerabilidade, 81
Características psicóticas, dos transtornos bipolares, 126
Cataplexia, 374, 376
Catastrofização, 235, 237
Catatonia, 85, 376
Catinonas sintéticas, 272
Centros Internacionais de Estudos de Campo, 26
CES-D (Escala de Depressão do Centro de Estudos Epidemiológicos), 110
Cetamina, 272
Checklist de Cognição, 110
Checklist de Hipomania, 128
Ciclo de resposta sexual, 354-355
Ciclo do sono no transtorno esquizoafetivo, 87
CID-11 para Estatísticas de Mortalidade e Morbidade (MMS), 24
CIF (Classificação Internacional de Funcionalidade, Incapacidade e Saúde), 99
Circuitaria CETC (córtico-estriatal-tálamo-cortical), 159
Circuitaria córtico-estriatal-tálamo-cortical (CETC), 159
Circuitos neurais, no processamento de recompensa, 292
Cistite intersticial, 361
Classificação global de gravidade, nos transtornos de sofrimento corporal, 243
Classificação Internacional de Funcionalidade, Incapacidade e Saúde (CIF), 99
Classificação internacional dos transtornos do sono, 3ª edição (ICSD-3) (AASM), 370
Cleptomania, 291, 299-300
Cobertura universal de saúde, 31
Cocaína, 272, 283
Coceira, 391
Código de dificuldade de personalidade, 314
Códigos de maus-tratos, 388
Coerção, para buscar tratamento para uso de substâncias, 282
Cognição social
   e transtorno desafiador de oposição, 262
   na demência, 335
Cognições, distorcidas e disfuncionais, 294-295
Colecionismo, transtorno de acumulação vs., 165
Combate a incêndios, 297
Complicações no parto, 81, 258-259
Complicações pré-natais, 81
Complicações pré-natais/perinatais do parto, e comportamento disruptivo, comportamentos dissociais e TDAH, 258-259
Comportamento aditivo e transtornos do controle de impulsos, 9, 291-311
   abordagem psicológica para, 292-294
   cleptomania, 299-300

distinção entre, 306-307
e transtornos do desenvolvimento intelectual, 48
induzidos por substâncias, 277
lógica abrangente de, 291-292
piromania, 297-299
princípios gerais de avaliação de, 304-306
programa de estudos de campo sobre o tema, 28
questões-chave de validade, 306
transtorno de jogo, 294-296
transtorno de jogo eletrônico, 296-297
transtorno do comportamento sexual compulsivo, 300-302
transtorno explosivo intermitente, 302-304
transtornos decorrentes do uso de substâncias vs., 292
Comportamento antagônico, no transtorno desafiador de oposição, 255
Comportamento de alto risco, na amnésia dissociativa, 200
Comportamento desorganizado, na esquizofrenia, 83-84
Comportamento disruptivo em outros transtornos (TEA, TDAH)
abordagem psicológica para, 254
apresentações e padrões de sintomas em, 255-256
avaliação de, 259
considerações culturais e contextuais em, 266
considerações relacionadas ao gênero em, 267
curso de desenvolvimento de, 262-264
diagnóstico diferencial de, 259-261
diferenças com o *DSM-5*, 266
em crianças pequenas, 254
em transtornos do desenvolvimento intelectual, 47
especificadores em, 256-257, 258
lógica abrangente de, 253-254
na infância, 279
no TDAH, 258
no TEA, 67, 68
prevalência de, 264-265
transtornos concomitantes, 261-262
validade e outras questões científicas essenciais em, 265
Comportamento do paciente, durante a entrevista, 198
Comportamento estereotipado, 45
Comportamento rancoroso, no transtorno desafiador de oposição, 255
Comportamento semelhante a transe, na amnésia dissociativa, 200
Comportamento sexual
como característica de apresentação de outro transtorno, 306
de maus-tratos físicos, 391
e negligência infantil, 393
Comportamento social, e transtornos bipolares, 125
Comportamento vingativo, no transtorno desafiador de oposição, 255

Comportamentos compensatórios não purgativos, e transtornos alimentares ou da alimentação, 226
Comportamentos controladores ou isoladores, 392
Comportamentos de risco, em homens, 111
Comportamentos e transtornos externalizantes, 76, 150-151, 189, 262, 266-267, 393
Comportamentos incomuns, no transtorno esquizotípico, 87
Comportamentos opositivos, 147-150
Comportamentos problemáticos, 45
Comportamentos purgativos, 226
Compreensão verbal, 42
Compulsividade, 160, 298
Compulsões alimentares, 226
Compulsões de limpeza, 160
Compulsões de verificação, 160
Comunicação. *Ver* Comunicação não verbal; Comunicação social; Comunicação verbal
Comunicação não verbal
na esquizofrenia, 84
no TEA, 62, 63, 67, 70
nos transtornos primários da linguagem, 63
Comunicação social e piromania, 298
Comunicação verbal
e TEA, 70
na esquizofrenia, 84
Comunidades minoritárias, 56
Conceitualização de caso, 16-19, 294
Concentração, 89, 140-141, 330
Condições do trato urinário, e disfunção sexual, 363
Condições médicas
como risco para dificuldades de aprendizagem, 54
comórbidas com transtornos depressivos, 110
comórbidas com transtornos do desenvolvimento intelectual, 48
e ataques de pânico, 141-142
e desejo sexual hipoativo, 358
e disfunção da excitação sexual da mulher, 358
e disfunção sexual, 357
e morte precoce na esquizofrenia, 92
e transtorno doloroso à penetração sexual, 361
e transtornos bipolares, 123, 127
e transtornos de ansiedade ou relacionados ao medo, 150-151
Condições metabólicas, na síndrome de Kleine-Levin, 375
Condições neurológicas, na síndrome de Kleine-Levin, 375
Condições vulvovaginais, 361
Confusão, na amnésia dissociativa, 200
Consciência fonológica, 51
Consequências sociais, do uso de substâncias, 284
Consórcio Internacional para Medidas de Resultados em Saúde (ICHOM), 305-306
Contato físico, interesse limitado, no TEA, 63

Contato sexual cuidador-criança, 391
Contato visual, no TEA, 63, 64
Conteúdo da preocupação, 140–141
Contextos de baixos recursos, 48
Controle de bexiga e intestinos no TEA, 64
Controle executivo, 292
Controle externo, no transtorno de transe, 202
Controle inibitório, 293
Convenção das Nações Unidas sobre os Direitos da Criança, 391, 399
Convenção das Nações Unidas sobre os Direitos das Pessoas com Deficiência, 43
Convenção sobre a Eliminação de Todas as Formas de Discriminação contra as Mulheres, 399
Conviver com os outros, no transtorno desafiador de oposição, 255
Convulsões, 198, 376
Convulsões acinéticas, 376
Convulsões não epilépticas, no transtorno de sintoma neurológico dissociativo, 198, 199
Costello, E. J., 261
Crenças morais
  e sexo, 364
    nas considerações culturais dos transtornos depressivos, 110
    no transtorno do comportamento sexual compulsivo, 301
Criança pré-escolar, com TEA, 62–64
Crianças
  com transtornos de sofrimento corporal, 247
  diagnóstico de transtornos bipolares em, 126
  filhos de jogadores compulsivos, 295
  ideação suicida, em transtornos depressivos, 108
  rejeição do cuidador, 394
  sintomas cognitivos, em transtornos depressivos, 108
  temperamento, e comportamento disruptivo, comportamentos dissociais e TDAH, 259
  TEPT em, 181
  transtorno de luto prolongado em, 187
  transtornos dissociativos em, 208
Cuidadores
  entrevistas com, 45
  envolvimento nas atividades da criança, 394
Culpa
  no TEPT complexo, 183
  no transtorno de luto prolongado, 186
Culpa, no transtorno de luto prolongado, 186
Culturas coletivistas, 150–151, 190
Culturas orientadas para a procriação, 364

D

DALYs (anos de vida ajustados por incapacidade), 228
Dano cerebral induzido por substâncias, 284

Dano(s)
  a pessoas ou coisas, 392
  a si mesmo ou a outros, 276
  e consequências, na anamnese, 284
Danos/consequências físicas, do uso de substâncias, 284
DAOs (distúrbios na auto-organização), 183–185
DASS (Escalas de Depressão, Ansiedade e Estresse), 139–140
Dawson, D., 18
Declínio cognitivo, na insônia, 372
Deficiência visual, e transtorno do desenvolvimento da aprendizagem, 55
Deficiências nutricionais, 222, 223, 331, 334
Deficiências sensoriais, 48, 55
Déficits clínicos primários, nos transtornos neurocognitivos, 330
Delinquência
  como fator de risco para comportamento disruptivo, comportamentos dissociais e TDAH, 259
  e transtorno de conduta dissocial, 265
  e transtorno desafiador de oposição, 262
Delírios
  de grandiosidade, 89, 121, 123
  e piromania, 298
  e transtornos alimentares ou da alimentação, 224
  em transtornos bipolares, 120, 121, 123
  em transtornos depressivos, 101
  na esquizofrenia, 79–80, 83
  no transtorno psicótico agudo e transitório, 88
Delirium, 277, 284, 329, 330, 332–333
Demência, 335–339
  e transtorno amnéstico, 339
  e transtorno de acumulação, 165
  e transtorno explosivo intermitente, 304
  e transtornos do desenvolvimento intelectual, 48
  etiologia da, 335–337
  frontotemporal, 336, 339
  gravidade da, 337–338
  prevalência de, 329
Dependência de substâncias, 274–276, 279, 282, 284
Depressão
  e anorgasmia, 359
  e cleptomania, 299
  e desejo sexual hipoativo, 358
  e disfunções sexuais, 362, 363
  e ejaculação do homem retardada, 360
  e esquizofrenia, 85
  e piromania, 298
  e problemas de relacionamento e maus-tratos, 398
  e sintomas, piores pela manhã, 102
  e transtorno de acumulação, 165
  e transtorno de despersonalização/desrealização, 207
  e transtorno de personalidade, 323

e transtorno desafiador de oposição, 260, 265
e transtornos de sono-vigília, 371, 382
e uso de substâncias, 284
em transtornos de personalidade, 324
hipersonolência vs., 376
na amnésia dissociativa, 200
no TEA, 67, 68
no TEPT complexo, 183
no transtorno de referência olfativa, 163
no transtorno esquizoafetivo, 87
Depressão maior, 100
Desafios de relacionamento, 183, 394
Desafios escolares, no transtorno desafiador de oposição, 257
Desafios ocupacionais, no transtorno desafiador de oposição, 257
Desafios relacionais, no transtorno desafiador de oposição, 257
Desastres, 179
Desatenção
    em jovens com desenvolvimento típico, 263
    no TDAH, 256
Desativação, no TEPT complexo, 186
Descontinuação de medicamentos, 275
Desejo sexual hipoativo, 352, 357–358
    e condições endócrinas, 358
Desejo, no ciclo de resposta sexual, 354
Desemprego, e transtorno de jogo, 295
Desenvolvimento social e negligência infantil, 393
Desesperança, 99, 140–141
Desinibição, 285, 326
Desonestidade, no comportamento de conduta dissocial, 255
Despersonalização
    como termo, 207
    em transtornos dissociativos, 197
    na amnésia dissociativa, 200
Despertar do sono não REM, transtornos do, 380
Desrealização
    como termo, 207
    em transtornos dissociativos, 197
(Des)regulação emocional
    no TEPT complexo, 186
    nos TOCRs, 159
    no transtorno desafiador de oposição, 255, 262
Destruição de propriedade, 45, 301
Destruição de propriedade, no comportamento de conduta dissocial, 255
Desvios-padrão, da média, 44
Diabetes melito
    e anorgasmia, 359
    e disfunção da excitação sexual da mulher, 358
    e disfunção erétil do homem, 359

e disfunções sexuais, 363
e ejaculação do homem retardada, 360
e insônia, 372
e transtornos bipolares, 130
Diagnóstico de doença com risco à vida, 180
Diagnósticos sobrepostos, 92
Diário de humor, 129
Dificuldades atencionais, 53
Dificuldades de aprendizagem, e piromania, 298
Dificuldades interpessoais, 315
    e TEPT, 185
    no TEPT complexo, 186
Dificuldades socioemocionais, 54
Direitos humanos, 31
Discalculia, 52
Discrepâncias entre habilidade e realização, 50
Discriminação, 81
Discriminação relacionada ao gênero dentro das famílias, 399
Disforia de gênero, 75
Disfunção autonômica somatoforme, 234
Disfunção do senso de *self*, 315
Disfunção erétil, 358–359
Disfunção erétil do homem, 358–359
Disfunção psicossocial, nos transtornos de personalidade, 325
Disfunções ejaculatórias, 352–353, 360–361
Disfunções orgásticas, 352–353
Disfunções sexuais e transtornos dolorosos associados à relação sexual, 351–368
    abordagem psicológica para, 355–357
    apresentações e padrões de sintomas, 357–362
    avaliação de, 362
    considerações culturais, 363–364
    lógica abrangente de, 351–354
    o ciclo de resposta sexual, 354–355
    prevalência de, 363
    transtornos concomitantes, 363
Disgrafia, 52
Dislexia, 52
Dislipidemia, e transtornos bipolares, 130
Dismorfia muscular, e transtorno dismórfico corporal, 172
Dispareunia, 353–354
Dispraxia, no TEA, 66
Disrupção do desenvolvimento cognitivo, 393
Disrupção do desenvolvimento físico, e negligência infantil, 393
Disrupção do desenvolvimento psicológico, e negligência infantil, 393
Dissociação
    como termo, 196
    no TEPT complexo, 183, 184

Distração, 126, 256
Distúrbio do sono, 140-141
Distúrbios da consciência, 276
Distúrbios de percepção, 203, 275-276
Distúrbios de saúde física, no sofrimento relacional em adultos, 394
Distúrbios na auto-organização (DAOs), 183-185
Distúrbios psicológicos, na síndrome de Kleine-Levin, 375
Distúrbios psicomotores, na esquizofrenia, 83, 85
Divórcio, 180, 395
Doença cardíaca. *Ver* Doença cardiovascular
Doença cardíaca coronária, e transtornos depressivos, 110
Doença cardiovascular
  doença cardíaca coronária, 110
  e disfunção erétil do homem, 359
  e insônia, 372
  risco para, em transtornos bipolares, 130
Doença cerebrovascular, 331, 336
Doença com corpos de Lewy, 336, 381
Doença com risco à vida, 179
Doença da tireoide, 130, 360
Doença de Alzheimer, 331, 336-337
Doença de Huntington, 127, 336
Doença de Parkinson
  como causa de demência, 336-337, 340
  e anorgasmia, 359
  e transtorno comportamental do sono REM, 381
Doença física, nos transtornos do desenvolvimento intelectual, 47
Doença inflamatória intestinal, e transtornos bipolares, 130
Doença inflamatória pélvica, 361
Doença priônica, e demência, 336
Doença respiratória, e transtornos do desenvolvimento intelectual, 48
Doença(s) do sistema nervoso
  como causa de transtornos neurocognitivos, 331, 334
  e TDI, 204
  e transtorno explosivo intermitente, 304
  no transtorno de transe e transtorno de transe e de possessão, 202
Doenças geniturinárias, e disfunção erétil do homem, 359
Doenças transmitidas pelo sangue, 283
Dopamina, 281
  e vias e sistema dopaminérgicos, 82
Dor. *Ver também* Disfunções sexuais e transtornos dolorosos associados à relação sexual
  no coração, 110
  nos transtornos de sofrimento corporal, 237
Dor crônica comórbida com transtornos depressivos, 110
Dor pélvica, 354, 361

Drogas ilícitas, 272
Dualismo mente-corpo, 331
Duração dos sintomas, 79

E

Ecolalia, 65
Efeitos do uso de álcool e parassonias, 381
Efeitos tóxicos, do abuso de substâncias, 274
Ejaculação do homem retardada, 360-361
Ejaculação precoce do homem, 360
Empoderamento, de pessoas com transtornos mentais e deficiências psicossociais, 32
Encefalopatia, e TEA, 73
Endometriose, 361
Engajamento comunitário, e comportamento disruptivo, comportamentos dissociais e TDAH, 259
Engajamento escolar, 259
Ensaio de comportamento social apropriado, no TEA, 68
Entrevista Clínica Estruturada para Avaliação da Dissociação em Terapia, Forense e Pesquisa (SCID-D), 197, 205-206
Entrevista motivacional, 276
Entrevistas, 45, 46
Entrevistas com pacientes, 45
Entrevistas em grupos focais, 46
Entrevistas familiares, 45, 205
Envelhecimento
  e amnésia dissociativa, 201
  e *delirium*, 338
  e transtorno amnéstico, 334
  e transtorno de luto prolongado, 187
  e transtorno de personalidade, 326
  transtorno neurocognitivo leve vs., 333
Enxaquecas, e transtornos bipolares, 126
Epilepsia, 48, 127
Epilepsia do lobo temporal, 199
Episódio de uso nocivo de substância, 276
Episódio esquizodepressivo, 86
Episódio esquizomaníaco, 86-87
Episódios de humor
  frequência de, 126
  tipos de, 97
Episódios de humor depressivo, 97
Episódios hipomaníacos, 97, 295-296
Episódios maníacos, 97, 120-121, 295-296
Episódios mistos (bipolares), 97, 122-123, 295-296
Escala de Arrancar Cabelos do Hospital Geral de Massachusetts, 170
Escala de Autoavaliação de Altman, 128
Escala de Avaliação da Gravidade do Suicídio de Columbia, 129
Escala de Avaliação de Crenças de Brown, 170
Escala de Avaliação de Depressão de Hamilton, 109

Escala de Avaliação de Mania de Young, 128
Escala de Depressão de Montgomery-Asberg, 109
Escala de Depressão do Centro de Estudos
  Epidemiológicos (CES-D), 110
Escala de Despersonalização de Cambridge, 207
Escala de Estado Interno, 128
Escala de Experiências Dissociativas, 197
Escala de Gravidade da Dependência, 284
Escala de Gravidade do Transtorno de Personalidade da
  CID-11 (PDS-ICD-11), 323
Escala de Incapacidade de Sheehan, 305
Escala de Mania de Bech Rafaelsen, 128
Escala de Síndrome Positiva e Negativa, 91
Escala de Sintomas Dissociativos, 197
Escala de Sofrimento Sexual Feminino, 362
Escala de Sonolência de Epworth, 376
Escala de Transtorno do Comportamento Sexual
  Compulsivo, 301
Escala Wechsler de Inteligência para Crianças, 54
Escala Yale-Brown de Obsessões e Compulsões (Y-BOCS),
  170
Escalas de Avaliação de Sintomas Psicóticos, 91
Escalas de avaliação, integrando avaliações do clínico e
  autoaplicadas, 109
Escalas de Comportamento Adaptativo de Vineland-III,
  342
Escalas e medidas
  Avaliação Cognitiva de Montreal (MoCA), 341-342
  Checklist de Cognição, 110
  Checklist de Hipomania, 128
  Classificação Internacional de Funcionalidade,
    Incapacidade e Saúde (CIF), 99
  DASS (Escalas de Depressão, Ansiedade e Estresse),
    139-140
  Entrevista Clínica Estruturada para Avaliação
    da Dissociação em Terapia, Forense e Pesquisa
    (SCID-D), 197, 205-206
  Escala de Arrancar Cabelos do Hospital Geral de
    Massachusetts, 170
  Escala de Autoavaliação de Altman, 128
  Escala de Avaliação da Gravidade do Suicídio de
    Columbia, 129
  Escala de Avaliação de Crenças de Brown, 170
  Escala de Avaliação de Depressão de Hamilton, 109
  Escala de Avaliação de Depressão de Montgomery-
    Asberg, 109
  Escala de Avaliação de Mania de Young, 128
  Escala de Depressão do Centro de Estudos
    Epidemiológicos (CES-D), 110
  Escala de Despersonalização de Cambridge, 207
  Escala de Estado Interno, 128
  Escala de Experiências Dissociativas, 197
  Escala de Gravidade da Dependência, 284
  Escala de Gravidade do Transtorno de Personalidade
    da CID-11 (PDS-ICD-11), 323
  Escala de Incapacidade de Sheehan, 305
  Escala de Mania de Bech Rafaelsen, 128
  Escala de Síndrome Positiva e Negativa, 91
  Escala de Sofrimento Sexual Feminino, 362
  Escala de Sonolência de Epworth, 376
  Escala de Transtorno do Comportamento Sexual
    Compulsivo, 301
  Escala Wechsler de Inteligência para Crianças, 54
  Escala Yale-Brown de Obsessões e Compulsões
    (Y-BOCS), 170
  Escalas de Avaliação de Sintomas Psicóticos, 91
  Escalas de Comportamento Adaptativo de Vineland-
    III, 342
  Escalas Wechsler de Inteligência, 342
  GAD-7 (medida de triagem), 139-140
  Índice de Funcionamento Sexual Feminino (FSFI), 362
  International Sex Survey, 301
  Inventário de Autoavaliação de Mania, 128
  Inventário de Depressão de Beck (BDI), 110
  Inventário de Luto Complicado, 187-188
  Inventário de Personalidade para a CID-11, 323
  Inventário Multifásico de Personalidade de
    Minnesota-3, 342
  Miniexame do Estado Mental (MEEM), 341-342
  Obsessive-Compulsive Drinking Scale for Heavy
    Drinking, 285
  Pesquisa Nacional de Comorbidade – Suplemento
    Adolescente, 263
  Questionário de Amnésia Dissociativa de Steinberg,
    201
  Questionário de Capacidades e Dificuldades (SDQ),
    258
  Questionário de Dissociação Somatoforme-20, 197
  Questionário de Prontidão para Mudança, 285
  Questionário de Saúde do Paciente-9, 342
  Questionário de Saúde Sexual Masculina, 362
  Questionário de Transtorno do Humor, 128
  Questionário Internacional de Transtorno de
    Adaptação (IADQ), 190
  Questionário Internacional de Trauma, 182
  Teste de Desempenho Individual de Wechsler, 51
  Teste de Identificação dos Transtornos devidos ao Uso
    do Álcool da OMS (AUDIT), 282
  Teste de Latência Múltipla do Sono (TLMS), 373-376
  Teste de Simulação de Memória, 54
Escassez de comportamentos positivos, nas relações
  cuidador-criança, 394
Escassez de fala, na esquizofrenia, 83
Esclerose múltipla
  como causa de demência, 336-337
  comórbida com transtornos depressivos, 110

e anorgasmia, 359
e disfunção da excitação sexual da mulher, 358
e ejaculação do homem retardada, 360
Escrita, 42, 52–53
Esforço, falta de, e transtorno do desenvolvimento da aprendizagem, 54
Especificador "contínuo", na esquizofrenia, 86
Especificador de "ciclagem rápida", nos transtornos bipolares, 124
Especificador de "múltiplos episódios", na esquizofrenia, 86
Especificador de "padrão restritivo", nos transtornos alimentares ou da alimentação, 217
Especificador de afetividade negativa, nos transtornos de personalidade, 314, 320
Especificador de agitação ou agressividade, na demência, 338
Especificador de anancastia, em transtornos de personalidade, 314, 321
Especificador de antissocialidade, em transtornos de personalidade, 314, 321
Especificador de apatia, na demência, 338
Especificador de apresentação desatenta, para TDAH, 257
Especificador de distanciamento, em transtornos de personalidade, 314, 320–321, 325
Especificador de distúrbios comportamentais, na demência, 338
Especificador de emoções pró-sociais limitadas, 265–266
Especificador de emoções pró-sociais, para transtorno desafiador de oposição, 257
Especificador de início, para transtorno desafiador de oposição, 257
Especificador de irritabilidade-raiva crônicas, para transtorno desafiador de oposição, 256–257, 266
Especificador de padrão *borderline*, em transtornos de personalidade, 317, 322
Especificador de padrão compulsão-purgação, na anorexia nervosa, 217–218
Especificador de primeiro episódio, na esquizofrenia, 86
Especificador de sintomas de ansiedade, na demência, 338
Especificadores "predominantemente *on-line*"/"predominantemente *off-line*", 294, 296
Especificadores de "perambulação", na demência, 338
Especificadores de considerações etiológicas, nas disfunções sexuais, 356–357
Especificadores de desinibição
  em transtornos de personalidade, 314, 321
  na demência, 338
Especificadores de distúrbio psicológico, na demência, 338
Especificadores de domínio de traço, nos transtornos de personalidade, 314

Especificadores de gravidade, para transtornos depressivos, 99
Especificadores de sintomas de humor, na demência, 338
Especificadores de sintomas persistentes, nos transtornos depressivos, 102
Espectro, como termo, 61
Espelhamento de expressões faciais, no TEA, 63
Espera vigilante, nos transtornos de personalidade, 325
Espíritos possessores externos, 203
Esquiva experiencial, 159
Esquizofrenia, 83–86
  abordagem psicológica para, 80–81
  apresentações e padrões de sintomas, 83–85
  avaliação da, 90–91
  classificação da, 79
  curso de desenvolvimento de, 85–86
  diagnóstico diferencial de, 85
  diagnóstico incorreto com, em transtornos dissociativos, 208
  e pica, 222
  e piromania, 298
  e TDI, 205
  e transtorno de despersonalização/desrealização, 207
  e transtorno de transe, 203
  e transtorno esquizoafetivo, 87
  e transtorno esquizotípico, 88
  e transtornos bipolares, 126
  e transtornos decorrentes do uso de substâncias, 281
  e transtornos depressivos, 104
  e transtornos do desenvolvimento intelectual, 48
  em mulheres, 85, 91
  fases da, 86
  hipersonolência vs., 376
  lógica abrangente da, 79–80
  morte precoce na, 92
  prevalência de, 91
  transtorno neurocognitivo leve vs., 333
  transtornos concomitantes, 92
  validade e outras questões científicas essenciais, 92
Estado de consciência, no transtorno de transe, 202
Estado mental, 92–93
Estados de fuga, 180, 184, 201
Estados transitórios de perplexidade ou confusão, nos transtornos psicóticos, 89
Estágio de ação da mudança, 280
Estágio de contemplação da mudança, 280
Estágio de manutenção da mudança, 280
Estágio de pré-contemplação da mudança, 280
Estágio de preparação da mudança, 280
Estágio de recaída da mudança, 280–281
Estereotipias motoras, no TEA, 61, 68, 75
Estilo de vida subótimo, e morte precoce na esquizofrenia, 92

Estilo parental, 164
Estimulação cerebral profunda, e transtornos bipolares, 123
Estimulação magnética transcraniana, 123
Estimulantes, 272
Estratégias compensatórias
  em adultos com TEA, 68
  em meninas com TEA, 74-75
  em transtornos alimentares ou da alimentação, 226
Estratégias comportamentais, no *delirium*, 333
Estresse
  e maus-tratos, 395
  e negligência, 393
  e transtornos de sono-vigília, 371
  e vulnerabilidade, 82
  em mulheres, 111
  traumático vs. não traumático, 179
Estressores
  diurnos, e insônia, 372
  interpessoais, 81
  no transtorno de adaptação, 188
  no transtorno psicótico agudo e transitório, 89
  nos transtornos do desenvolvimento intelectual, 47
Estressores ambientais, 81
Estressores psicossociais, 45
Estrutura cerebral, 81
Estudo Carga Global de Doenças, 131, 228
Estudos de campo baseados em clínicas, 26
Estudos de campo controlados por caso, 26
Estudos de campo de implementação ecológica, 26
Estupor, na esquizofrenia, 85
Eventos de vida importantes, 81
Evitação de tarefas, 45
Exame do estado mental, 285
Exame físico, 45
Exames sanguíneos nas avaliações do uso de substâncias, 285
Exames toxicológicos de urina, 285
Excesso de atividade motora, no TDAH, 256
Excitação sexual (disfunções da excitação sexual), 352, 358
Excitação, no ciclo de resposta sexual, 354
Exercício excessivo
  e transtornos alimentares ou da alimentação, 226
  na anorexia nervosa, 217
  na bulimia nervosa, 218, 219
Expectativas de resultado, para uso de substâncias, 278-280
Expectativas de uso de substâncias, 280
Experiências adversas na infância, em transtornos dissociativos, 208
Experiências de influência, passividade ou controle, na esquizofrenia, 83-84

Experiências intrusivas, em transtornos dissociativos, 196
Experiências psicóticas, 80, 88
Experiências sensoriais, no TEA, 64
Explosões de temperamento, 306
Exposição a metais pesados, e demência, 336
Exposição a toxinas ambientais, e transtornos neurocognitivos, 331
Exposição a toxinas, e transtorno neurocognitivo leve, 334
Exposição e prevenção de resposta, 159
Exposição pré-natal a toxinas, no TEA, 62
Exposições intrauterinas, e TEA, 73

F

Fala
  e transtornos bipolares, 125
  no transtorno esquizotípico, 87
  nos transtornos dissociativos, 198
Falar durante o sono, 381
Falsas memórias, em transtornos dissociativos, 209
Falta de controle (perda de controle), 291
  e transtornos alimentares ou da alimentação, 226
  no transtorno de transe, 204
Falta de reatividade emocional, nos transtornos depressivos, 102
Fase aguda da esquizofrenia, 86
Fase de remissão, da esquizofrenia, 86
Fase pós-aguda, da esquizofrenia, 86
Fase prodrômica, no transtorno esquizoafetivo, 87
Fatores de desenvolvimento, como risco para dificuldades de aprendizagem, 54
Fatores de relacionamento, e ejaculação do homem retardada, 360
Fatores de risco
  para comportamento disruptivo, comportamentos dissociais e TDAH, 258-259
  para condições médicas, nos transtornos bipolares, 130
  para transtornos psicóticos, 81
Fatores educacionais
  com dificuldades de aprendizagem, 54
  no TEA, 72
Fatores genéticos
  em comportamento disruptivo, transtornos dissociais ou TDAH, 254
  em transtornos bipolares, 118
  em transtornos de personalidade, 314, 324
  em transtornos psicóticos, 81
  na hipocondria, 164
  no uso de substâncias, 279
Fatores neurobiológicos, no uso de substâncias, 281

Fatores neuropsicológicos, nos transtornos aditivos e impulsivos, 293
Fatores perinatais, e TEA, 73
Fatores psicológicos, no uso de substâncias, 281
Fatores sociais, no uso de substâncias, 281
Fatores socioambientais, 48
Fenciclidina (PCP), 272
Ferramentas de triagem baseadas na população, 46
Ferramentas de triagem, desenvolvidas localmente, 46
Fibromialgia, e transtornos de sofrimento corporal, 246
Fischer, V. J., 46
Flashbacks, 180-182, 200
Flexibilidade cérea, na esquizofrenia, 85
Flutuações hormonais, em mulheres, 111
Fobia específica, 137, 144-146
Foco da atenção, 82
Foco de apreensão
   nas fobias específicas, 144-145
   no transtorno de ansiedade de separação, 146-147
   no transtorno de ansiedade social, 145-147
   no transtorno de pânico, 142-143
   nos transtornos de ansiedade ou relacionados ao medo, 138-139, 150-151
Frequência do uso de substâncias, 283
Frustração, nos transtornos do desenvolvimento intelectual, 47
FSCG (Grupo de Coordenação de Estudos de Campo), 26
FSFI (Índice de Funcionamento Sexual Feminino), 362
Fuga dissociativa, 201
Função neurocognitiva, 292, 340
Funcionamento adaptativo, em transtornos do desenvolvimento intelectual, 42-43, 45, 47, 49
Funcionamento diurno, e transtornos de sono-vigília, 371
Funcionamento do *self*, 324
Funcionamento executivo
   na avaliação de transtornos neurocognitivos, 340
   na demência, 335
   no TDAH vs. transtorno do desenvolvimento da aprendizagem, 55
   no TEA, 72
Funcionamento imunológico, e maus-tratos, 395
Funcionamento intelectual e comportamento adaptativo, 27, 43
Funcionamento intelectual, na avaliação de transtornos neurocognitivos, 340
Funcionamento ocupacional, 44
Funcionamento psicossexual, no TEA, 72-73
Funcionamento sexual satisfatório, 355
Funções motoras, e transtornos neurocognitivos, 340
Funções neurocomportamentais, na avaliação de transtornos neurocognitivos, 340
Funções sensoriais, na avaliação de transtornos neurocognitivos, 340
Fundação TLC para Comportamentos Repetitivos Focados no Corpo, 171
Furto, 306
Furto, no comportamento de conduta dissocial, 255
Fusão pensamento-ação, 159

G

GAD-7 (medida de triagem), 139-140
Ganhar atenção, 45
Gatilhos, para experiências psicóticas, 81
Gatilhos externos, para experiências psicóticas, 81
Gatilhos internos, para experiências psicóticas, 81
Gênero
   e comportamento disruptivo, transtornos dissociais e TDAH, 267
   e problemas de relacionamento e maus-tratos, 398-399
   e resposta a antidepressivos, 112
   e TDI, 204
   e transtorno bipolar ou transtornos relacionados, 131
   e transtorno de jogo, 295
   e transtorno de personalidade, 324-325
   e transtorno de sofrimento corporal, 247
   e transtorno do espectro autista, 61, 74-75
   e transtornos alimentares ou da alimentação, 227-228
   e transtornos associados especificamente ao estresse, 191
   e transtornos de sono-vigília, 382-383
   e transtornos decorrentes do uso de substâncias, 286
   e transtornos depressivos, 111-112
   e transtornos obsessivo-compulsivos ou relacionados, 171-172
   na cleptomania, 299
   na piromania, 298
Genocídio, 178
Gestos espontâneos, no TEA, 64
Gravidez
   e pica, 222
   e TDAH, 267
   e transtornos depressivos, 102-103
Grupo Consultivo Internacional para a Revisão dos Transtornos Mentais e Comportamentais da *CID-10*, 25, 30
Grupo de Coordenação de Estudos de Campo (FSCG), 26

H

Habilidades acadêmicas, 50
Habilidades conceituais, em transtornos do desenvolvimento intelectual, 43

Habilidades culturais, 55
Habilidades de comunicação, na avaliação de transtornos neurocognitivos, 340
Habilidades de vocabulário, no TEA, 66
Habilidades motoras, no TEA, 66, 69
Habilidades numéricas, no TEA, 66
Habilidades perceptuais, 330
Habilidades práticas, 43
Habilidades sociais, 43, 47, 66
Habilidades visuoespaciais, 330, 335
Hereditariedade. *Ver* Fatores genéticos
Heroína, 283
Hidrocefalia, pressão normal, e demência, 336
Higiene oral, e transtornos do desenvolvimento intelectual, 48
Hiperatividade, e transtornos alimentares ou da alimentação, 226
Hiperatividade-impulsividade, em jovens com desenvolvimento típico, 263
Hiperfagia, 108, 126, 375
Hiperlipidemia, e disfunção da excitação sexual da mulher, 358
Hiper-reatividade, no TEPT complexo, 183, 185–186
Hipersexualidade, na síndrome de Kleine-Levin, 375
Hipersonia idiopática, 374, 375
Hipersonolência, 108, 126
Hipertensão, e disfunção da excitação sexual da mulher, 358
Hipnóticos, 331, 336
Hipocondria, 157–158, 163–164
    e TOC, 233
    e transtorno de sintoma neurológico dissociativo, 199
    e transtornos de sofrimento corporal, 238, 245
    especificadores de *insight* para, 168
    prevalência de, 172
Hipocretina, 374
Hiporreatividade, no TEPT complexo, 183
Hipotensão, e cataplexia, 376
História de vida detalhada, nos transtornos dissociativos, 197
História individual, 15–16
Histórico de saúde mental, e transtornos de sono-vigília do ritmo circadiano, 379
Histórico de violência conjugal ou do parceiro, 389
Histórico familiar de transtornos decorrentes do uso de substâncias, 279
HIV
    e demência, 336
    e transtornos neurocognitivos, 331
Homens
    com transtorno dismórfico corporal, 171
    esquizofrenia em, 85
    normas que justificam "espancar a esposa", 399
    normas relacionadas à autoridade masculina sobre o comportamento feminino, 399
    transtornos depressivos em, 111
Hostilidade verbal, 392
Howes, O. D., 82

I

IADQ (Questionário Internacional de Transtorno de Adaptação), 190
ICHOM (Consórcio Internacional para Medidas de Resultados em Saúde), 305–306
ICs (indicadores comportamentais), 27
ICSD-3 (Classificação internacional dos transtornos do sono, 3ª edição) (AASM), 370
Identidade dissociativa dominante, no TDI parcial, 206
Identidade dissociativa não dominante, 206
Identidades de gênero não binárias, 354
Ilusão de controle, 294
Imagens da mídia, e sexo, 364
IMC (índice de massa corporal) e peso corporal, 217, 225–226
Impulsividade, 291–292
    e piromania, 297
    e transtornos bipolares, 121, 126
Inalantes voláteis, 272, 331, 336
Inclusividade, 43
Indicadores comportamentais (ICs), 27
Índice de Funcionamento Sexual Feminino (FSFI), 362
Índice de massa corporal (IMC) e peso corporal, 217, 225
Infecção, e transtorno neurocognitivo, 331, 334
Infecções pós-natais do cérebro, no TEA, 62
Infecções sexualmente transmissíveis
    de maus-tratos físicos, 392
    e disfunções sexuais, 363
    e negligência infantil, 393
Infertilidade, e disfunções sexuais, 363
Informação autobiográfica, incapacidade de recordar, em amnésia dissociativa, 200
Início de conversa, no TEA, 65
Insônia crônica, 372
Insônia terminal, nos transtornos depressivos, 102
Instabilidade emocional, e TEA, 73
Instrumentos psicometricamente válidos específicos para dependência, 279
Integração perceptivo-motora, 51
Inteligência, na amnésia dissociativa, 200
Interação pessoa/ambiente, 332
Interações interpessoais, no sofrimento relacional em adultos, 394
Interesses restritos, no TEA, 66, 71
International OCD Foundation, 171
International Sex Survey, 301

International Society for Sexual Medicine, 351
Intervenções direcionadas, 50–51
Intervenções individualizadas, 81
Intoxicação, 274, 284, 304
Intoxicação por substâncias, 276, 278, 333, 338
Inutilidade, sentimentos de, 140–141, 183, 185, 186
Inventário de Autoavaliação de Mania, 128
Inventário de Depressão de Beck (BDI), 110
Inventário de Luto Complicado, 187–188
Inventário de Personalidade para a *CID-11*, 323
Inventário Multifásico Minnesota de Personalidade-3, 342
Investigações laboratoriais, nas avaliações do uso de substâncias, 284–285
Irritabilidade
    e transtornos bipolares, 126
    e transtornos de ansiedade ou relacionados ao medo, 265
    e transtornos depressivos, 265
    no TEPT complexo, 185
    no transtorno desafiador de oposição, 255
Isolamento dos pares, no TEA, 63
Isolamento social, no transtorno de referência olfativa, 163

J

"Janela de tolerância", de estimulação sensorial, 72
Jejum, 219
Jogo, 294, 306
Jogo *on-line*, 294
Jogos eletrônicos, 297
Johnson, Virginia E., 355
Julgamento, na demência, 335, 338

K

Kishore, M. T., 49
Koenders, M. A., 120

L

Lakhan, R., 46
Latências de início do sono, 372
LCS (líquido cerebrospinal), 374
Leitura, 42, 52–53, 66. *Ver também* Dislexia
Lesão da medula espinal, e disfunção erétil do homem, 359
Lesão física e negligência, 393
Lesão(ões)
    como causa de transtornos neurocognitivos, 331
    de outros, testemunhar, 179
    e anorgasmia, 359
    e disfunção da excitação sexual da mulher, 358
    e disfunção erétil do homem, 359
    e ejaculação do homem retardada, 360

Lesões não intencionais, 262, 274
Limiar de dor, no TEA, 66
Limites entre comportamento normal/clínico, 266
Linguagem, 330
    e transtornos do desenvolvimento intelectual, 46
    na amnésia dissociativa, 200
    na avaliação de transtornos neurocognitivos, 340
    na demência, 335
    no TEA, 62–64, 68
    segunda língua, e mutismo seletivo, 149–150
Linguagem pragmática, 47
Líquido cerebrospinal (LCS), 374
Luto, 103, 181
    e transtorno de adaptação, 189
    e transtorno de luto prolongado, 186–187

M

Manual diagnóstico e estatístico de transtornos mentais, 5ª edição (DSM-5)
    categoria de deficiência intelectual, 49
    e transtorno de personalidade dissocial, 263
    e transtorno desafiador de oposição, 265–266
    e transtorno disruptivo da desregulação do humor, 266
    e transtornos dissociativos, 197, 203
Marcadores de funcionamento dos órgãos, no uso de substâncias, 279
Masters, William H., 355
Matemática, 52–53. *Ver também* Discalculia
Maulik, P. K., 48
Maus-tratos, 391
Maus-tratos do parceiro, 395, 396, 398
Maus-tratos na infância, 178, 396
Maus-tratos psicológicos, 389, 392
Mawson, A. R., 46
MDMA, 272, 333
Medicações. *Ver também* Medicamentos antidepressivos
    antipsicóticos, 332
    de venda livre, 272
    e anorgasmia, 359
    e disfunção da excitação sexual da mulher, 358
    e ejaculação do homem retardada, 360
    e insônia, 372
    e morte precoce na esquizofrenia, 92
    prescritas, 277
    psicoativas, 43
Medicalização dos sintomas, 235, 243
Medicamentos antidepressivos
    diferenças de gênero na resposta a, 112
    e disfunções sexuais, 363
    e transtornos bipolares, 123
    e transtornos somatoformes, 245
Medicamentos antipsicóticos, 332
Medicamentos de venda livre, 272

Medicamentos prescritos, 272, 277
Medo. *Ver também* Transtornos de ansiedade ou relacionados ao medo
  como termo, 137
  de maus-tratos físicos, 391
  e negligência, 393
  em transtornos de sofrimento corporal, 235-236, 242, 244
  no vaginismo, 354
MEEM (Miniexame do Estado Mental), 341-342
Melancolia, 101-102
Memória de curto prazo, na demência, 335
Memória de trabalho verbal, no TEA, 66
Memória(s)
  de trabalho, 42, 72
  falsas, em transtornos dissociativos, 209
  incapacidade de recordar informações autobiográficas, 200
  intrusivas, 180
  nos transtornos neurocognitivos, 330
Mentir, no comportamento de conduta dissocial, 255
Metabolismo de drogas, 275, 279
Metanfetaminas, 272, 283
Metcatinona, 272
Mindfulness, e disfunção sexual, 355
Miniexame do Estado Mental (MEEM), 341-342
MoCA (Avaliação Cognitiva de Montreal), 341-342
Modelo biopsicossocial da deficiência, 99
Modelo cognitivo integrativo dos transtornos bipolares, 119
Modelo comportamental da depressão, 98
Modelo de impulsividade UPPS, 9, 292-293, 304-305
Modelo integrativo bimodal de regulação emocional, nos transtornos bipolares, 120
Modelo integrativo de transtornos neurocognitivos, 330
Modelo sociocognitivo, dos transtornos dissociativos, 209
Modelo transteórico de mudança, no uso de substâncias, 280-281
Modelos cognitivo-comportamentais, 158-159
Modelos cognitivos, da psicose, 82
Modelos de estágios, dos transtornos bipolares, 128
Modelos psicológicos, dos transtornos bipolares, 119
Modelos teóricos, de psicose, 82
Modificação do ambiente, 45-46
Modo de administração, no uso de substâncias, 283
Módulo Novo de Transtorno de Adaptação (ADNM), 190
Moghaddam, N., 18
Momento, do último uso de substância, 284
Morte de um ente querido, 179, 186-188
Morte violenta, 179
Motivação(ões)
  dos outros, no TEA, 67
  no uso de substâncias, 279, 280

Movimento de agitar as mãos, no TEA, 61
Movimento(s)
  intrusivos, no transtorno de sintoma neurológico dissociativo, 198
  perda de, no transtorno de sintoma neurológico dissociativo, 198
Movimentos musculares involuntários, nos transtornos de sintoma neurológico dissociativo, 198
Mudanças comportamentais, na demência, 335
Mulher(es)
  adolescentes, depressão em, 108
  mutilação genital de, 356, 359, 361
  viés diagnóstico contra, no TEA, 61
Mulheres. *Ver também* Mulher(es); Gravidez
  Convenção sobre a Eliminação de Todas as Formas de Discriminação contra as Mulheres, 399
  disfunção da excitação sexual em, 358
  e acesso a terra, propriedade e recursos econômicos, 399
  e perimenopausa, 131
  e TDPM, 98-99, 107-108
  esquizofrenia em, 85
  flutuações hormonais em, 111
  normas que justificam "espancar a esposa", 399
  normas relacionadas à autoridade masculina sobre o comportamento feminino, 399
  papéis sociais das, 111
  períodos menstruais e transtornos bipolares em, 131
  TDI em, 204
  TOC em, 171
  transtorno bipolar em, 85
  transtornos depressivos em, 100, 111
  trauma vulvar pós-obstétrico em, 361
  vitimização das, 111
Murray, R. M., 82
Músculos do assoalho pélvico, 361
Mutilação genital, em mulheres, 356, 359, 361
Mutismo seletivo, 71, 137, 148-151

N

Naltrexona, 278
Não conformidade, e transtorno do desenvolvimento da aprendizagem, 54
Narcolepsia, 374, 377, 381
National Comorbidity Survey Replication Adolescent Supplement, 263
Negativismo, na esquizofrenia, 85
Negligência, 87, 389, 390, 393
Neurastenia, e transtornos de sofrimento corporal, 233
Neuroquímicos, 281
Neuroticismo, nos transtornos de personalidade, 326
Neurotransmissores, 81, 82
Nicotina, 272

Nível de energia, e transtornos bipolares, 125
Normalização da violência contra mulheres, 398
Normas
   adequação cultural de, 49
   relacionadas à autoridade masculina sobre o comportamento feminino, 399

O

Obesidade, 130, 220
Obsessive-Compulsive Drinking Scale for Heavy Drinking, 285
Obsessões alimentares, 226
Obsessões de simetria, 160
Obsessões, relacionadas à comida, 226
OMS. *Ver* Organização Mundial da Saúde
Opioides, 272, 274, 278
Organização Mundial da Saúde (OMS), 23–24, 91, 100, 285, 387, 396
   Departamento de Saúde Mental e Uso de Substâncias, 24, 25, 29, 370
   Diretrizes do Programa de Ação Global para Lacunas em Saúde Mental, 32
   Grupo de Trabalho sobre Considerações Culturais da CID-11, 29–30
   Plano de Ação Abrangente para Saúde Mental, 29–30
   Rede Global de Prática Clínica, 26
   regiões globais designadas, 25
Orgasmo, no ciclo de resposta sexual, 354
Orientação no tempo e espaço, na avaliação de transtornos neurocognitivos, 340
Ouvir vozes, 79
   no transtorno de transe, 203
   nos transtornos dissociativos, 198

P

Padrão nocivo de abuso de substâncias, 274, 276, 282
Padrão sazonal de início e remissão, nos transtornos depressivos, 101, 102
Padrões comportamentais, nos transtornos de sono-vigília, 371
Padrões inflexíveis de comportamento, no TEA, 61
Padrões interpessoais, 324
Padrões repetitivos de comportamento, no TEA, 61, 67
Padrões restritivos de comportamento, no TEA, 61
Pais e parentalidade, 148–149, 259, 263
Pancreatite, 274
Papéis sociais, das mulheres, 111
Paralisia do sono, 374, 376, 382
Paralisia do sono isolada recorrente, 380
Parto e transtornos bipolares, 131
Patel, V., 32
PCP (fenciclidina), 272

PDS-ICD-11 (Escala de Gravidade do Transtorno de Personalidade da *CID-11*), 323
Pelagra, 331, 336
Pensamento desorganizado, na esquizofrenia, 83–84
Pensamento obsessivo e perseverante, 224
Pensamentos pessimistas, 140–141
Percepções incomuns, no transtorno esquizotípico, 87–88
Perda da alma, nas considerações culturais dos transtornos depressivos, 110
Perda de apetite, nos transtornos depressivos, 102
Perda de consciência, no transtorno de sintoma neurológico dissociativo, 199
Perda de peso, 102, 140–141
Perda de sensação, no transtorno de sintoma neurológico dissociativo, 198
Perfeccionismo, 158
Perimenopausa, e transtornos bipolares, 131
Períodos menstruais, e transtornos bipolares, 131
Períodos REM no início do sono (SOREMPs), 375
Perkins, A., 17–18
Perseguição, 179
Perseverança, 293
Pesadelos, 180
   e transtorno de ansiedade de separação, 147–148
   na amnésia dissociativa, 200
   no TEPT, 181
   prevalência de, 382
Pesquisa Mundial de Saúde Mental, 131, 301
Pessoas transgênero e transgenerismo, 7, 354
Petermann, F., 12
Pica, 215, 221–222
Piromania, 291, 297–299
   e ato de atear fogo, 306
   e gratificação, na piromania, 297
Planejamento do tratamento, 45
Polimorfismos, 81
Polissonografia, 373, 374, 376, 381
Pornografia, 294
Possessividade, no TEA, 65
Práticas culturais, e transtorno de transe, 202
Preferências alimentares, no TEA, 63, 67
Prejuízo da linguagem pragmática, e TEA, 70
Prejuízo funcional
   e transtornos de sofrimento corporal, 238
   em comportamentos aditivos, 305
   em transtornos depressivos, 99
   no transtorno de transe, 204
Prejuízo funcional da linguagem, no TEA, 69–70
Prejuízo motor, e transtornos do desenvolvimento intelectual, 46, 48
Prejuízo na comunicação, em transtornos do desenvolvimento intelectual, 46–47

Prejuízos de memória
　na amnésia dissociativa, 200
　na demência, 335
　na esquizofrenia, 82, 105
　no transtorno amnéstico, 334, 339
　nos transtornos dissociativos, 196
Prejuízos, amplitude dos, 53
Prematuridade
　como condição comórbida com TEA, 73
　e TEA, 62
Premeditação, 293
Preocupação
　no transtorno de adaptação, 189
　nos transtornos de sofrimento corporal, 235, 237, 242, 244
Preocupação genital, e transtorno dismórfico corporal, 172
Preocupação, nos transtornos de sofrimento corporal, 237, 242, 244
Preocupações e aversões sensoriais, no TEA, 66
Prigerson, H. G., 186, 187
Privação de sono, como causa de parassonia, 381
Privação sensorial, e transtornos do desenvolvimento intelectual, 46
Privação social e transtornos do desenvolvimento intelectual, 46
Problemas de comportamento, 45
Problemas de relacionamento e maus-tratos, 387–403
　abordagem psicológica para, 389–391
　apresentações e padrões de sintomas, 391–395
　avaliação de, 396–398
　classificação, na CID-11, 388–389
　considerações culturais e questões de gênero, 398–399
　curso de desenvolvimento dos problemas, 395–396
　diagnósticos diferenciais de, 395
　lógica abrangente de, 387–388
　no TEPT complexo, 186
　prevalência de, 396
Problemas de saúde, nos transtornos de personalidade, 324
Problemas gastrintestinais, e transtornos do desenvolvimento intelectual, 48
Problemas relacionais e maus-tratos, 6
Problemas sexuais
　e negligência infantil, 393
　na amnésia dissociativa, 200
Processos de doença, e maus-tratos, 395
Processos emocionais e regulação, 293
Processos motivacionais, 293
Produtividade reduzida, e insônia, 372
Prostatectomia, 359, 360
PSG. *Ver* Polissonografia
Psicoeducação, 170

Psicoestimulantes, 274
Psicometria, na avaliação do transtorno de personalidade, 322
Psicose
　e transtornos dissociativos, 195
　modelos de, 82

Q

Qualidade de vida, e cleptomania, 300
Qualificadores situacionais, nas disfunções sexuais, 355, 356
Qualificadores temporais, nas disfunções sexuais, 356
Quantidade de uso de substância, 283
Quedas bruscas, e cataplexia, 376
Questionário de Amnésia Dissociativa de Steinberg, 201
Questionário de Capacidades e Dificuldades (SDQ), 258
Questionário de Dissociação Somatoforme-20, 197, 199
Questionário de Prontidão para Mudança, 285
Questionário de Saúde do Paciente-9, 342
Questionário de Saúde Sexual Masculina, 362
Questionário de Transtorno do Humor, 128
Questionário Internacional de Transtorno de Adaptação (IADQ), 190
Questionário Internacional de Trauma, 182, 185
Questões atencionais, 255
Questões relacionais, nos transtornos depressivos, 110

R

Raciocínio perceptual, 42
Radioterapia, 358, 359
Raiva
　e transtornos de ansiedade ou relacionados ao medo, 265
　e transtornos depressivos, 265
　no transtorno de luto prolongado, 186
　no transtorno desafiador de oposição, 255
Realidade, perda de contato com a, 79
Reavaliação de situações, 293
Recaída, do uso de substâncias, 279
Recursos ambientais, no TEPT complexo, 183
Recursos pessoais, no TEPT complexo, 183
Recusa escolar, 147–149
Redução de tensão, 280, 297
Reforço, nos transtornos aditivos e impulsivos, 291
Registro de pensamentos automáticos, 110
Regulação de emoção negativa, no transtorno do comportamento sexual compulsivo, 301
Regulação emocional, 293
Relacionamentos íntimos e familiares saudáveis, 388
Relações comunitárias, 190
Relações cuidador-criança, 389–390, 394
Relações interpessoais, na amnésia dissociativa, 200

Relações no local de trabalho, de adultos com TEA, 69
Relações sexuais, no TEA, 73
Relações simbióticas, 388
Relações sociais, no trabalho, de adultos com TEA, 69
Religião(ões)
 e sexo, 364
 e transtorno de transe, 202
 e transtornos bipolares, 130–131
 e uso de substâncias, 286–287
 no transtorno do comportamento sexual compulsivo, 301
Resistência à mudança, no TEA, 64, 69, 71
Resolução de problemas, na demência, 335, 338
Resolução, no ciclo de resposta sexual, 354
Resposta sexual, 352
Respostas emocionais a estressores, 81
Resultados antissociais, e transtorno de conduta dissocial, 265
"Retardo mental", como termo na CID-10, 41, 43
Retardo ou agitação psicomotora, nos transtornos depressivos, 102
Retardo psicomotor, 103
Retraimento ou negligência persistentes, nas relações cuidador-criança, 394
Retraimento social, no TEPT complexo, 185
Revivência de eventos traumáticos, 179–180, 182
Rigidez cognitiva, no TEA, 66
Risco de acidente e insônia, 372
Risco de maus-tratos infantis, por idade da criança, 395
Risco de suicídio, 99, 129, 188, 285
Ruminação, 238, 293

S

Saúde
 como termo, 387
 em problemas de relacionamento cuidador-criança, 395
Saúde mental global, 30–33
Schmidt, S., 12
SCID-D (Entrevista Clínica Estruturada para Avaliação da Dissociação em Terapia, Forense e Pesquisa), 197, 205, 206
SDQ (Questionário de Capacidades e Dificuldades), 258
Sedativos, 331, 336
Sedativos-hipnóticos, 272
Sensações intrusivas, no transtorno de sintoma neurológico dissociativo, 198
Sensibilidade ao reforço, 293
Sensibilidade e especificidade, das ferramentas, 46
Sensibilidades sensoriais, 61, 71, 72
Senso de identidade pessoal, 202
Serotonina, 281

Síndrome da cabeça explodindo hipnagógica, 380–381
Síndrome de Cushing, 127
Síndrome de Down, e demência, 336
Síndrome de humor secundária, 106, 127
Síndrome de Kleine-Levin, 374–377
 e condições endócrinas, 375
Síndrome de Tourette, 157, 167–168
Síndrome do intestino irritável, e transtornos de sofrimento corporal, 246
Síndrome do sono insuficiente, 372, 375–376
Síndrome geniturinária da menopausa, 361
Síndrome metabólica, 130, 358
Sintomas cognitivo-comportamentais, 98, 100
Sintomas de humor
 e transtorno psicótico agudo e transitório, 89
 na amnésia dissociativa, 200
Sintomas dissociativos, 180, 299
Sintomas específicos, compreensão de, 81
Sintomas físicos, na amnésia dissociativa, 200
Sintomas motores
 no transtorno de sintoma neurológico dissociativo, 199
 nos transtornos dissociativos, 196
Sintomas negativos
 ausência de, no transtorno psicótico agudo e transitório, 89
 na esquizofrenia, 83–84
Sintomas negativos expressivos, na esquizofrenia, 84
Sintomas negativos motivacionais, na esquizofrenia, 84
Sintomas neurovegetativos, 98, 100
Sintomas positivos, da esquizofrenia, 83
Sintomas psicológicos e comportamentais, e desejo sexual hipoativo, 358
Sintomas psicóticos, 103
 na demência, 338
 na população geral, 80
 no TEPT complexo, 183
 no transtorno esquizoafetivo, 87
 nos transtornos depressivos, 101–102
Sintomas sensoriais, nos transtornos dissociativos, 196
Sistema Achenbach de Avaliação Empiricamente Baseada, 258
Sistema de justiça criminal, interações com, 282
Sistema legal, interações com o, 282
Sistemas de recompensa cerebral, 275
Sociedades orientadas por crenças, 364
Sofrimento psicológico, e negligência, 393
Sofrimento, no transtorno de transe, 204
Solidão
 e cleptomania, 299
 e piromania, 298
 no transtorno esquizotípico, 88

Somatização, 180-181
  e transtornos de ansiedade ou relacionados ao medo, 150-151
  nas expressões culturais dos transtornos bipolares, 130
  no TEPT complexo, 183, 184
  no transtorno de luto prolongado, 188
  nos transtornos de sofrimento corporal, 233
Sono
  e transtornos bipolares, 125
  em comportamento disruptivo, comportamentos dissociais e TDAH, 262
  nos transtornos bipolares, 121
Sono de movimento rápido dos olhos (sono REM), 374
Sono REM (movimento rápido dos olhos), 374-375
Sonolência diurna excessiva. *Ver* Hipersonolência
SOREMPs (períodos REM no início do sono), 375
Status de "alto risco de psicose", 92
Status de imigração
  e transtorno de jogo, 295
  e transtornos do desenvolvimento intelectual, 46
Status desigual das mulheres, 398
Subdependência, 274
Suicidabilidade
  de maus-tratos físicos, 391
  e cleptomania, 300
  e insônia, 372
  e maus-tratos, 395
  e maus-tratos sexuais, 392
  e negligência infantil, 393
  e problemas de relacionamento e maus-tratos, 398
  e uso de substâncias, 284
  na amnésia dissociativa, 200
  na esquizofrenia e outros transtornos psicóticos, 92
  no TEA, 73
  no TEPT complexo, 183
  no TMDA, 106
  no transtorno de adaptação, 188
  no transtorno de luto prolongado, 186
  no transtorno desafiador de oposição, 257
  no transtorno distímico, 105
  no transtorno explosivo intermitente, 301
  nos transtornos bipolares, 129
Supressão ativa de emoções negativas, 293
Sysko, R., 225

T

Tabagismo, e esquizofrenia, 92
TAG. *Ver* Transtorno de ansiedade generalizada
Tapa, 391
Taxonomias, de transtornos mentais, 29
TBE (terapia baseada em emoções), e disfunções sexuais, 355

TCC. *Ver* Terapia cognitivo-comportamental
TCE (traumatismo craniencefálico), 55
TDAH. *Ver* Transtorno de déficit de atenção e hiperatividade
TDI (transtorno dissociativo de identidade), 203-205, 209
TDPM (transtorno disfórico pré-menstrual), 98-99, 107-108
TEA. *Ver* Transtorno do espectro autista
Técnica de comunicação, em casais, 355
Técnicas de comunicação para casais, 355
Teoria da desregulação do BAS (sistema de ativação comportamental), 119
Teoria da desregulação do sistema de ativação comportamental (BAS), 119
TEPT complexo, 178, 182-186
  e maus-tratos, 395
  e TDI, 205
  e transtorno de personalidade, 323
TEPT. *Ver* Transtorno de estresse pós-traumático
Terapia baseada em emoções (TBE), e disfunções sexuais, 355
Terapia cognitivo-comportamental (TCC), 99, 149-150, 355
Terapia com luz, 123
Terapia de fala e linguagem, 45
Terrores do sono, 380
Teste de Desempenho Individual de Wechsler, 51
Teste de Identificação dos Transtornos devidos ao Uso do Álcool da OMS (AUDIT), 282-284
Teste de latência múltipla do sono (TLMS), 373-376
Teste de Simulação de Memória, 54
Testemunho de abuso, 179
Testes. *Ver também* Escalas e medidas
  adequação cultural de, 49, 56
  linguagem de, 49, 54, 56
  padronizados e normatizados, 43, 45, 51, 56
  traduções validadas de, 56
Testes de inteligência, 41
Testes genéticos, 45, 74
Testes neuropsicológicos, 259, 340, 341-344
Testes psicométricos padronizados, 284
Thom, R., 110
Tiques, 73, 160-161, 167
TLMS (teste de latência múltipla do sono), 373-376
TMDA (transtorno misto de depressão e ansiedade), 98-99, 106-107
TOC. *Ver* Transtornos obsessivo-compulsivos ou relacionados
Tolerância, aos efeitos das substâncias, 275
Tomada de decisão, 297, 315
Tortura, 178

Trabalho
   aptidão para o, 282
   perda de interesse em, no transtorno esquizoafetivo, 87
Traço de personalidade abertura à experiência, 315
Traço de personalidade amabilidade, 315
Traço de personalidade conscienciosidade, 315
Traço de personalidade extroversão, 315
Traço de personalidade neuroticismo, 315
Traços de personalidade do Big Five, 315, 320
Traços insensíveis-não emocionais, 265
Transes e transtornos de transe, 180, 202–204
   considerações culturais em, 209
   e TDI, 206
   no TEPT complexo, 184
   patológicos vs. não patológicos, 203
   prevalência de, 210
Transtorno alimentar relacionado ao sono, 380
Transtorno amnéstico, 330, 334–335, 339
Transtorno bipolar ou transtornos relacionados, 117–136
   abordagem psicológica para, 118–120
   avaliação de, 128–129
   considerações de gênero em, 131
   curso de desenvolvimento de, 127–128
   diagnóstico diferencial de, 125–127
   diagnóstico incorreto como transtorno depressivo, 122
   e cleptomania, 300
   e esquizofrenia, 85
   e piromania, 298
   e transtorno de acumulação compulsiva, 165
   e transtorno desafiador de oposição, 260
   e transtorno distímico, 106
   e transtornos de sono-vigília, 382
   e transtornos decorrentes do uso de substâncias, 281
   e transtornos depressivos, 104, 108–109
   episódios hipomaníacos, 121–122
   episódios maníacos, 120–121
   episódios mistos, 122–123
   lógica abrangente de, 117–118
   prevalência de, 118, 131
   questões culturais e contextuais em, 130–131
   transtorno neurocognitivo leve vs., 333
   transtornos bipolares tipo I e tipo II, 118, 123–124
   transtornos ciclotímicos, 124–125
   transtornos concomitantes, 129–130
Transtorno comportamental do sono REM, 380–382
Transtorno da compulsão alimentar, 215, 218–220
   bulimia nervosa vs., 220
   e transtornos bipolares, 126, 129
   prevalência de, 227–228
Transtorno de acumulação, 157–158, 164–166, 168

Transtorno de adaptação, 104–105, 178, 188–190
   e TEPT, 180
   e TMDA, 107
   e transtorno de luto prolongado, 187
Transtorno de ansiedade de separação, 137, 146–149, 189
Transtorno de ansiedade generalizada (TAG), 137, 139–141
   e transtorno de adaptação, 189
   e transtorno dismórfico corporal, 161
   e transtorno distímico, 106
   e transtornos bipolares, 129
   e transtornos de sono-vigília, 382
   em meninas com TEA, 75
Transtorno de ansiedade por saúde. *Ver* Hipocondria
Transtorno de ansiedade social, 137, 145–147
   e disfunções sexuais, 363
   e mutismo seletivo, 148–150
   e transtorno de referência olfativa, 163
   e transtorno dismórfico corporal, 161
   e transtornos bipolares, 129
   no diagnóstico diferencial de fobia específica, 144–145
Transtorno de aprendizagem, do desenvolvimento. *Ver* Transtorno do desenvolvimento da aprendizagem
Transtorno de arrancamento de cabelo. *Ver* Tricotilomania
Transtorno de avanço de fase do sono-vigília, 372, 377–379
Transtorno de conduta dissocial, 253–254
   apresentação e padrões de sintomas no, 255–256
   baixa estabilidade de, 263
   considerações culturais e contextuais, 266
   considerações relacionadas ao gênero no, 267
   curso de desenvolvimento do, 262–263
   diagnóstico diferencial de, 260
   diferenças com o *DSM-5*, 266
   e cleptomania, 300
   e piromania, 298
   e transtorno desafiador de oposição, 260
   e transtorno explosivo intermitente, 304
   especificadores para, 256–257
   prevalência de, 261, 264
   transtornos concomitantes, 261–262
Transtorno de conversão. *Ver* Transtorno de sintoma neurológico dissociativo
Transtorno de déficit de atenção e hiperatividade (TDAH), 51, 54, 105, 253–256
   abordagem psicológica para, 254
   apresentações e padrões de sintomas em, 256
   como fator de risco para transtornos decorrentes do uso de substâncias, 262
   comportamento inadequado em, 258
   considerações culturais e contextuais em, 266

considerações relacionadas ao gênero em, 267
curso de desenvolvimento de, 262-264
diagnóstico diferencial de, 259-261
e epilepsia, 262
e lesões não intencionais, 262
e obesidade, 262
e piromania, 298
e síndrome de Tourette, 168
e TEA, 73, 75
e TOC, 161
e transtorno de conduta dissocial, 260
e transtorno de jogo, 296
e transtorno de jogo eletrônico, 297
e transtorno desafiador de oposição, 260-263
e transtorno do comportamento sexual compulsivo, 301
e transtorno do desenvolvimento da aprendizagem, 55
e transtornos bipolares, 126
e transtornos de ansiedade ou relacionados ao medo, 262
e transtornos depressivos, 260-262
e transtornos do desenvolvimento intelectual, 47
especificadores em, 257-258
especificadores para, 257-258
hipersonolência vs., 376
na primeira infância, 263
no transtorno explosivo intermitente, 301
prevalência de, 261, 264-265
transtornos concomitantes, 261-262
validade e outras questões científicas essenciais em, 265
Transtorno de despersonalização/desrealização, 207-208, 210
Transtorno de escoriação, 157-159, 166-167
Transtorno de estresse pós-traumático (TEPT), 179-182
ansiedade no, 180-181
de maus-tratos físicos, 391
e amnésia dissociativa, 200, 201
e desejo sexual hipoativo, 358
e esquizofrenia, 85
e maus-tratos, 395
e maus-tratos sexuais, 392
e TDI, 205
e transtorno de adaptação, 189
e transtorno do comportamento sexual compulsivo, 301
e transtornos de sono-vigília, 382
nos transtornos de personalidade, 324
transtorno neurocognitivo leve vs., 333
Transtorno de fase do sono-vigília atrasada, 372-373, 377-379

Transtorno de jogo, 291, 294-296
e piromania, 299
prevalência de, 295
transtorno de jogo eletrônico vs., 295
Transtorno de jogo eletrônico, 291, 296-297
prevalência de, 296
transtorno de jogo vs., 295
Transtorno de luto prolongado, 103, 178, 181, 186-189
Transtorno de pânico, 137, 141-143
e disfunções sexuais, 363
e transtornos bipolares, 129
no diagnóstico diferencial de fobia específica, 144-145
Transtorno de pesadelo, 380
Transtorno de referência olfativa, 157-158, 162-163, 168, 172
Transtorno de ritmo sono-vigília irregular, 378-379
Transtorno de ritmo sono-vigília não 24 horas, 378-379
Transtorno de ruminação-regurgitação, 215, 222
Transtorno de sintoma neurológico dissociativo, 198-199
Transtorno de sofrimento corporal, 233-251
abordagem psicológica para, 235-237
apresentação e padrões de sintomas em, 237-239
avaliação de, 241-244
características relacionadas ao gênero de, 247
casos clínicos, 239-241
condições médicas comórbidas em, 236
considerações culturais em, 247
curso de desenvolvimento de, 246-247
e transtorno de sintoma neurológico dissociativo, 199
exemplos de casos de, 239-241
gravidade de, 236-239
lógica abrangente de, 233-235
prevalência de, 247-248
transtornos concomitantes e diagnóstico diferencial, 244-246
Transtorno de transe e de possessão. *Ver* Transes e transtornos de transe
Transtorno delirante, 89, 91
Transtorno desafiador de oposição, 105, 126, 255
apresentação e padrões de sintomas, 255
baixa estabilidade de, 263
considerações culturais e contextuais, 266
considerações relacionadas ao gênero com, 267
curso de desenvolvimento, 262-263
diagnóstico diferencial, 259-261
diferenças com o *DSM-5*, 266
e TDAH, 260
e TEA, 73
e transtorno explosivo intermitente, 304
e transtornos bipolares, 126-127
e transtornos de ansiedade ou relacionados ao medo, 150-151
especificadores para, 256-257

prevalência de, 261, 264
transtornos concomitantes, 261–262
validade de, 265
Transtorno disfórico pré-menstrual (TDPM), 98, 99, 107–108
Transtorno dismórfico corporal, 157–158, 161–162
   e transtorno alimentar restritivo evitativo, 224
   e transtorno de referência olfativa, 163
   e transtornos alimentares ou da alimentação, 172
   e transtornos de comportamento repetitivo focado no corpo, 166
   especificadores de *insight* para, 168
   prevalência de, 172
Transtorno dissociativo de identidade (TDI), 203–205, 209
   e estados de personalidade distintos, 204
Transtorno dissociativo de identidade parcial, 205–206, 210
Transtorno distímico, 98–99, 105–106, 185
Transtorno do comportamento sexual compulsivo, 291, 300–302
Transtorno do desenvolvimento da aprendizagem, 50–57
   abordagem psicológica para, 50–52
   apresentações e padrões de sintomas em, 53
   avaliação de, 53–54
   diagnóstico diferencial de, 54–55
   e transtornos do desenvolvimento intelectual, 46, 55
   especificadores de, 53
   especificadores para, 52–53
   questões culturais e contextuais em, 55–56
Transtorno do desenvolvimento da linguagem, 70
Transtorno do espectro autista, 61–77
   abordagem psicológica para, 62
   alienação social em, 68
   ansiedade social em, 68
   avaliação de, 71–73
   birras em, 64, 66
   cognição social em, 62
   competência social em, 62
   comunicação social em, 61, 66, 69, 71
   considerações culturais em, 74
   controle esfincteriano em, 64
   conversa social em, 68
   desenvolvimento social em, 65
   diagnóstico diferencial de, 70–71
   e alimentação desordenada, 67
   e alinhamento de objetos, 63
   e amamentação, 63
   e atividades criativas, 68
   e brincadeiras em, 63, 65
   e *bullying*, 69
   e comportamentos não verbais, 65, 68
   e desenvolvimento emocional, 65
   e emoções faciais em, 64
   e empatia, 65
   e emprego de adultos com, 69
   e fobias, 73
   e foco do olhar em rostos, 62
   e gênero, 61, 74–75
   e hierarquias sociais, 67
   e hipersensibilidade ao toque, 66
   e interesses excessivamente focados, 61
   e maternidade, 75
   e mutismo seletivo, 149–150
   e perguntas persistentes, 63
   e pica, 222
   e rostos, foco do olhar em, 62
   e ruídos, 64
   e situações sociais não estruturadas, 65
   e sofrimento provocado por mudanças, 62
   e TOCRs, 160
   e transtorno alimentar restritivo evitativo, 221
   e transtorno do desenvolvimento da coordenação motora, 73
   e transtorno esquizotípico, 88
   e transtorno explosivo intermitente, 304
   e transtornos alimentares ou da alimentação, 226
   e transtornos do desenvolvimento da fala ou da linguagem, 70, 73
   e transtornos do desenvolvimento intelectual, 46–47, 69–70
   e transtornos genéticos, 73
   em bebês, 62
   em crianças em idade pré-escolar, 62–64
   em meninas, 65, 67, 71, 74–75
   em meninos, 65, 71, 75
   especificadores em, 69–70
   idade na apresentação, 61
   inclusão/exclusão social em, 61, 63, 65, 69
   ingenuidade social em, 67
   inteligência verbal em, 72
   jogo imaginativo em, 65
   lógica abrangente de, 61–62
   mídias sociais em, 68
   na adolescência, 66–67
   na idade adulta, 67–69
   na infância média, 64–66
   prevalência de, 61, 74
   regressão de habilidades em, 64
   rituais em, 61, 69
   roteiros sociais em, 65
   rotinas em, 61, 64, 69
   simulação de papéis em, 65
   sorriso em, 62, 64
   substrato genético, 62
   traços, em crianças fora do espectro TEA, 72

transtornos concomitantes, 73–74
velocidade de processamento lenta em, 66
violência em, 73
Transtorno doloroso à penetração sexual, 352, 361–362
Transtorno doloroso somatoforme persistente, 234
Transtorno esquizoafetivo, 80, 86–87, 91–92
Transtorno esquizotípico, 87, 88, 91
Transtorno explosivo intermitente, 291, 302–304
    e piromania, 299
    e transtorno desafiador de oposição, 260
    prevalência de, 301
Transtorno misto de depressão e ansiedade (TMDA), 98–99, 106–107
Transtorno neurocognitivo leve, 333–334
Transtorno neurológico funcional. *Ver* Transtorno de sintoma neurológico dissociativo
Transtorno psicótico agudo e transitório, 88–89
Transtorno psicótico, induzido por substância, 277
Transtorno somatoforme indiferenciado, 234, 248
Transtorno somatoforme, 233–234
Transtornos alimentares ou da alimentação, 215–229. *Ver também* Anorexia nervosa; Transtorno da compulsão alimentar; Bulimia nervosa
    abordagem psicológica para, 216–217
    apetite, 102, 140–141
    avaliação de, 225–226
    considerações culturais e contextuais em, 226–227
    considerações relacionadas ao gênero em, 227–228
    curso de desenvolvimento de, 224–225
    e maus-tratos sexuais, 392
    e TOCRs, 160
    e transtorno dismórfico corporal, 172
    e transtorno explosivo intermitente, 304
    e transtornos do desenvolvimento intelectual, 48
    limite com a normalidade e diagnóstico diferencial de, 222–224
    lógica abrangente de, 215–216
    no TEA, 63, 73
    pica, 221–222
    prevalência de, 228–229
    transtorno alimentar relacionado ao sono, 380
    transtorno alimentar restritivo evitativo, 64, 220–221
    transtorno de ruminação-regurgitação, 215, 222
    transtornos concomitantes, 224
Transtornos alimentares. *Ver* Transtornos alimentares ou da alimentação
Transtornos associados especificamente ao estresse, 177–194
    abordagem psicológica para, 179
    características relacionadas ao gênero de, 191
    considerações culturais para, 190–191
    e transtorno desafiador de oposição, 260
    lógica abrangente de, 177–179

TEPT complexo, 182–186
transtorno de adaptação, 188–190
transtorno de estresse pós-traumático, 179–182
transtorno de luto prolongado, 186–188
Transtornos ciclotímicos, 104, 124–125
Transtornos da fala e da linguagem, 53
    do desenvolvimento, 47, 55
    e mutismo seletivo, 148–150
Transtornos de ansiedade ou relacionados ao medo
    abordagem psicológica para, 138–139
    agorafobia, 142–145
    como causa de parassonia, 381
    como termo, 137
    considerações culturais e contextuais em, 150–152
    e anorgasmia, 359
    e cleptomania, 299
    e desejo sexual hipoativo, 358
    e disfunções sexuais, 354, 359, 360, 362, 363
    e esquizofrenia e outros transtornos psicóticos, 92
    e maus-tratos sexuais, 392
    e piromania, 298, 299
    e problemas de relacionamento e maus-tratos, 398
    e TDPM, 108
    e TEA, 73
    e TEPT, 180, 181
    e TMDA, 107
    e transtorno alimentar restritivo evitativo, 221
    e transtorno de despersonalização/desrealização, 207
    e transtorno de jogo eletrônico, 297
    e transtorno de jogo, 296
    e transtorno de ruminação-regurgitação, 222
    e transtorno desafiador de oposição, 257, 260, 265
    e transtorno do comportamento sexual compulsivo, 301
    e transtorno do desenvolvimento da aprendizagem, 55
    e transtorno explosivo intermitente, 304
    e transtornos bipolares, 126, 129
    e transtornos de sofrimento corporal, 235, 243–245
    e transtornos de sono-vigília, 371
    e transtornos depressivos, 104
    e transtornos do desenvolvimento intelectual, 47
    e uso de substâncias, 284
    em transtorno de referência olfativa, 163
    em transtorno esquizoafetivo, 87
    em transtornos alimentares ou da alimentação, 216, 223–224
    em transtornos de personalidade, 323, 324
    fobia específica, 144–146
    induzidos por substância, 277
    lógica abrangente de, 137
    mutismo seletivo, 148–151
    princípios gerais para avaliação de, 138–140
    sintomas em amnésia dissociativa, 200

sintomas em transtornos depressivos, 102
transtorno de ansiedade de separação, 146-149
transtorno de ansiedade social, 145-147
transtorno de pânico, 141-143
transtornos concomitantes, 150-151
Transtornos de comportamento repetitivo focado no corpo, 157, 166-167
Transtornos de hábito, 159
Transtornos de hipersonolência, 371, 374-377
Transtornos de humor induzidos por substâncias, 106, 127
Transtornos de insônia, 371-374
 e transtornos de sono-vigília do ritmo circadiano, 378
 prevalência de, 373-374
Transtornos de movimento relacionados ao sono, 371
Transtornos de parassonia, 371, 379-382
Transtornos de personalidade, 11
 abordagem psicológica para, 314-315
 apresentações e padrões de sintomas em, 315-314
 avaliação de, 322-324
 características relacionadas ao gênero em, 324-325
 casos clínicos, 314-320
 considerações culturais e contextuais em, 326-327
 curso de desenvolvimento de, 325-326
 e cleptomania, 300
 e piromania, 298, 299
 e TDI, 205
 e TEPT, 184
 e transtorno de ansiedade de separação, 147-148
 e transtorno de jogo, 296
 e transtorno distímico, 106
 e transtornos bipolares, 126, 129
 especificadores de domínio de traço, 320-322
 gravidade de, 314, 314-320
 lógica abrangente de, 313-314
 prevalência de, 327
 transtornos concomitantes, 324
Transtornos de sonambulismo, 380, 382
Transtornos de sono-vigília do ritmo circadiano, 371
 e hipersonolência, 376
 prevalência de, 379
 tipo *jet lag*, 377-379
 tipo trabalhador de turno, 377-379
Transtornos de sono-vigília, 369-386
 abordagem psicológica para, 371
 características relacionadas ao gênero, 382-383
 e maus-tratos sexuais, 392
 e TDI, 204
 e transtorno de jogo eletrônico, 297
 e transtornos mentais, 382
 lógica abrangente de, 369-370
 transtornos de hipersonolência, 374-377
 transtornos de insônia, 371-374

transtornos de parassonia, 379-382
transtornos do ritmo circadiano, 377-379
Transtornos decorrentes do uso de substâncias, 271-290
 abordagem psicológica para, 278-281
 abstinência de substâncias, 277
 apresentações e padrões de sintomas, 272-274
 avaliação de, 282-286
 características relacionadas ao gênero de, 286
 considerações culturais e contextuais, 286-287
 curso de desenvolvimento de, 281-282
 dependência de substâncias, 274-275
 e piromania, 299
 e problemas de relacionamento e maus-tratos, 398
 e TEPT, 181
 e transtorno do comportamento sexual compulsivo, 301
 e transtorno explosivo intermitente, 304
 e transtornos bipolares, 126, 129
 e transtornos de ansiedade ou relacionados ao medo, 150-151
 e transtornos de sono-vigília, 382
 episódio de uso nocivo de substância, 276
 intoxicação por substâncias, 276
 lógica abrangente de, 271-272
 programa de estudos de campo sobre, 28
 transtornos concomitantes, 281
 transtornos mentais induzidos por substâncias, 277-278
Transtornos depressivos, 54, 97-115
 abordagem psicológica para, 98-100
 avaliação de, 109-110
 considerações culturais em, 111
 considerações de gênero em, 111-112
 curso de desenvolvimento de, 108-109
 de maus-tratos físicos, 391
 diagnóstico diferencial de, 103-105
 e condições médicas, 110-111
 e depressão maior, 100
 e disfunção erétil do homem, 359
 e hipocondria, 164
 e insônia, 372
 e maus-tratos sexuais, 392
 e negligência infantil, 393
 e TAG, 140-141
 e TEA, 73
 e TEPT, 180, 181, 185
 e TMDA, 106-107
 e transtorno de adaptação, 189
 e transtorno de luto prolongado, 187
 e transtorno de transe, 202
 e transtorno distímico, 105-106
 e transtorno do comportamento sexual compulsivo, 301

e transtornos de ansiedade ou relacionados ao medo, 150-151
e transtornos decorrentes do uso de substâncias, 281
e transtornos do desenvolvimento intelectual, 48
em meninas com TEA, 75
episódio único e recorrente, 98, 100-103
lógica abrangente de, 97-98
no transtorno desafiador de oposição, 257
prevalência de, 100
transtorno disfórico pré-menstrual, 107-108
transtorno neurocognitivo leve vs., 333
Transtornos depressivos de episódio único e recorrente, 100-103
Transtornos dissociativos, 181, 195-213
abordagem psicológica para, 196
amnésia dissociativa, 200-202
considerações culturais em, 209
curso de desenvolvimento de, 208
e hipersonolência, 376
lógica abrangente de, 195-196
prevalência de, 210
princípios gerais de avaliação para, 197-198
transtorno de despersonalização/desrealização, 207-208
transtorno de sintoma neurológico dissociativo, 198-199
transtorno de transe e transtorno de transe e de possessão, 202-204
transtorno dissociativo de identidade, 203-205, 209
transtorno dissociativo de identidade parcial, 205-206
transtorno neurocognitivo leve vs., 333
validade de, 209-210
Transtornos do controle de impulsos. *Ver* Comportamento aditivo e transtornos do controle de impulsos
Transtornos do desenvolvimento intelectual, 11, 41-49
abordagem psicológica para, 42-44
avaliação de, 45-46
e cleptomania, 300
e demência, 339
e diferenças entre *CID-11* e *DSM-5*, 48-49
e TEA, 70-71
e transtorno do desenvolvimento da aprendizagem, 55
especificadores de gravidade em, 43-44, 49
estudo de indicadores comportamentais sobre, 27
lógica abrangente de, 41-42
outras questões culturais e contextuais em, 48-49
prevalência de, 48
transtornos concomitantes, 45, 47-48
triagem para, 46
Transtornos do despertar do sono não REM, prevalência de, 382

Transtornos do humor
e cleptomania, 300
e esquizofrenia e outros transtornos psicóticos, 92
e piromania, 299
e TDPM, 107-108
e transtorno de despersonalização/desrealização, 207
e transtorno de jogo, 296
e transtorno de jogo eletrônico, 297
e transtorno desafiador de oposição, 260
e transtorno do desenvolvimento da aprendizagem, 55
e transtorno esquizoafetivo, 80, 87
e transtorno explosivo intermitente, 304
e transtornos alimentares ou da alimentação, 223-224
e transtornos de sofrimento corporal, 235, 243, 244-245
induzidos por substâncias, 277
na infância, 279
nos transtornos alimentares ou da alimentação, 216
Transtornos do neurodesenvolvimento, 330, 339
Transtornos factícios, 199
Transtornos físicos relacionados ao álcool, 273
Transtornos mentais induzidos por substâncias, 275, 277-278
Transtornos neurocognitivos, 105, 329-347
abordagem psicológica para, 331-332
apresentações e padrões de sintomas em, 332-338
avaliação de, 340-343
considerações culturais e contextuais, 343-344
diagnóstico diferencial de, 338-340
e amnésia dissociativa, 201
e demência, 335, 339
leves, 330
lógica abrangente de, 330-331
prevalência de, 329
Transtornos neurológicos
e amnésia dissociativa, 200
e disfunção erétil do homem, 359
e transtorno de sintoma neurológico dissociativo, 199
e transtornos dissociativos, 195
Transtornos neuromusculares, e cataplexia, 376
Transtornos obsessivo-compulsivos ou relacionados, 8, 157-175
abordagem psicológica para, 158-159
avaliação de, 169-171
características relacionadas ao gênero de, 171-172
considerações culturais em, 171
e cleptomania, 300
e disfunções sexuais, 363
e síndrome de Tourette, 167-168
especificador de *insight* para, 168-169
hipocondria, 163-164
induzidos por substâncias, 277
lógica abrangente de, 157-158

prevalência de, 172
transtorno de acumulação, 164–166
transtorno de referência olfativa, 162–163
transtorno dismórfico corporal, 161–162
transtornos de comportamento repetitivo focado no corpo, 166–167
Transtornos psicóticos, 79–95. *Ver também* Esquizofrenia
abordagem psicológica para, 80–82
agudos e transitórios, 88–89
avaliação de, 90–91
e amnésia dissociativa, 201
e piromania, 298
e TDI, 206
e transtornos depressivos, 104–105
e transtornos do desenvolvimento intelectual, 48
e uso de substâncias, 284
esquizofrenia vs., 89
lógica abrangente de, 79–80
prevalência de, 91
transtorno delirante, 89
transtorno esquizoafetivo, 80, 86–87, 91–92
transtorno esquizotípico, 87–88
transtornos afetivos vs., 92
transtornos concomitantes, 92
validade e outras questões científicas essenciais, 92–93
Transtornos respiratórios relacionados ao sono, 371, 381
Transtornos vestibulares, e cataplexia, 376
Tratamentos cirúrgicos, e transtornos sexuais, 358–360
Tratamentos de saúde, e transtornos do desenvolvimento intelectual, 46
Tratamentos farmacológicos
para transtorno do comportamento sexual compulsivo, 301
para transtornos bipolares, 118
Tratamentos hormonais, e TDPM, 108
Tratamentos psicossociais, para transtornos bipolares, 118
Trauma, 81
como causa de transtorno neurocognitivo leve, 334
e anorgasmia, 359
e desejo sexual hipoativo, 358
e disfunção erétil do homem, 359
e ejaculação do homem retardada, 360
e pesadelos, 382
e piromania, 298
e TEA, 73
e transtorno de ansiedade de separação, 147–148
e transtorno de transe, 203
e transtorno doloroso à penetração sexual, 362
nos transtornos dissociativos, 197
revivência de eventos traumáticos, 179–180, 182

Trauma craniano
e amnésia dissociativa, 200, 201
e demência, 336–337
Trauma emocional, 81
Trauma físico, 81
Trauma sexual, 81
Trauma vulvar pós-obstétrico, 361
Traumatismo craniencefálico (TCE), 55
Treinamento de reversão de hábito, 159
Treinamento profissional, em transtornos dissociativos, 196
Tríade cognitiva da depressão, 98–99
Tricotilomania, 157, 159, 166–167, 222, 299
Tristeza, no transtorno de luto prolongado, 186
Tumores, 127

U

Urbanicidade, 81
Uso de álcool no TEA, 67
Uso de drogas
e maus-tratos físicos, 391
e negligência infantil, 393
injetáveis, 283
Uso e abuso de substâncias
anamnese para, 282
como causa de *delirium*, 331
como causa de demência, 335, 336
como causa de transtorno neurocognitivo leve, 334
consequências psicológicas e psiquiátricas de, 284
e amnésia dissociativa, 201
e ataques de pânico, 141–143
e cleptomania, 300
e disfunção da excitação sexual da mulher, 358
e esquizofrenia e outros transtornos psicóticos, 92
e insônia, 372
e parassonias, 381
e TDI, 204
e TOC, 172
e transtorno de jogo eletrônico, 297
e transtorno de jogo, 296
e transtorno explosivo intermitente, 304
e transtornos bipolares, 123, 127
em homens, 111–112
medicações psicoativas, 43
no TEA, 67–68
no TEPT complexo, 183
no transtorno de transe, 202
Uso indevido de diuréticos, em transtornos alimentares ou da alimentação, 226
Uso indevido de enema, 226
Uso indevido de laxantes, 218, 219, 226
Uso perigoso de substâncias, 273, 282

V

Vaginismo, 353-354
Validade
    do TDAH, 265, 266
    do transtorno de conduta dissocial, 265, 266
    do transtorno desafiador de oposição, 265, 266
    dos transtornos dissociativos, 209
Validade de desempenho, 54
Variabilidade, do uso de substâncias, 283
Variações genéticas, 81
Velocidade de processamento, 42, 51, 72, 330
Velocidade psicomotora, na demência, 335
Vergonha, no TEPT complexo, 183
Vestibulodinia provocada, 361
Via nociva de administração de substâncias, 274
Vieses cognitivos, 82
Vínculos com parceiros íntimos, 389-390
Violação de norma social/cultural, no comportamento de conduta dissocial, 255
Violação de regras, no comportamento de conduta dissocial, 255
Violação dos direitos dos outros, no comportamento de conduta dissocial, 255
Violência doméstica, 178
Violência por parceiro íntimo, 399
Virgindade, 364
Vitimização de mulheres, 111
Vômito, 218, 219, 226
Vulnerabilidade, e estresse, 82

W

Walsh, B. T., 225
World Association of Sexual Health, 351